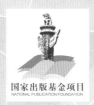

国家出版基金项目
NATIONAL PUBLICATION FOUNDATION

数字骨科学丛书
Digital Orthopaedics Series

主　审　钟世镇　戴尅戎　邱贵兴
总主编　裴国献

数字骨科学基础
The Basis of Digital Orthopaedics

主　编　王成焘　苏秀云

山东科学技术出版社

图书在版编目（CIP）数据

数字骨科学基础 / 王成焘，苏秀云主编. —济南：
山东科学技术出版社，2019.2
（数字骨科学丛书）
ISBN 978-7-5331-9723-0

Ⅰ. ①数… Ⅱ. ①王…②苏… Ⅲ. ①数字技术—应
用—骨科学 Ⅳ.①R68-39

中国版本图书馆CIP数据核字（2019）第016874号

数字骨科学基础
SHUZI GUKEXUE JICHU

责任编辑：冯　悦　张嘉怡
装帧设计：魏　然

主管单位：山东出版传媒股份有限公司
出 版 者：山东科学技术出版社
　　　　　地址：济南市市中区英雄山路 189 号
　　　　　邮编：250002 电话：（0531）82098088
　　　　　网址：www.lkj.com.cn
　　　　　电子邮件：sdkj@sdpress.com.cn
发 行 者：山东科学技术出版社
　　　　　地址：济南市市中区英雄山路 189 号
　　　　　邮编：250002　电话：（0531）82098071
印 刷 者：山东临沂新华印刷物流集团有限责任公司
　　　　　地址：山东省临沂市高新技术产业开发区
　　　　　新华路1号
　　　　　邮编：276017　电话：（0539）2925659

规格：16开（210mm×285mm）
印张：22.75　字数：610 千
版次：2019 年 2 月第 1 版　2019 年 2 月第 1 次印刷
定价：270.00元

肖　明　上海交通大学医学院附属第九人民医院

吴福乐　上海交通大学

张　昊　广东省深圳市龙华区人民医院

陈　汪　广州安世亚太信息科技有限公司

周小军　上海交通大学医学院附属第九人民医院

袁建兵　上海交通大学

高　塬　上海交通大学

舒雄鹏　上海交通大学

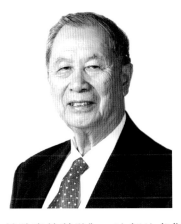

　　"十年树木，百年树人。"10年前(2008年)，我曾经为《数字骨科学》的出版写过序文，期望对这部数字医学园地里破土而出的新苗，加以精心呵护、培育成长。该部著作融集了骨科学家、影像学家、生物力学家、计算机学家、机械工程学家等多学科专家们，在裴国献教授率领下，成为第一批敢于尝试"食螃蟹"的群体，探索、创新、开花、结果。

　　"忽如一夜春风来，千树万树梨花开。"皇天不负有心人，有志者事竟成。由山东科学技术出版社出版的"数字骨科学丛书"，共有五个分册：《数字骨科学基础》《数字创伤骨科学》《数字脊柱外科学》《数字关节外科学》《数字骨肿瘤外科学》。这部丛书集我国数字骨科学领域学术经验之大成，是一部能够反映我国数字骨科学领域发展现状的专著。

　　"不忘初心，砥砺前行。"环顾我国数字骨科学的创立、发展和未来，任重道远，前景辉煌。2011年，由裴国献教授任首任组长的中华医学会医学工程学分会数字骨科学组正式成立，在这个全国性数字骨学术团体的领引下，诸多骨科医生涌入信息科学技术引发的数字化革命洪流中。

　　"看似寻常最奇崛，成如容易却艰辛。"编著这部丛书的学术团队，在骨科学领域中引进了前沿性的数字化理论、理念、设备、技术和方法。他们研究了医学影像学领域不同类型设备的原理和优势，心灵手巧地分析、设计各种操作，把三维重建可视化技术、手术导航技术、3D打印技术、虚拟仿真技术、生物力学有限元分析技术等在临床上的应用发挥得淋漓尽致。"玉经琢磨多成器，百炼功成始自然"，他们既重视"阳春白雪"式创新驱动，深入研究了骨科前沿的内植物材料学和医用机器人，同时关注"下里巴人"式普罗大众，在康复支具和训练上大力着墨，建立造福广大群众的数字化骨库。丛书的出版，也验证了学术团队的艰辛奋斗历程，"若将世路比山路，世路更多千万盘"。

　　"涓涓细流，归为江海；纤纤白云，终成蓝图"，我诚挚地衷心祝贺丛书的出版，为我国骨科医师提供特点鲜明、内容翔实、实用性强的优秀参考书。在这里，还要感谢山东科学技术出版社的鼎力支持，将丛书成功申报国家出版基金资助项目。"不要人夸颜色好，只留清气满乾坤"，在医学之路上，只有探索、创新，才会有发展、前进。

　　庆贺"数字骨科学丛书"出版之际，欣为之序。

中国工程院资深院士
南方医科大学教授　　钟世镇

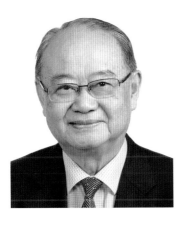

每当我们回顾21世纪以来的医学进步时，我们必然会提及数字技术与医学结合所带来的巨大进步，都会发现互联网、云计算、大数据、导航、机器人、人工智能等均以不可思议的速度进入我们的日常生活和工作。

在这同时，数字技术融入了各种疾病的预防和治疗，在实现精确化、个性化、微创化、远程化等多个方面都发挥了不可替代的作用，促进了医疗质量的提高。

在骨科领域，我们比过去更加迫切地需要医学与工程知识的互补与沟通，医工结合已经成为发展现代骨科技术不可或缺的基础，成为推动现代化医疗和创造新技术的原动力。

在发展数字化医疗服务的过程中，一切原有的医疗秩序被"打乱"了。医生们无论年资高低，在新的数字技术面前，都将重新成为"小学生"。而工程师们，都要从医学一二年级的解剖、生理知识学起。然后，他们将一起从医工结合的"学校"毕业，逐渐成为数字医学技术的拥有者乃至创造者。"数字骨科学丛书"的出版，将为介绍与普及数字骨科学领域医工交叉的新成果、新知识和促进医工之间的沟通、融汇做出贡献。

由裴国献教授担任总主编的"数字骨科学丛书"包括5个分册，各分册自成体系，但又互相衔接，涉及骨科的各亚专科。本套丛书以骨科临床需求为基础，由来自生物力学、机械工程学、信息科学、解剖学、医学基础研究及骨科临床的百余位专家共同撰写完成。内容涵盖了数字骨科学基础知识、基本技术及骨科各专业的数字化手术，汇集了数字技术用于骨科领域的最新进展，是骨科临床技术与数字技术紧密整合的多学科专家集体智慧的结晶。

感谢编撰本丛书的工程学和医学专家们付出的辛勤劳动！

中国工程院院士
上海交通大学医学院附属第九人民医院终身教授

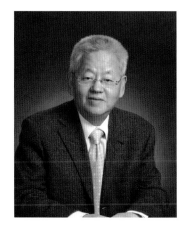

　　云计算、互联网、物联网、大数据、虚拟仿真、人工智能、5G网络等数字化、智能化新技术已全方位到来，数字化高科技成果极大地改变了传统社会模式与医学实践模式。21世纪以来，数字医学得到了迅猛发展。有限元分析、计算机辅助设计（CAD）、计算机辅助制造（CAM）与计算机辅助骨科手术（CCAS）、图像技术、逆向工程、3D打印、手术导航、虚拟仿真、VR/AR/MR、机器人手术、远程医疗等数字化技术在临床应用的广度、深度的增加，有力促进了医学科学技术朝着以"精准化、个性化、微创化、智能化与远程化"为特征的现代医学方向高速发展，数字化技术是现代医学的一场技术革命。

　　2006年，裴国献教授率先提出了"数字骨科学"的概念，并牵头分别于2011年11月成立了中华医学会医学工程学分会数字骨科学组，于2016年4月成立了SICOT中国部数字骨科学会（已成立10个省级SICOT数字骨科学分会）及中国研究型医院学会骨科创新与转化专业委员会数字骨科学组等3个数字骨科学术组织，在相关期刊开辟了数字骨科技术专栏，出版了多部数字骨科学专著，组织编写并发表相关数字骨科技术标准专家共识三部，同时受Springer出版集团之约组织编写的*Digital Orthopaedics*一书将于2019年初出版并全球发行。这些举措对推动我国数字骨科技术基础研究、技术研发、临床推广应用均起到了积极的作用，有力推动了我国数字骨科学的迅猛发展。

　　数字骨科学作为骨科学科一门新的分支，涉及人体解剖学、立体几何学、生物力学、材料学、信息学、电子学及机械工程学等众多领域，是一门多学科、多领域交叉的新兴学科。数字骨科学作为数字医学的重要分支及骨科学的亚专科近几年发展迅速，其临床应用已涵盖了骨科学的所有亚专科，包括创伤骨科、骨肿瘤科、脊柱外科、关节外科、显微修复、小儿骨科、骨病与骨矫形等专科。数字骨科技术的应用，极大地促进了骨科临床的诊治水平，提升了骨科手术设计、手术定位、手术操作的个性化、精准化，提高了骨科严重性创伤、肿瘤、畸形的诊疗效果，推动了骨科学的整体发展。随着信息科学、生命科学、影像学及数字医学等技术的整体发展，以个性、微创、精准及远距为目标的数字骨科学必将得到更快的发展。

　　由裴国献教授担任总主编的"数字骨科学丛书"，由《数字骨科学基础》《数字创伤骨科学》《数字关节外科学》《数字脊柱外科学》和《数字骨肿瘤外科学》5个分册组成，是本领域首部大型专著，内容覆盖数字骨科基础知识、基本技术与骨科各亚专科的临床应用，是一部叙述详尽、系统，体现国际前沿技术，并从理论到实践可操作性强的临床教科书。也正因为如此，本丛书具有有别于其他骨科专著的鲜明特点。

我和裴国献教授相知多年，深知他治学严谨，博学多闻。在他担任总主编的新作"数字骨科学丛书"即将出版之际，我愿为此作序，将此书推荐给大家。相信此大型丛书的出版，对临床骨科医生特别是青年骨科医生认识数字骨科、继而走进数字骨科会起到一定的启示与导向作用，同时对推动我国数字技术在骨科的广泛应用与进一步发展会起到一定的推动作用。

中国工程院资深院士
北京协和医院教授

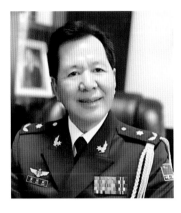

21世纪以来，数字医学的发展促进了数字化技术在骨科领域的快速开展。钟世镇院士继美国、韩国之后在国际上开展了"虚拟中国人"的人体切片建模研究，为"中国数字人""数字解剖学"和中国数字医学的发展奠定了重要基础，拉开了中国数字医学的序幕。可以说，钟世镇院士是中国数字医学的重要奠基人和开拓者。2006年，基于钟世镇院士"数字解剖学"的概念及理论，我们将数字化技术在骨科的应用这一涉及面广、内容宽泛的新兴的重大技术，适时进行了科学定位、理论凝析与学科归属，提出了"数字骨科学"的概念与理论，旨在将数字化这一通用性的最新技术与骨科学有机地融汇在一起进行学科性的设置、系统性的研究、专科性的应用，继而形成这一前沿交叉技术在骨科学科的自身学科理论与临床技术体系，以求快速、高效地促进数字化技术在骨科的应用，更有力助推骨科学更高、更快的整体发展。

数字骨科学是数字化技术与骨科学相结合的一门新兴交叉学科，属于骨科学的新分支，涉及解剖学、立体几何学、生物力学、材料学、信息科学、电子学及机械工程学等领域。数字骨科学范围较广，凡是以数字化手段用于骨科的研究、诊断、治疗、康复及教育的数字医疗技术均属于数字骨科学范围。数字骨科学理论与技术的建立，必将促使骨科未来的诊疗行为数字化、个性化、可视化、虚拟化、精准化与智能化，并进一步达到骨科诊疗行为的规范化与标准化。数字骨科学作为骨科学的重要分支与组成，目前已成为骨科学发展最为迅速、新技术含量最高的亚专科之一，具有巨大的发展应用前景。

在当今科学技术飞速发展的时代，多领域融汇、跨学科交叉是任一领域、任一学科发展的必然途径与趋势，数字骨科学学科的问世是骨科学发展的自然走向与必然趋势。数字化技术可为骨科的研究、教学、临床、康复及教育提供全新的模式与手段，实现了由二维到三维、由平面到立体、由静态到动态的重大技术变革。目前我国已先后建立了三个数字骨科学的学术组织，即中华医学会医学工程学分会数字骨科学组、中国研究型医院学会骨科创新与转化专业委员会数字骨科学组和SICOT中国部数字骨科学会，其中SICOT中国部数字骨科学会已先后成立了10个省级分会。数字骨科学术组织的建立，为数字骨科技术的临床应用与发展提供了一个组织上的保障和学术交流平台，有助于发展、壮大数字骨科技术队伍，以对数字骨科技术实施更高、更快的深入研究、系统开发与广泛的临床转化应用。

2008年我们编撰出版了《数字骨科学》（第一版），10年来数字骨科学有了迅猛的发展，3D打印技术、VR、AR、MR、机器人技术和人工智能等新技术层出不穷，推动了骨科手术诊治的个性化和精准化，引领、促进了骨科学的进一步发展。为了及时介绍数字骨科学的最新理论、知识与技术，更有效地推动数字骨科技术的临床应用，2016年我们编撰出版了《数字骨科学》（第二版），同时应国际著名出版集团Springer之约，我们编撰的*Digital Orthopaedics*（英文版）于2019年初出版，全球发行。相关数字骨科系列专著的出版发行，有力推动了数字骨科技术的推广与应用。

"数字骨科学丛书"由《数字骨科学基础》《数字创伤骨科学》《数字脊柱外科学》《数字关节外科学》和《数字骨肿瘤外科学》5个分册组成，已被列入国家出版基金资助项目。本书由生物力学、材料学、机械工程学、3D打印、基础研究、解剖学和临床骨科等专家联合编撰。各分册即独立成章，又相互衔接，是一部全面反映我国数字骨科发展现状的系统、新颖、实用的权威性专著，是我国数字骨科的集大成之作，代表了目前该领域的最新技术，可使读者对数字骨科这一前沿技术的理论与临床应用有一全面、系统的了解，具有较强的临床应用与参考价值。

在本丛书付梓之际，感谢为本书付出辛勤劳动的各分册主编、副主编、编者及主编助理雷星博士、穆亚莉秘书，感谢山东科学技术出版社韩琳编辑的悉心指导和全力支持，特别感谢本丛书顾问钟世镇院士、戴尅戎院士和邱贵兴院士在繁忙工作之中为本丛书担任主审并作序，大师指点、运筹帷幄。

掩卷搁笔，由于数字骨科学实为一新生的骨科学分支，发展时间不长，其相关理论有待不断研究，诸多新技术有待进一步探究、拓展，故书中不成熟、不系统乃至不妥及纰漏之处均在所难免，恳请读者不吝雅正，有待新著时增补、完善。谨盼此丛书能成为编者与骨科同仁学术交流的载体，以期为我国数字骨科的发展有所裨益。尽其责，飨读者，则甚慰！！

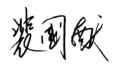

　　《数字骨科学基础》是"数字骨科学丛书"的分册之一，撰写的目的在于将其余《数字关节外科学》《数字脊柱外科学》《数字骨肿瘤外科学》和《数字创伤骨科学》四个分册中共性的知识和技术归纳到本书中统一阐述，避免这些内容在其余各分册中重复，为各分册重点阐述数字技术在相应细分专业的应用提供一个基础知识平台，以使丛书结构浑然一体，严密紧凑。

　　数字骨科学是数字信息科学与骨科学的交叉学科。随着这门学科的不断发展，其共性理论与技术已逐渐形成初步完整的体系。追根溯源，医学影像数据，包括术前X线片、CT、磁共振，以及术中C臂、O臂等影像数据，是一切数字骨科技术得以开展研究的基础数据。因此，本书首先简明扼要地介绍常见医学影像设备的基本原理及相关知识（第二章）。在此基础上，进一步阐述相关的计算机图形图像技术，对获取的影像数据进行处理，建立解剖结构的三维数字模型。该模型不仅可用来进行诊断分析，解剖测量和虚拟手术规划，而且是后续各章的技术基础（第三章）。通过对人体骨肌系统三维解剖模型赋予力学属性，可建立人体生物力学仿真模型，开展人体运动学和动力学仿真计算，并进一步进行有限元分析，它是开展骨肌系统病理分析和医疗器械设计的重要工具（第四章、第五章）。3D打印技术的出现，使人们可以将所建立的数字化几何模型转化为实物，使必须"量体裁衣、度身定做"的个体化植入物、手术导板等医疗器械的设计制造成为可能，成为推进数字骨科学发展的核心技术（第六章）。特别是将3D打印应用于个体化骨科植入物的设计制造，有力地推进了骨科领域个体化治疗的发展，包括技术的发展和国家相关政策法规的发展。为此，本书不仅阐述了个性化植入物设计、制造和应用的共性知识，而且对相关的政策法规进行了介绍（第七章）。将采用人工材料制造骨科植入物发展到采用人体细胞打印具有生命的人体组织器官，即生物3D打印技术，是目前研究的热点，为此，本书对相关领域的进展和技术进行了介绍（第八章）。由于各项数字骨科技术的发展，对骨科手术精准化的需求应运而生，手术导航技术成为实现该目标的重要手段之一。将术前、术中医学影像，手术规划与手术导航设备结合，涉及计算机空间与真实手术室空间的配准等一系列技术，本书对其共性知识进行了重点阐述（第九章）。今天，虚拟技术可将医学影像通过各种虚拟显示设备展现，如虚拟现实（VR）、增强现实（AR）和混合现实（MR）等展现技术，拓展了术者对医学影像和三维数字模型的使用手段，在医学教学、手术规划和手术导航等领域展现出广阔的应用前景，本书对数字骨科学中的这一新成员做了及时的介绍（第十章）。机器人技术已成为数字信息技术的重要载体，在数字骨科学中同样如此。执行虚拟手术规划的手术机器人、用于术后康复治疗的康复机器人等在骨科临床中的应用日益广泛，为此本书对骨科医用机器人的共性基础知识进行了介绍（第十一章）。所有数字骨科技术都要在数字化手术室中集成和体现，为此，本书最后对数字化手术室特别是术中信息交互技术进行了必要的阐述（第十二章）。

本书以骨科数字影像数据处理和三维建模为起点，以模型进一步使用中的处理流程为主线，以数字骨科临床应用为要点，全面勾勒了数字骨科学目前的研究和应用范畴。对内容复杂、涉及面广的数字技术知识删繁就简，重点讲述最基本的、共性的原理和技术要点，并对应用实例做了详细介绍。由于数字骨科学属于飞速发展的领域，编者能力所限，谬误在所难免，愿读者不吝斧正。

在本书撰写过程中，丛书总主编裴国献教授给予了悉心指导，并亲自为本书撰写了第一章概论。本书的完成离不开各章编写团队的辛勤劳动和支持。学术秘书吴福乐老师在全书写作过程中承担了大量的事务性工作，在此一并致以深深的谢意！

王成焘　苏秀云

目录 CONTENTS

第一章　概　论

第一节　数字骨科学的创立

21世纪以来，数字医学得到了迅猛发展。我国的钟世镇院士继美国、韩国之后开展了"虚拟中国人"的人体切片建模研究，为"中国数字人"和中国数字医学的发展奠定了重要的基础，拉开了中国数字医学的序幕。20年来有限元分析、计算机辅助设计（computer aided design,CAD）、计算机辅助制造（computer aided manufacturing,CAM）与计算机辅助骨科手术（computer assisted system,CAS）、图像技术、逆向工程、3D打印、手术导航、虚拟仿真、VR/AR/MR、机器人手术、远程医疗等数字化技术逐步在临床得到了广泛的应用，促使现代医学的理念、基本理论、基础知识、技术手段乃至医疗设备都发生了根本的转变、产生了质的飞跃，促进医学科学技术朝着以"精准化、个性化、微创化、智能化与远程化"为特征的现代医学方向高速发展，是现代医学的一场技术革命。

基于人体虚拟可视技术、有限元分析、CT三维重建、计算机辅助手术及机器人手术等系列数字化技术在骨科的实际应用，并已显现出重大发展前景的现实，同时又基于钟世镇院士提出的"数字解剖学"这一彰显"学科属性"的概念，2006年我们适时将数字化技术在骨科的应用这一涉及面广、内容宽泛的新兴交叉与当今重大技术，进行了科学定位、理论凝析与学科归属，提出了"数字骨科学"的概念与理论，以题为"数字骨科学：一门骨科学新分支的萌生"，发表在《中华创伤骨科杂志》2007年7期，旨在将数字化这一通用性的最新技术与骨科学有机地融汇在一起进行学科性的设置、系统的研究、专科性的应用，形成这一前沿技术在骨科学科的自身学科

理论与临床技术体系，以期更快、高效地促进数字化技术在骨科的应用，更有力地助推骨科学的整体发展。

数字骨科学作为一门新兴的多学科融合形成的交叉学科，属于骨科学的一个分支、亚专科，其在知识结构、学科内涵、研究内容、研究方法、学科范围、学术体系、发展规律等多个方面与其他骨科亚专科相比，具有诸多的不同点，其更具有全新的学科定位与自身特点。纵观以往新学科的诞生，往往都是从多学科的交叉领域突破的，数字骨科学虽然亦属于骨科学的范畴，但它所包含的一系列理论、知识、方法和技术，在其他各亚专科中从未有过，有些还是完全改变了传统理念、体系、规律的革命性变革，是对传统观念和技术的颠覆。比如，在数字化技术支撑下的手术导航技术、微创外科技术、个性化人工关节和骨盆、定制化假体技术、3D打印技术、VR/AR/MR等均与原有的医学理论体系、设计理念、技术操作、手术流程大不相同。

从2006年我们首次提出"数字骨科学"的概念，即积极宣传这一学科新概念的背景、理论、技术、意义与价值，积极助推这一数字化技术在骨科的转化应用，从而使越来越多的骨科医生对数字骨科技术有了认知，继而产生了兴趣，数字化技术逐步在骨科各亚专科得到了不同程度的开展。在此基础上，为了进一步有效推动数字化技术在骨科临床的实际开展，并能从组织形式上得到保障，2010年我们首次向中华医学会提出成立"数字骨科学组"的申请，2011年经中华医学会组织答辩、严格评审，最终一致同意成立"数字骨科学组"，隶属于中华医学会医学工程

学分会。学组的成立标志着"数字骨科学"这一概念与学科得到了学术上的认可，正式成为中华医学会这一我国医学最高学术组织的一员，标志着从事"数字骨科"的专业技术人员有了自己的学术组织、学术家园与技术交流平台。

2011年11月11日"中华医学会医学工程学分会数字骨科学组"在西安成立，学组共由60位委员组成，组长裴国献，副组长王满宜、周东生、张英泽、郭征，秘书桑宏勋、苏秀云，并同期召开了"首届中国数字骨科学术会议"暨中国工程科技论坛（中国工程院—第129场）数字外科高层峰会，从此正式拉开了中国数字骨科学的大幕。迄今已相继召开了8届中国数字骨科学术会议，举办了5期"数字骨科技术临床应用高级培训班"。2016年4月15号在西安成立了国际矫形与创伤外科学会（SICOT）中国部数字骨科学会，并召开了"第一届SICOT中国数字骨科学术会议"，迄今已召开了3届SICOT中国数字骨科学术会议；继而江西省、广东省、陕西省、湖北省、安徽省、贵州省、江苏省、河南省、辽宁省、湖南省等10个省亦先后成立了各省的数字骨科分会。2017年4月14日在广西南宁成立了"中国研究型医院学会骨科创新与转化专业委员会数字骨科学组"。截至2018年，我国已先后成立了3个"数字骨科"学术组织。这些学术组织的成立有力推动了数字化技术在骨科领域的迅猛发展，为数字化技术的普及、推广起到了"保驾护航"的重要组织保障与学术导向、引领作用。

近几年相关学术组织开展了多场数字骨科专题研讨会；相关杂志出版了多期"数字骨科"重点专刊；《中华创伤骨科杂志》2018年开辟了"3D打印与骨科"专栏；相继出版发行了多部有关数字骨科技术的专著，如《数字骨科学》（第1版）（主编：裴国献，张元智）、《数字骨科学》（第2版）（主编：裴国献）、《数字化骨折分类》（主编：裴国献）、《人体骨骼数字模型仿真学》（主编：张春才、苏佳灿、禹宝庆）、《实用骨科导航技术》（主编：周东生）、《机器人微创外科手术探索与实践》（主编：周宁新）、《临床数字骨科学——创新理论体系与临床应用》（主编：尹庆水，章莹，王成焘，夏虹，万磊）等，英文专著*Digital Orthopaedics*（主编：裴国献）由国际著名出版集团Springer于2019年初出版，全球发行。

在当今科学技术飞速发展的时代，多学科融合、交叉是任一学科发展的必然途径与趋势，数字骨科学学科的问世、建立是骨科学发展的自然走向与必然趋势。数字化技术为骨科的研究、教学、临床与康复提供了全新的模式与手段，实现了由二维到三维、由平面到立体、由静态到动态的技术转变；数字骨科学理论与技术的建立，有助于推动骨科学逐步走向系统化、立体化、可视化、智能化与标准化，并进一步达到骨科诊疗行为的规范化与标准化。

数字骨科学作为骨科学的重要分支与组成部分，目前已成为骨科学发展最为迅速、新技术含量最高的亚专科之一，具有巨大的发展应用前景。数字骨科学术组织的建立，为数字骨科技术的临床应用与发展提供了一个组织上的保障和学术展示平台，这必将有助于对数字骨科技术实施更高、更快的深入研究，系统开发，广泛的临床转化、推广应用。相关学术专著的出版发行，有力推动了数字骨科技术的推广与应用。

第二节　数字骨科学的范围

数字骨科学是计算机科学与骨科学相结合的一门新兴交叉学科，是骨科学领域出现的一门新的亚专科，涉及人体解剖学、立体几何学、生物力学、材料学、信息学、电子学、机械工程学等领域。

数字骨科学范围：理论上讲，凡是以数字化手段用于骨科的研究、诊断、治疗、康复及教育的数字医疗技术，均属于数字骨科学的范围。主要包括：①骨科有限元仿真建模技术；②骨科数字解剖（三维重建）；③骨科虚拟现实技术（VR）、增强现实技术（AR）和混合现实技术（MR）；④骨科增材制造技术（3D打印技术）；⑤计算机辅助设计（CAD）与计算机辅助制造（CAM）技术；⑥计算机辅助骨科导航手术（CAOS）；⑦骨科机器人技术；⑧骨科远程医疗手术；⑨骨科人工智能技术。

一、有限元仿真建模技术与骨科

有限元方法是力学分析中的一种重要的方法，它是20世纪50年代末、60年代初兴起的应用数学、现代力学及计算机科学相互渗透、综合利用的边缘科学。以三维有限元为首的生物力学分析技术，因其操作简单、数据可靠之特点在骨科领域日益重视、广泛应用；其在骨的结构分析、骨折的力学发生机制与骨折固定系统的力学分析中具有重要的价值，可为骨科疾病的诊断与治疗提供更为先进的技术支持，已成为生物力学分析之外的一个重要的研究手段。

骨科三维有限元模型是有限元数值计算与计算机仿真技术相结合、针对临床骨科对象建立的生物力学实验模型，是骨科生物力学研究的重要手段之一。骨科生物力学是应用生物力学的方法来解决骨科遇到的问题，将数学、物理学和工程学的原理和手段应用于临床骨科对象，形成了脊柱生物力学、关节及人工关节生物力学、运动和康复医学、组织工程研究等方向。

骨科三维有限元模型仿真离不开人体骨骼、关节、骨科器械和人工假体的实体模型三维重建，需要建立结构、外形和力学性能参数接近人体实际、能模仿骨与关节承力和运动的有限元模型，并通过参照标本实验或其他已经公认的研究结论对之进行有效性验证。从研究者的角度来说，建立有效的有限元模型占整个有限元仿真分析工作量的70%～80%，是开展有限元仿真分析的基础，也关系到后续相关研究的可行性和计算分析结果的可靠性。

近年来，随着数字医学的兴起与壮大，数字骨科相关技术也在不断发展，三维有限元模型研究也日益成为数字骨科学领域重要的研究手段，骨科有限元仿真建模技术也必将随着相关临床研究的深入和软件的开发而不断更新发展。

二、三维重建技术与骨科

三维重建的基础是来源于螺旋CT的扫描数据。螺旋CT扫描具有速度快、覆盖面广、无间隙，便于进行各种方式、各个角度的影像重建等优点。近年来，由于计算机软件技术的不断开发利用和快速运算处理技术的进步，可以对许多医学影像进行综合性处理，能够很容易地显示解剖学和病理生理变化等方面的情况。螺旋CT扫描就是依靠X线管的连续运转和体轴的连续移动的组合，在极短的时间内完成了多层数据的收集，从而得到了体轴方向的具有良好分辨率的容积扫描。目前CT重建的图像虽可以得到高解像度的显示，但不能以一些其他接口格式如.IGS等导出、为CAD设计所用，因而目前大多将螺旋CT扫描后的原始DICOM数据导入其他三维重建软件进一步重建、分析。目前常用的软件包括：Amira、Mimics、3D Med、3D

Slicer，以及3D Doctor、SPL-Viz、VOI View等。

三维骨科数字解剖的建立是骨科虚拟教学的基础，可以使学生通过人机交互对人体模型进行浏览，让学生非常直观、轻松地学习解剖结构。三维骨折数据库模型的建立对直观分析、观察骨折情况，进行骨折类型分类、手术设计和手术模拟都有重要的作用。通过对获取的CT扫描数据的提取，可建立不同种类的数字化手术模型，继而可逼真地赋予手术模型组织一定的弹性、张力、实体感、真实感及血液、声音等；完全可模拟仿真出一种实境的手术环境及手术操作过程，同时可多角度、全方位观察手术的入路、内植物位置、钉的走行和位置，立体显示手术入路的毗连解剖关系，从而可大大提高手术操作的精确度、有效避免手术的副损伤。通过对手术的模拟仿真训练，可改善传统的老师带学生、只能手术台上示教经验式外科手术训练模式，有利于使外科手术训练规范化、程序化、标准化，从而有助于外科医师的规范化培训，有助于提高外科手术的质量与治疗效果。

三、虚拟现实技术（VR）、增强现实技术（AR）及混合现实技术（MR）与骨科

（一）虚拟现实技术（virtual reality，VR）

虚拟现实技术是近几年来科技领域颇受关注的一个热点，发展日新月异。简单地说，VR技术就是借助于计算机技术及硬件设备，实现一种人们可以通过视听触嗅等手段所感受到的虚拟幻境，故VR技术又称幻境或灵境技术。虚拟现实是一门集成了人与信息的科学，其核心由一些三维的交互式计算机生成的环境组成。这些环境可以是真实的，也可以是想象的世界模型，其目的是通过人工合成的经历来表示信息。有了虚拟现实技术，使得复杂或抽象系统的概念的形成可以通过将系统的各子部件以某种方式表示成具有确切含义的符号而成为可能。虚拟现实融合了许多人的因素，且放大了它对个人感觉影响的工程。虚拟现实技术是

建立在集成诸多学科如心理学、控制学、计算机图形学、数据库设计、实时分布系统、电子学、机器人及多媒体技术等之上的。

VR技术目前已受到我国外科学领域的高度关注，已用于直播手术，戴上VR眼镜就可以360°、无死角来观看手术室任何角落，有一种身临其境的感觉。360°的沉浸式体验可以提供更接近真实的医疗学习环境。VR技术用于医疗教学，通过光学动作捕捉、跟踪技术，培训者的手术器械、操作感和视觉的临场感将极为强烈，让受训者在极其真实的视觉环境下接受医疗教育，并模拟手术器械操作感。未来，VR技术将会应用拓展到医学干预、患者诊断及医学康复等领域。

骨科虚拟仿真环境为培养年轻骨科医生提供了方便的三维交互工具，对于骨折治疗方案的设计，可以先在虚拟骨折模型上进行全方位的显示，依据其方位和虚拟系统中的数据库资料，制订手术和治疗的方案或模拟手术的定位与操作，模拟治疗的结果，进行评判。所以说骨科虚拟手术仿真训练系统具有低代价、零风险、多重复性、自动指导的优点，具有广阔的发展与应用前景。

（二）增强现实技术（augmented reality，AR）

增强现实技术是在VR技术基础上发展起来的一项新技术，它将计算机生成的场景融合到真实世界中，对真实世界起到扩张和补充的作用，而不是完全替代真实世界，从而加强用户对现实世界的认知感。与VR技术相比，增强现实技术真实感更强，同时通过多种方式与虚拟物体进行互动。

由于成像技术在医疗方面的普遍应用，增强现实技术亦发展成为辅助医疗的一种重要手段，在医学领域得到广泛应用；它可作为一种可视化的手术辅助工具，用图像来指导外科手术的完成。使用表面感应器，像MRI、CT实时搜集患者的三维数据信息，并实时绘制成相应的图像融合到对患者的观察中。协助医生在可视化环境下精确完成手术，赋予医生"透视功能"，使医生更加具体地了解患者体内的情况

从而确定手术的精确位置。它将人体结构解剖研究的数据可视化，并准确地显示在患者的相应位置，使医生可以清晰地看到患者病灶位置的全景情况，这样不仅可以帮助实习医生详细了解患者的解剖结构，并且可以在技术条件理想的情况下帮助手术医生准确定位手术部位。增强现实技术可以使医生只需要很小的切口完成手术，甚至不需要任何手术切口；可见增强现实技术在医学领域的应用，对提高临床技能和医学水平有着重要的作用与价值。

（三）混合现实技术（mixed reality，MR）

混合现实技术是虚拟现实技术的进一步发展，该技术通过在虚拟环境中引入现实场景信息，在虚拟世界、现实世界和用户之间搭起一个交互反馈的信息回路，以增强用户体验的真实感。

混合现实（包括增强现实和增强虚拟）指的是合并现实和虚拟世界而产生的新的可视化环境。在新的可视化环境里物理和数字对象共存，并实时互动。

混合现实的实现需要在一个能与现实世界各事物相互交互的环境中。如果一切事物都是虚拟的那就是VR的领域了。如果展现出来的虚拟信息只能简单叠加在现实事物上，那就是AR。MR的关键点就是与现实世界进行交互和信息的及时获取。

MR技术目前已在骨科临床使用。通过读取患者的CT、核磁共振、X线片等数据而生成3D全息影像模型，带着MR眼镜就能看到患者病灶部位的3D影像。不仅如此，它还可以将3D影像拖曳到现实空间进行缩放、旋转和移动，改变透明度等操作，便捷而直观。医生在做手术时带上MR眼镜，手术部位的情况一目了然，不仅能提高手术精准度和安全性，而且可以大大缩短手术时间，病患康复时间和生命质量也会大幅提升。

2017年6月武汉协和医院叶哲伟教授团队采用MR技术为一名髋部骨折的患者成功实现了世界上首例混合现实（MR）技术引导下的手术。在不久的将来，混合现实（MR）技术将会广泛应用于临床。

四、3D打印技术与骨科

3D打印技术，即增材制造技术（additive manufacturing，AM），又称之为快速成型技术（RP）、快速原型技术，是一项直接由CAD数据制成三维实体模型或零件的技术，采用了堆积制造、逐层累加的思想，通过将粉末、液体或片状、丝状等不同种类和形态的材料逐层堆积，形成三维实体。因此，现在被通俗地称为"3D打印"技术。

3D打印技术于20世纪80年代末起源于美国，是一种集成计算机技术、数控技术、激光技术和新材料等发展起来的一种基于离散堆积成型思想的新兴的成型技术。该技术是近20年制造技术领域的重大突破之一，其作为一种新兴的技术，因其无可比拟的优势，很快应用于各个领域，其中一个重点就是在医学领域中应用。

近年来3D打印技术通过与螺旋CT或核磁共振等检测手段的三维图像重建功能相结合，在骨科、心血管外科、耳鼻外科、法医学、组织工程学以及在口腔外科学等各个医学分支领域已经得到越来越广泛的应用，并显示出其良好的应用前景。而将3D打印技术与逆向工程相结合并将其应用于骨科学研究拓展了数字骨科学的研究范围与思路。在骨科，3D打印技术目前已用于个性化植入物的制造、数字化骨折分类、骨折与病变模型制备、手术导航模板、计算机辅助手术规划、计算机辅助术后评估与康复计划、组织工程支架的制备等。

目前包括美国、德国、英国、日本、澳大利亚、奥地利等国家已经开始利用3D打印技术制作实物模型辅助手术，其涉及领域不仅包括全身各部位骨组织，还用于血管、肌肉等软组织的重建。器官3D打印模型的制作，对于辅助医生进行病情诊断和制订手术方案极为有用；在康复工程上，3D打印技术还根据患者残疾情况个体化制造义肢，从而大大减少传统义肢制作时间，并且由于个体化制作，极大提高了患者的舒适性。

随着数字化技术及医学科技的迅速发展，3D打印技术在医学领域得以广泛应用。借助于3D打印技术，医生可以将虚拟的影像变为实体模型，产生了一种有别于传统方法的新途径，为医学领域带来了新的理念和工作模式。其中，利用3D打印技术制备骨科模型是最早开展的技术之一，目前已在临床上得到了广泛应用。然而，目前在数据获取、模型设计、打印及应用等方面还缺乏具有参考价值的技术指导与标准。为指导、规范3D打印骨科模型在临床的应用，由中华医学会医学工程学分会数字骨科学组裴国献、郭征教授组织制订了《3D打印骨科模型技术标准专家共识》，已发表在《中华创伤骨科杂志》2017年19卷第1期；由戴尅戎院士、王金武教授组织制订的《3D打印矫形器设计、制造、使用标准与全流程监管的专家共识》发表在《中华创伤骨科杂志》2018年20卷第1期；由中华医学会医学工程学分会数字骨科学组陆声、郭征、裴国献教授组织制订的《3D打印骨科手术导板技术标准专家共识》于《中华创伤骨科杂志》2019年底21卷第1期发表。这些有关3D打印技术标准专家共识的制订，对规范3D打印技术相关材料的筛选、设计、制备及临床应用等都起到了重要的作用，有利于3D打印技术在骨科临床的推广应用与健康发展。

利用3D打印技术可以将患者局部病灶实体化，通过模型展示在医生面前，特别是对于骨科疾病的诊断、教学、手术设计有着重要的帮助。在临床实践中，强烈建议根据医生提出具体的制备需求制作3D打印骨科模型，确定是否需要打印模型，确定模型打印范围，指导后续原始数据的获取和数字化处理过程。以下几种情况推荐使用3D打印骨科模型：①复杂部位的单发骨折（如骨盆等）；②多发骨折；③累及关节面的骨折（如肱骨头骨折、髋臼骨折、胫骨平台骨折、踝关节骨折等）；④骨、关节与脊柱畸形；⑤骨肿瘤范围、形态、毗邻关系确定；⑥骨骼解剖位置观摩；⑦辅助手术设计和置入物预安装；⑧辅助术前医患沟通；⑨术中指示解剖位置。

近年来，采用3D打印技术制备的钛合金假体用于修复不同部位的骨骼缺损，可有效解决复杂部位或负重骨的骨缺损个体化重建的临床难题。术前根据患者影像资料设计出解剖形状、结构与骨缺损完全匹配的模型，同时兼顾局部生物力学环境要求完成假体设计，采用最

新的选择性激光熔化或电子束熔融3D打印技术直接制造出钛合金假体。3D打印的钛合金假体具有解剖重建的三维空间精确性和内部构架的可调仿真多样性，有利于骨与软组织的贴附与整合，实现术前设计、假体制备与假体植入的有效结合。目前，我国多家单位已采用3D打印钛合金假体成功用于临床骨缺损的修复重建。空军军医大学西京医院郭征教授团队在全球最先成功开展了3D打印锁骨钛合金假体和3D打印肩胛骨钛合金假体的临床应用和亚洲首例骨盆钛合金假体的临床应用，上海交通大学第九人民医院戴尅戎院士团队成功开展了骨盆钛合金假体的临床应用，北京大学第三人民医院刘忠军教授团队成功开展了3D打印钛合金颈椎假体的临床应用。可喜的是，国内首个上市的3D金属打印人工髋关节系统产品由北京爱康（宜诚）医疗注册，于2015年8月正式获得国家食品药品监督管理总局批准，得到CFDA三类医疗器械上市许可，成为全球首例经过临床验证的3D金属打印骨科植入物产品。

五、CAD与CAM技术与骨科

计算机辅助设计（CAD）与计算机辅助制造（CAM）技术涉及医学图像处理、三维建模、逆向工程、点云及曲面重建、3D打印等关键技术。

医学图像处理技术是"数字医学"及现代骨科植入物设计的基础与核心技术。其主要内容是对已获得的人体图像进行分析、识别、分割、解释、分类、配准以及三维重建与显示等处理，目的是增强或从中提取特征信息。图像可以来自不同设备和模态，如数字X线、CT、MRI、超声、PET等。

三维建模的主要目的就是将由CT、MRI等数字化成像技术获得的人体信息，使用计算机图形学技术，直观地表现为三维效果，从而提供用传统手段无法获得的结构信息。其算法可分为两大类：面绘制（surface rendering）与体绘制（volume rendering）。

逆向工程（reverse engineering，RE，又称反求技术）是一种与传统设计制造过程截然

不同的设计流程。逆向工程主要用于对难以精确表达的曲面形状或未知设计方法的构件形状进行三维重构和再设计，它不是简单的复制或模仿过程，而是一个运用计算机辅助设计对产品进行分析再设计等创新处理过程。逆向工程可优化现有产品的性能、缩短新产品的开发周期，从而提高设计开发效率。

个性化骨科植入物经上述方法完成数字化设计后，还需通过包括三维打印方法在内的计算机辅助制造(CAM)技术进行加工制造。三维打印技术就是按计算机分解出的每一薄层断面形状指令，通过各种技术手段用材料"打印"出这些薄片，并通过这些薄片的叠加制造出立体的物品。每层薄片厚度越薄，制造出来的物品尺寸精度越高、表面也越光滑。由于它能将计算机中的三维设计快速地转化为实物模型，故又将其称为快速成型（rapid prototyping，RP）技术。

CAD/CAM技术在骨科临床应用主要包括逆向工程技术在个性化骨科植入物设计制造中的应用、非金属三维打印技术在骨科植入物中的应用、金属直接三维打印技术在骨科植入物中的应用等。

六、计算机辅助技术与骨科

随着新一代计算机智能化辅助技术、医疗放射影像学、计算机图形图像学、定位跟踪技术、图像处理技术及机器人技术与外科手术相结合，发展出一个崭新多学科交叉的研究领域—计算机辅助外科手术（computer-assisted surgery，CAS）。CAS的作用在于一方面可以帮助医生对疾病进行精确诊断，另一方面可以在手术中指导医生进行快速、准确的操作。

由于CAS其高效、精确的特点，可以帮助医生减少手术时间、减少患者手术的创伤、增加手术的精确度、提高手术的成功率，因此，CAS这项技术得以迅猛地在外科多个领域中得到推广，包括矫形外科、神经外科、泌尿外科、腹腔镜外科和骨科等。计算机辅助导航目前已在骨科广泛应用，涉及创伤骨科、关节外科、脊柱外科、小儿骨科及骨肿瘤科等亚专科，其精准性、微创性在骨科临床已得到了充分的体现。

在计算机辅助导航手术技术出现之前，骨科医生在手术中主要凭借人体的骨骼解剖特点、术前患者的影像学资料(X线片、CT、MRI)和术中的X线透视进行定位。但是，解剖变异或解剖标志的缺乏等往往会导致术中的定位偏差。因此，手术者的实践经验就非常重要。然而，即使是非常有经验的骨科医生，用传统方法进行较精确定位的手术也有出现偏差的可能性。近年来，随着计算机辅助导航系统的快速发展，该技术也越来越多地应用到骨科手术中。

计算机辅助导航技术是以X射线图像、CT/MRI图像等医学图像为载体，采用精密定位系统跟踪患者与手术器械的相对位置并进行虚拟实时显示，以辅助医生进行精密的手术操作。手术导航技术于20世纪80年代末首先应用于神经外科手术，随后逐渐推广应用于整形外科、耳鼻喉科及关节、脊柱等其他手术领域。

近年来随着计算机图形学、图像学的发展以及计算机图形处理速度的迅速提高，人们研究了从二维图像到三维图像的重构技术，重构的三维图像和手术器械跟踪技术相结合组成了骨科手术规划、仿真和导航系统—计算机辅助骨科手术（computer-assisted orthopaedic surgery，CAOS）。CAOS是在传统外科手术理念上的巨大进步。它应用计算机导航系统将局部的解剖结构与手术操作以虚拟的图像进行显示，提高手术野可视度以及手术精度，无论给医生还是患者都带来极大的益处。其具有如下优点：简化手术操作，缩短手术和麻醉时间，极大地减轻患者肉体上的痛苦；同时可缩短患者住院时间，使患者早日回归社会（避免了高龄患者长期卧床，缩短了术后康复时间，降低医疗费用等）；比传统骨科手术更安全、准确、方便；使以往不能治疗或治疗困难的患者得以治愈或减少术后并发症；扩大了无需输血手术的应用对象，减少了输血感染事故；减轻了医护人员肉体、精神以及时间上的负担，极大地减少了患者和医护人员遭受X射线的辐射量。

七、机器人技术与骨科

机器人具有许多优点，如精确定位器械、操作的稳定性，在有毒或辐射环境或者医生不能，甚至无法进行手术操作的特殊空间中也能够进行远程操作。机器人辅助手术技术自诞生之日起，就被人们寄予厚望，也是数字骨科学发展的一个重要方向。

机器人辅助手术是术者通过操纵计算机，使医用机械臂在影像/光学设备监测下行微细手术，可以很好地克服术者手术时手眼间协调性和触觉的差异及手的不自主震颤等问题。

骨科机器人手术目前已进入临床，美国FDA认证的手术机器人共有三种：腔镜手术机器人Da Vinci、以髋膝关节为主的机器人Makoplasty（美国Mako Surgical）、脊椎手术为主的机器人Spineassist（以色列Mazor Surgical Technologies）。RoboDoc系统骨科手术机器人，主要用于关节置换术中辅助骨骼和假体的成型、定位和植入。以色列研制的Renaissance脊柱手术机器人已在美国、欧洲、中东等多个国家广泛使用，全球数千例脊柱手术的临床研究证实，其定位精度误差小于1mm；并将术中放射线透视的使用率降至最低，避免医患辐射伤害，而且特别适合经皮、微创脊柱手术。Renaissance脊柱手术机器人的临床应用引导了手术技术的变革，为脊柱外科的医疗技术发展提供了绝佳的契机。笔者科室于2014年最早在国内引进了Renaissance脊柱手术机器人，迄今已开展了38例脊柱手术，包括椎间盘突出、椎管狭窄、脊柱侧弯、脊柱退行性变、脊柱骨折、脊柱肿瘤等脊柱畸形与疾病；手术证实其具有准确定位、手术简便、安全微创、精准手术的特点。目前在骨科主要用于脊柱外科、骨盆髋臼骨折、人工假体关节置换及髓内钉术中定位等方面，取得了很好的临床效果。

目前国内研发的骨科机器人主要有：①田伟团队研发的第三代骨科手术机器人系统，此系统突破了多模图像配准、机器人控制、患者实时跟踪和路径补偿等关键技术，是国际上唯一能够开展脊柱全节段、骨盆及四肢骨折手术的骨科机器人；②北京积水潭医院和北京航空航天大学联合研发的双平面创伤骨科手术机器人系统，是国内首台应用于临床的创伤骨科机器人；③香港中文大学和北京航空航天大学联合研发的主被动混合式创伤骨科手术机器人系统—Hybridot，实现了一种创新性的7自由度机器人构型，其中弧形轨道的关节设计使得机器人可以绕患者身体轴线运动，提供了适应多种创伤骨科手术要求的工作空间和灵活性。机器人具有精确定位器械、操作稳定、无任何颤动、术区放大、在有毒环境或者医生不能甚至无法进行手术操作的特殊空间中也能够进行远程操控等诸多优点，克服了人类眼睛、手部生理所不及而所受的限制。

目前市场上成型的骨科机器人临床应用面较单一，不像Da Vinci腔镜手术机器人那样可用于所有胸腔、腹腔的腔镜手术，目前尚不能做到一台骨科机器人综合应用于骨科所有亚专科，且因产量少、国际公司技术垄断而价格高昂。

八、远程医疗技术与骨科

现代形式的远程医疗在20世纪60年代逐步得到发展。随着计算机技术的快速发展，从最初简单的医生之间对病例的电话讨论，到现在千里之外外科医生操作手术室内机器人进行复杂手术，远程医疗得到了广泛的医疗内部及跨医疗专业的应用。现在的远程医疗主要包括如下几种：远程门、急诊类医疗服务，如专家门诊、远程诊断类医疗服务(病理诊断)、远程治疗类医疗服务、远程手术指导类医疗服务、远程会诊、远程监护托管和远程教学类医疗服务。

目前的远程医疗主要包括远程会诊、远程放射学和远程手术等项目。①远程会诊就是利用互联网或者专用网络系统为患者完成病历分析、病情诊断，进一步确定治疗方案的治疗方式，它是极其方便、诊断极其可靠的新型就诊方式，为医疗走向区域扩大化、服务国际化、家庭化、便利化、追踪化提供了坚实的基础和有利的条件，也为规范医疗市场、评价医疗质量标准、完善医疗服务体系、交流医疗服务经验提供了新的准则和工具。②远程放射学是利用ICT从一个位置到另一个位置传送数字放射影像，以便进行解析或会诊。远程放射学是目前全球范围内发展程度最高的远程医疗服务。③远程手术是利用虚拟现实技术与网络技术的结合，使医生异地通过计算机触觉等人机界面，通过交互式视频图像及语音传输手段，把手术的动作传到远方的手术现场，指导当地医生的手术过程或者直接控制当地的医疗器械的动作，通过远程手术机器人对患者进行手术。2001年9月7日，美国纽约的外科医生通过法国电信公司的高速光纤和异步传输模式的数字网，远程遥控位于法国斯特拉斯堡医院手术室内的KGFQ机器人，成功实施了腹腔镜胆囊切除手术；标志着不需要移动任何人的位置，世界上任何一个角落的患者都能够得到世界上任何一位顶尖专家亲自操作的手术治疗，这是远程手术的一个里程碑，标志着外科手术跨时代的飞跃。

在骨科领域亦开展了远程手术。2006年3月王满宜团队采用北京积水潭医院与北京航空航天大学联合自主研制的创伤骨科手术机器人，手术者在北京为一例远在延安的骨折患者成功实施了我国首例远程遥控操作骨科机器人手术。

九、人工智能与骨科

人工智能是当今的一个"热词"，不管是不是互联网行业里面的人士，大家都在关注人工智能。人工智能不是人的智能，但能像人那样思考，也可能超过人的智能。

人工智能（artificial intelligence，AI）是研究、开发用于模拟、延伸和扩展人的智能的理论、方法、技术及应用系统的一门新的技术科学。人工智能是计算机科学的一个分支，它企图了解智能的实质，并生产出一种新的能以人类智能相似的方式做出反应的智能机器，该领域的研究包括机器人、语言识别、图像识别、自然语言处理和专家系统等。人工智能是研究、开发用于模拟、延伸和扩展人的智能的理论、方法、技术及应用系统的一门新的技术科学。人工智能是对人的意识、思维的信息过程的模拟。

人工智能是一门极富挑战性的科学，从事这项工作的人必须懂得计算机知识、心理学和哲学。人工智能是包括十分广泛的科学，它由不同的领域组成，如机器学习、计算机视觉等等。总的说来，人工智能研究的一个主要目标是使机器能够胜任一些通常需要人类智能才能完成的复杂工作。

自2016年，美国、欧盟、英国、日本、德国均将人工智能上升为国家战略，纷纷出台相关战略计划，力争抢占产业技术制高点。2017年我国国务院印发《新一代人工智能发展规划》，人工智能正式上升为国家战略，这是中国首个面向2030年的人工智能发展规划。

人工智能在医疗领域的应用是目前最火热、含金量也较高的一个领域。有机构调研数据显示：目前国内有近200家从事医疗人工智能的公司，累计融资金额超过180亿人民币。产品主要以软件为主，业务面向主体包括医院、药店、药企、研究机构、保险公司、移动医疗，可应用场景主要有医学影像、疾病风险预测、药物研发、健康管理等，不过都处于早期阶段。百度、阿里、腾讯等BAT三巨头在医疗人工智能领域也都已经展开布局。但同样，大多产品尚未成熟，算法模型处于训练优化阶段，虽有商用试水，但没有大规模成熟应用。

从医生的角度来看，人工智能可以帮助医生如何更明智地完成病情检查和诊断工作，高水平的医生通过人工智能辅助诊断，节约了时间和精力，人工智能也可以从高水平医生的诊断结果中学习出更优化的模型参数，不断地优化模型，同时，也指导了医疗资源匮乏地区的医生对病情的判断，患者也可以进行更精准和及时且成本更低的治疗。

人工智能与医疗的结合方式较多，就医流程方面包括诊前、诊中、诊后；适用对象包括医院、医生、药企、检验机构等；就医疗行业的角度分析，包括降低医疗成本、提高诊断效率等多种模式。我国医疗人工智能企业聚焦的应用场景集中在虚拟助理、病例与文献分析、医疗影像辅助诊断、药物研发、基因测序等领域。

人工智能可以实现医疗流程自动化，提升流程效率，提高诊断准确度，将在包括医学影像在内的诸多领域中发挥主要作用。对于骨科医生，特别是从事数字骨科的医生来说，要密切关注、实时引进、研究与应用人工智能技术。譬如人工智能技术可对骨科影像资料提取图像，对之进行图像分割、提取有意义的特征区域，然后进行预处理、标注，可以帮助医生进行影像精准诊断决策。

第三节　数字骨科学的发展

数字骨科学作为数字医学的重要分支及骨科学的亚专科近几年发展迅速，其临床应用已涵盖了骨科学的所有亚专科，包括创伤骨科、骨肿瘤科、脊柱外科、关节外科、显微修复、小儿骨科、骨病等专科。

一、数字化技术在骨科基础研究中的应用

（一）医学影像处理与三维重建技术

计算机三维重建技术是将患者的二维影像学资料（X线片、CT、MR）利用计算机的图像叠加原理进行叠加运算，即形成三维立体图像。其优越性不仅体现在它能够提供直观数字化的三维影像，同时利用相关的软件还能对所获得的三维图像进行处理和分析，从而能够提供动态解剖、功能学以及生物力学方面的信息。

随着硬件设备的更新及软件技术的发展，各种数字化影像技术的发展使计算机三维重建技术不断完善。CT影像是骨科三维重建的最常用的数据来源，随着分辨率和扫描技术的飞跃发展，使三维重建更准确、清晰。Micro-CT的分辨率能够达到微米水平，能对骨的显微结构进行三维重建，清晰显示骨小梁的空间结构，能够准确测定骨密度。

在常规的骨折诊疗过程中，手术复位及固定的参考标准主要包括CT扫描图像、术前X线片以及术中透视结果等。但在复杂畸形或复杂粉碎性骨折中，建立CT三维重建骨关节模型可以使术者在术前即对复杂骨折形成一个直观的立体概念，掌握骨折的细节和全面情况；在此基础上做出病情判断，从而能够制订更加全面

精确的手术设计，最大限度地提高复位和矫形效果，获得更加满意的疗效。

与骨科临床工作相比，骨科基础研究中常用的图像采集途径是Micro-CT。Micro-CT是一种非破坏性的3D成像技术，与普通临床应用的CT最大的差别在于分辨率极高，可以达到微米（μm）级别，相对于普通CT，具有分辨率高、辐射低、重加算法精确等优点。自从20世纪80年代被发明以来，Micro-CT就被广泛地应用于生物医学领域的研究。Tower等提出了一种运用Osteo-Sense 750（一种荧光标记的氨羟二磷酸二钠衍生物）作为标记物，结合动力学曲线与活体Micro-CT扫描进行评估的新的方法。通过运用这种方法可以在不处死实验动物的前提下、在任意时间节点获取标记物在研究部位的沉积情况，进而更加精确地获取MAR、BFR等骨代谢相关参数，使得我们可以获得更加准确的骨代谢信息。

（二）骨科有限元分析

有限元法分析（finite element analysis，FEA）是使用有限元方法来分析静态或动态的物理物体或物理系统。在这种方法中一个物体或系统被分解为由多个相互连接的、简单、独立的点组成的几何模型。在这种方法中，这些独立的点的数量是有限的，因此被称之为有限元。20世纪70年代有限元分析被成功用于骨的生物力学性状分析以来，历经40年在骨科基础与临床研究的应用，同时借助Micro-CT技术的发展，FEA技术已经拓展到脊柱、四肢骨与关节、韧带等软组织、骨小梁等显微骨结构和各种材料的分析中。

基于X线片或者低分辨率CT扫描来诊断骨质

疏松的方法早已应用于临床。近年来，基于高分辨率影像扫描和三维骨显微结构重建分析的方法使得对骨质疏松患者的诊断、评估、治疗更加精确有效。精确的诊断和正规的治疗计划对获得良好功能及较好远期疗效是很重要的。

有限元分析通过计算机可自动提供三维图像，同时可给予不同的实验条件，进行反复模拟实验分析，快速获取完整多样的结果数据，从而在术前发现潜在的问题，研究模型表面和内部区域应力—应变状态的变化。这些均可以帮助选择合适的植入物、减少偏差，从而为术中因植入物选择等问题节省部分手术时间，同时在手术结束后可以对术后效果进行有效评价。有限元分析大多数为静态分析其应力—应变分布的状态。

有限元方法在运动中的生物力学分析稍显不足，这使仿真分析的准确度和效率降低；在分析仿真的过程中其结果本身的精确度受到很多因素的影响。例如，有限单元的划分对仿真计算结果的精度影响就很大。合理的单元形状和尺寸能极大提高分析结果的精度和可行度，反之则影响精度，甚至造成分析仿真过程失败。其次，因为骨折的骨折线随机变化，因此不可能找到一个通用骨折固定系统，而有限元分析是针对个体案例的生物力学分析，故在应用上不易普及。

二、数字化技术在创伤骨科的应用

（一）术前三维重建及数字化骨折分型

传统的骨折诊疗过程中，主要是利用术前X线片、CT图像、术中X线透视等进行术前诊断及术前设计、术中操作。但对于一些细微骨折、隐匿骨折或复杂解剖部位的骨折X线片仍难以诊断。常规的CT扫描是二维图像，缺乏立体感，对水平骨折线易漏诊。例如对于肱骨远端骨折，完全骨折则易于诊断，但针对复杂的部分关节内骨折则需要CT扫描和三维重建来全面评价其骨折碎片情况,明确诊断，便于术前规划及手术入路的选择。之前复杂的髋臼骨折中改良的Stoppa手术方法广为流行，但该方法可能引起闭合性神经损伤，给患者带来严重的术后并发症。外科医生通过利用三维重建技术进一步明确诊断，提高了患者的预后效果。同样，在数字化骨折分型方面，三维重建技术也有其得天独厚的优势。Chen等利用CT扫描、三维重建的方法，通过测量骨折线夹角（fracture line angles, FLA）、绘制了常见的平台塌陷区域，并测量了塌陷深度，阐明了不同Schatzker分型的胫骨平台骨折的形态特征，这为外科医生的病情诊断、术前规划以及术中操作均提供了很好的参考，大大降低了术后并发症的发生。

我们于2010年12月组织编写出版了《数字化骨折分类》（主编：裴国献,人民卫生出版社出版）一书。本书利用"虚拟中国人"及临床患者的影像学资料，采用数字化技术手段，从应用解剖入手对正常的脊柱、四肢、关节进行三维解剖重建，模拟国际上经典、标准的骨折分类，采用图片及动画的方式进行多方位、多角度，动态地反映不同部位、不同类型、不同分类方法的全身各部位骨折形态，这样有利于更加快速、准确地分析、判断各种容易混淆的骨折分类，特别是对于关节内骨折、骨盆和髋臼等深在部位复杂骨折诊断及治疗方案的设计与实施，更具有独特的临床指导价值。

（二）计算机辅助设计与辅助制造(CAD/CAM)在创伤骨科的应用

数字骨科中的CAD/CAM技术是医学图像处理、三维建模、逆向工程、点云及曲面重建、3D打印等关键技术综合应用。目前，在创伤骨科临床中的应用则主要以个性化的假体或植入物的制造为主。

人的骨骼结构存在着很大的差异，标准化的假体不能适用于所有的患者，为了更好地发挥假体的作用、提高患者的生存质量，要求在假体设计上使假体更适合于每位患者的骨骼结构和力学要求。骨科植入物大多具有复杂的曲面特征，通过对标准骨科植入物的反求和计算机辅助设计，可以实现对骨科植入物的分析、个性化设计和制造。除此之外，计算机辅助设计与制造技术亦应用于股骨远端骨折个性化解剖型接骨板、尺桡骨骨干骨折的数字化钢板等骨折方面的治疗，患者均能达到较满意的术后效果。

另外，利用CAD/CAM在全肩关节置换术中个体化制造的肩关节假体能够很好地与人体进行匹配，术后肩关节各方面的功能恢复较好。

（三）3D打印在创伤骨科的应用

3D打印技术是创伤骨科个性化治疗发展的一个重要方向，通过多层扫描CT等方法获取患者的影像数据后，经三维重建在计算机辅助设计和计算机辅助制造等研究的基础上应用3D打印机可以快速制造出患者肢体模型，制造出的模型可以用于临床辅助诊断、复杂手术方案的术前规划；同时，也可用于术中导航模板的制造，对于提高术中手术的精准度有重要意义。

以上技术与传统手术相结合，可有效缩短手术时间，提高手术安全性，减少出血量及术中透视时间。其虽然仍处于初期发展阶段，如细胞、组织、器官打印尚处于基础研究阶段，但该技术未来有望成为治疗骨创伤最有成效的方法之一。

1. 3D打印在创伤骨科术前诊断、规划中的应用

通过3D打印可清晰、直观地显示患者的骨折情况，特别是复杂的骨盆骨折或胫骨平台骨折。3D打印所获得的数字化实体模型，提供了比医学影像资料更加详细的解剖学信息，实现了由二维到三维、由平面到立体、由虚拟到现实的转变。国外有学者运用3D打印技术分别对20例髋臼骨折患者进行髋臼模型的打印，让高级医师和初、中级医师分别通过传统影像资料和模型进行骨折分型的诊断，结果表明：对于初、中级医师而言，3D打印模型较传统影像资料更容易获得准确的分型诊断，为后续治疗提供可靠基础。

在传统的手术流程中，医师术前只能在脑海中对手术进行反复的想象模拟。现在运用3D打印技术后，医生可直接在此模型上进行手术设计及手术过程的演练（如决定钢板螺钉规格与位置、螺钉进入途径及角度、预弯钢板、截骨角度、植骨形状等），这些准备工作能有效缩短手术时间，为制订康复诊疗方案、判断预后提供更有力的依据，为临床疾病的诊断及治疗

提供了精确化、个性化的新型思路和方法。特别是在解剖部位复杂的骨折中，3D打印模型在术前规划中的应用价值更加明显。同时使医生与患者的术前沟通更加形象化，更易于患者对病情的理解，促进了医患关系的和谐。对于复杂的髋臼骨折手术，由于术中要对内固定钢板进行调整而大大增加了手术难度。术前利用3D打印的骨盆骨折模型进行术前规划，并将术中需要用到的内固定钢板根据需要的形状进行预弯处理，这将大大提高手术的预后效果，节约术中的手术时间，减少术后并发症的发生。

2. 3D打印在创伤骨科术中导航模板制作

除了上述术前诊断和术前规划外，3D打印技术还可以制作术中辅助骨折复位、铺设内固定接骨板或置入螺钉的手术导航模板。临床针对复杂的粉碎性骨折，术中复位是一大难点，尤其是关节周围骨折对复位的要求更高，传统方法往往依靠术者的经验和手术技巧。这无疑延长了手术时间，增加了患者及医生术中X线暴露时间。而3D打印导航模板辅助手术则有诸多优点：①导板为个性化设计，可简化操作，缩短手术时间，降低手术并发症风险；②减少术中透视的时间，保护患者和医护人员少受辐射；③个性化导板不受患者体位的影响，避免一切因体位变化而产生的误差，提高了手术的成功率。

（四）计算机辅助导航手术在创伤骨科的应用

在计算机辅助导航手术技术出现之前，骨科医生在手术中主要凭借人体的骨骼解剖特点、术前患者的影像学资料(X线片、CT、MRI)和术中的X线透视进行定位。但是，解剖变异或解剖标志的缺乏等往往会导致术中的定位偏差。因此，手术者的实践经验就非常重要。然而，即使是非常有经验的骨科医生，用传统方法进行较精确定位的手术，也有出现偏差的可能性。近年来，随着计算机辅助导航系统的快速发展，该技术也被越来越多地应用到骨科手术中以提高定位精确性。

计算机辅助导航技术是以X射线图像、CT/MRI图像等医学图像为载体，采用精密定位系统跟踪患者与手术器械的相对位置并进行

虚拟实时显示，以辅助医生进行精密的手术操作。手术导航技术于20世纪80年代末首先应用于神经外科手术，随后逐渐推广应用于整形外科、耳鼻喉科，以及关节、脊柱类等其他手术领域。一开始由于计算机导航系统自身的限制，该技术在骨科中的应用首先主要集中在脊柱手术及骨盆手术中，其中骨盆类手术以经皮骶髂螺钉植入术修复骨盆骨折最常见。除此之外，还有一少部分应用于股骨干骨折中。另外，也有相应的跟骨骨折中应用的报道。在以上应用中表明，导航下的辅助手术能够显著提高手术的精确度，减少外科医生、手术室人员和患者的X线暴露时间，缩短手术时间，实现术中实时测量评估。

随着导航技术的引入，使得微创手术更加可靠和完善。除了关节内骨折外，许多四肢长骨骨折亦可采用这种技术。早在2004年，戴尅戎院士的团队利用计算机辅助导航手术共行134枚椎弓根螺钉固定，51枚股骨颈骨折空心钉内固定，58枚交锁髓内钉远端交锁螺钉固定。所有病例均在导航下完成手术，术中明显减少X线机透视次数，且未发生血管和神经损伤并发症。吴磊等在2013～2014年间，对22例无移位股骨颈骨折行经皮3枚空心钉内固定术，其中12例在计算机导航辅助下完成，10例采用传统经皮内固定技术。术后结果表明，计算机导航辅助置入空心钉内固定治疗无移位股骨颈骨折能够减少术中透视次数、钻孔次数，缩短手术时间，提高内固定植入的准确性。

（五）机器人辅助手术在创伤骨科的应用

机器人具有许多优点，如精确定位器械、操作的稳定性，在有毒或辐射环境或者医生不能甚至无法进行手术操作的特殊空间中也能够进行远程操作。机器人辅助手术是术者通过操纵计算机，使医用机械臂在影像/光学设备监测下行微细手术，可以很好地克服术者手术时手眼间协调性和触觉的差异、手的不自主震颤等问题。机器人辅助手术技术自诞生之日起，就被人们寄予厚望，也是数字骨科发展的一个方向。

骨折复位和固定是创伤骨科的两大基本任务，故而创伤骨科的机器人基本可以分为定位机器人和复位机器人两类。定位机器人主要用于简单的骨通道定位，如髓内钉锁定孔、股骨颈空心螺钉通道、骨盆微创螺钉通道等，其基本原理类似于脊柱、关节领域机器人。但复位机器人的研发明显比脊柱、关节领域机器人更为困难。首先，复位前后骨块的位置关系发生了变化，导致术前影像和术中影像配准困难，难以提供良好的导航精度。其次，由于复位通常需要对抗很大的阻力，故而对机器人的力学性能，如刚度、力量、扭矩等提出了更高的要求。再者，复位机器人可能在复位过程中造成额外损伤，如何提高安全性也是必须解决的难题。复位机器人经历了工业化串联机器人、小型并联机器人、串并混联机器人的研究历程。目前，复位机器人只能进行简单的长骨骨折复位及骨盆骨折复位等，复杂的关节内骨折复位尚未能实现。

目前，在骨科主要应用在脊柱外科、骨盆髋臼骨折、人工假关节置换及髓内钉术中定位等方面，取得很好的临床效果，在跟骨骨折手术中应用相对较少。

目前，国内应用于创伤骨科的两种典型的机器人辅助手术系统：一种是由北京积水潭医院和北京航空航天大学联合研发的双平面创伤骨科手术机器人系统，是国内首台应用于临床的创伤骨科机器人；另一种是由香港中文大学和北京航空航天大学联合研发的主被动混合式创伤骨科手术机器人系统——Hybridot，实现了一种创新性的7自由度机器人构型，其中弧形轨道的关节设计使得机器人可以绕患者身体轴线运动，提供了适应多种创伤骨科手术要求的工作空间和灵活性。

三、数字化技术在关节外科的应用

近年来随着数字骨科学的飞速发展，数字化技术在关节外科中开始得到推广应用。

（一）有限元分析在关节置换中的应用

有限元分析技术为了解关节置换患者术前关节功能状态、术中假体的选择、术后预测提

13

供了一种全新的方法。Chang等通过对正常股骨头外形进行有限元分析后建议将假体股骨柄的股骨颈设计成相对较细,距股骨头顶端相对较短的形态,其理论依据是这样可以适当减少对周围骨质的破坏,从而减少骨结构重塑,同时假体稳定性可以保障。Patil等通过有限元法分析全髋关节置换后髋关节的应力分布表明:当髋臼杯外展角由35°增加到55°时,髋关节内应力会逐步上升,其磨损度也会增大;而随着髋臼杯的前倾角的增大,髋关节内应力会逐渐减小,从而论证得出髋臼杯置入位置和其磨损存在必然的联系。Sakagoshi等利用有限元分析法来研究股骨头坏死面积、术中假体安放位置与髋关节置换后生物力学的变化三者之间的关系,其实验显示随着股骨头坏死面积的增大,骨—骨水泥界面的应力会逐渐增大;当假体内倾角处于内翻位时,骨水泥的最大应力增加。内倾角110°逐渐增大至140°时,假体的峰值应力逐步减小,从而论证出股骨头坏死面积大节假体的三维有限元模型,在股骨头中心加大关节面负荷量;采用非线性接触弹塑性分析聚乙烯内衬关节面的接触应力,从而证实选择股骨头直径相对较大的髋臼假体并严格控制假体置入在安全范围内,术后减少上小与假体位置不当均是影响髋关节置换后生物力学环境的重要因素。

(二)三维重建在关节外科中的应用

三维重建技术基于CT、MRI等影像学手段在获取患者的解剖学数据的基础上进行三维重建使复杂的解剖结构更加直观。16层螺旋CT三维重建能够对髋关节及膝关节复杂的解剖结构进行逼真显示,对复杂的骨折脱位部位进行准确显示并可以进行任意角度地旋转,能够以最佳的角度观察髋关节及膝关节骨折碎块的具体位置和移位的具体方向。16层螺旋CT扫描的速度快,可进行容积数据的采取,并可进行三维重建,能够对骨关节创伤的立体形态进行直观、准确地显示,可以获得不同的组织类型的3D图像,详细了解各种组织的解剖结构存在的空间关系,为临床诊断提供立体直观的三维图形,在髋膝骨关节创伤诊断中显示出巨大的优势。

三维重建的影像能够从冠状和矢状或者任意斜面进行逐层观察,对隐蔽性创伤诊断具有较高的价值,能够对髋臼部位的复杂骨折和关节内的骨碎片进行清晰地显示。观察区在股骨头的上段或关节的间隙上部或者髋臼顶等区域时,MPR(多平面重建)矢状和冠状及斜面的重建能够进行很好的补充。对关节表面的信息能够提供更为全面,对骨折的来源和旋转情况进行很好地显示,显示臼顶界面的臼顶和负重区的破坏情况以及脱位程度,对臼顶稳定性进行较好地评价,对临床诊断和治疗具有指导意义。MPR(多平面重建)也可对手术效果进行评价,对术后负重区的残余骨片及臼顶结构以及复位情况进行很好地显示。

另外,三维重建技术在关节外科的诊断、髋膝关节创伤等方面都具有重要的应用价值。

(三)计算机辅助设计与制造在关节外科中的应用

计算机辅助设计与制造(CAD/CAM)在关节外科具有重要的价值,我国戴尅戎院士与王成焘教授合作在国内较早开展了CAD/CAM技术在关节外科的应用,目前已在临床得到了推广应用。王臻教授等利用提取的股骨髁关节软骨三维轮廓数据,在Surfacer9.0图像处理软件上进行个体化人工半膝关节的计算机辅助设计,得到三维模型、进行数据格式转换,在LPS600快速成型机上制出快速成型树脂模,对树脂模进行修整、抛光获得理想的个体化人工半膝关节模型,经硅胶翻模、制作蜡模、成壳、浇铸,获得钛合金关节。将快速成型不易加工的融合笼焊接到关节上,抛光后即获得钛合金个体化人工半膝关节成品。同时,选择1例14岁患者,因右股骨下段骨肉瘤切除异体骨段保技术后复发为临床应用。设计、制造出1例新型复合异体半关节移植的个体化人工半膝关节,术中见假体与异体骨、对侧关节匹配良好。手术顺利,患者5周可下地行走,6个月异体—自体骨愈合,随访1年患膝无不适,膝关节功能良好。可见快速成型技术建模、熔模制造可获得满意的个体化人工半膝关节假体,明显改善膝关节功能,较好解决了异体—自体关节形状不匹配。

（四）3D打印在关节外科的应用

随着影像学和数字化医学的快速发展，3D打印技术可为患者"量身定制"高精度的手术方案和植入体，从而提高关节外科复杂高难度手术的成功率，使手术更精确、更安全。对于髋关节严重畸形患者手术方案的制订非常具有挑战性，如假体型号的选择、假体安放位置的准确性以及畸形的矫正程度等都是术者面临的难题。相对于CT或MRI采集的二维影像或计算机模拟三维图像，3D打印的实体模型给医生提供的信息更全面，术者甚至可利用该模型进行手术模拟，从而提高手术成功率。Won等利用该技术为21例髋关节严重畸形患者成功制订手术方案并施行人工全髋关节置换，术后影像学检查表明假体组件均按计划精确植入，而且明显缩短了手术时间。临床实践表明：3D打印技术可有效确定植入物的类型、大小和位置，有利于术者制订最佳手术方案，指导术者开展个体化关节外科手术，使手术更精准，减少了手术时间和术中使用工具数量。除了指导术者进行精准手术方案的制订外，3D打印技术还能应用于手术辅助工具和个体化假体制备。目前，标准尺寸的骨科植入物能满足大部分患者需求，但少数患者因解剖结构特殊或疾病的特异性往往需要定制个体化植入物。

3D打印技术具备加工精确、制作迅速、无需特殊模具等特点，使个体化假体设计、制备成为可能。He等利用3D打印技术制备了半膝关节和人工骨模具，分别通过快速铸造和粉末烧结成型技术制备出个体化钛铝合金半膝关节和多孔生物陶瓷人工骨，并将组装后的复合半膝关节假体植入患者体内，术后随访表明该复合半膝关节假体与周围组织、骨骼匹配良好，并且具有足够的机械强度。Benum等应用该技术制备了个体化股骨假体和股骨髓腔导向器，使手术更精准，成功为2例石骨症患者施行人工全髋关节置换术。与标准尺寸的骨科植入物相比，3D打印技术"量身定制"的个体化植入物与患者骨骼匹配更精准，患肢功能恢复更快。

（五）导航技术在关节外科中的应用

膝关节交叉韧带的重建关键在于股骨远端和胫骨近端的两个移植交叉韧带骨孔位置的确定。通过术前模拟来确定合适的钻孔点位置和方向、术中进行图像配准来完成交叉韧带重建，外科医生借助于导航系统可以在术中清楚看到模拟的膝关节，从而准确地判断交叉韧带的位置。目前，导航下前交叉韧带重建术的长期疗效还有待观察。Hart等报道了用导航系统及传统手术行单束前交叉韧带重建术各40例，两组在恢复关节稳定性、胫骨侧止点位置的准确性方面没有统计学差异，而导航组股骨侧止点位置的准确性优于传统组。Plaweski等在前交叉韧带重建时，使用导航系统实时显示膝关节精确的三维表面模型并获取良好的等距参数，避免移植腱与股骨髁间窝切迹的撞击，实现适合于患者个体化解剖的韧带准确定位重建。计算机辅助导航系统还广泛用于关节置换术中。传统的人工关节置换术后常因假体安放位置不妥、下肢力线不准确及软组织失衡等导致患髋、患膝的疼痛及假体的早期松动，从而影响手术效果。导航系统利用专用的软件，通过计算机对患髋、患膝关节截骨的位置、假体大小、接入方向及位置的设计做出客观的指导，在术中进行实时监控、指导医生准确地进行每一项手术操作，使假体安放精确地符合肢体力线。Dutton等报道了对108例患者随机地分别行计算机辅助导航下及常规人工全膝关节置换的对照研究，前者的平均住院时间为3.3 d，后者为4.5 d，前者有92%的患者胫股冠状角偏离正常值3°以内，后者为68%，在术后1个月能独立行走30 min的患者，前者明显多于后者。认为计算机辅助导航手术的主要优点是增强了术后假体力。

（六）手术机器人在关节外科中的应用

关节假体植入手术中，假体对线、位置、关节线的精确性都是关节外科手术成功的关键。在传统手术中的假体摆放位置主要由医师主观判断，其主观经验成为误差的主要来源，为解决这一问题催生了关节外科骨科机器人。关节外科骨科机器人的研究最早始于1992年，其内容便是在髋关节置换术中运用机器人规划路线、确定位置。如今随着科技的发展，应用于关节外科方面的骨科机器人研究已逐渐完备。

Robodoc和RIO 两款机器人主要用于膝关节以及髋关节置换手术。Robodoc包括手术规划和辅助软件，可完成术前规划、模拟，并辅助手术操作。RIO 最初由Mako Surgical 公司开发，2013 年被 Stryker 公司收购，因而RIO 将具有该公司在关节重构、术中导航和手术器械方面的优势。iBlock与Navio两款机器人都主要用于膝关节置换术，且术前都不需要 CT 扫描。iBlock为保证手术精确可直接固定在患者腿部。Navio为手持式机器人，利用红外影像进行术中定位，实验性单髁膝关节置换术时骨科机器人置换的术后角度误差为 1.46°，而人工置换为3.2°，骨科机器人置换的平移误差为 0.61 mm。

国内相关研究也在持续进行中，2003 年上海交通大学常伟等提出了应用机器人进行全膝置换手术，实验验证了其可行性，但认为固定装置仍需改善。2004 年张文强等设计一套手术机械手，改善了这一问题。2009 年上海长征医院赵辉等开发了华佗全膝关节置换手术机器人并进行了对照实验，结果表明该系统较之传统手术器械组更为精确。2016年上海市第六人民医院引进一台骨科手术机器人MAKOplasty，可以辅助完成膝关节的单髁置换技术、更好地实现截骨和假体安装等操作。该手术机器人有一对可从多维度转动的灵活机器臂，凭借影像导航可以在患者体内精准植入假体，帮助患者恢复关节功能。手术机器人MAKOplasty于9月6日在上海六院的一体化手术室内成功开展了国内第一台机器人辅助膝关节单髁置换手术。

四、数字化技术在脊柱外科的应用

脊柱外科为骨科学中涉及解剖结构最为复杂的专科，近年来脊柱外科临床技术和数字化技术结合，形成了系统的脊柱外科临床数字技术，主要体现在三维建模与术前手术规划、有限元分析、计算机辅助设计与计算机辅助制造技术、3D打印技术、手术导航与机器人辅助手术等方面。

（一）三维建模与术前手术规划

随着数字化虚拟技术的飞速发展，三维虚拟手术设计在临床领域正得到不断探索和应用，将病变部位的情况以三维可视化形式展示，同时计算机辅助设计技术的发展可以为脊柱手术设计、手术模拟、骨折的复位、内固定的选择等提供更为准确的依据。利用计算机辅助手术规划技术，医生可以利用获得的医学影像数据在计算机上建立脊柱的三维数字模型，对模型进行任意方位的观察、测量、放大，进行各种模拟切割，植入从数据库中获得的各种标准植入物，制订最佳手术方案。

在传统的脊柱外科诊疗过程中，临床医师主要通过术前X线片、二维CT及MRI对患者病情进行判断。但由于脊柱本身解剖结构的复杂性，加之各种疾病导致的畸形、骨折、脱位、结构破坏等各种因素，使得临床医师对该类疾病的术前判断缺乏较为明确直观的了解。对于复杂脊柱伤病而言，建立患处的三维重建模型可以使术者在术前即形成较为立体的概念，有助于了解和掌握患处的立体结构和细节，并依此制订手术策略，明确具体的手术方案，从而使术者能在手术设计时更大限度地提高复位和固定效果，有效保护术区周围的重要组织和器官，降低手术风险。

对于目前脊柱外科的热点问题——脊柱侧弯和后凸畸形来说，进行三维建模之后通过对3D模型进行旋转、平移等操作，结合观察轴位、冠状位及矢状位二维图像，可以方便地从任意角度和方向观察脊柱畸形的立体情况并测量相关数据（包括侧凸、后凸、旋转畸形的程度、范围以及包含的节段；各椎体及附件的相邻关系、形态；椎弓根的横径、矢状径；与脊柱相邻的骨性结构如胸廓、骨盆的毗邻关系和变形情况等），同时可以更全面、清晰地了解脊柱畸形的整体和细节，从而有助于确定矫形融合节段、选择合适长度和直径的椎弓根螺钉以及判断椎弓根螺钉的进钉点、角度和方向等。

随着医学影像设备、三维软件的快速发展，医学图像三维重建技术在脊柱外科中将会得到更广泛的应用。虽然三维重建技术也有不足之处，但是学者们不断地推陈出新，提出解决三维重建应用缺陷问题的解决办法，从而使医学图像三维重建技术对脊柱外科疾病的诊断、治疗产生更深远的影响。

（二）有限元分析在脊柱外科的应用

有限元分析法是20世纪40年代初兴起的计算机科学、力学和数学等学科相互利用、渗透的一门边缘学科。1943年Courant提出了有限元法的概念，1970年代初，有限元分析法开始应用于骨科生物力学的研究。Brekelmans等首次于1972年将有限元分析法应用于脊柱生物力学问题的研究，此后其在脊柱外科领域的应用日益广泛和深入。与其他生物力学研究方法相比较，有限元分析法具有无可比拟的优势，不仅能将脊柱模型的椎体、椎弓根、椎间盘、韧带、肌肉以及小关节加入模型中，并能测试其各种生物力学性能，使模拟更加符合实际，主要体现在：①可以显示骨等生物结构内部的受力及形变等情况，并将这种受力或形变以直观的图形进行展示，如对椎体或椎间盘在脊柱受力或运动情况下应力分布的显现，或者描述在各种内固定条件下局部骨组织承受的应力变化等；②可以显示脊柱内固定物自身的受力情况，分析局部应力集中点等数据，如直观显示椎弓根螺钉的应力分布等；③可以对同一脊柱模型反复进行试验，确保不同干预措施所施加的对象完全一致，以便更准确地比较不同干预措施的生物力学效果等。

有限元分析法在我国脊柱外科领域的应用起步较晚，但发展迅速。自1990年戴力扬等建立腰椎三维有限元模型并进行力学分析以来，国内相关研究逐渐从脊柱有限元模型的构建，发展到脊柱疾患发病机制的研究、脊柱手术的疗效评估等方面。有限元模型分析在脊柱研究领域的应用主要包括以下几个方面：①评价正常脊柱的功能、生物力学行为；②评价畸形、创伤、退变等脊柱病理改变及各种手术后脊柱的功能、生物力学行为；③评价各种脊柱内固定器械对脊柱功能、力学特征的影响；④辅助脊柱器械的设计和改良发展。目前研究者构建的脊柱有限元模型分为以下几种：①简单的脊柱整体模型；②椎体模型；③椎间盘和运动节段模型；④胸腰椎模型；⑤颈椎模型；⑥各种不同状况及不同植入器械的脊柱活动模型。以上模型的建立和应用有一些相互重叠。

作为一种研究手段，应用有限元分析法解决脊柱外科相关问题具有独特的优势。随着研究的不断深入，医工合作日益密切，研究方法更加完善，临床应用日趋广泛。诚然，我们也应看到，目前在国内有限元分析法在脊柱外科领域的应用还面临诸多挑战，相关数据不足、脊柱非骨性结构建模精确性欠佳等技术难题尚待解决，软硬件方面的制约因素也同样束缚着医工合作的进一步发展。展望未来，作为数字骨科学的组成部分，不断完善的有限元分析法将在脊柱外科领域发挥越来越重要的作用，而要想取得理想的效果，医疗工作者与理工科人员需要更加深入的合作和交流。相信在不久的将来，我们能够分享更多有限元分析与脊柱外科临床研究相结合的成果，而医工人员的共同努力必将发挥其巨大潜力，为脊柱外科的临床实践提供重要参考。

（三）计算机辅助设计与计算机辅助制造在脊柱外科的应用

计算机辅助设计与计算机辅助制造技术（CAD/CAM）是随着计算机应用技术与数控机床的发展而开展起来的一项新技术，将CT/MRI扫描的数据经由CAD/CAM软件处理后，可以很好地在计算机内进行三维重建与手术设计，并据此制造出非常适合手术要求的假体。

随着CAD/CAM技术在制造领域的成熟和推广，近年来工程技术人员已逐渐将CAD/CAM技术应用到医学领域。同时，医务工作者也越来越多地了解CAD/CAM技术，并将其应用到医学科研和临床工作中。CAD/CAM技术包括的内容：个性化植入物的数字制造技术、个性化医疗辅具的制造技术、数字技术与骨科临床生物力学。

CAD/CAM技术在脊柱外科疾病中的应用包括：①逆向工程技术在脊柱个性化骨科植入物设计制造中的应用。脊柱椎体大多具有复杂的曲面特征，通过对标准骨科植入物的反求和计算机辅助设计，可以实现对骨科植入物的分析、个性化设计与制造；②非金属3D打印技术在脊柱植入物中的应用，包括脊柱手术规划与演练、植入物设计快速原型制作、脊柱个体化植入物设计及脊柱手术导航模板制作；③金属直接3D打印技术在脊柱植入物中的应用。在手术前通过对患者脊柱的三维重建，全面地了解疾病情况，并利用3D打印技术快速地打印出符合患者的个性化椎体，打印材料为弹性模量低、强度高、生物相容性好的钛合金粉末材料。

（四）3D打印技术在脊柱外科的应用

脊柱外科手术解剖结构复杂多变，毗邻重要神经、血管，手术时间长，术中需要反复透视，对外科医生临床素养和经验要求极高。因此，制订个体化治疗方案、提高手术准确性和安全性、简化手术流程并减少医务人员放射性伤害是目前脊柱外科手术需要克服的困难。通过对近几年关于3D打印技术在脊柱外科应用的文献发现，3D打印技术主要应用在术前对手术方案的制订和导板辅助椎弓根精确置钉，并且在个体化内植物和支具的制订、生物3D打印以及与患者沟通和临床教学等方面表现出极大优势，为脊柱外科制订个体化治疗方案、提高手术准确性和安全性、简化手术流程、减少手术时间提供创新思路并开创了良好局面。

（五）计算机导航技术在脊柱外科的应用

计算机导航技术指融合现代计算机、立体定位和医学影像技术等的一种外科手术辅助技术，用于引导手术医生进行精确地手术规划和操作。计算机辅助手术导航系统（computer aided surgery navigation system，CASNS）一般由手术导航工具、位置跟踪仪、监视器、工作站4个部分组成，依据不同的分类标准，有不同的分类形式，利用X线装置、CT、MRI等提供的图像信息和先进的立体定位系统，进行配准、定位，辅助外科医生进行各种手术干预。计算机辅助脊柱手术导航系统(computer aided spine surgery navigation system，CASSNS)是一种利用图像信息结合立体定位系统对人体肌肉骨骼解剖结构进行显示和定位，并将重构的三维图像与手术器械跟踪技术相结合而组成的脊柱外科

手术规划、仿真和导航系统。在脊柱外科的所有领域几乎均有应用，尤其在骨科材料置入准确度和稳定性方面具有更多的优势。

1988年美国美敦力枢法模丹历公司发明了全球第一台红外线光学手术导航系统Stealth Station；1992年Amiot等提出计算机导航下的腰椎椎弓根固定术；Kevir Foley将Stealth Station导航系统应用于脊柱外科领域，这是全球首台完全针对脊柱外科应用的导航系统。临床上常用的CASNS有术前CT导航、Iso C-arm导航、O-arm导航等，其中O-arm导航被视为目前CASNS的最高水平。此外，还有诸如超声导航、机械导航、电磁导航等以其他介质作媒介的CASNS。

近年来，随着技术的不断进步，欧美发达国家的脊柱外科手术导航技术不断推陈出新，在配准精度、导航质量、操作性能等方面均有很大提高，导航手术的优势日趋显著，这对现代脊柱外科的发展产生了巨大的影响，成为未来脊柱外科临床手术的一个重要发展趋势。计算机导航辅助技术适用于大部分脊柱外科手术领域，包括脊柱创伤性疾病、退变性疾病、脊柱畸形、脊柱肿瘤、脊柱感染等，主要作用是提高内固定植入的精准性及明确病灶范围。在骨性解剖标记不明确或骨性解剖变异、畸形的情况下，计算机导航辅助技术更能显现其优越性。尤其适用于脊柱微创手术及脊柱翻修手术。

导航技术的发展给骨科医生带来了前所未有的方便，依托导航技术脊柱外科手术更加安全、简便、精确。导航系统的优点可以细分为以下几点：①导航技术较传统手术更为精准。复杂的颈段手术、脊柱侧凸等畸形类手术、椎弓结构变异类手术以及解剖标志点不明确等情况，运用导航引导可以提高精准度，使手术更加安全可靠；②导航技术使脊柱外科手术微创化。微创化是脊柱外科的发展方向，但微创化的同时相对局限的术野也带来了更大的难度，引导技术可以帮助术者迅速找到手术部位完成操作，为保持脊柱正常解剖结构的完整性提供了保障；③导航系统可以使术者更好地计划和模拟手术步骤，增加手术熟练度，降低手术风险；④导航系统减少了术中医师和患者接受的

放射线剂量，尤其是手柄式导航技术的诞生，革新了骨科手术依赖计算机辅助成像的传统局面，更进一步减少了放射线的使用率。

手术导航系统是综合多学科研究成果的产物，也是脊柱手术发展的一个新兴领域。随着导航技术在临床应用上的增加，骨科治疗效果呈现质的飞跃。不难预计，手术导航系统是今后脊柱手术的发展趋势，将对脊柱外科的发展产生深远的影响。

（六）脊柱外科手术机器人在脊柱外科的应用

随着信息科学技术的不断发展，各种机器人犹如雨后春笋般涌现。机器人之所以在外科中受到青睐，是因为它具有精确度高、准确度好等优点。为了解决脊柱外科手术中存在椎体形态和结构的复杂性和多变性及手术难度高和危险性大等问题，Sautot等最先将机器人辅助系统运用于脊柱外科。如今，机器人系统已在椎弓根螺钉植入术、椎体成形术、椎体融合术、脊柱组织活检术、肿瘤切除术等开展应用。

国外有关脊柱外科骨科机器人的研究较集中，主要分为Spine Assist和达芬奇手术机器人两种，目前二者都已应用于临床。以色列Mazor技术公司的Spine Assist引导系统是在Technion开发的MARS（miniature robot for surgical procedures）系统基础上发展起来的，也是目前唯一被美国食品药品管理局及CE认证并运用于临床的脊柱机器人引导系统。Mazor技术公司又在SpineAssist系统基础上研发了第二代脊柱手术机器人引导系统——Renaissance引导系统。Renaissance引导系统保留了原有的核心技术，在软件和用户界面上大大改进，并通过普通C形臂透视就可以获得3D图像。新系统还可以用于脊柱侧弯、颅内活检和深部脑内植入物植入等操作。达芬奇手术机器人（Da Vinci Robot）系统是美国Intuitive Surgical公司研发的，是现今发展最好的腹腔镜手术机器人，而它也能完成脊柱外科的手术操作。它由控制台、机械臂、3D成像系统构成。术者通过视频图像，利用控制台手柄和脚踏对手术进行操作。该系统能在狭小空间很好的操作，还能滤过术者手的抖动。

脊柱外科机器人系统是脊柱外科学与工程学相结合的产物，目前它还处在婴幼儿时期。微创化、智能化、自动化、替代化是脊柱外科发展的趋势，脊柱外科机器人系统是这些发展趋势的体现，与远程遥控技术相结合能在千里之外施行手术。机器人系统与传统的脊柱外科手术相比，具有精度高、辐射低、手术时间短、患者损伤小、手术风险低等优点。虽然目前具有费用高、缺乏触觉反馈、操作简单等问题，但随着科学技术的发展，终将克服这些弊端。相信以后该系统不仅适用于基层医院，也将会适用于偏远落后地区。脊柱外科机器人系统的成长，必将脊柱外科带入一个全新的境界。

五、数字化技术在骨肿瘤外科的应用

（一）3D打印骨科模型与骨肿瘤手术

骨肿瘤的切除与重建对多数骨科医生而言并非罕见，尤其是恶性骨肿瘤所累及的区域包括骨组织与软组织都必须予以完整切除，并给予恰当的重建方能获得较好的术后功能。在计算机辅助设计（computer aided design，CAD）、计算机辅助手术（computer aided surgery，CAS）尚未广泛应用于临床骨科领域之前，肿瘤的切除范围主要根据手术医生的经验来判断，因此一个成功的骨肿瘤切除手术需要大量的病例及临床经验的积累，对于低年资骨科医生来说这是一个漫长而又艰苦的学习过程。骨肿瘤切除后往往会留下较大的骨与软组织缺损，相对而言软组织缺损可由邻近软组织增生或瘢痕修复来逐渐恢复其部分功能，而大量骨组织的缺损必须予以适当的重建才能在一定程度上恢复其负重与运动功能。

在20世纪末及以前，骨缺损的修复主要是一种粗放式的修复，采用大段同种异体骨、模具化制备的金属假体甚至大块人工骨、骨水泥等匹配相应的钉棒系统来进行重建。从术后随访的情况分析，这样的修复可以使很多病例得到比较良好的功能恢复，然而也有很多病例修复的效果并不理想，问题主要存在于以下一些方面：①异体骨植入可能会产生排异反应，引起植入骨与宿主骨无法充分整合最终导致植骨不愈合、局部骨坏死以及切口难以愈合等不良并发症；②模具化制备的金属假体存在对接部位匹配不完善、弹性模量较高易产生应力遮挡效应、组织相容性相对较差等缺陷，这一类产品往往在手术初期显示出较好的效果，但随着使用时间的延长加上活动过程造成的磨损，其缺陷会不断暴露，常常因为假体—宿主骨接触部位骨量大量丢失而导致肢体运动功能障碍，不得不进行相应的翻修手术；③人工骨的机械强度较差，难以对较大范围的骨缺损形成良好的支撑，且不易植入钉棒等辅助系统，应用较局限；④骨水泥作为一种填充式的植入物不易有效塑型、组织相容性相对较差，单纯的骨水泥重建骨缺损部位往往多运用于非关节部位。可以说要做好一个较复杂的骨肿瘤切除与重建手术，以往在很大程度上取决于外科医生的丰富临床经验以及将以上各种方案灵活运用的应变力，手术设计的精细和对术中可能出现意外的预判是手术能否成功的基本前提。

21世纪以来，随着CAD/CAS越来越广泛地应用于临床各专业，对于骨肿瘤手术来说，一种精确切除与精准重建的观念逐渐植根于骨科医生脑海中。尤其是对于恶性骨肿瘤，精确切除无疑意味着更高的术后生存率和减少不必要的软组织损坏，精准重建则有益于术后更好的骨与关节功能恢复。影像学的不断发展也为CAD的精确化进一步提供支持，CT、MRI的扫描层厚更加精细使得3D重建的计算机影像更加清晰、逼真，这些技术上的进步为临床医生带来福音，使他们更清楚地了解患者的病情并设计相应的手术方案。美中不足的是这些影像学资料不管如何漂亮都只是存在于二维的显示屏上或图纸上，还需要术者充分发挥空间想象力才能进行优化的手术设计。直到3D打印技术的出现，使得围手术期的设计、处理都出现了翻天覆地的变化。3D打印技术真正实现了从影像到实体的转化，它不但可以将既有影像学资料的虚拟三维图像变成真实的物体，还能将非现实的仅存于脑海中的虚景变成现实，但这需要进行复杂的计算机编程设计及相应的运算处理。3D打印对临床医生的重大支持在于使低年资医生更有信心去完成手术操作，因为术前就可以打印出接近于病灶真实结构的三维实体，

使得术前设计更加得心应手、术中处理可以直观地进行比较。可以说3D打印技术不仅给骨肿瘤专业带来了新的理念，还给其他更多领域都带来革命性的巨变。

（二）3D打印手术导板与骨肿瘤手术

传统骨科手术方式以普遍经验为基础，参照解剖结构在手术的方案制订上多以固定模式为主，忽视了个体差异的存在；但每个个体间均具有差异，特别对于骨肿瘤患者而言，患者性别、年龄、体质不同，再加之肿瘤种类、部位、大小等差异，仅按传统手术方式治疗骨肿瘤患者，很难满足个人的具体要求。随着现代计算机技术及影像学技术的发展，患者身体内部的解剖、病理情况可以在手术前清楚地呈现于医生面前，避免了以往的盲目性，让医生在个人电脑上直观、准确地按照病变情况进行手术设计，并可以预期手术后效果。还可以将CT数据进行三维重建，进而再行切割、移动、旋转等手术设计，但使用传统手术方式很难在术中准确实现这些设计。

"设计"是手术导板系统的核心环节，在导板的设计阶段需要同时关注几个方面问题：①手术方式、部位；②显露部位软组织；③加工工艺。并非所有类型手术都适合使用导板，要根据手术的方式决定是否需要手术前设计以及术中的准确定位。患处骨组织的表面唯一性也是导板设计的关键，比如，长骨中段手术不适合选用导板。一般导板的设计均直接贴附于骨面，手术过程中软组织的成功剥离尤为重要，有些手术部位的软组织无法剥离，需要在导板设计阶段加以考虑。在某些特殊解剖部位，如胫骨远端、尺骨近端等位置，因软组织变形不高也可以设计贴附于皮肤的导板。为了维持导板的强度，不同材质也决定设计方案，使用ABS树脂及石膏时，厚度不应小于5 mm，光敏树脂一般设计4 mm，金属可以3 mm；定位部分的设计也不同，非金属材料一般设计成可引导克氏针的圆孔，金属导板因强度大，可以设计横槽在手术中直接引导摆锯或骨刀。

结合设计、加工及手术操作过程，我们发现对于导板制作4种材料各有优缺点。ABS树脂

材料、设备便宜，加工速度适中，成型的材料在一定方向具有韧性，但精度较低，适合打印体积较大的导板；石膏材料便宜、设备较贵，加工速度快，成型精度高，可呈现真彩色，有利于手术设计信息标记，但材质较脆，不宜加工成薄、细的导板；光敏树脂材料、设备均较贵，且设备维护成本高，加工速度快，成型精度极高，具有一定强度，适合加工成体积较小、有一定应力的导板；金属材料包括钛合金、医用不锈钢、铝合金，其材料昂贵，设备价格高昂，操作及维护成本均较高，加工周期较长，精度高，强度极高，可加工成导板直接引导钻头、摆锯甚至骨刀。

（三）3D打印金属假体与骨肿瘤手术

骨肿瘤瘤段切除后所遗留的大段骨缺损问题一直困扰着临床医生，以往的解决方案为异体骨重建、灭活骨、骨延长、假体重建，但这些方法都存在着弊端。异体骨重建首先受到来源限制、形态难以精确匹配，特别是对于儿童患者还有感染排异等风险。灭活骨存在着肿瘤灭活不彻底、骨段污染、手术时间长等问题，容易引起肿瘤局部复发、感染等严重并发症。骨延长手术周期长、不可知因素多、感染风险大，且延长阶段的有效长度不可预知，不适合骨肿瘤手术患者。假体重建为非生物重建，其体内大段异物的特性，使其容易发生感染、骨吸收、假体松动的不良后果。而钛合金3D打印假体为个体化定制假体，根据每位患者肿瘤生长实际情况及需求设计手术方案及假体形态，成为替代传统方法解决大段骨缺损的良好选择。

肿瘤患者肿瘤性质因人而异，生长部位千变万化，更需要进行个体化的手术设计。随着数字化技术的发展，使精确的手术前设计及个体化假体的设计成为可能。通过计算机辅助设计患区骨骼的三维重建CT薄层扫描患处，准确提取人体骨骼断层截面数据。将数据导入医学专用影像处理软件进行处理，得到清晰的人体骨骼三维图像。依托于三维图像，可以进行诸如肿瘤范围标识、切除范围确定等个体化手术方案的制订，更重要的是可以手术前根据缺损范围设计个性化假体。假体设计成型后并不是所有的设计元素都可以通过传统加工方式实现，对于假体内部结构以往的机械加工方法就难以触及，使得设计仅可以停留在纸面。近年来国内外3D打印技术获得了飞速的发展，其中具有代表性的SLM和EBM取得了丰硕的研究成果，能够实现具有复杂结构高性能金属零件的无模具、快速、高致密度近净成形。结合目前最先进的金属3D打印技术可以完全还原假体设计，使个体定制化假体的设计制备成为可能。

依托于当前的数字化技术和先进加工技术，个性化假体设计"所得即所想"的愿望得以实现，医生或医学工程人员可以根据患者的实际需求设计材质、形状、结构更优化的假体，使其更适合于人体的生物力学和运动功能。根据作者团队数字化设计的临床工作基础及10多例钛合金个性化3D打印假体的相关设计经验，总结出以下设计理念。

1. 形状

对于肢体管状长骨假体，远近端需要与截骨端相接触，形状需要与断端骨骼形态完全匹配。中间的过渡形状不一定需要解剖还原，在考虑了强度、植骨、安装方式等方面因素后，可以对中间的过渡结构进行简化，以求减低整体重量。

2. 强度

管状长骨假体在体内需要承受一定的生物应力，一般设计时多考虑结合标准接骨板一同使用，但设计时还需要对假体的强度进行考虑。强度包括了即时强度以及疲劳强度，通过有限分析能够得到假体的应力分布图，通过改良应力集中区域的形状，可以大为提高强度。

3. 牢固性

对于管状假体而言，设计时还需要考虑安装时与骨骼断端的连接方式，以确保即时牢固，同时强烈建议配合使用接骨板固定，以增强假体与骨骼间的牢固性。

4. 表面

全新的金属3D打印技术使得假体可以加工成多孔结构，在设计时需要根据周围接触组织情况调整表面形态，比如称骨区、不必要的减重区，都可以设计成多孔状，一方面可以方便满足骨组织长入，另一方面减少假体表面产生积液可能性。

5. 成骨活性

为了增强3D打印金属假体的远期固定效果，我团队采用改善假体内部血运的方式提高假体内成骨活性，使无生物活性的金属假体变成一种"体内生物反应器"，结合周围的植骨，已得到良好的远期固定效果。

6. 重量

在体内假体的质量、体积越大，将来发生骨吸收、假体排异的概率也越大，在假体设计过程中在保证必要的形状匹配、强度等因素后，通过优化形状、适当增加多孔结构来减轻假体重量。

7. 质控

目前3D打印尚为新技术，还没有相关的技术规范，我们团队目前提出，手术及假体的设计方案必须由两名高级职称医师审核，其中至少一人需要参加手术，对于假体的设计及应力分析至少需要一名工程人员审核，按照上述标准共同鉴定，确认合格方可在临床使用。

（四）定制假体与骨肿瘤手术

恶性骨肿瘤是危害人类健康的重要疾病，其恶性程度高、患者的生存率低，严重影响到人类健康和生命安全。20世纪70年代以前恶性骨肿瘤的治疗目的以挽救生命为主，一般需要行扩大根治术，常造成大范围的骨缺损和关节破坏，甚至需要行截肢手术。随着新辅助化疗概念的提出和其在临床中的广泛应用，恶性骨肿瘤患者术后5年生存率得到了极大的提高，与之伴随的是综合保肢治疗的迅猛发展。恶性骨肿瘤患者的术后5年生存率可高达50%～70%。恶性骨肿瘤的治疗目的也从单纯挽救生命，转向保留肢体功能，提高生活质量。

儿童是恶性骨肿瘤的高发人群，股骨干骺端是其好发部位。人工全膝关节置换术（total knee replacement，TKR）是目前治疗儿童股骨下段干骺端恶性骨肿瘤最常见方法之一。但TKR必然会破坏患儿的胫骨生长板，从而导致患儿双下肢不等长，引起腰部疼痛、步态异常和脊柱代偿性侧弯等。因此，对于仅局限于股骨干骺端的恶性骨肿瘤，而未累及膝关节腔可考虑保留胫骨骺板，以减轻患肢术后下肢不等长。人工半膝关节假体置换术正是基于上述理念而提出，并成功地运用于儿童股骨干骺端恶性骨肿瘤的保肢治疗中。随着计算机辅助设计技术（computer-aided design，CAD）和快速成型制造技术(rapid prototyping，RP)在临床实践中的广泛应用和半膝关节假体置换术的日益成熟，使得定制化和个体化的关节假体能应用到股骨干骺端恶性骨肿瘤的治疗中。

针对经典的人工半膝关节置换术后金属假体对胫骨平台的严重磨损情况，我们首次提出了"双屈伸运动"人工半膝关节假体的概念。"双屈伸运动"的概念是将人工膝关节假体的活动过程分解为两个阶段。第一阶段的活动范围为0°～60°，这个过程中假体和胫骨平台之间处于相对静止状态，日常生活中频繁的屈伸运动过程由假体的内部结构来承担。第二阶段是当膝的活动度超过60°时，膝关节假体在胫骨平台上进行滚动。大量的离体实验和动物实验表明这种双屈伸运动的结构设计能有效地降低膝关节假体与胫骨平台之间的摩擦频率，最大限度地减少了胫骨平台的磨损，保证胫骨骺板的发育和生长能力。在此概念的基础上，我们借助CAD和RP技术，成功地研发了定制化双屈伸运动人工半膝关节假体。

作为全膝关节置换术的一种替代技术，双屈伸运动人工半膝关节置换手术通过保留胫骨侧骨骺而恢复患儿膝关节大部分的生长能力及关节的稳定性，手术成功的关键是假体的选择与匹配程度，而精确匹配的双动半膝关节假体置换术由于最大限度地保留健康的胫骨骨骺，所以假体的外形与韧带的重建是手术成功的保障。

（五）计算机辅助导航技术与骨肿瘤手术

计算机辅助导航系统（computer assisted navigation system，CANS）是近年来外科领域，尤其是骨外科领域迅速发展起来的一项新技术。该技术能实现人机交互，可以定量利用多元数据和系统软件进行手术计划、干预和评价，其较好结合了三维图像重建、计算机辅助成像、计算机模拟操作、外科机器人等相关技术特点，不但可以辅助良性骨肿瘤的外科手术，在恶性骨肿瘤外科治疗方面也比传统手术更有独特的优势。

自1999年首台完全针对骨科的手术导航系统进入市场以来，这一技术已在脊柱外科、人工关节置换、四肢骨折、骨盆截骨等外科手术中得到成功应用。2004年Hufner等报道了在计算机导航技术下治疗骨盆恶性肿瘤的病例；2007年Kwok-Chuen Wong等进行了计算机辅助下骨盆肿瘤切除与人工假体重建；2007年Stockle等报道了CT与MRI图像技术计算机辅助导航切除骨盆肿瘤；2014年O.Cartiaux等报道了3D技术和导航下骨盆肿瘤的精确切除与重建，由此逐渐拉开了计算机辅助导航在骨肿瘤领域应用的序幕。

计算机辅助技术在骨科手术中的具体应用被称为计算机辅助骨科手术（computer aided orthopaedic surgery，CAOS），计算机辅助导航技术是一种解决骨肿瘤精确切除与重建的有效方法，其最大的优势在于能在术中精确定位解剖结构，使术者能实时获知操作的具体位置，通过不断调试使骨肿瘤的切除范围和假体的精确安装具有可操作性，同时还能指导、验证术者操作结果的正确性。许多报道显示，通过导航技术应用可以较好地实现骨肿瘤的精确切除与重建，从而保证了骨肿瘤的手术效果。

（六）手术机器人与骨肿瘤手术

原发性脊柱肿瘤较为少见，仅占所有骨肿瘤的5%以下，常见的脊柱肿瘤包括转移性脊柱肿瘤、多发性骨髓瘤和淋巴瘤。超过30%的肿瘤患者在疾病的进展过程中发生脊柱转移，此类患者中有25%～50%的病例会发生脊髓神经根压迫和脊髓病变。尽管非手术治疗（放疗和/或化疗）是脊髓转移肿瘤的首选治疗方法，手术治疗却能迅速直接对受压神经结构减压的同时，为病变脊柱提供早期的稳定性，改善患者生活质量。对于脊柱不稳定、进展性的有明显症状的畸形、神经功能缺陷以及其他治疗的顽固性疼痛可行手术治疗。

近年来，各种新技术如计算机导航和机器人辅助技术用于脊柱手术，可增加脊柱植入器械的精确性和稳固性。目前，最常用的计算机辅助机器人技术为以色列Mazor Robotics公司开发的Renaissance机器人，其原理为根据术前设计的植入路径，使用马鞍式定位工具指导术者植入脊柱器械，可以增加脊柱器械植入的稳定性并减少潜在的并发症。在骨肿瘤领域机器人技术可用于椎体全切或者部分切除后，重建脊柱稳定性时椎弓根螺钉的植入；同时，该技术尚可用于引导椎体局部肿瘤活检或者椎体成形手术。而肿瘤常导致脊柱畸形，机器人的导向作用可利于外科医生行肿瘤切除及植入椎弓根螺钉。

第四节 数字骨科学的未来

自2006年创立数字骨科学新学科，我国数字骨科学已走过了十多年的发展历程，在骨科领域临床得到了广泛的应用，已彰显出其重大的临床应用价值与巨大的发展前景。随着数字化技术进程的快速推进，传统医学正朝着以"精确化、个性化、微创化和远程化"为主要特征的现代医学方向发展。因此，数字骨科学正在成为未来骨科领域发展的一个重要领域与方向。目前，数字骨科学已成为骨科学的研究焦点与临床应用的热点。它的快速发展，正从多个方面改变着目前临床骨科的面貌，如解剖、骨折及病变组织的三维重建技术、手术导航、人工关节和假体个性化制造、VR/AR/MR技术、3D打印技术、远程手术等等。未来几年，我国数字骨科学必将迎来一个快速发展的时期。我国数字骨科学目前亟待加强与未来发展的趋势主要集中在以下几个方面。

一、多学科协作团队联合研究，建立"产、学、研、用"一体化技术平台

数字化医学是20世纪后期兴起的一项信息技术和医学学科互相交叉、综合发展起来的世界前沿性研究领域。数字骨科学是一门结合现代计算机技术信息技术、图像处理技术、医学物理技术、医学教学、临床和科研需求为一体的前沿性交叉学科。主要应用技术包括计算机重建技术、数字化影像学处理技术、三维（three-dimensional，3D）仿真虚拟技术、计算机辅助设计（computer aided design，CAD）与计算机辅助制造（computer aided manufacturing，CAM）技术、人体骨骼快速建模和快速成型（rapid prototyping，RP）技术、AR/VR/MR技术、计算机辅助手术导航技术、机器人辅助手术技术等数字技术。因此，数字骨科学的进一步发展和提升，必须要建立一支具有多学科知识结构和交叉学科研究能力的理、工、医、信等多学科结合的复合型人才队伍和研究团队，形成多学科联合攻关、多团队相互配合、多单位合作共赢的局面；加强对数字骨科学基础理论、基本技术的理论研究及数字化手术的临床研究，共同推进我国数字骨科学的快速发展，共同提升我国骨科学的技术水平。

目前，我国数字骨科技术这一跨学科协作的局面已初具雏形；围绕数字化骨科技术的理工医结合、产学研结合的局面亦逐步形成，并且必将以不同层次的重大研究课题为牵引，以临床重大需求为动能，从而在大学与大学之间、研究单位与医院之间、企业与医院之间、医院与医院之间等，形成数字骨科技术研究、开发与应用的不同类型的合作组织、协作联盟或研究、应用中心，建立起一系列"产、学、研、用"一体化技术平台。

数字化产品在骨科应用的技术平台是一个完整的技术链，包含了设备、材料选择、软件应用、方案设计及临床应用等，在这个技术链中临床医生是"总设计师"，临床医生需要改变观念和传统的定性思维模式；要认识到数字化产品的核心是"个体化"、是"私人订制"，不是传统的"常规"手术路径和"通用性"的产品。因此，临床医生必须主导、直接加入到数字化产品的技术和产品的研究及设计中来。数字化产品在骨科的应用是一个"产、学、研、用"的结合体，是一个完整的技术体系。因此，多学科协作团队联合研究，建立"产、学、研、用"一体化技术平台是数字骨科学发展的必然出路与总趋势。

二、不断提升数字骨科技术，拓展数字骨科新技术与应用范围

数字骨科学不同于传统骨科学，其本身在骨科可以形成一个独立的体系。虽然数字骨科技术目前已在临床得到了广泛的应用，并在逐步扩大其应用范围与空间，尤其在不断提升应用水平，但其仍然处于数字骨科学发展的初期阶段，其学科理论有待进一步研究，基础知识需进一步普及，数字化技术需进一步研究，数字化技术应用范围需进一步拓展，数字化手术更需加快应用与品质提升，新的数字化技术须不断地积极引进与发展。

骨科有限元分析应加强其在生物力学分析中存在问题的针对性研究，提升其仿真分析的准确度和效率；尽可能降低在分析仿真过程中其结果本身的精确度受到的影响因素。合理、科学地进行有限单元的划分并设计单元形状及尺寸。探究通用型、标准型的有限元仿真分析模型、拓展骨科有限元分析的应用范围与提升品质，将是骨科有限元分析的未来发展方向。

三维重建技术的建立可以使学生通过人机交互对人体模型进行浏览，让临床医生和医学生非常直观轻松地学习解剖结构，了解分析病变形态。三维骨折数据库模型的建立对直观分析、观察骨折情况、进行骨折类型分类、手术设计和手术模拟都有重要的作用。三维重建技术未来的研究、发展方向应是影像学资料采集的标准化、数据库模型建立的标准化及三维重建软件功能的进一步完善与品质的进一步提升。

骨科虚拟仿真系统将图像处理、虚拟现实以及骨科手术等诸多的内容结合起来，通过合理、定量、个体化和计算机交互系统进行骨科手术的设计、模拟、干预和评估；通过视、

听、触觉等感观体验,使骨科医生产生身临其境的交互视景的仿真。它综合了计算机图形、图像处理与模式识别、智能技术、传感技术、语言处理与音响技术、网络技术等多门科学,是数字医学的进一步发展和应用。然而,这些只是虚拟仿真技术的第一阶段,显得有些单一。其未来研究主要是通过对获取的CT扫描数据的提取,首先建立不同种类的数字化手术模型,继而可逼真地赋予手术模型物理因素,使组织富有一定的弹性、张力、实体感、真实感,乃至模拟出血液、声音等。通过对手术的模拟仿真训练,可改善传统的老师带学生、只能手术台上示教经验式外科手术训练模式,有利于使外科手术训练规范化、程序化、标准化,从而有助于外科医师的规范化培训,有助于提高外科手术的质量。

3D打印技术是目前骨科数字化技术中应用最广、最热的领域。目前在积极推广、拓展3D打印技术在骨科应用的同时,我们也应理智、清晰地看到3D打印技术还有诸多不成熟的地方,还存在许多不同层面的问题。当下医疗、企业、工科、科研机构和政府相关部门应联手合作、积极推进着手研究与解决影响3D打印技术临床应用的现实问题,积极打造3D打印在骨科应用的技术平台。3D打印是一项"产、学、研、用"一体的技术链,涵盖了设备、材料、软件、设计、制造、应用等全产业链。对此,临床医师与工程师的结合显得尤为重要,只有这样才能科学地设计出3D手术方案,真正制造出精准的3D植入物,才能真正体现出3D打印技术在骨科的应用价值、更好地惠及患者。

VR、AR、MR技术是近几年来科技领域颇为关注的一个热点,特别是引起了外科领域的极大兴趣,已初步在外科手术中得到了良好的展示。但目前VR、AR、MR技术在外科的应用,还大多局限于医疗教学、技术培训、手术转播与观摩层面上,即便在手术中的应用大多也仅为术中组织、器官形态的观察与病变组织的简单处理,并未应用于手术的实质性操作。未来,VR、AR、MR技术将会拓展到医学干预、患者诊断及医学康复等领域,实现VR、AR、MR技术的真正科学技术价值。

计算机辅助骨科手术（computer-assisted orthopaedic surgery，CAOS）是目前数字化技术在临床应用的最为广泛的一项技术,由于其高效、精确的特点,可以帮助医生减少手术时间、减少患者手术的创伤、增加手术的精确度、提高手术的成功率,其简便性、精准性、安全性确实给临床治疗带来了质的变革。但CAOS目前在临床存在着影像的素质与种类、工作流程、术前计划、术后检测和评估等因素的影响。建立完备的、先进的数字化手术室,以及建立一体化的导航操作手术室是骨科导航技术发展的必然方向与趋势。

随着计算机导航技术的逐步深入,信息的数字化正逐步丰富整个骨科手术过程。从术前的影像学资料、术中的骨骼及假体的定位、骨折的复位到术后的评估（力线、角度等复位情况、假体位置等）都可以通过计算机数字化。这样的数字化不仅仅是对资料的保护、储存,未来更可以通过网络实现计算机导航技术更广阔的应用,包括利用数字化成像进行远程遥控机器人实现导航手术;通过互联网实现导航手术的公开演示、教育等;尽可能消除了地域的差异,使更多患者可以得到更好的医疗资源（包括学术领域的专家、手术技术、手术设备等）,这些都将会使传统的骨科手术面临更新、更大的变革。

未来功能更加强大的计算机和软件能够自动从CT/MRI或者虚拟人数据中提取特征参数或重要几何细节,通过重呈和模拟,在计算机中直接产生人体的骨骼、肌肉模型;在计算机的帮助下可以人机交互设计个体化内固定和假体,辅助骨科诊疗方案的制订和定量手术的模拟;在计算机导航和网络手术机器人的协助下完全可以实现通过互联网的远程手术;自动化有限元技术出现,对植入物应力分布进行个体化预测,协助选择手术方案。计算机术中导航的发展会随着导航软件模块的开发、影像精度的提高、导航定位设备的进步与完善在各项手术中占有越来越重要的地位。

目前脊柱机器人、关节机器人、创伤骨科机器人等均不同程度地在临床得到了应用,由于具有精确定位器械、操作稳定、在有毒环境或者医生不能甚至无法进行手术操作的特殊空间中也能够进行远程操控等优点而为临床所推崇；但目前骨科机器人的应用仍处于初期阶段。由于骨组织及其特性决定了内镜和电磁定位的导航方式并不适合骨科手术机器人。骨科机器人的数据采集、精确的手术器械跟踪、空间标定和坐标系转换、导航方式等均需进一步的研究、性能提升与开发。目前应用的骨科手术机器人导航方式都需要使用外部的标志点或者具有光学性质的标志点进行手术图像和手术空间的标定。将光学定位导航技术与机器人技术相结合—基于三维图像的光学导航机器人将成为未来发展趋势。

远程遥控手术由于其显著的、无可比拟的特点，标志着不需要移动任何人的位置，世界上任何一个角落的患者都能够得到世界上任何一位顶尖专家亲自操作的手术治疗，标志外科手术跨时代的飞跃。因此，远程遥控手术必然成为现代外科学未来发展的必然趋势。

人工智能技术发展较快，目前我国政府已将其上升到国家战略层面，这也是医疗领域当下的一个热点问题，其与大数据未来将对医疗领域带来极大的冲击与重大的变革。临床骨科医生应密切关注并积极引进人工智能技术，结合骨科临床专业进行研发与应用。

三、制订数字骨科技术国家标准，规范数字骨科手术临床路径

由于我国数字医学仅有20余年的发展历史，因此，目前有关数字医学临床技术我国尚无相关法律、法规和标准的出台，此已不同程度地制约了我国数字外科技术这一领域技术的发展。

数字外科技术不同于传统的外科手术方式，是指将数字化技术应用于外科手术领域的一项新技术。因此，其手术范围、手术指征、

术前规划、手术路径、手术操作流程、术后评估等均不同于传统手术，亟待制定一个全国性的行业标准，以便统一、规范数字外科手术，统一评估其手术质量。在数字骨科手术标准化的基础上，进一步拓展数字化骨科手术的范围、进一步提升数字化骨科手术的质量，将是数字骨科学未来发展的方向与必然趋势。

对于数字化定制的骨科设备、器械、产品等，国家需要尽快出台一部分类的数字化医疗设备、产品标准，以便企业遵循执行；法规还应包括知识产权、仿用盗用、违法违规等项内容。据有关信息得知，目前我国CFDA已在着手组织制定我国数字化骨科产品的相关标准。同时，我国第一个3D打印人体植入物—人工髋关节产品，已于2015年7月22日获得国家CFDA注册批准。该产品也是国际上首个通过临床验证后获得注册的3D打印人工关节假体，标志着我国3D打印植入物已迈进产品化阶段。

数字骨科新技术的临床应用确为骨科高难度、复杂手术起到了"保驾护航"的重要作用价值与重大的科学意义，让骨科手术更精确、更安全、更简便，大大提升了骨科手术质量，已逐步在临床得到了应用与全面拓展，有力促进了骨科的基础研究、诊断、教学、治疗与康复水平，提升了我国骨科学的整体技术与水平。个性化、精确化、微创化与远程化是现代骨科的发展方向，数字骨科学可大大促进骨科技术向个性化、精确化、微创化与远程化方向的快速发展。数字骨科学理论、技术的建立及相关技术深入研究与临床广泛的应用探索，必将使骨科临床逐步走向立体化、可视化、标准化与系统化。数字骨科这一最新技术必将提升骨科学的整体水平，使骨科学跃上一个新的发展台阶。

数字骨科学引领骨科学的明天，实则方兴未艾，前景无限。

参考文献

1. 裴国献, 张元智. 数字骨科学: 一门骨科学新分支的萌生. 中华创伤骨科杂志, 2007, 9(7): 601-604.

2. 陈晓军. 数字骨科学. 2版. 北京: 人民卫生出版社, 2017.

3. 高洪. 数字骨科学. 2版. 北京: 人民卫生出版社, 2017.

4. 蒋先利. 增强现实技术的应用. 人工智能与识别技术, 2010, 1: 34-35.

5. 兰海. 计算机三维重建技术在骨科中的应用进展. 四川医学, 2003, 24(7): 757-758.

6. Borah B, Gross GJ, Dufresne TE, et al .Three-dimensional microimaging(MRmicroI and microCT), finite element modeling, and rapid prototypingprovide unique insights into bone architecture in ost eoporosis. AnatRec, 2001, 265(2): 101-110

7. 霍莉峰, 倪衡建. 数字骨科应用与展望: 更精确、个性、直观的未来前景. 中国组织工程研究, 2015, 19(9): 1457-1462.

8. Kujoory MA, Hillman BJ, Barrett HH. High-resolution computed tomography of the normal rat nephrogram. Invest Radiol, 1980, 15(f21): 148-15.

9. Sato T, Ikeda O, Yamakoshi Y, et a1. X-ray tomography for micro-structural objects. Appl Opt, 1981, 20(22): 3880-3883.

10. 吕学敏, 胡浩, 鲁明, 等. 骨骺损伤修复过程中骺板形态及VEGF表达的变化. 中华骨科杂志, 2012, 32(6):570-575.

11. Lyu XM, Hu H, Lu M, et a1. Morpbosis of the epiphyseal plate and expression of vascular endothelial growth factor during heal-ing of injured epiphyses. Chin J Orthop, 2012, 32(6):570-575.

12. Hildebrand T, Rifegsegger P. Quantiifcation of Bone Microarchi-tecture with the Structure Model Index. Comput Methods Bio-mech Biomed Engin, 1997, 1(1):15-23.

13. Stauber M Mtiller R. Volumetric spatial decomposition of trabee-ular bone into rods and plates-a new method ofr locla bone nor-phometry.

Bone, 2006, 38(4):475-484.

14. Liu XS, Sajda P, Saha PK, et a1. Complete volumetric decomposition of individual trabecular plates and rods and its morphologicla correlations with anisotropic elastic moduli in human trabecular bone. J Bone Miner Res, 2008, 23(2):223-235.

15. Tabor Z. On the equivalence of two methods of determining fabirc tensor. Med Eng Phys, 2009, 3l(10):1313-1322.

16. Tabor Z. A novel method of estimating structure model index from gray-level images. Med Eng Phys, 2011, 33(2):218-225.

17. Tabor Z. Equivalence of mean intercept length and gradient~birc tensors-3D study. Med Eng Phys, 2012, 34(5):598-604.

18. Parfitt AM, Drezner MK, Glorieux FH, et a1. Bone histomorphome-try:standardization of nomenclature, symbols, and units. Repoa of the ASBMR Histomoprhometry Nomenclature Committee. Bone Miner Res, 1987, 2(6):595-610.

19. Slyifeld CR, Tkachenko EV, Wilson DL, et a1. Three-dimensional dynamic bone histomorphometry. J Bone Miner Res, 2012, 27 (f21):486-495.

20. Peng J, Lai ZG, Fang ZL, et a1. Dimethy1 aly1 ycine prevents bone loss in ovariectomized C57BL／6J mice through enhanced an-giogenesis and osteogenesis. PLoS One, 2014, 9(11):el 12744.

21. Smith BJ, Bu SY, Wang Y, et a1. A comparative study of the bone metabolic response to dried plum supplementation and PTH treat-ment in adult, osteopenic ovariectomized rat. Bone, 2014, 58:151-159.

22. Lam H, Hu M, Qin YX. Alteration of contraction-to-rest ratio to optimize trabeculra bone adaptation induced by dynamic muscle stimulation. Bone, 201 1, 48(2):399-405.

23. Suen PK, Zhu TY, Chow DH, et a1. Sclerostin

Antibody Treatment Increases Bone Formation, Bone Mass, and Bone Strength of In-tact Bones in Adult Male Rats. Sci Rep, 2015, 5:15632.

24. Tower RJ, Campbell GM, Muller M, et al. Utilizing time-lapse mi-cro-CT-correlated bisphosphonate binding kinetics and sotf tissue-deirved input functions to differentiate site-speciifc changes in bone metabolism in vivo. Bone, 2015, 74:171-181.

25. Lukas C, Rufoni D, Lambers FM, et al. Mineralization kinetics in mnrine trabecular bone quantiifed by time-lapsed in vivo micro-computed tomography. Bone, 2013, 56(1):55-60.

26. Schuhe FA, Lambers FM, Kuhn G, et al. In vivo micro-computed tomography allows direct three-dimensional quantification of both bone formation and bone resorption parameters using time-lapsed imaging. Bone, 2011, 48(3):433-442.

27. 刘长剑, 罗宗键. 有限元及显微有限元分析在骨科应用的新进展. 大连医科大学学报, 2014, 36(2):182-185.

28. Belytschko T, Kulak RF, Schultz AB, et al. Finite ele-ment stress analysis of an intervertebral disc. J Bio-mech, 1974, 7(3):277-285.

29. Joshua A MacNeil, Steven K Boyd. Bone strength at thedistal radius can be estimated from high-resolution pe-ripheral quantitative computed tomography and the finiteelement method. Bone, 2008, 42(6):1203-1213.

30. Shefelbine SJ, Carter DR. Mechanobiological predictionsof femoral anteversion in cerebral palsy. Ann Biomed Eng, 2004, 32(2):297-305.

31. Iselin LD, Wahl P, Studer P, et al. Associated lesions in posterior wall acetabular fractures:not a valid predictor of failure. J Orthop Traumatol, 2013, 14(3):179-184.

32. Fan Y, Lei J, Zhu F, et al. Biomechanical Analysis of the Fixation System for T-Shaped Acetabular Fracture. Comput Math Methods Med, 2015, 2015:370631.

33. Rotariu M,Filep R,Turnea M,et al. Analyse of socket-prosthesis-blunt complex for lower limb amputee using objective measure of patient's gait cycle. Rev Med Chir Soc Med Nat Ias, 2015, 119(1):281-286.

34. Wu YD, Cai XH, Liu XM, et al. Biomechanical analysis of the acetabular buttressplate:are complex acetabular fractures in the quadrilateral area stable after treatment with anterior construct plate-1/3 tube buttress plate fixation? Clinics, 2013, 68(7):1028-1033

35. 白波与陈玉书, 数字化技术给骨科学带来了全新的变革. 中华关节外科杂志(电子版), 2015, 1:1-3.

36. Chang PB, Williams BJ, Bhalla KS, et al. Design and analysis of robust total joint r eplacements finite element model experiments with environmental variables. J Biomech Eng, 2001, 123(3):239-246.

37. Patil S, Bergula A, Chen PC, et al. Polyethylene wear and acetabular component orientation. J Bone Joint Sung Am, 2003, 85:56-63.

38. Sakagoshi D, Kabata T, Umemoto Y, et al. A mechanical analysis of femoral resurfacing implantation for osteonecrosis of the femoral head . J Arthroplasty, 2010, 25(8):1282-1289.

39. 严世贵, 吴浩波, 陈维善, 等. 全髋关节置换后聚乙烯内衬应力的弹塑性有限元分析. 中华骨科杂志, 2004, 24(4):211-213.

40. 杨金花, 张浩亮, 刘智君, 等. 多排螺旋 CT 扫描及后重建在髋关节创伤诊断和指导治疗中的效果观察. 中国煤炭工业医学杂志, 2009, 8(9):990-991.

41. 穆迎民, 王洪英, 安世斌. 螺旋CT在骨关节创伤中的诊断价值. 华北煤炭医学院学报, 2011, 9(6):835-836.

42. 刘再毅, 邓开鸿, 严志汉, 等. 螺旋 CT 三维和多平面重建在髋臼骨折中的应用. 放射学实践, 2008, 17(3):244-246.

43. 吕荷荣, 刘克昌, 项少梅. 16层螺旋CT三维重建成像技术在骨关节骨折诊治中的应用. 医学影像学杂志, 2015, (3):560-563.

44. 陈志佳, 蓝健君, 吴锦萍. 16层螺旋CT三维重建在髋膝骨关节创伤中的应用价值. 中外医学研究, 2014, (1):42-43.

45. 卢旺. 多层螺旋CT三维重建诊断四肢关节创伤的应用. 中国实用医药, 2013, (22):61-62.

46. 吴昊. 螺旋CT三维重建在骨关节创伤中的应用价值. 现代中西医结合杂志, 2010, (31):3453-3454.

47. 董刚志. 螺旋CT三维重建在骨关节损伤的临床应用价值. 中国辐射卫生, 2009, (3):358-359.

48. 佟矿. 三维重建与逆向工程技术设计骶髂关节骨折固定导航模板. 南方医科大学学报, 2008, (5):880-882.

49. 王臻. 基于快速成型的个体化人工半膝关节的研制——计算机辅助设计与制造. 中国修复重建外科杂志, 2004, (5):347-351.

50. Won S, Lee Y, Ha Y, et al. Improving pre-operative planning for com-plex total hip replacement with a Rapid Prototype model enabling surgical simulation. Bone Joint J, 2013, 95(11):1458-1463.

51. Sciberras N, Frame M, Bharadwaj R, et al. A novel technique for pre-operative planning of severe acetabular defects during revision hip arthroplasty. Bone Joint J, 2013, 95-B (Suppl 30):63.

52. Zhang S, Liu X, Xu Y, et al. Application of rapid prototyping for tem-poromandibular joint reconstruction. J Oral MaxillofacSurg, 2011, 69(2):432-438.

53. Raaijmaakers M, Gelaude F, De Smedt K, et al. A custom-made guide-wire positioning device for hip surface replacement arthroplasty:description and irst results. BMC Musculoskelet Disord, 2010, 11:161.

54. He J, Li D, Lu B, et al. Custom fabrication of a composite hemi-knee joint based on rapid prototyping. Rapid Prototyping Journal, 2006, 12(4):198-205.

55. Benum P, Aamodt A, Nordsletten L. Customised femoral stems in osteopetrosis and the development of a guiding system for the preparation of an intramedullary cavity a report of two cases. J Bone Joint Surg (Br), 2010, 92(9):1303-1305.

56. 杨述华, 傅德皓. 计算机辅助导航系统及其在骨科的应用. 中国医疗器械信息, 2007, 13(2):1-4.

57. Hart R, Krejzla J, Sváb P, et al. Outcomes after conventional versus computer-navigated anterior cruciate ligament reconstruction. Arthroscopy, 2008, 24(5):569-578.

58. PlaweskiS, CazalJ, RosellP, et al. Anterior cruciate ligament reconstruction using navigation:a comparative study on 60 patients. Am J Sports Med, 2006, 34(4):542-552.

59. Ganapathi M, Vendittoli PA, Lavigne M, et al. Femoral Component Positioning in Hip Resurfacing With and Without Navigation. Clin Orthop Relat Res, 2009, 467(5):1341-1347.

60. Schnurr C, Michael JW, Eysel P, et al. Imageless navigation of hip resurfacing arthroplasty increases the implant accuracy. Int Orthop, 2009, 33(2):365-372.

61. Dutton AQ, Yeo SJ. Computer-assisted minimally invasive total knee arthroplasty compared with standard total knee arthroplasty. Surgical technique. J Bone Joint Surg Am, 2009, 91(Suppl 2):116-130.

62. 王军强, 孙磊, 王满宜. 计算机辅助骨科手术的应用和进展. 中华创伤骨科杂志, 2004, 6(1):110-114.

63. 倪自强, 王田苗, 刘达. 医疗机器人技术发展综述. 机械工程学报, 2015, (13):45-52.

64. Smith J R, Riches PE, Rowe PJ. Accuracy of a freehand sculpting tool for unicondylar knee replacement. Int J Med Robot, 2014, 10(2):162-169.

65. 常伟, 张洁颖, 张振宇, 等. 机器人在全膝置换手术中的应用. 上海交通大学学报, 2003, 37(1):34-36.

66. 张文强, 黄雪梅, 张振宇, 等. 新型机器人辅助全膝置换手术中机械手的设计. 上海交通大学学报, 2004, 38(8):1318-1320.

67. 赵辉, 赵子健, 刘允才, 等. 一种新型计算机辅助全膝关节置换手术系统:华佗(WATO). 中国骨与关节外科, 2009, 2(4):279-283.

68. 上海六院成功完成国内第一例机器人关节置换手术. 生物骨科材料与临床研究, 2016, 5:79.

69. Atesok K, Galos D, Jazrawi LM, et al. Preoperative Planning in Orthopaedic Surgery. Current Practice and Evolving Applications. Bull Hosp Jt Dis, 2015, 73(4):257-268.

70. 杨波, 何杰民, 方世兵, 等. 数字化医学技术与脊柱外科的临床应用. 中国组织工程研究, 2012, 16(44):8348-8355.

71. 王洪伟, 李长青, 周跃, 等. 数字化技术在脊柱外科手术中的应用进展. 中华外科杂志, 2011, 49(10):941-943.

72. 王智运, 尹庆水, 夏虹, 等. 数字化技术在脊柱外科的应用. 中国骨科临床与基础研究杂志, 2011, 3(3):230-236.

73. 杨劲松, 曾繁悦. 医学图像三维重建技术在脊柱骨外科的应用. 医学信息, 2012, 25(12):440-442.

74. 肖进, 尹庆水, 张美超, 等. 脊柱侧凸的数字化三维重建及临床应用. 中国临床解剖学杂志, 2008, 26(5):494-496.

75. 中国组织工程研究与临床康复杂志社学术部. 数字骨科学:三维重建技术与椎弓根螺钉置入. 中国组织工程研究与临床, 2010, 14(35):6581-6582.

76. Kadoury, Samuel, Cheriet, et al. Three-dimensional reconstruction of the scoliotic spine and pelvis from uncalibrated biplanar x-ray images. Journal of Spinal Disorders & Techniques, 2007, 20(2):160-167.

77. Cargill, Sara C, Pearcy, et al. Three-dimensional lumbar spine postures measured by magnetic resonance imaging reconstruction. Spine, 2007, 32(11):1242-1248.

78. He JY, Dong XP. Advance of finite element methods in spinal biomechanical research. Journal of Clinical Rehabilitative Tissue Engineering Research, 2011, 15(26):4936-4940.

79. 王爽, 王欢. 有限元分析法在我国脊柱外科的应用现状及医工合作前景展望. 中国骨科临床与基础研究杂志, 2012, 4(3):221-226.

80. 邱云鹏, 霍洪军. 有限元在人体脊柱应用进展及在脊柱畸形方面应用的前景. 中国医药导报, 2014, 11(13):167-169.

81. Mackiewicz A, Banach M, Denisiewicz A. Comparative studies of cervical spine anterior stabilization systems-Finite element analysis. Clinical Biomechanics, 2016, 32:72-79.

82. 谢叻, 张绍祥, 王友, 等. 数字化制造技术在外科中的应用[J]. 中华创伤骨科杂志, 2008, 10(2):109-110.

83. Wong KC, Kumta SM, Leung KS, et al. Integration of CAD/CAM planning into computer assisted orthopaedic surgery. Computer Aided Surgery Official Journal of the International Society for Computer Aided Surgery, 2010, 15(46):65.

84. Xu N, Wei F, Liu X, et al. Reconstruction of the Upper Cervical Spine Using a Personalized 3D-Printed Vertebral Body in an Adolescent With Ewing Sarcoma. Spine, 2016, 41(1):50-54.

85. Mulford JS, Babazadeh S, Mackay N. Three-dimensional printing in orthopaedic surgery:review of current and future applications. ANZ J Surg, 2016, 86(9):648-653.

86. 刘建坤, 邓树才. 3D打印技术在脊柱外科中的地位与作用. 中国组织工程研究, 2017, 21(7):1131-1136.

87. 左威, 朱睿, 程黎明. 3D打印技术在脊柱外科的应用进展. 中华实验外科杂志, 2016, 33(7):1873-1876.

88. Lu S, Xu YQ, Chen GP, et al. Efficacy and accuracy of a novel rapid prototyping drill template for cervical pedicle screw placement. Comput Aided Surg, 2011, 16(5):240-248.

89. Zhao X, Zhao J, Xie YZ, et al. The Utility of a Digital Virtual Template for Junior Surgeons in Pedicle Screw Placement in the Lumbar Spine. BioMed Research International, 2016, 2016(4):1-6.

90. 李丰, 王尔松. 导航技术在脊柱外科中的应用进展. 中国微创外科杂志, 2016, 16(10):946-949.

91. 田伟. 计算机导航辅助脊柱外科手术指南. 中

华骨科杂志, 2016, 36(13):817-825.

92. 朱荔, 白玉树, 李明. 脊柱外科手术导航的应用现状及研究进展. 脊柱外科杂志, 2014, 12(2):123-125.

93. Guha D, Jakubovic R, Gupta S, et al. Spinal intraoperative three-dimensional navigation:correlation between clinical and absolute engineering accuracy. Spine Journal, 2017, 17(4):489-498.

94. 田伟. 骨科机器人研究进展. 骨科临床与研究杂志, 2016, 1(1):55-57.

95. 邵泽宇, 徐文峰, 廖晓玲, 等. 骨科机器人的发展应用及前景. 军事医学, 2016, 40(12):1003-1008.

96. 田伟, 范明星, 刘亚军. 脊柱导航辅助机器人技术的现状及远期展望. 北京生物医学工程, 2014, 33(5):527-534.

97. Lonjon N, Chan-Seng E, Costalat V, et al. Robot-assisted spine surgery:feasibility study through a prospective case-matched analysis . European Spine Journal, 2016, 25(3):947-955.

98. Van D, Joris D, Roy P, et al. Clinical Pedicle Screw Accuracy and Deviation From Planning in Robot-Guided Spine Surgery. Spine, 2015, 40(17):E986-E991.

第二章

获取数字信息是进行数字骨科应用和研究的源泉，而医学图像又是一切后续数字骨科技术的基础，要想更好地理解和应用医学图像，有必要理解这些图像的获取途径。目前临床常用的医学影像设备有数字X线、CT、MRI、DSA、超声和PET等，骨科还有术中应用的C臂、G臂和术中CT等，它们具有不同的工作原理，所输出的医学影像具有不同的内在属性。

本章围绕数字骨科应用的需求，阐述主要医学成像设备的工作原理与相关输出，以及设备参数对最终图像质量的影响。

第一节　X线摄影的基本原理与相关输出

X线片是临床骨科医生最常用的医学影像数据。自伦琴于1895年发现X线，X线最初是使用胶片成像的。近二十年来，计算机技术的应用，使X线在临床的应用进入数字化时代。计算机X线摄影（computed radiography，CR）和数字X线摄影（digital radiography，DR）目前已在医院广泛应用。同时，数字骨科所使用的数据也必须是数字图像数据。

一、DR的基本结构和工作原理

（一）X线成像的几何原理

物体被灯光或日光照射，在地面或墙面上就会留下影子，这就是投影现象。我们简化地理解X线摄影的最基础原理，就是人体结构在X线点光源照射下，在成像平面的投影。

用投影原理在平面上表达物体形状的方法就是投影法。投影法分中心投影法和平行投影法两种。设S为投射中心，通过三角形上各点的投射线与投影面的交点称为点在平面上的投影（图2-1）。这种投射线都通过投射中心的投影法称为中心投影法。

将投射中心S移到无限远，所有的投射线相互平行，这种投影法称为平行投影法（图2-2）。

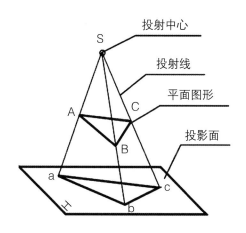

图2-1　中心投影法

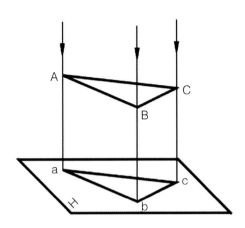

图 2-2　平行投影法

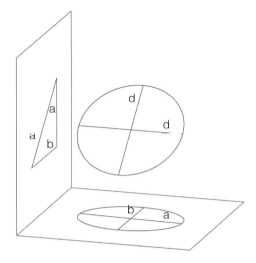

图 2-3　髋臼前倾角测量，圆形髋臼正投影为椭圆，测得椭圆长短轴的比例，通过简单三角运算即可计算髋臼假体的前倾角

投影法在工程上可以在二维平面上表示空间物体。严格来说，二维投影是对三维信息的一种简化。多面正投影图可以确切地表达空间形体的形状和位置。特别是当形体上直线、平面等处在与投影面平行或垂直的某个特殊位置时，还能在其投影中反映出平面图形的实际形状，以及夹角的真实大小。对于不处于特殊位置的线和面，就不具有上述特征，这时需要采用投影变换的方法解决。

由于X线可以部分穿透人体，类似具有透明性质的物体投影，诊断X线成像依赖于X射线在人体组织内的衰减。X线图像上的每个像素理想化地代表了入射X线的强度，携带了沿各自路径，经过人体组织以后总的衰减信息。基于不同的人体解剖结构对X线有不同的衰减率，通过对不同角度的X线图像的判读，最终获得人体解剖结构的三维空间信息。

总之，通过假定X线是点光源，不同的人体解剖结构可以在图像上明确区分轮廓，同时记录X线点到成像平面的距离、像素的尺寸。它是进行一系列数字骨科临床应用的几何基础。

骨科医生在临床实践中，对X线平片成像一般的理解是基于平行投影假设的。对于常规的X线片，由于X线光源到成像平面较远，是可以近似考虑为平行投影成像，有其合理性。例如测量髋臼假体的前倾角，可以假设为平行投影，用圆形的髋臼杯投影为椭圆，来计算前倾角（图2-3）。如果把这个问题略微复杂化考虑，严格按照中心投影来计算髋臼杯的前倾角，则问题就变得复杂很多。

X线透视能够观察人体内部信息，但其图像是体内结构的二维叠加投影图，缺乏三维信息。CT设备利用X线穿透原理成像，其图像数据能够完整记录体内结构的三维信息，但却只是某静止状态下，无法体现实时情况。将这两种数据优势结合起来的2D/3D配准成为近年来医学图像处理领域的热门，其应用范围包括了运动医学、定位放射、手术导航、术后评估等等。其原理也是基于点投影的基本几何假设，基于光源点与成像平面的位置、X线图像的形状，反推三维体数据相对于光源点与成像平面的空间位置与角度。

（二）DR的基本结构

1995年美国DuPont公司率先成功研制数字X线成像（DR）系统。数字X线成像技术代表了目前X线成像技术的最高水平，实现了X线摄影技术的全数字化。这也是数字骨科领域应用的数据基础。DR系统主要由点光源和成像板，也就是X射线管和平板探测器（flat-panel detector，FPD）组成。

现在人们已经发现了许多的X射线产生机制，其中最为实用的能获得足够强度的X射线的方法仍是当年伦琴所采用的方法——用阴极射线（高速电子束）轰击对阴极（靶）的表面。X射线管实际上是一只真空二极管，它有两个电极，用于发射电子的灯丝（钨丝）的阴极和用于接受电子轰击的阳极，管上留有X射线窗（图2-4）。

X射线管供电部分至少包含有一个使灯丝加热的低压电源和一个给两极施加高电压的高压发生器。当钨丝通过足够的电流使其产生电子云，且有足够的电压（千伏等级）加在阳极

和阴极间，使得电子云以高能高速的状态撞击钨靶，其动能的一小部分便转化为辐射能，以X射线的形式辐射。

DR技术的核心是数字平板探测器（图2-5），目前可分为以非晶硅为代表的间接转换数字放射成像和以非晶硒为代表的直接转换数字放射成像。直接转换平板探测器为多层结构，由顶层电极、绝缘层、X射线半导体、电子封闭层、非晶硒、薄膜晶体管（TFT）、存储电容器、电荷放大器、门控电路、玻璃衬底等构成。非晶硒阵列直接将X射线转变成电信号，记忆在存储电容器里，再经数字转换器转换，就形成数字图像。数字图像可以由医生观察显示器直接诊断，也可以通过激光相机打印胶片。

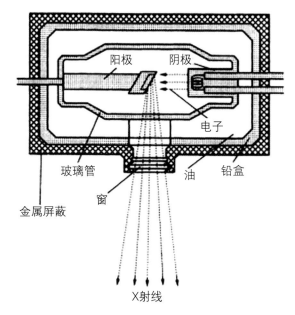

图2-4 X射线管结构示意图

二、DR图像质量和影响因素

影响DR成像质量的因素众多，理想成像只是最终的追求目标。虽然X线摄影技术在不断进步，但是如何采用适当的技术来评估和优化X线摄影系统，从而确保成像安全和图像质量方面，仍然缺乏足够的研究。而对满足数字骨科临床需求的X线摄影曝光参数的优化与技术

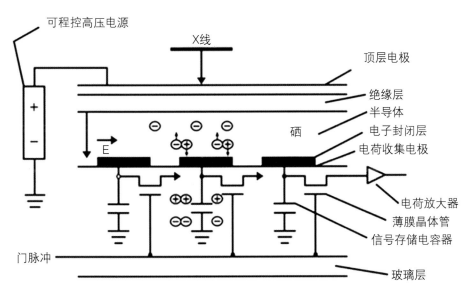

图2-5 直接转换数字平板探测器示意图

流程的改进，仍然是一个研究空白。这里简要概述几个常见的参数。

（一）焦点尺寸和SIDD

理想的X射线源简化为一个点。而实际上X射线源的靶面总是有一定几何尺寸的（图2-6）。根据几何关系，焦点尺寸越小，成像过程中产生的半影越小，图像越清晰，反之亦然。而受制造工艺的限制，焦点不可能无限小。焦点越小，撞击在阳极靶上的电子密度越高，阳极承受的功率负荷越大，可能导致X线管稳定性的降低。

X线源到影像探测器的距离（source to image-detector distance，SIDD）是影响X线束强度和图像清晰度的另一决定因素（图2-6）。根据几何关系，SIDD越大，半影越小，图像越清晰。然而X线辐射强度降低与SIDD距离的平方成反比，过低的X射线强度对成像也是不利的。

（二）X线摄影曝光参数

针对特定的临床需求，最适当的X线摄影技术涉及曝光参数的正确选择。曝光参数决定了X线束的质与量。主要的曝光参数（图2-7）有管电压（kV）、管电流（mA）和曝光时间（s）。

在管电压一定的情况下，管电流的大小反映了阴极灯丝发射电子的多少。管电流大，单位时间撞击阳极靶的电子数多，产生的X线光子数量也多。曝光时间长，产生的X线光子数据也多。类似摄影中的光圈和快门，可以用管电流与照射时间的乘积来间接反映X射线的量，通常以毫安秒（mAs）为单位。

X线的质与光子的能量有关，表示穿透物质本领的大小。光子的能量与管电压的大小成正比，管电压越高，电子到达阳极靶面时的速度越大，产生连续X射线的波长越短，穿透物质的能力越强。

对于特定的临床需求，调整曝光参数，如通过调整管电压改变X线的穿透力，通过调整管电流和曝光时间改变X线的量，可以影响图像的质量和患者辐射剂量。

正常曝光的图像显示了正常图像的对比度，包含了预期的解剖信息。曝光不足，图像信息量不足。曝光过量，探测器过饱和，图像对比度降低，患者辐射量增加。

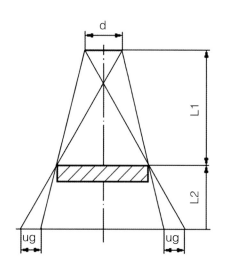

图2-6　焦点尺寸与SIDD。d为焦点尺寸，L1+L2为SIDD，ug为半影

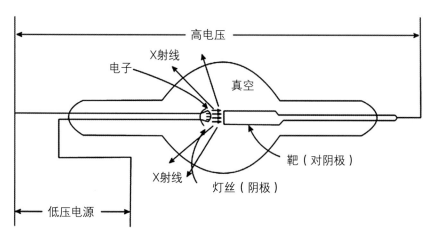

图2-7　X线曝光量受管电压、管电流和曝光时间影响

（三）X线探测器性能

正如摄影图像的质量主要取决于镜头的质量一样，X线平板探测器的性能是保证DR摄影系统获得准确可靠影像图像的关键。在国际上，通常用量子检出效率（detective quantum efficiency，DQE）作为评价X射线转换成有效图像信息能力的客观物理量，反映了X线穿过人体被探测器转换成有用图像信息的能力。DQE越高，则越能以更低的辐射量获得更佳的图像质量。计算DQE需要用探测器的空间分辨率特性和噪声特性，如调制传递函数（modulation transfer function，MTF）和噪声功率谱（noise power spectrum，NPS）。

评估X线探测器的性能指标有很多。对数字骨科应用来说，最为关心的是两个参数，一个是空间分辨率，一个是对比度。

理解空间分辨率需要注意区别两个概念，一个是X线图像的最大空间分辨率，一个是X线探测器空间分辨的能力。图像的空间分辨率为像素的大小或间距（相邻像素中心之间的距离），在DR探测器中，与进行光电转换的薄膜晶体管（thin film transistor，TFT）阵列是一致的，其典型范围为127～200μm。

而X线探测器的空间分辨能力用MTF来衡量（图2-8）。MTF是描绘不同空间频率下成像系统细节分辨力的函数，其主要考查影像中信号的调制度相比于物体中信号的调制度的降低程度。1962年国际放射界"模仿"了通讯工程

学信息论的"频率调制"概念，将其以时间频率为自变量的频率响应函数，换成以空间频率(lp/mm)为变量的调制传递函数。医学影像学将频率定义为空间频率，以每毫米长度上的线对数表示(lp/mm)。调制指的是改变一个信号的幅度、强度或量；传递指的是接受介质(如屏/片体系)将输入信息存储和转换输出的过程，二者之间存在着一个函数关系。当MTF=1时表示成像系统是理想成像系统，当MTF=0时，表示信号完全消失，即成像系统不能成像。通过采用MTF函数，比较两个成像系统在同一空间频率下可知MTF值高的系统具有更好的分辨力。

对比度为衡量图像中两个位置之间的相对亮度差，反映被拍摄组织的对比度，应与X线穿透组织后的强度相当。胶片特性曲线（图2-9）是描绘胶片或X线探测器所记录图像的灰度值和穿透组织后X线的曝光量之间的关系。反差系数（γ值）指特性曲线直线部的斜率，γ值越大，胶片或探测器对比度分辨能力越大。宽容度指特性曲线直线部在横坐标上的投影，是产生诊断密度对应的曝光量范围。DR具有非常宽的动态范围，对于不同的曝光条件有很高的宽容度，在选择曝光量时有更多的自由度，从而使一次摄影成功的概率显著提高。

三、C臂X线机在骨科手术中的应用

C臂X线机已经成为必不可少的手术室中的

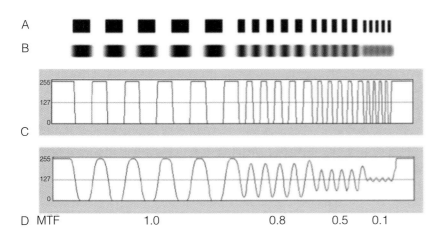

图2-8　MTF示意图
A. 物体线对。B. 图像线对。C. 物体的空间频率。D. 图像的空间频率，横坐标为线对数（lp/mm），纵坐标为图像强度值（图像灰度值）

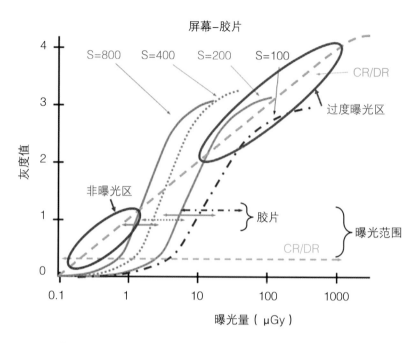

图2-9 胶片或探测器特性曲线。横轴为曝光量（Incident Air Kerma），纵轴为图像灰度（Optical Density），X射线屏片（Screen-Film）呈典型的S形曲线，显示不同曝光速度下的曲线（S=800，400，200，100）的宽容度与CR/DR系统宽容度的比较

辅助设备，但与其他影像设备主要由放射专业人士来操作不同，C臂主要是骨科医生或助手操作。由于医生在手术过程中主要是关注手术本身，对C臂的操作要求是简单快捷。绝大部分医生在手术过程中对C臂的操作就是开机、把患者摆好、踩脚开关、看图像、手术、踩脚开关、看图像，对其性能了解不多。而随着技术的进步，目前C臂X线机具有强大的软件功能，临床骨科医生有必要对性能和操作有一定的了解。

C臂与放射科的X线机一样是由X线管和探测器组成，由于连接二者臂的形状为"C"形，故简称为C臂，如果是双X线管和探测器的，连接臂的形状则近似"G"形，又被简称为G臂。

可以从基于C形臂的骨科手术导航来理解C臂X线机在骨科手术中的应用。基于C形臂手术导航系统由C形臂X射线机、校准靶、工作站、定位跟踪系统、患骨参考架及导航手术工具组成。首先，将装有跟踪标记的校准靶固定在C形臂影像增强器端。然后，C形臂获取患部正、侧位X射线片；同时，定位系统记录校准靶与患骨参考架的空间位姿数据并上传到工作站。根据彼此空间关系，实现手术实体可视化。基于C形臂手术导航系统的关键技术是必须进行C形臂成像系统标定，首先对图像中的特定标志物进行识别和数据提取，然后求解出3D患部到2D投影图像之间的转换影射函数。

决定C形臂影像质量的环节很多，球管、影像增强器、CCD、监视器、递归降噪处理、设备总体抗干扰能力以及工作站视频采集卡等均为重要因素。现代的C形臂采用多种软件硬件技术，全面提升了图像质量。以惠尔医疗B6 G形臂为例，通过IC-Clear智能降噪技术，图像噪声、对比度、空间分辨率三个核心技术公式一起运算，可以使得辐射剂量在最低的情况下得到最佳的对比度和空间分辨率；采用双向激光定位系统，不论是术前皮肤定位还是术中操作定位，双向激光定位器均可以迅速精准定位；根据医生需求在正位或侧位添加手术引导线，该功能可帮助医生更精准控制进针角度和方向，从而来缩短手术时间，减少曝光次数，降低辐射剂量，使骨科手术更安全、更准确、更微创。

第二节 CT成像的基本原理与相关输出

X线计算机断层成像（computed tomography，CT）数据是数字骨科研究的基础。近年来，各种新型技术不断应用于CT成像设备上，使得CT成像设备在密度分辨力、时间分辨力及空间分辨力等方面有很大的改善，3D打印技术的出现使抽象、复杂的骨结构能形象、立体地展现。精确的3D打印模型的制作依靠的是高精度的3D打印机和CT扫描的三维体数据，对于不同部位进行3D打印建立模型时，需要根据具体临床需要来决定CT扫描参数，在满足临床及影像学诊断需求和减少医源性辐射方面取得平衡。

一、CT设备的基本结构和成像原理

CT是利用被测物体对X射线的吸收与透过率的不同，应用灵敏度极高的仪器对被测物体进行测量，获取投影数据，然后运用一定的数学方法，通过计算机重建该被测物体特定层面上的二维图像以及根据一系列的该二维图像重建三维投影的技术，其依据的原理是1917年数学家Radon证明的理论：当已知所有入射角θ的投影函数u（p，θ）时，可以恢复唯一的图像函数f（x，y）。

CT发展大体上可以分为以下几代。第一代CT设备扫描和收集信息的方式主要是进行旋转和平移。具体原理是：探测器和相对应的X线管二者同时进行水平移动；接着绕患者旋转1°，进行扫描；直至旋转180°收集到全部的数据。第二代CT设备将原来的X线束变成了扇形，同时增加到30个探测器。这样做进一步增加了扫描范围，进而能够采集更多的数据。第三代CT设备的特点是增加了探测器的数量，增加到了300~800个；同时这些探测器和相对应的X线管只做旋转运动。第四代CT设备在第三代CT设备的基础上，进一步增加了探测器的数

量，多达1 000~2 400个。第五代CT特点是扫描时间缩短到50 ms，因而解决了心脏扫描的问题。现代CT的发展，空间分辨率和对比度分辨率有了明显提高，另一个获得重要改善的指标就是扫描时间，30年来每层的扫描时间以每年1.34倍的速度缩短。下面以目前主流的多层螺旋CT为例，简要介绍其基本结构和成像原理。

（一）螺旋CT的结构

螺旋CT在扫描的时候，X射线管和探测器围绕患者连续旋转，患者随检查床匀速前进，复合运动为螺旋形，因而称之为螺旋CT（图2-10）。

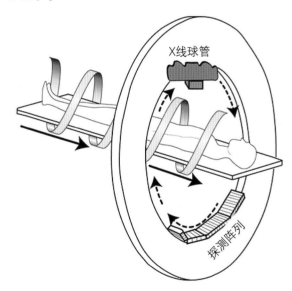

图2-10 螺旋CT扫描示意图，X线管和探测器围绕患者连续旋转，患者同检查床匀速前进，扫描路径为螺旋形。

多层螺旋CT的探测器排列形成一个二维阵列，在64层CT扫描机中，采用64排矩阵型探测器，经64个数据采集通道同步采集64层图像，探测器宽度分别为0.625 mm或0.5 mm。在此需要注意厘清排与层的差别。"排"是指CT扫描机探测器的阵列数，指在扫描纵轴方向数据采集系统（DAS）的个数。"层"是指扫描一圈

生成的图像层数。一般探测器的排数会大于扫描图像的层数。

（二）螺旋扫描参数

螺旋CT的问世产生了一个新的概念，螺距（pitch），等于机架旋转1周检查床移动的距离。螺距因子（pitch factor），等于机架旋转1周移动的距离与X线射束总宽度之比（图2-11）。在CT的发展史上，由于各个厂家定义的不统一，容易引起理解上的障碍。在多层螺旋机器中，无论螺距的定义如何，球管旋转1周，进床距离等于总的准直宽度，其含义就是两个相邻X线束之间首尾衔接，既无X线的重叠，也没有间隔，相当于单层螺旋的螺距的含义。进床距离如果大于总的准直宽度，两束X线间存在间隔，图像质量肯定下降，不如进床距离等于或小于总准直宽度的图像。

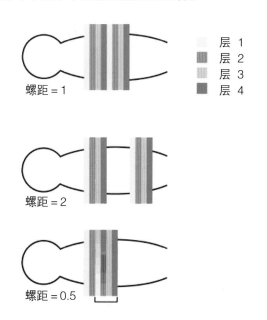

图2-11　4层CT扫描不同螺距因子示意图。螺距为1，扫描无间隔，螺距大于1，扫描有间隔，螺距小于1，扫描有重叠

扫描层厚（slice thickness）为经过准直的X射线束的总宽度。在多层螺旋机器中，我们经常看到不容易理解的层厚标记，例如，四层螺旋最大探测器组合是5 mm，但是在层厚标记中却出现6.5 mm层厚的标记。这牵扯到螺旋CT中的一个新的概念：有效层厚。螺旋扫描中，在球管旋转的同时，患者身体也在移动，X线束

通过人体时已经超过它的宽度。所以实际采集数据的层厚与准直宽度有一定差别。一般说来都大于准直宽度，称之为有效层厚。有些螺旋CT，在准直1、2.5、5.0 mm的情况下，我们能看到1.2、3.2、6.5 mm等不同层厚的标记，代表的就是有效层厚。有的多层机器无有效层厚标记，只标记准直宽度，这时在实际应用中要注意，如果层厚标记与探测器组合尺寸吻合，多半是准直标记；如果层厚标记与探测器组合的尺寸不吻合，多半是有效层厚的标记。

（三）CT值

CT图像的本质是代表物质不同的X线衰减系数的空间分布。CT图像上某点的CT值反映了这点上物质对X线的不同衰减系数。需要注意的是，与X线平片上某点像素值是X线探测器的直接测量值不同，CT图像上某点像素值不是直接测量值，而是一个统计学上的计算值。

当单一波长的窄束X射线测定各向同性的均匀连续介质的时候，X射线强度的衰减遵从指数衰减规律。同时，不同的介质具有不同的衰减系数，而不同波长的X射线也对应于不同的衰减系数。

CT扫描所用的连续X射线不是单一波长的，而是具有一定的能谱宽度。因此，对于CT成像每一体素的衰减系数值，实际上是连续谱中各种成分所占比率为权重的加权平均值。

在螺旋扫描方式中，不存在连续断层测量值，需要通过插值的方法用螺旋数据合成平面数据，以形成所需的图像。

因此，直接比较使用不同的扫描参数，不同的图像重建方法获得的CT图像不具备明确的意义。据此，需要确定一个CT图像特性的比较标准。基于水的特性，将相对于水的衰减计算出来的衰减系数称为CT值。CT值$=(\mu-\mu\omega/\mu\omega)*a$公式中$\mu$和$\mu\omega$分别为受测物和水的衰减系数。a为各厂商所选定的标定因素。a为500时标出的CT值为EMI单位；a为1000时标出的CT值为Hounsfield单位（HU）。CT值仅是一个相对于水的校正值，不是绝对不变的数值，它不仅与人体内在因素如呼吸、血流等有关，而且与扫描参数、CT设备、室内温度等外界因素有

关，应经常校正，否则将导致误诊。

二、CT 图像质量和影响因素

CT图像质量主要包括三个方面的内容：首先是可分辨性，包括空间分辨率、对比度分辨率和图像噪声等；其次是真实性，包括CT值线性和伪影；再次是安全性，即剂量指数。成像过程中的光学、机电、电磁、重建算法等都会对CT图像质量产生影响。

对CT图像的质量评估根据评估者的需要而定，通常有解剖学影像和物理学影像标准。解剖学影像标准包括能够显示不同正常组织之间的差别，使其能够被明确辨认；能够显示正常组织与病变组织之间的差别，以保证病变组织的检出；能够显示不同病变组织间的差别，以分析病变组织的性质。物理学影像标准是通过物理学方法进行测量，它们包括图像像素的噪声、低对比分辨力和空间分辨力、线性、CT值的均匀性和稳定性、层厚和剂量参数。而面对数字骨科发展的新需求，重新评估CT图像质量的标准还缺乏相关研究。简要而言，与数字骨科相关的两个重要参数是空间分辨率和对比度分辨率。

（一）空间分辨率

空间分辨率亦称为高对比度分辨率，将在两种物质密度相差10HU以上时能够分辨最小的圆形孔径或黑白相间线对数（lp/mm）定义为空间分辨率。空间分辨率评价的主观方法是直接用肉眼来观察孔径的大小或线对数。空间分辨率评价的客观方法同X线平片的评估方法一样，通过计算MTF（图2-12）来表示。

CT空间分辨率受CT设备的固有参数以及扫描参数的影响，包括X射线管焦点大小、层厚或准直器宽度、探测器孔径宽度、重建算法等。需要注意的是CT图像断层空间分辨率与纵向空间分辨率不同，纵向空间分辨率主要由层厚决定。目前16层CT的空间分辨率纵向约为0.6 mm，断层约为0.5 mm。

（二）低对比度分辨率

低对比度分辨率指在低对比度情况下，系统辨别细微衰减差异特征的能力。通常认为目标与背景的衰减系数之间的差别小于1%时就属于低对比情形。影响低对比度分辨率的主要因素是噪声，在噪声状态下很难确认微弱的对比度差异。而图像噪声受X射线剂量的影响最为明显。当剂量较高时，参与成像的光子数增多，信噪比提高，影像更清晰、低对比度分辨率也就越好。为了解低对比度测试对象在典型噪声条件下是否能够被明确识别，通常需要对CT机在低对比度状态下的成像表现进行测试（图2-13）。

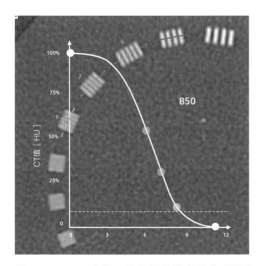

图2-12 MTF曲线，为空间分辨率的客观标准

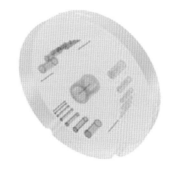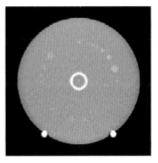

图2-13 左图为低对比度测试体模，内置三组低对比度圆柱体，线性衰减相对于背景差异为0.5%、1%和2%，相邻低对比度圆柱体之间横切面和容积比例为0.5。右图为CT图像

第三节 MR成像的基本原理与相关输出

核磁共振检查又称磁共振成像（nuclear magnetic resonance imaging，MRI），是继CT后医学影像学的又一重大进步。核磁共振成像技术是核磁共振在医学领域的应用。核磁共振成像技术是一种非介入探测技术，相对于X射线技术，MRI对人体没有辐射影响；相对于超声探测技术，核磁共振成像更加清晰，能够显示更多细节。此外，相对于其他成像技术，核磁共振成像不仅仅能够显示有形的实体病变，而且还能够对脑、心、肝等功能性反应进行精确地判定。

MRI的物理基础是核磁共振理论。与CT值表征物质对X线衰减系数不一样，核磁信号中隐含着自旋核周围的物理与化学信息。由于原理的不同，CT对软组织成像的对比度不高，MRI对软组织成像的对比度大大高于CT。随着数字骨科研究的深入，利用MRI数据进行三维重建、手术规划，得到越来越多研究者的注意。

一、MR成像基本原理

核磁共振本质上是一种能级间跃迁的量子效应。核磁共振现象来源于原子核的自旋角动量在外加磁场作用下的进动，当外加射频场的频率与原子核自旋进动的频率相同的时候，射频场的能量才能够有效地被原子核吸收，称为共振。这里要注意理解两个概念：自旋和进动，类似陀螺在旋转过程中转动轴的摆动（图2-14）。

根据量子力学原理，原子核与电子一样，也具有自旋角动量，其自旋角动量的具体数值由原子核的自旋量子数决定。由于原子核携带电荷，当原子核自旋时，会由自旋产生一个磁矩，这一磁矩的方向与原子核的自旋方向相同，大小与原子核的自旋角动量成正比。将原子核置于外加磁场中，若原子核磁矩与外加磁场方向不同，则原子核磁矩会产生进动。进动

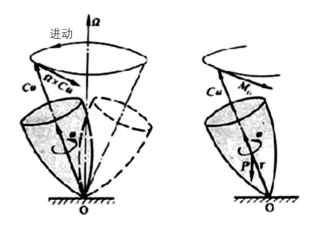

图2-14 陀螺自旋和进动。陀螺在旋转的时候，陀螺一面围绕本身的轴线作"自转"，一面围绕垂直轴作"进动"

具有能量，也具有一定的频率。原子核进动的频率由外加磁场的强度和原子核本身的性质决定，也就是说，对于某一特定原子，在一定强度的外加磁场中，其原子核自旋进动的频率是固定不变的。

原子核发生进动的能量与磁场、原子核磁矩及磁矩与磁场的夹角相关，根据量子力学原理，原子核磁矩与外加磁场之间的夹角并不是连续分布的，而是由原子核的磁量子数决定的，原子核磁矩的方向只能在这些磁量子数之间跳跃，而不能平滑地变化，这样就形成了一系列的能级。当原子核在外加磁场中接受其他来源的能量输入后，就会发生能级跃迁，也就是原子核磁矩与外加磁场的夹角会发生变化。这种能级跃迁是获取核磁共振信号的基础。

为了让原子核自旋的进动发生能级跃迁，需要为原子核提供跃迁所需要的能量，这一能量通常是通过外加射频场来提供的。根据物理学原理，当外加射频场的频率与原子核自旋进动的频率相同的时候，射频场的能量才能够有效地被原子核吸收，为能级跃迁提供助力。因

此某种特定的原子核，在给定的外加磁场中，只吸收某一特定频率射频场提供的能量，这样就形成了一个核磁共振信号。

核磁共振成像技术是核磁共振在医学领域的应用。人体内含有非常丰富的水，不同的组织，水的含量也各不相同，如果能够探测到这些水的分布信息，就能够绘制出一幅比较完整的人体内部结构图像。核磁共振成像技术就是通过识别水分子中氢原子信号的分布来推测水分子在人体内的分布，进而探测人体内部结构的技术。

与用于鉴定分子结构的核磁共振谱技术不同，核磁共振成像技术改变的是外加磁场的强度，而非射频场的频率。核磁共振成像仪在垂直于主磁场方向会提供两个相互垂直的梯度磁场，这样在人体内磁场的分布就会随着空间位置的变化而变化，每一个位置都会有一个强度不同、方向不同的磁场，于是位于人体不同部位的氢原子就会对不同的射频场信号产生反应，通过记录这一反应，并加以计算处理，可以获得水分子在空间中分布的信息，从而获得人体内部结构的图像。

（一）MR设备基本结构

MR设备的主要技术性能参数是磁感应强度、磁场均匀度、磁场稳定性、边缘场的空间范围、梯度场的磁感应强度和线性度、射频线圈的灵敏度等。成像系统的主要用户功能是数据采集、影像显示和影像分析等。对磁共振成像和影像质量有决定性作用的物理部件包括产生磁场的磁体、产生梯度场的梯度场线圈、用于射频发射和信号接收的射频线圈。

核磁共振设备按照各个子系统作用及控制信号流程，可以分为磁体系统、射频系统、计算机图像重建系统等。

磁体系统用以产生主磁场和梯度场，使人体组织在其中产生沿磁场方向的宏观磁化。主磁场是组织发生核磁共振的重要基础。其性能直接关系到系统的信噪比，因而在一定程度上决定着图像的质量。梯度场用来产生并控制磁场中的梯度，以实现核磁信号的空间编码。

射频系统由发生器和接收器组成。射频发生器产生短而强的射频场，以脉冲方式加到人体组织上，射频接收器接收核磁信号，放大后进入图像处理系统。

计算机图像重建系统将射频接收器接收的核磁信号转化为数字信号，根据空间编码和信号大小，输出连续断层图像。

（二）弛豫与核磁共振信号

弛豫（relaxation）指自旋核子群系统受到射频激励后，宏观磁化矢量失去平衡，偏离主磁场方向，使得主磁场方向宏观磁化矢量减小，同时出现横向磁化分量。当射频停止后核子群系统要从非平衡状态恢复到平衡状态，可以分解为纵向磁化矢量的恢复和横向磁化矢量的恢复两个过程，分别称为T1弛豫和T2弛豫。

纵向弛豫过程的本质是自旋核释放激励过程中吸收的射频能量返回到基态的过程。纵向弛豫过程以磁化强度纵轴分量的恢复为标志，所需时间为纵向弛豫时间，简称为T1弛豫时间。纵向弛豫的快慢主要取决于自旋的原子核与周围分子之间的相互作用情况，人体不同组织的成分不同、结构不同，T1弛豫时间不同，进而区分人体不同的解剖结构。对于纯液体，处于高能级状态的质子不能把它们的能量迅速传递给周围晶格，只能慢慢地回到原来的低能级水平，因而液体有较长的T1。脂肪酸末端的碳键接近于拉莫尔频率，能量传递有效得多，故脂肪组织具有较短的T1。当组织发生病变时，组织中游离水增加则T1值也变长了。

横向弛豫过程的本质是激励过程使质子进动相位的一致性逐渐散相的过程，其散相的有效程度与质子所处的周围分子结构的均匀性有关。分子结构越均匀，散相效果越差，横向磁化减小得越慢，需要的横向弛豫时间就越长，反之亦然。横向弛豫过程以横向磁化矢量消失至零的时间来衡量，称为横向弛豫时间，简称为T2弛豫时间。T2时间主要取决于质子所处的磁场的场均匀性。液体组织或含水较多组织，如脑脊液T2时间长。而对于一些组织分子大小差别很大的组织，其组织内部磁场有较大差异，使得质子失去动相位一致性加快，从而T2也就越短，比如骨骼等有较短的T2值。

（三）MR扫描参数

MR图像是多参数成像，通过调节重复时间TR、回波时间TE，可以得到突出某种组织特征参数的图像，此图像称为加权像（weight image，WI）。一帧MRI图像的灰度主要由一个特定的成像参数决定，常用的有T1加权图像、T2加权图像和质子密度加权图像。

人体不同组织及其病变具有不同的T1、T2值和质子密度弛豫时间，因此，在T1WI、T2WI和PdWI像上产生不同的信号强度，具体表现为不同的灰度，其差别是磁共振成像诊断的基础。一般而言，组织信号越强，图像上相应部分就越亮；组织信号越弱，图像上相应部分就越暗。

像素的空间位置信息可以通过施加梯度场进行确定，像素的灰度信息可以通过核磁共振脉冲序列得以实现和控制。核磁共振脉冲序列是为了获取足够用以重建图像的信号按照一定时序和周期重复施加的射频脉冲和梯度脉冲的组合。核磁共振信号强度一方面取决于脉冲的宽度和幅度，另一方面取决于脉冲的间隔和排列方式。改变脉冲序列的任一参数，将改变T1和T2对核磁信号大小的影响程度。因此，比较不同序列核磁图像上的信号强度是没有意义的。

临床上最常用的扫描脉冲序列有自旋回波序列、梯度回波序列和反转恢复自旋回波序列等。

二、MR图像质量和影响因素

就数字骨科三维重建的需求而言，常用的二维MR层厚一般为7mm，远低于三维重建的需求。三维MRI的空间定位与二维MRI有所不同，三维MRI的激发和采集不是针对层面，而是针对整个成像容积进行的。西门子的高分辨膝关节三维智能成像技术：GOKnee3D可以在10分钟内完成一整套三维高分辨、多对比、标准化的膝关节扫描，0.5mm各向同性的成像效果显著提高空间分辨率，使成像结果更准确地反映关节的真实解剖结构，不仅可以应用于临床诊断，还可以用于3D打印等更多的领域。

（一）图像信号的空间定位

像素的位置信息即该像素点对应于人体内的空间位置，用人体三维坐标来表示。核磁共振信号的三维空间定位是利用三个相互垂直的可控的线性梯度磁场来实现的。根据定位作用的不同，三个梯度场分别称为选层梯度磁场，频率编码梯度磁场和相位编码梯度磁场。三者在使用时是等效的，可以互换。

（二）图像的重建方法

核磁共振成像方法指的是将人体组织所发出的微弱的核磁共振信号重建成一幅二维断面图像的方法，如点成像法、线成像法、面成像法、体积成像法等。

点成像法是对每个组织体素信号逐一进行测量成像的方法，主要包括敏感点法和场聚焦法。线成像法是一次采集一条扫描线数据的方法，主要包括敏感线成像法、线扫描以及多线扫描成像法、化学位移成像法等。面成像法是同时采集整个断面数据的成像方法，有投影重建法、各种平面成像法以及2D傅立叶变换成像法等。体积成像法是在面成像法的基础上发展起来的不使用选层梯度进行面的选择，而是施加二维的相位编码梯度和一维的频率编码梯度，同时对组织进行整个三维体积的数据采集和成像方法。

（三）磁共振成像的伪影

MRI是出现伪影最多的一种影像技术。所谓伪影是指在磁共振扫描或信息处理过程中，由于某种或几种原因出现了一些人体本身不存在的图像信息，可以表现为图像变形、重叠、缺失、模糊等，致使图像质量下降的影像。根据伪影产生的原因，可分为装备伪影、运动伪影和金属异物伪影。

化学位移伪影是化学位移所产生的伪影。磁共振成像是通过施加梯度磁场造成不同部位共振频率的差异，来反映人体组织的不同位置和解剖结构。化学位移伪影在沿含水组织和脂肪组织界面处，表现为无信号的黑色和高信号的白色条状或月牙状影像。例如肾和肾周围脂肪之间一侧为黑色，而另一侧为白色的化学位移伪影。

截断伪影是由于数据采集不足所致，在空

间分辨力较低的图像比较明显。在图像中高、低信号差别大的两个组织的界面，如颅骨与脑表面、脂肪与肌肉界面等会产生信号振荡，出现环形黑白条纹，此即截断伪影。数字图像素总有一定大小，像素尺寸范围内的组织信号都被平均为一个数值，两个相邻像素间原本连续的解剖结构会由于信号的平均发生截断或不连续。截断伪影容易出现在图像的空间分辨力较低和在两种信号强度差别很大的组织间，如T2WI上脑脊液与骨皮质之间。

部分容积效应指选择的扫描层面较厚或病变较小且又骑跨于扫描切层之间时，周围高信号组织掩盖小的病变或出现假影。如果低信号的病变位于高信号的组织中，由于周围组织的影响，病变信号比原有的信号强度高，反之亦然。

生理性运动伪影是因MR成像时间较长，在MR成像过程中心脏收缩、大血管搏动、呼吸运动、血流以及脑脊液流动等引起的伪影，这种伪影是引起MR图像质量下降的最常见的原因。

参考文献

1. 陈树祥. 人工髋臼前倾角测定. 中华骨科杂志, 1994, (4): 225.

2. 吴坚. 不同X线方法计算髋臼杯前倾角的准确性和可靠性研究. 中国矫形外科杂志, 2013, (14): 1427-1434.

3. Zhao JX, et al. A mathematical method for precisely calculating the radiographic angles of the cup after total hip arthroplasty. Medical Engineering & Physics, 2016, 38(11): 1376-1381.

4. 焦培峰. 膝关节X线透视图像和CT数据的2D/3D配准及其应用研究. 广州: 南方医科大学, 2010.

5. Bifulco P, et al. 2D-3D Registration of CT Vertebra Volume to Fluoroscopy Projection: A Calibration Model Assessment. EURASIP Journal on Advances in Signal Processing, 2009, 2010(1): 806094.

6. 薄夫军. 非晶硒DR平板探测器的结构原理及维护保养. 中国医学装备, 2010, (2): 64-65.

7. 闫士举, 王成焘. 基于C型臂手术导航系统的相关问题. 中国组织工程研究与临床康复, 2009, (39): 7728-7730.

8. 章曙光. 国产C型臂机市场及技术分析. 中国医疗设备, 2008, (4): 50-52.

9. 尤微. CT扫描层厚参数对骨组织3D打印模型精度影响的研究. 中国数字医学, 2017, (9):85-88.

10. 孔祥云, 李尹岑. CT技术的发展与其在医学上的应用. 影像技术, 2014, (03):39-40.

11. Fuchs T, Kachelrieß M, Kalender WA. Technical advances in multi-slice spiral CT. European Journal of Radiology, 2000, 36(2):69-73.

12. 贺超. 核磁共振成像系统原理及MR图像研究. 云南大学学报(自然科学版), 2010, (S1):245-248.

13. 汤梦月, 张小明. MRI体部常见伪影及对策. 放射学实践, 2016, 31(2):141-144.

第三章　医学图形图像处理技术

本章以医学图形图像理论体系的内在逻辑为主线，以骨科医生在应用数字骨科技术时的实际需求为阐述要点，介绍了医学图像图形的基本知识和一般处理、二维和三维断层图像的阅片和参数测量、在进行三维模型重建前的图像配准和分割准备工作，以及三维数据的可视化及三维模型重建等内容。在三维模型的基础上，继续介绍了虚拟手术规划的基本要点。

骨科医生在掌握这些基础知识以后，可以进一步增进对影像数据的理解和使用：可以对二维图像进行进一步处理以获取更精确的诊断数据；可以对多种影像数据进行配准融合分析，精确地融合多种影像数据，而不再是单纯靠经验在大脑中整合；可以在重建的三维模型和导入的器械模型基础上，进行术前精确的手术规划。同时也介绍了一些拓展应用，包括基于中国数据人数据集的配准、分割和三维重建，基于2D/3D的图像配准，点云数据的获取以及三维模型重建等。

第一节　医学图像的基本概念

一、图像和图形

图像就是用各种观测系统观测客观世界获得的且可以直接或间接作用于人眼而产生视觉的实体。视觉是人类从大自然中获取信息的最主要的手段。据统计，在人类获取的信息中，视觉信息约占60%，听觉信息约占20%，其他方式加起来才约占20%。由此可见，视觉信息对人类非常重要。同时，图像又是人类获取视觉信息的主要途径，是人类能体验的最重要、最丰富、信息量最大的信息源。通常，客观事物在空间上都是三维的，但从客观景物获得的图像却是属于二维平面。不过，各种断层切片图像，在空间上也可以认为是二维的。

（一）模拟图像

包括光学图像、照相图像、电视图像等。比如人们在显微镜下看到的图像就是一幅光学模拟图像。对模拟图像的处理速度快，但精度和灵活性差，不易查找和判断。

（二）数字图像

数字图像是将连续的模拟图像经过离散化处理后得到的计算机能够辨识的点阵图像。从严格意义上讲，数字图像是经过等距离矩形网格采样，对幅度进行等间隔量化的二维函数。因此，数字图像实际上就是被量化的二维采样数组。灰度图像为一维矩阵，彩色图像为三维矩阵（图3-1～图3-4）。

（三）图形

图形是指由外部轮廓线条构成的矢量图。矢量图像，也称为面向对象的图像或绘图图像，在数学上定义为一系列由线连接的点，即由计算机绘制的直线、圆、矩形、曲线、图表等。矢量文件中的图形元素称为对象。每个

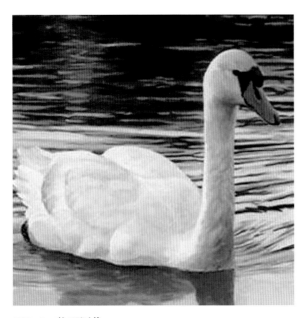

图3-1 物理图像

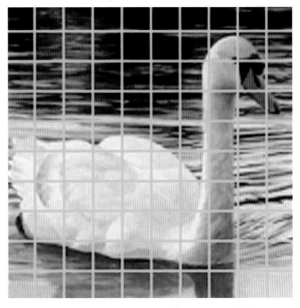

图3-2 对物理图像采用10×10等距离网格采样

7	26	31	10	4	4	6	10	15	15
17	34	57	28	5	6	26	100	57	38
43	46	53	23	15	15	54	128	45	68
76	60	62	40	31	36	77	103	82	73
156	156	142	138	138	90	96	123	100	107
174	194	190	187	199	180	146	122	113	126
162	196	194	188	184	177	173	117	106	116
115	171	188	193	188	183	171	95	127	135
105	81	81	96	101	121	109	73	124	133
142	124	84	77	68	74	67	60	152	161

图3-3 取样数字矩阵（10×10），每一元素为一像素，值为量化幅度，即灰度值

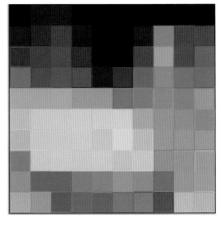

图3-4 一维取样矩阵（灰度图像）显示，取样网格越细，图像越清晰

对象都是一个自成一体的实体，它具有颜色、形状、轮廓、大小和屏幕位置等属性。对象可任意缩放不会失真。常用于几何图形、工程图纸、CAD、3D造型软件等。

二、像素和体素

像素是组成图像的最基本单元。可以把像素看成是一个极小的方形的颜色块，一个图像通常由许多像素组成，这些像素被排列成横行或纵行，每个像素都是方形的。当用户使用缩放工具将图像放到足够大的时候，就可以看到类似马赛克的效果，其中每一个小方块就是一个像素。像素即数字图像矩阵中的单个元素，其位置决定了在图像中的位置，其大小为灰度图像的灰度值或彩色图像的RGB值。

体数据（volume data, volumetric data）是指在有限空间中，对一种或多种物理属性的一组离散采样，可表示为：$f(x)$、$x \in R^n$，$\{x\}$是n维空间的采样点（sample point）的集合。

采样空间的维数为三（n=3）时，则称$f(x)$为三维（3D）体数据；而当n>3时，则称$f(x)$为高维体数据（high-dimensional volume data）。医学影像数据为三维体数据。

采样点既可以是以等间隔、等层距的规则采样，也可以按照其他方式采样。因此，体数据还可以根据采样点间的拓扑结构进行分类。

采样点的采样值可以是单值或多值，单值时称为标量体数据，多值时称为向量体数据。螺旋CT的采样值反映组织对X线的衰减率，是标量体数据。MRI每个采样点上有三个采样值，分别代表组织的质子密度，T1弛豫时间和T2弛豫时间，因而是向量体数据。

因此，医学影像数据可以看作体数据的一个子集，是三维的有规则结构的标量体数据，因为在本书中只讨论医学影像数据，所以在本书中，体数据集、三维体数据集和连续断层影像数据集在没有特别说明时为同一所指，均指三维的有规则结构的标量体数据。

三维有规则结构的标量体数据可用三维数组表示为

$$\{f[i,j,k],(\Delta x,\Delta y,\Delta z)\}, \begin{cases} i=0,1\cdots d_1-1 \\ j=0,1\cdots d_2-1 \\ k=0,1\cdots d_3-1 \end{cases}$$

在上式中，Δx、Δy、Δz 分别为采样点在三个轴向上的间距，对医学影像数据来说，Δx、Δy 相当于断层图像的像素尺寸（pixel size），一般情况 $\Delta x = \Delta y$，Δz 相当于断层图像之间的层距（slice distance）。d_1、d_2、d_3 是数据的维数，$f[i,j,k]$ 称为体数据在 $f(i,j,k)$ 上的灰度或密度，对医学影像数据来说，$f(i,j,k)$ 相当于第k张断层上第j列第i行像素的灰度值。

$f(i,j,k)$ 的值一般取有限范围，比如DICOM格式医学影像数据一般为16位（$2^{16}=65\,536$）图像，取值为 0～65 535 之间的整数。特别的，当 $f(i,j,k)$ 的值取0和1时，称为二值体数据，蒙板（Mask）即以这种方式储存。

体素是组成体数据的最基本单位，一般医学影像数据把体素定义为中心点在采样点上的小长方体，这个小长方体内的值是不变的，都等于该采样点的采样值（图3-5，图3-6）。

三、分辨率和比例

单位面积内的像素越多，分辨率越高，图像的效果就越好。图像分辨率的单位是像素/英寸，即每英寸所包含的像素数量。如果图像分辨率是72像素/英寸，就是在每英寸长度内包含72个像素。图像分辨率越高，意味着每英寸所包含的像素越多，图像就会有越多的细节，颜色过渡得越平滑。

需要注意的是，通常提到的图像分辨率指图像打印后，在相纸上单位面积内的像素个数。而在医学断层图像中，像素尺寸是图像上两点间测的原始距离（单位为像素个数）与实际代表物体的物理距离（单位为厘米）的比例。二者的参照对象不同，前者为打印相纸，后者为实际物体；应用领域也不同，前者为摄影和相片冲洗行业，后者为医学影像专业（包容空间分辨率、对比度分辨率、二维像素尺寸、三维体素尺寸）。

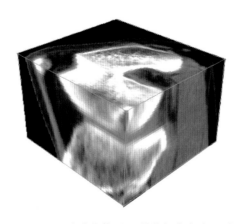

图3-5　膝关节薄层CT体数据集灰度显示

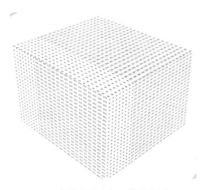

图3-6　膝关节薄层CT体数据集

四、颜色深度与色彩模式（介绍8位、16位、RGB、CMYK、Lab）

颜色深度是指一幅图像颜色的数量，即储存数字图像矩阵元素的二进制位数。

1位二进制只能保存0或1两个数值，所以又称二值或逻辑图像，图像分割结果通常为1位图像，同时，图像的形态学操作也是基于1位图像。16位为216=65 536，可保存65 536个灰阶数值，是DICOM格式图像的储存位数。如果这些灰阶在一幅图像中都显示，人眼将无法分辨，因此，显示16位的DICOM格式图像只能选定某一位置（即窗位）的某一小范围（即窗宽）内的灰阶来显示，低于窗宽的所有像素显示为黑色，高于窗宽的所有像素显示为白色。

常用的色彩模式是RGB、CMYK和Lab。

RGB模式又称RGB色空间。RGB分别代表着3种颜色：R代表红色，G代表绿色，B代表蓝色。红、绿、蓝被称为光的三原色。自然界中绝大部分的可见光谱可以用红、绿和蓝三色光按不同比例和强度的混合来表示。

CMYK色彩模式是一种减色色彩模式，同时也是与RGB模式的根本不同之处。不但我们看物体的颜色时用到了这种减色模式，而且在纸上印刷时应用的也是这种减色模式。CMYK分别代表4种颜色：C代表青色，M代表品红色，Y代表黄色，K代表黑色。

Lab模式是人类视觉的颜色空间。它依照的是视觉唯一的原则，即在色空间内相同的移动量在眼睛看来造成彩色的改变感觉是一样的，是均匀色度空间。Lab色空间是与设备无关的色空间，能产生与各种设备匹配的颜色，如显示器和打印机等的颜色。Lab模式弥补了RGB和CMYK两种色彩模式的不足，并能作为中间色实现各种设备的颜色转换。Lab模式中L表示亮度，a表示色调从绿到红的变化，b表示色调从黄到蓝的变化。L一定为正值；a为正表示颜色为红色，a为负表示颜色为绿色；b为正表示颜色为黄色，b为负表示颜色为蓝色。

五、图像格式

位图（bitmap），又称光栅图（raster graphics），是使用像素矩阵来表示的图像，每个像素的色彩信息由RGB组合或者灰度值表示。

BMP文件是Microsoft公司所开发的一种交换和存储数据的方法，各个版本的Windows都支持BMP格式的文件。Windows提供了快速、方便的存储和压缩BMP文件的方法。BMP格式的缺点是，要占用较大的存储空间，文件尺寸大。

TIFF(tagged image file format)图像文件是由Aldus和Microsoft公司为桌上出版系统研制开发的一种较为通用的图像文件格式。TIFF是一种非失真的压缩格式（最高2～3倍的压缩比）。这种压缩是文件本身的压缩，即把文件中某些重复的信息采用一种特殊的方式记录，文件可完全还原，能保持原有图颜色和层次，优点是图像质量好，但占用空间大。

JPEG是Joint Photographic Experts Group(联合图像专家组)的缩写，是最常用的图像文件格式，由一个软件开发联合会组织制订，是一种有损压缩格式，能够将图像压缩在很小的储存空间，图像中重复或不重要的资料会被丢失，因此容易造成图像数据的损伤。但是JPEG压缩技术十分先进，它用有损压缩方式去除冗余的图像数据，在获得极高的压缩率的同时能展现十分丰富生动的图像，换句话说，就是可以用最少的磁盘空间得到较好的图像品质。而且JPEG是一种很灵活的格式，具有调节图像质量的功能，允许用不同的压缩比例对文件进行压缩，支持多种压缩级别，压缩比率通常在10：1～40：1之间，压缩比越大，品质就越低；相反地，压缩比越小，品质就越好。JPEG格式压缩的主要是高频信息，对色彩的信息保留较好，适合应用于互联网，可减少图像的传输时间，可以支持24位真彩色，也普遍应用于需要连续色调的图像。

六、DICOM标准（介绍医学影像通用格式）

从20世纪90年代初开始，随着计算机技术、通信技术以及网络技术的飞速发展，图像分析和图像处理以及PACS（picture archiving and communication systems）在临床诊断、远程医疗以及医学教学中发挥着越来越重要的作用。而保证PACS成为全开放式系统的重要网络标准和通信协议则是DICOM3.0（digital imaging and communications in medicine 3.0）。PACS要解决的技术问题之一是统一各种数字化影像设备的图像数据格式和数据传输标准，DICOM3.0就是一种新的数字成像和通信的标准，只要遵照这个标准就可以通过PACS沟通不同厂家生产的不同种类的数字成像设备。

DICOM格式图像文件是指按照DICOM标准而存储的文件。DICOM文件一般由DICOM文件头和DICOM数据集合组成。

DICOM文件头（DICOM file meta information）包含了标识数据集合的相关信息。文件头可以理解为记录有关一幅DICOM格式图像的所有有用信息。比如，一幅DICOM格式的CT图像，文件头中记录了患者姓名、图像大小、层厚、层距和像素分辨率等丰富的临床及图像相关信息。以下为利用matlab软件读取某一副DICOM格式图像数据集合的与图像相关的信息：

info =

    Filename: 'c:\1.dcm'
    FileModDate: '03-May-2007 18:55:10'
    FileSize: 526016
    Format: 'DICOM'
    FormatVersion: 3
    Width: 512
    Height: 512
    BitDepth: 16
    ColorType: 'grayscale'
    SelectedFrames: []
    FileStruct: [1x1 struct]
    StartOfPixelData: 1716

    FileMetaInformationGroupLength: 210
    FileMetaInformationVersion: [2x1 uint8]
    MediaStorageSOPClassUID: '1.2.840.10008.5.1.4.1.1.2'
    MediaStorageSOPInstanceUID: [1x63 char]
    TransferSyntaxUID: '1.2.840.10008.1.2.1'
    ImplementationClassUID: '1.3.6.1.4.1.9590.100.1.0.100.4.0'
    ImplementationVersionName: 'MATLAB IPT 4.0'
    ImageType: 'ORIGINAL\PRIMARY\AXIAL\CT_SOM5 SPI'
    SOPClassUID: '1.2.840.10008.5.1.4.1.1.2'
    SOPInstanceUID: [1x63 char]
    StudyDate: '20060909'
    SeriesDate: '20060909'
    AcquisitionDate: '20060909'
    ContentDate: '20070503'
    StudyTime: '211647.921000'
    SeriesTime: '212606.062000'
    AcquisitionTime: '212112.605328'
    ContentTime: '185509.395004'
    AccessionNumber: ''
    Modality: 'CT'
    Manufacturer: 'SIEMENS'
    InstitutionName: 'GD/PROV TCM HOSP'
    InstitutionAddress: [1x32 char]
    ReferringPhysicianName: [1x1 struct]
    StationName: 'CT51832'
    StudyDescription: 'Head^InnerEarUHR (Adult)'
    SeriesDescription: 'InnerEar 0.6 U30u'
    ManufacturerModelName: 'Sensation 16'
    PatientName: [1x1 struct]
    PatientID: '1'
    PatientBirthDate: '20050909'
    PatientSex: 'O'
    PatientAge: '012M'
    BodyPartExamined: 'HEAD'
    SliceThickness: 0.6000
    KVP: 120
    DataCollectionDiameter: 500

51

DeviceSerialNumber: '51832'

SoftwareVersion: 'VB10B'

ProtocolName: 'InnerEarUHR'

ReconstructionDiameter: 150

DistanceSourceToDetector: 1040

DistanceSourceToPatient: 570

GantryDetectorTilt: 0

TableHeight: 104

RotationDirection: 'CW'

ExposureTime: 1000

XrayTubeCurrent: 200

Exposure: 200

FilterType: '0'

GeneratorPower: 24

FocalSpot: 0.7000

DateOfLastCalibration: '20060909'

TimeOfLastCalibration: '081042.000000'

ConvolutionKernel: 'U30u'

PatientPosition: 'HFS'

StudyInstanceUID: [1x55 char]

SeriesInstanceUID: [1x55 char]

StudyID: '1'

SeriesNumber: 4

AcquisitionNumber: 2

InstanceNumber: 324

ImagePositionPatient: [3x1 double]

ImageOrientationPatient: [6x1 double]

FrameOfReferenceUID: [1x55 char]

PositionReferenceIndicator: ''

SliceLocation: −153.6000

ImageComments: ''

SamplesPerPixel: 1

PhotometricInterpretation: 'MONOCHROME2'

Rows: 512

Columns: 512

PixelSpacing: [2x1 double]

BitsAllocated: 16

BitsStored: 16

HighBit: 15

PixelRepresentation: 0

SmallestImagePixelValue: 0

LargestImagePixelValue: 65535

WindowCenter: [2x1 double]

WindowWidth: [2x1 double]

RescaleIntercept: −1024

RescaleSlope: 1

对于图像的描述，DICOM采用的是位图的方式，如前所述，通常灰度图像以16位储存。DICOM允许用三个矩阵分别表示三个分量，也允许仅用一个矩阵表示整个图像，前者可以用来储存彩色图像，比如我们从PACS系统中看到的重建的三维彩色图像，后者用来储存16位的灰度图像。

第二节　医学图像的增强和运算

一、图像滤波操作

图像滤波可以突出图像中所感兴趣的部分，降低图像的噪声，提高图像的质量。对医学影像图像增强的目的是使其较原始图像更适合特定的应用。如是否能观察到图像中更多的细节；是否能去掉图像中一些不想要的斑点和噪声；是否可使图像的对比度更好等。图像增强的处理主要有空域法和频域法两大类，前者以对图像像素的直接处理为基础,后者以修改图像的傅立叶变换为基础。虽然图像噪声有很多种,但它们可以大致分为两大类：加性噪声和乘性噪声。前者通常表现为脉冲噪声或高斯噪声，而后者则是图像中最普通噪声,如光照变化就是典型的乘性噪声。脉冲噪声会随机改变图像中的一些像素值，其在二值图像中表现为使一些像素点变白,或使一些像素点变黑，故也称为椒盐噪声。零均值的加性高斯噪声是指将一个由零均值的高斯概率密度函数所刻画的噪声加到图像的每个像素中去。当进行对图像中的频率细节信息忽略或增强操作时，就相当于用特定的函数对图像予以傅立叶变换，以去掉原图像中的特定的频率成分。此即对图像进行滤波，同时把所使用的特定函数称为滤波器。

二、伪彩和假彩

人眼可以分辨几千种颜色，而只能分辨很少的灰度等级。同时，显示器实际提供的灰度物理分辨率为256（2^8）个等级，而彩色物理分辨率为2^{24}个RGB等级。

显示器依据灰度值大小从黑到白将CT图像显示出来，如果选择的窗宽范围大于256时，像素值相邻的两个像素显示将没有差别。如果采用伪彩算法，将一维的灰度值分配相应的彩色值，则可以将窗宽范围大于256的CT图像显示出来。

所以，人们为了提高对灰度图像特征的识别，采用一些计算机算法，将一维的灰度值分配相应的彩色值，称为伪彩色。

与伪彩色不同，假彩色图像的颜色只是为了突出图像中的感兴趣区或某一对象，以便与周围区域分开，会人为地赋予这些区域某种待定的颜色。这种颜色与原灰度图没有定量关系。

三、图像的代数运算（图像叠加、相减等）

代数运算是指包括数的加、减、乘、除、有理数指数幂、开方及其代数式为对象的运算。如以代数几何图形的观念来看，代数运算即是指对两幅或多幅输入图像进行点对点的加减乘除计算而得到输出图像的运算。

四、图像的几何运算（图像的平移、旋转等）

图像的几何运算主要是指，引起图像几何形状发生变化的变化，包括图像缩放、旋转、裁剪等。其主要用途是，对图像进行几何校正、空间旋转，在遥感图像的图像配准过程中也有很重要应用。

第三节　医学图像的浏览

一、图像直方图

（一）灰度直方图

灰度直方图（histogram）是灰度级的函数，它表示图像中具有每种灰度级的像素的个数，反映图像中每种灰度出现的频率。灰度直方图的横坐标是灰度级，纵坐标是该灰度级出现的频率，是图像的最基本的统计特征。

（二）色彩直方图

色彩直方图是高维直方图的特例，它统计色彩的出现频率，即色彩的概率分布信息。通常这需要一定的量化过程，将色彩分成若干互不重叠的种类。一般不直接在RGB色彩空间中统计，而是在将亮度分离出来后，对代表色彩部分的信息进行统计，如在HSI空间的HS子空间、YUV空间的UV子空间，以及其他反映人类视觉特点的彩色空间表示中进行。

二、窗宽窗位及调整

CT扫描图像的灰度值反映的是组织对X线不同的衰减系数。一般来说，密度大的物质对X线的衰减大，CT值灰度值也大；反之，密度小的物质CT灰度值也小。因此，CT的灰度值反映了物质对X线衰减的绝对值。类似于温度的计量单位，Godfrey Hounsfield为了使用的方便，将水的CT值定义为0，按照这个标度换算的CT灰度值也就称为Hounsfield值（简称CT值）。按

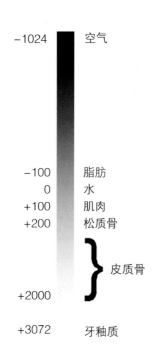

图3-7 显示CT灰度值与CT值的对应关系

三、体数据的正交断层浏览

将三维体数据与任意平面相交的切面称为断面，从体数据集抽取过任意断面的体素值，可以组成一个新的矩阵图像，称之为重组断层图像。特别的是，三个互相垂直的断面，即原始横断面、重组矢状面和重组冠状面称为正交断面。

四、体数据的任意断层浏览

多平面重组（MPR）/曲面重组（CPR）：

MPR：将一组横断面图像数据，通过后处理使体素重新排列，根据显示目的，得到的任意方向的单一或一组平面（二维）图像。

CPR：是MPR特殊形式，通过人为划线方法，将曲向走行的目的器官显示在同一平面图像上。

MPR/CPR：经过数据重组，得到任意方向的二维图像，增加了病变及扫描范围内组织结构的空间分辨率，对于病变定位，显示病变与周围脏器的解剖关系提供更多和更清楚的诊断信息。

照这个标度，脂肪的CT值约为-100，肌肉约为40，松质骨为100～300，皮质骨约为2 000，牙釉质则高于2 000（图3-7）。

CT图像的灰度值通过显示器按照从黑到白显示出来，一般显示器可以显示2^8=256个灰度标准值，如果选择的CT图像像素值范围大于256，显示器实际提供的分辨率仍是256个灰度值，像素值相邻的两个像素显示将没有差别。Mimics默认显示全部CT灰度值范围，显示器物理显示为256个灰度值，图像细节不可分辨。

为了充分显示12或16位CT图像的细节，必须选择一个适当的CT值范围显示，称为窗宽（windows width），这个选定的CT值范围的中值，称为窗位（windows center）。

五、基于像素和体素的测量（测量距离、测量角度、基于多点体素坐标的几何测量）

基于断层图像或体数据进行测量是以点的三维坐标值为基础，进而由点到线，由线到面，根据空间几何原理进行参数的计算。选择某一点，根据体数据的像素或体素大小、位置，可以知道点的三维坐标值，进而可以测量两点间距离、三点间角度等等参数。

第四节　医学图像的配准

一、图像配准的概念

在图像的获取、传输以及记录保存过程中，由于各种因素，如大气的湍流效应、摄像设备中光学系统的绕射、传感器特性的非线性、光学系统的像差、成像设备与物体之间的相对运动、感光胶卷的非线性及胶片颗粒噪声以及电视摄像扫描的非线性等所引起的几型失真，都难免会造成图像的畸变和失真。通常，由于这些因素引起的质量下降称为图像退化。

图像退化的典型表现是图像出现模糊、失真，出现附加噪声等。由于图像的退化，在图像接收端显示的图像已不再是传输的原始图像，图像效果明显变差。为此，要较好地显示图像，必须对退化的图像进行处理，恢复出真实的原始图像，这一过程就称为图像恢复。

图像恢复技术是图像处理领域一类非常重要的处理技术，与图像增强等其他基本图像处理技术类似，也是以获取视觉质量某种程度的改善为目的，所不同的是图像恢复过程实际上是一估计过程，需要根据指定的图像退化模型，对退化图像进行恢复，以获取未经过退化的原始图像。简言之，图像恢复的处理过程就是对退化图像品质的提升，并通过图像品质的提升来达到图像在视觉上的改善。

由于引起图像退化的因素众多，且性质各不相同，目前没有统一的恢复方法，众多研究人员根据不同的应用物理环境，采用了不同的退化模型、处理技巧和估计准则，从而得到了不同的恢复方法。图像的退化与恢复实际上是一对互为正反的问题，退化是适定问题，恢复是不适定问题。而对引起退化因素的估计是图像恢复的第一步。

图像变形和图像配准是一种特殊的退化和恢复问题。在做医学图像分析时，经常要将同一患者的几幅图像放在一起分析，从而得到该患者的多方面的综合信息，以提高医学诊断和治疗的水平。对几幅不同的图像做定量分析，首先要解决这几幅图像的严格对齐问题，这就是我们所说的图像的配准。

医学图像配准是指对于一幅医学图像寻求一种（或一系列）空间变换，使它与另一幅医学图像上的对应点达到空间上的一致。这种一致是指人体上的同一解剖点在两张匹配图像上有相同的空间位置。配准的结果应使两幅图像上所有的解剖点，或至少是所有具有诊断意义的点及手术感兴趣的点都达到匹配。

对于在不同时间或不同条件下获取的两幅图像I1（x1，y1，z1）和I2（x2，y2，z2）配准，就是寻找一个映射关系P:（x1，y1，z1）（x2，y2，z2），使I1的每一个点在I2上都有唯一的点与之相对应，并且这两点应对应同一解剖位置。映射关系P表现为一组连续的空间变换。常用的空间几何变换有刚体变换（rigid body transformation）、仿射变换（affine transformation）、投影变换（projective transformation）和非线性变换（nonlinear transformation）。

二、二维医学图像的配准

常用的医学配准方法有一个重要的假设前提，就是同一个物体、同样时间不同成像方式所获得的图像，或者同一物体、不同时间同样成像方式所获得的图像。这里拍摄的物体假定没有变化或者只有部分变化。比如在术前、术后患者同一体位下拍摄的X线片，荧光显微镜下不同光谱所成的图像。

（一）点法

又分内部点及外部点。内部点是从与患者相关的图像性质中得到的，如解剖标志点。解剖标志点必须是在三维空间定义的，并在两种扫描模式的图像中可见。典型的解剖标志点可以是一个点状的解剖结构。外部点则是在受试者颅骨嵌入的螺钉、在皮肤上做的记号或其他在两幅图像都可检测到的附加标记物。

（二）矩和主轴法

借用经典力学中物体质量分布的概念，计算两幅图像像素点的质心和主轴，再通过平移和旋转使两幅图像的质心和主轴对齐，从而达到配准的目的。该方法对数据的缺失较敏感，即要求整个物体必须完整地出现在两幅图像中。此外，该方法还对神经医师感兴趣的某些病案效果不佳。

（三）相关法

对于同一物体由于图像获取条件的差异或物体自身发生的小的改变而产生的图像序列，采用使图像间相似性最大化的原理实现图像间的配准，即通过优化两幅图像间相似性准则来估计变换参数，主要是刚体的平移和旋转。对照相序列，考虑到棱镜系统的使用，要做必要的尺度变换。还需对曝光时间不同引起的强度差异作修正。对核医学图像也要作强度换算来修正因获取时间、注入活性及背景等因素产生的影响。所使用的相似性测度可以是多种多样的，例如相关函数、相关系数、差值的平方和或差的绝对值和等。由于要对每种变换参数可能的取值都要计算一次相似性测度，相关法的计算量十分庞大，一些学者在这方面做出了努力。例如，用相位相关傅立叶法估算平移和旋转参数、用遗传算法和模拟退火技术减少搜索时间和克服局部极值问题及用傅立叶不变性和对数变换分解变量的互相关技术。相关法主要限于单模图像配准，特别是对一系列图像进行比较，从中发现由疾病引起的微小改变。

三、三维体数据的配准和融合

三维体数据的配准，其本质就是把体数据看成一个长方体的三维模型，进行空间变换对齐。CT-MRI颈椎体数据的配准举例如下。

1. 科室拷贝同一人颈椎的薄层CT和MRI数据。

2. 在软件中导入CT和MR数据。

3. 创建对应点坐标，采用创建一个，获得至少3对点坐标值。

（1）MRI-x-T1断层上选择一点，位于齿状突尖偏右：0 -21.5016 49.2697。

（2）MRI-y-T1断层上选择一点，C6～C7左后：12.8024 -16 -49.0081。

（3）MRI-y-T1断层上选择一点，C6～C7右后：-10.231 -16 -47.7772。

（4）CT-xy断层上选择对应点，位于齿状突尖偏右：-9.375 10.1188 99.3237。

（5）CT-xy断层上选择对应点，C6～C7左后：6.4306 26.75 4.95246。

（6）CT-xy断层上选择对应点，C6～C7右后：-14.5588 26.75 5.17997。

4. 利用对应点对，计算空间刚体变换参数。

5. 刚体变换前、后如图3-8，图3-9。

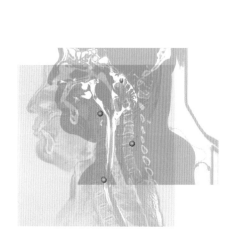

图3-8　在同一个体CT和MRI图像上选择点对

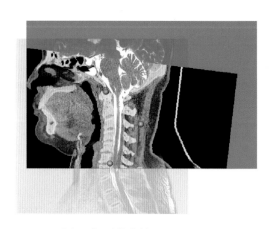

图3-9　进行空间刚体变换配准

四、2D/3D的配准

X射线具有很强穿透性，且医用放射剂量不断减小，因此各种基于X线的成像设备逐渐成为疾病诊断和研究人体内部信息的主要工具。对膝关节的研究也完全可以利用X线图像来进行。X线透视能够观察人体内部信息，但其图像是体内结构的二维叠加投影图，缺乏三维信息。CT设备利用X线穿透原理成像，其图像数据能够完整地记录体内结构的三维信息，但却只是某静止状态下，无法体现实时情况。将这两种数据优势结合起来的2D/3D配准成为近年来医学图像处理领域的热门，其应用范围包括了运动医学、定位放射、手术导航、术后评估等等。

基于图像内容的2D/3D配准是指利用计算机图像技术模拟X射线透视原理，对前期获得的研究对象体数据如CT或MR等进行虚拟放射投影，生成数字影像重建图像(DRR)，然后通过变换体数据的空间位置及角度，对新生成的DRR图像及研究对象真实X线图像的相似性测度求极值，确定体数据对应X线图像所处的空间位置。

五、中国数字人连续断层图像的配准

断层是人们了解三维物体内部信息的一种重要方式。在医学和工业上，许多情况下人们无法通过常规的方法了解一些结构的内部三维信息。作为一种可选择的观察方法，可以对三维结构进行断层切片，通过对断层切片的观察来推断结构的内部信息。比如大家熟悉的人体断层解剖切片、连续病理组织切片、CT和MRI等影像设备获得的断层数据集以及共聚焦显微镜获得的细胞超微断面信息等。

连续断层包含了物体内部结构完整的三维信息。首先，我们可以沿物体假定的Z轴方向，对其进行等间隔（d）的水平横切，获得一系列水平断层切片。我们随机取出某一断层，观察其内部物体的相应断面。假定将断层放在一个三维坐标系中，观察未知物体轮廓上点P的三维坐标。点P在X轴和Y轴的坐标值（x，y），可以由其在水平断面上的位置确定；点P在Z轴的坐标值（z），可以由切割的间距（d）和切片的顺序（n）的乘积确定（z=d×n），因而，连续断层切片上的点P包含了准确的三维坐标信息，由点及面，由面及体，很容易可以得出以下结论：从连续断层切面上可以观察到未知物体的三维结构信息。

需要注意的是，连续断层图像配准是一种特殊情况下的图像配准，每一断层图像理论上来源于不同的物体。如果采用常用的医学配准方法，因假设前提不同，就会犯严重的错误。比如，一个倾斜的圆柱体，连续断层图像是相同形状的椭圆，如果按照常用图像配准方法配准后三维重建，会形成一个椭圆柱体。

因而，拍摄、保存断层图像的时候，由于成像设备参数的不同，以及成像设备与拍摄切片相对位置、角度的不同，常使得各层图像之间存在位置偏差。需要在标本包埋和拍摄时，加入定位标志，以便于对原始图像进行配准，以保证每幅断层图像真实保留原始切片的准确二维信息。当然，目前先进和CT及MRI设备获取的图像，由于扫描速度极快，可以不去考虑断层图像之间对齐的问题。

在中国数字人（CDH）图像采集过程中，数码相机的参数设置是不变的。由于人体断层的形状在不同层面本身的变化，所以不能用连续断层图像中器官形状的改变来精确估计图像的退化因素。为了便于对采集到的照片进行位置配准，在标本包埋时加入了4根定位杆。而标本切削中预设的定位杆在每一实际断层平面上的空间位置是恒定的，所以连续断层图像中定位杆位置的改变可以代表每一连续断层图像形状的失真。

相对于人体断层平面，数码相机在三维空间中6个自由度（X、Y、Z轴的旋转和X、Y、Z平面的平移）微小平移和旋转，引起断层图像的平移、旋转和缩放（正方形仍对应正方形），切变（正方形对应平行四边形），倾斜（正方形对应任意四边形，直线仍对应直线），总称为射影失真，因而连续断层图像的配准问题可以简化为一个基于定位杆坐标的射影变换问题。

首先，在Photoshop中处理原始断层图像，获取每一层的4个定位杆图像，在Matlab中计算4个定位杆图像的质心坐标值作为定位杆坐标值，取所有断层图像定位杆坐标值的平均值为基准坐标。其次，依据每一层定位杆的坐标值确定二维射影变换参数，对断层图像进行射影变换，消除其射影失真。纠正失真后的断层图像再在Photoshop中处理，获取其4个定位杆中第一个定位杆图像，同样在Matlab中计算其坐标值，基于定位杆坐标值将断层图像裁剪成大小一致的断层图像。

六、多模体数据的空间配准（PET-CT、PET-MRI、CT与MRI）

多模医学图像配准是指待配准的两幅图像来源于不同的成像设备。例如CT和MRI图像都有较高的空间分辨率，前者对密度差异较大的组织效果较好，后者则可识别软组织；SPECT能反映人体的功能和代谢信息，但空间分辨较差。因此，在临床应用中常需要进行配准。二者的结合能够同时提供功能的与解剖的信息，具有临床应用价值。由于扫描设备的照理不同，扫描参数条件各异，所以两种断层图像间并不存在着简单的一一对应关系。多模医学图像配准是医学图像配准的重点研究内容之一。

第五节　医学图像的分割

一、图像分割的概念

数字人研究的先驱者Victor Spitzer曾说过，数字人研究有三个具有挑战性的问题，就是分割、分割、再分割。图像分割是三维重建等后继图像处理的基础及瓶颈，一方面精确的图像分割需要付出大量的时间与精力，另一方面图像分割的精度将影响后继医学基础研究及临床应用的结果，因此，如何提高图像分割的效率与精度就显得尤为重要。

所谓图像分割，就是将图像中具有特殊意义的不同区域区分开来。中国数字人数据集和临床连续断层数据集，都是包含三维结构信息的体数据集，体数据的分割与二维图像的分割类似，即将体数据集中具有特殊意义的体素分割出来，比如将一块巨石雕刻成一尊雕像的过程。对体素数据的分割有两种方式，一种是对每张二维切片独立进行分割，另一种是直接对三维体数据集进行分割。因此，图像分割也可以简单地理解为一个选择的过程。对于组成二维图像的每个像素或体数据集的每个体素，选择的结果只有去除和保留两种情况，因此图像分割的结果可以用二值图像来保存。

二、阈值分割

阈值分割法是将灰度图像变为二值图像以达到分割目的方法。阈值分割法是一种简单且非常有效的方法，特别是不同物体或结构之间有很大的强度对比时，能够得到很好的效果。此分割法通常是交互式的，一般可以作为一系列图像处理过程的第一步。它的主要局限是，最简单形式的阈值法只能产生二值图像来区分2个不同的类。另外，它只考虑像素本身的值，一般都不考虑图像的空间特性，这样就对噪声很敏感。针对它的不足，有许多经典阈值法的更新算法被提了出来。阈值分割对于CT图像的效果较好，而且算法简单，计算速度快。但在选择阈值时需要用户依据经验判断，或者先做多次尝试性分割后再对阈值进行调整，直至得到用户满意的结果。

三、边缘检测

边缘检测是基于物体与背景之间在灰度（或纹理）特性上存在着某种不连续性（或突变性）进行的一种检测技术。边缘是指它的两侧分属于两个区域，每个区域特性相对比较均匀一致，而两个区域之间在特性上则存在一定差异。

四、区域增长

区域生长法是根据预先定义的标准，提取图像中相连接区域的方法。这个标准可以是灰度信息，也可以是图像的边界，或者是二者的联合。和阈值法一样，区域生长法一般不单独使用，而是放在一系列处理过程中，特别用它来描绘诸如肿瘤和伤口等小而且简单的结构。它主要的缺陷是，每一个需要提取的区域都必须人工给出一个种子点，这样有多个区域就必须给出相应的种子个数。此法对噪声也很敏感，会造成孔状甚至是根本不连续的区域。相反的，局部且大量的影响还会使本来分开的区域连接起来。为减少这些缺点，产生了诸如模糊分类的区域增长法和其他方法。

五、形态学操作

数学形态学图像处理的基本思想是利用一个结构元素（structuring element）的"探针"收集图像的信息，当探针在图像中不断移动时，便可考察图像各个部分间的相互关系，从而了解图像各个部分的结构特征。从某种特定意义讲，形态学运算是以几何学为基础的，着重研究图像的几何结构。最基本的形态学运算是膨胀和腐蚀，图像A被结构元素B膨胀或腐蚀，膨胀或腐蚀后的图像形状不但与图像A的形状有关，而且与结构元素B的形状有关，但是与图像A的原始位置无关，膨胀或腐蚀可以使图像A面积变大或缩小。

六、医学图像分割的特点

医学图像分割具有很大的挑战性，其原因之一是不管采取何种成像方式，在获取图像过程中真实信息都会存在不同程度的丢失和畸变，断层图像分割的结果只能逼近而无法完全反映真实的解剖结构边界。

对于医学研究人员或外科医师来说，希望计算机重建的正常或病理解剖结构能够真实再现人体解剖或外科手术中所见结构层次，甚至再现光学显微镜下所见的细微结构。然而，每种设备成像都有一定噪声，每种成像方式反映真实的解剖层次结构都有一定的局限性。比如，解剖标本冰冻切片的光学照片，反映的是不同组织对可见光的反射性，对色彩相近的脂肪组织与神经组织，相邻很近的肌肉间隔，骨膜、肌腱及关节囊等结缔组织之间分辨不好；CT断层成像反映的是不同组织对X线的衰减率，对密度相近的软组织之间界线分辨不好；MRI断层成像反映的是组织所含氢质子密度以及组织的T1和T2弛豫时间，反映的组织病理边界往往较真实的情况范围扩大。

原因之二是不管采取何种计算机分割算法，对特定的正常或病理解剖结构，计算机自动图像分割的准确性都很难达到解剖或医学影像专家读片的水平，或者说计算机算法无法达到视觉思维的水平——我们看天上变幻的白云，一会像羊群，一会像奔马，这是因为脑海中已有羊群和奔马的形象，所以才能看到，这即是视觉思维的过程，而计算机看到的只可能是白云。医学图像分割中专家的作用体现在两个方面，一方面是计算机自动分割算法的选择上，另一方面是计算机自动分割结果的修正上。这使得医学图像的分割过程必须有医学人员的参与控制，而且分割结果的准确性与操作者的经验密切相关，结果不具有可重复性。

因此，目前任何一种单独类型的断层图像都不能满足所有医学研究和临床需要的精度；任何一种单独的计算机图像分割算法都难以对医学图像进行满意的分割。虽然医学图像分割在计算机图形图像专业是一个研究热点，并且不断取得进步，但是由于以上所述原因，目前对于医学研究者来说尚不能完全让别人代劳。医学图像分割的目的是最大限度地达到医学研究或临床工作所需的精度，为此笔者建议进行医学影像体数据分割时需把握以下几点。

首先，准备高质量的原始数据。"巧妇难为无米之炊"，要充分了解研究项目内容，不同的研究目的对分割精度要求不同，用于解剖教学可能要求尽可能多地分割出毗邻组织，用于脑科虚拟手术计划的重建精度要比骨科虚拟手术计划重建精度高。要充分了解各种影像设备的成像特点、影响成像精度的参数条件，根据研究目的选择适合的成像方式，以便于后继的图像分割。比如对人体标本事先进行血管灌注可以便于血管分割。对组织病理切片进行常规染色或者免疫组化染色，可以便于标定结构的图像分割。CT采用较高的扫描电压，可以提高分割骨骼的精度。还要与相关科室及研究人员充分交流，以节约资源并获取高质量的原始数据。

其次，充分熟悉所要分割的结构。影像读片，要心中有物眼中才能有物。对所要分割的解剖结构，要复习所有的相关解剖知识及文献，了解所要分割结构的解剖特征与变异，细致观察解剖标本，有条件的话进行实体解剖。还要利用各种体数据集浏览方法，对所要分割的体数据集进行充分细致的浏览观察，逐层追踪解剖结构的改变，做到在进行实际分割前，心中已经对体数据集进行了大体的分割。需要注意的是，解剖结构的几何形状不同，便于观察的断面也不同，比如条索状的膝关节交叉韧带在矢状断层上比在冠状面和横断面上容易观察与分割。

再有，要选择合适的医学图像分割软件或算法。"工欲善其事，必先利其器"，针对一个特定的分割任务如何选择分割算法或分割软件，是进行医学图像分割时必须考虑的问题。

简单地说，所有的分割算法都是利用所要分割对象的一些特征进行，比如灰度、颜色、纹理和形状等等，因此，需要了解每种分割工具的原理，分析所要分割结构的图像特征，选择合适的分割工具进行图像分割。

如果有合适的自动分割算法可以完成分割

固然是事半功倍的事，然而很多情况下单纯依赖自动分割方法尚不能满足医学对分割准确性的要求，因此由用户参与的交互式分割方法成为备受关注的发展方向。理想的医学图像交互分割软件应该一方面提供基础分割工具和灵活交互的平台，另一方面有多种高效分割工具可供灵活选择。遗憾的是，目前可以提供给缺乏工科背景的医学研究者使用的交互式医学图像分割软件不多，其中Mimics虽然提供的分割算法还不能说详尽，然而软件界面友好，便于上手，交互性好，可以满足一般的医学图像分割要求。

最后，对体数据集要注意应用三维分割方法。医学图像分割的对象多为体数据集，对体数据集的分割，一种是逐层对每张二维图像进行分割，另一种是利用层与层之间的关联进行三维分割。充分利用层与层之间关联可以加快分割的速度和提高分割的精度。

七、中国数字人彩色图像分割方法

就图像分割而言，中国数字人彩色断层图像具有毗邻复杂、色彩相近、边缘不连续的特点。在同一断面上，骨、骨膜、韧带、肌、神经、血管等彼此交错毗邻；骨皮质的色彩与骨膜、韧带、肌腱的色彩相近，肌肉与红骨髓的色彩相近，神经与周围纤维组织色彩相近；不同结构之间色彩连通，不存在真正意义上的色彩边缘，常需要根据纤维走向和追寻上下层之间的变化来判断边缘。这些特点使得目前计算机自动分割的结果，无法达到解剖学家结合专业知识，通过眼睛感知的理想边缘，必须要进行后期大量的人工修正。

针对中国数字人数据集，张坤等提出基于区域的vector confidence connected的低级分割方法和基于边界的Level Set高级分割方法相组合的分割方法，边界的平滑性得到了保持，同时半自动的分割方法既有效地结合了医学专家的医学背景知识，又提高了分割处理的速度。宋涛等提出了一种以模糊连通性理论为基础的三维分割方法，在组织边缘部位与其他组织的交汇处，分割算法的分割精度较低，分割算法本身是一个迭代的过程，分割速度比较慢。郑磊斌使用改进的色彩结构码彩色分割算法对中国虚拟人（VCH）数据集的彩色切片图像进行分割，对色彩较一致或边界明显的组织都得到了较好的分割，但对色彩范围较宽的组织往往产生过分割，同时指出没有专家的指导得到完美的分割结果几乎是不可能的。总之，这些数字人彩色断层图像分割方法都是针对个别组织器官的分割实验，不能应用于同一断层所有组织的分割。

苏秀云等提出一种中国数字人连续断层图像的局部聚类分割方法。首先，使用Photoshop中knockout滤镜，利用其强大蒙板功能，交互式提取目标区域。然后，在Matlab中使用形态学处理函数和边缘检测算子，精确提取平滑的轮廓线。结果是对骨、肌、脏器及大的血管、神经等完成了分割与分类，获取的轮廓线保留了精确的细节，定位准确且比较平滑。

第六节　医学图像可视化及三维模型重建

一、三维图像与医学影像可视化

体数据的可视化是人—机交互过程，即根据需要对体数据所蕴含的对象数据进行选择，并进行缩放、平移、旋转及剖切等操作，最终实现对体数据的显示和浏览。

体数据的可视化主要有两种方法，一种是直接对体数据进行显示的方法，称为体渲染（volume rendering）；另一种是基于表面的显示方法（surface-based rendering）。

体渲染实质是将三维的体素投影到二维像平面。人们可以观察有一定透明度物体的内部结构，与此类似，体渲染把体数据看成由非均匀的半透明体素组成。由于体素值是在连续空间中对某一种物理属性的离散采样，并不包含透明度等光学性质，因此需要人为地建立从体素值到透明度、颜色、反射系数等光学属性的映射，最终投影到屏幕上显示渲染后的图像。

体渲染的优点是避免了体数据复杂的二值分割，模糊的分类更准确地描述了物质空间分布，可以直接显示物体内部细微的结构。缺点是体素的物理属性与体渲染时所赋予的光学属性之间映射关系如何确定至今还没有定论。

面绘制是先对体数据进行三维重建，生成物体的三维表面模型，然后在屏幕上显示物体的表面图像。基于体数据进行三维重建，其实质是通过离散点拟合连续曲面：首先，对体数据中的体素进行分割和分类，其中位于表面的体素可以认为是过物体表面或者邻近物体表面的采样点；然后，利用这些采样点拟合物体的几何表面。最常用的拟合方法是用三角面片拟合。

二、平行投影、正交投影与视点

经过三维几何建模以后，物体的空间位置以及形状等数据存储在计算机中，这件数据代表着这个物体。但是要把这个物体绘制出来，显示在二维平面上却有多种方法。在屏幕上绘制物体只能绘制出该物体的一个投影面，绘制出物体的哪个投影面与设定的观察者位置有关，把观察者的位置称为视点。

投影一般分为平行投影与透视投影。

平行投影最常见的为正交投影，将物体所占有的空间投影成一个对边平行的直六面体，所以空间中的正方体也被投影成平行六面体。这种投影方式与相机的相对距离无关。如果想要保持物体的实际大小，一般用这种投影方法。

透视投影将物体所占有的空间投影成一个台体。距离远的部分，显示就小。如果希望得到真实感的物体图像，就使用这种投影。

三、MIP与体渲染

MIP为三维成像显示方法，CT扫描容积范围内采集数据均参与成像，选择显示组织结构取决于给定的窗宽及窗位值。投影方向内密度最大的体素参与成像。优点是分辨率高，能显示细小血管及血管壁钙化，显示密度信息。缺点是高密度成像后面结构遮挡，需旋转图像多角度、多方位观察，显示重叠结构。

体渲染是影像科CT三维重建最常用的方法，也是临床医生非常熟悉的三维重建方法。

体数据集可以想像为由一个个小立方体体素堆积而成，如果给予表层体素一定的透明度和颜色，则可以看到内部体素，比如一个包含骨骼的体数据集，可以将体素值小于骨的表层软组织体素设为透明，将体素值大于等于骨的体素设为不透明并赋予一定的颜色，我们即可看到软组织内部骨的三维结构信息（图3-10）。

所以，体渲染本质上是体数据的一种可视化方法，体渲染将不同的体素赋予不同的透明度及颜色，实现了体数据集三维可视化。

然而，在评价复杂部位骨折，比如骨盆骨折、Pilon骨折时，单独使用体渲染成像技术，虽然能够提供病变部位的三维结构信息，但是会低估实际粉碎的程度。原因是体渲染虽然依

据临床经验以不同的颜色赋予不同灰度值的体素，视觉效果可以非常逼真，但是这些颜色毕竟是伪彩色；同时，体渲染并没有改变体素的相对空间位置，虽然可以采取一些技术方法去除组织间的遮挡，但是不能移动骨折碎块的相对位置进行观察。

许多商业或免费的影像软件都提供体渲染功能，虽然软件的具体界面和操作不同，但是体渲染时需要设定的参数是一样的，包括以下两个参数：

透明度，基于体素值分配每个体素在体渲染时的透明度。

颜色映射，类似伪彩的方法，根据体素灰度值分配每个体素在体渲染时的伪彩色。

这两个参数的设置可以简单地通过在一个以透明度为纵坐标，以CT值为横坐标的平面坐标系中绘制一条阈值分割折线而获得（图3-11）。

我们任意选取图3-11中蓝色折线上的一点观察体渲染参数的设置，比如灰度值为1 000的体素透明度和颜色映射的设置情况：蓝色折线上选定的一点，垂直方向对应体素灰度值为1 000，颜色映射为红色，水平方向对应透明度为50%，因此，这一点设置了灰度值为1 000的体素的透明度为50%，颜色映射为红色。由此可见，每一个灰度值的体素都由折线分配了透明度和颜色映射，改变折线也就改变了体渲染的这两个参数（图3-12）。

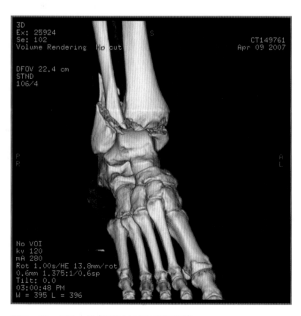

图3-10　Pilon骨折患足CT三维重建

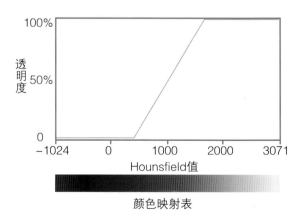

图3-11　体渲染参数设置。纵轴为透明度，横轴为CT值，对应于颜色映射表，蓝色折线为阈值分割

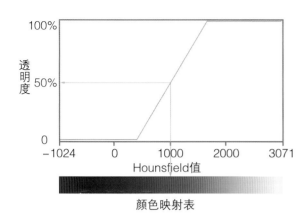

图3-12 体渲染参数分配示意图。蓝色折线上一点对应灰度值为1 000的体素，分配的透明度为50%（水平绿箭头），颜色映射为红色（垂直绿箭头）

四、基于连续断层图像的三维表面模型重建

三维重建的方法大致可分为基于轮廓三维重建和基于体素三维重建两种方法。

容易理解的是，理想的三维重建方法，或者说三角面片拟合结果，应该使用最少的三角面片，达到最小的空间误差。然而，减少三角面片和减小误差之间存在内在的矛盾，因此，如何取得二者的平衡就是在选择三维重建方法进行三维重建时必须考虑的问题。

体素级重建首先在物体体素的小长方体中确定小面片，然后将这些小面片连接起来构成物体的表面。体素级重建方法只需考虑各个小面片之间拓扑一致性，不需要考虑总体的拓扑关系，所以较切片级重建具有更高的精度和可靠性，但是会产生大量的小面片，占用大量的存储空间。

当原始图像的分辨率很高时，体素级重建方法更精确；当原始图像的分辨率很低时，体素级重建的精度也很低。

切片级重建则是从一组平行轮廓重构通过这些轮廓的曲面。因为通过一组平行轮廓的曲面有无穷多个，需要引入体积最大、表面积最小、对应方向一致及跨度最小等约束以使重建问题有解。切片级重建方法可实现大幅度的数据压缩，但轮廓对应存在多义性，特别是出现分叉情况时轮廓对应问题的不确定性更加严重。

即使原始图像的分辨率很低，切片级重建方法也能够比较好地构造出光顺的表面，但是光顺不表示精度更高。我们熟悉的真实的人体解剖标本表面一般都是光顺的，因此，对三维重建的人体模型，可能认为表面光滑的比表面粗糙的精度更高，而实际上对重建模型做光顺处理某种程度上是以牺牲模型的精度为代价的。

五、基于空间点云数据的三维表面模型重建（包括点云数据的获取、文件格式）

基于点云（图3-13）的逆向工程是指模型重建的数据来源为点云文件。它可以是逆向工作者自己采集的，也可以是外来的点云文件。这是一种最典型的产品几何逆向工程。包括零件分析、数据采集方案设计、测量设备选择、点云采集、点云的预处理、模型重建到模型评价的逆向工程整体解决方案。

数据采集是指采用某种设备和测量方法获取实物表面的几何坐标，并将所获数据存储或输出。数据采集是逆向工程的基础，数据采集方法直接影响着最终模型的质量和整个工程的效率。

测量规划非常重要。数据采集前，不仅要了解反求对象的结构、使用特性、工作原理等，而且要确定其关键尺寸，必要时还要了解加工过程，尽量多地掌握相关信息，以把数据采集工作做得准确无误。测量规划主要应考虑以下几个方面：扫描的方式、测头的选择、工件的装夹、测量基准的确定、坐标系的选择、

图3-13 点云数据显示为空间离散点，原始文件每行为一个点的空间坐标值

重点测量区域的划分、采集后数据的输出等。

点云数据处理是产品数字化之后曲面重构之前必须进行的工作，直接影响着后继曲面重构的精度和品质。对于使用三坐标测量机的数

据采集方式得到的点云，主要可解决异常点的剔除、多次测量点云的对齐、半径补偿、数据精简和数据分割等问题。点云处理数据的流程遵循点—曲线—曲面的原则。

第七节　基于医学三维模型的虚拟手术规划

一、三维模型的格式（离散的STL三角网格模型、参数化的NURBS曲面模型）

STL（standard triangle language）是应用最广的标准三角面片描述语言，描述三维模型每个三角面片的顶点坐标及法向。Mimics三维模型（3D object）是用三角面片来描述的。

准确地描述一个三维模型，应该是：所有的三角面片的并集组成三维模型的边界，一个三角面片是物体边界的一个子集；没有悬空或孤立面；面与面之间也没有区域交叠。即无孔、无悬浮面片或自交面片。

下面是股骨头的三维模型（图3-14）。

将股骨头三维模型存为STL格式，用记事本打开，语法和格式如下：

Solid	##开始一个三维模型
……	
facet	##开始一个三角面片
normal x y z	##面片法线
outer loop	##开始连接边
vertex x1 y1 z1	##顶点1坐标
vertex x2 y2 z2	##顶点2坐标
vertex x3 y3 z3	##顶点3坐标
endloop	##结束边
endfacet	##结束面
……	
endsolid	##结束三维模型

NURBS曲线（非均匀有理数B样条线），是一种常用的计算机曲线表示和绘制方法。NURBS曲面是NURBS曲线的扩张，描述曲面上控制点的位置，可以使用曲面上的二维坐标来表示，为了表示与系统坐标系的不同，用字母U、V表示。

二、三维模型的编辑（模拟手术切割、钻孔等）

在计算机空间中对解剖结构进行截骨、钻孔，对钢板进行塑型等操作称为三维模型的编辑（图3-15）。三维模型编辑与真实手术操作不同。大多数软件只能进行一些简单模拟。针对具体不同的虚拟手术，可能需要到不同的软件中寻找相关工具。

三、三维模型的空间变换（模拟手术矫形、内植物置放）

三维模型在坐标系中只有位置改变而没有

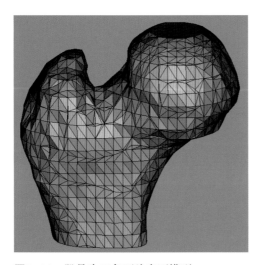

图3-14　股骨头三角面片表面模型

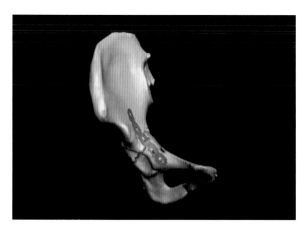

图3-15　重建钢板预塑型

自身大小形状的改变，即模型上任意两点间的距离在变换前后保持不变，称为等距变换或刚体变换。

三维模型经刚体变换后，模型上一点 P，在变换前的坐标 (x,y,x) 和变换后的坐标 (x^*,y^*,x^*)，有

$$\begin{cases} x^* = a_1 + a_{11}x + a_{21}y + a_{31}z, \\ y^* = a_2 + a_{12}x + a_{22}y + a_{32}z, \\ z^* = a_3 + a_{13}x + a_{23}y + a_{33}z. \end{cases} \qquad (6-1)$$

其中，矩阵 $\begin{bmatrix} a_{11} & a_{12} & a_{13} \\ a_{21} & a_{22} & a_{23} \\ a_{31} & a_{32} & a_{33} \end{bmatrix}$ 是行列式值为 1 的正交矩阵。

借用初等数学的语言，如果已知三维模型在空间中变换前后的位置，就可以求出方程（6-1）的12个系数(变换矩阵)来；反之，如果知道方程（6-1）的所有系数（变换矩阵），则可以根据三维模型变换前任一点 P 的坐标 (x,y,x)，求出变换后的坐标 (x^*,y^*,x^*) 来。

刚体变换可以分解为平移和旋转，也就是说在空间坐标系中三维模型位置的改变可以通过一系列平移和旋转过程来实现。

如果三维模型只有平移，则模型上一点 P，在变换前的坐标 (x,y,x) 和变换后的坐标 (x^*,y^*,x^*)，有 $x^* = a_1 + x$　$y^* = a_2 + y$　$z^* = a_3 + z$（6-2）

这个公式称为平移公式，由公式（6-2）可知，a_1 为三维模型沿 轴平移的值，a_2 为三维模型沿 y 轴平移的值，a_3 为三维模型沿 z 轴平移的值。

如果三维模型只有围绕一个不动点的旋转，则这个刚体变换也称为正交变换，取这个不动点为坐标系的原点，则模型上一点 P，在变换前的坐标 (x,y,x) 和变换后的坐标 (x^*,y^*,x^*)，有

$$\begin{cases} x^* = a_{11}x + a_{21}y + a_{31}z, \\ y^* = a_{12}x + a_{22}y + a_{32}z, \\ z^* = a_{13}x + a_{23}y + a_{33}z. \end{cases} \qquad (6-3)$$

其中，矩阵 $\begin{bmatrix} a_{11} & a_{12} & a_{13} \\ a_{21} & a_{22} & a_{23} \\ a_{31} & a_{32} & a_{33} \end{bmatrix}$ 为旋转变换矩阵。

在坐标系中对三维模型的旋转，一般都是通过围绕旋转轴旋转一定角度而实现的。因此，旋转也可用围绕坐标轴的三个旋转角度 ψ、θ、φ 来定义，其中，ψ、θ、φ 分别为围绕 x、y、z 轴逆时针旋转的角度（Euler角），同时有

$$\begin{bmatrix} a_{11} & a_{12} & a_{13} \\ a_{21} & a_{22} & a_{23} \\ a_{31} & a_{32} & a_{33} \end{bmatrix} = \begin{bmatrix} \cos\psi & \sin\psi & 0 \\ -\sin\psi & \cos\psi & 0 \\ 0 & 0 & 1 \end{bmatrix} \begin{bmatrix} \cos\theta & 0 & -\sin\theta \\ 0 & 1 & 0 \\ \sin\theta & 0 & \cos\theta \end{bmatrix} \begin{bmatrix} 1 & 0 & 0 \\ 0 & \cos\varphi & \sin\varphi \\ 0 & -\sin\varphi & \cos\varphi \end{bmatrix}$$

$$(6-4)$$

四、三维模型的空间测量（模拟手术参数测量、结果评估）

与真实的手术类似，在计算机中对三维模型可以进行真实世界中的所有测量。具体到人体解剖模型的测量，需注意几点，由于形态的不规则，解剖模型的测量常常需要拟合，所拟合的目标几何体是根据临床需要而定的。

参考文献

1. 裴国献, 张元智. 数字骨科学. 北京: 人民卫生出版社, 2009.

2. 罗述谦, 周果宏. 医学图像处理与分. 2版. 北京: 科学出版社, 2010.

3. 田捷, 薛健, 戴亚康. 医学影像算法设计与平台构建. 北京: 清华大学出版社, 2007.

4. 康晓东. 医学影像图像处理. 北京: 人民卫生出版社, 2009.

5. 单岩, 吴立军, 蔡娥. UG NX 8三维造型技术基础. 2版. 北京: 清华大学出版社, 2014.

6. 于万波. 基于MATLAB的计算机图形与动画技术. 北京: 清华大学出版社, 2007.

7. 卢碧红, 曲宝章. 逆向工程与产品创新案例研究. 北京: 机械工业出版社, 2013.

8. 韩正贤, 刘鹏. 计算机图形学 : 基于3D图形开发技术. 北京 : 清华大学出版社, 2013.

9. 朱鼎勋, 陈绍菱. 空间解析几何学. 北京 : 北京师范大学出版社, 1981.

10. Birkfellner W. Applied Medical Image Processing. Crc Press, 2014.

11. 苏秀云, 刘蜀彬. Mimics软件临床应用. 北京: 人民军医出版社, 2011.

第四章 人体骨肌系统的生物力学建模与动力学分析

骨骼肌肉系统又称为人体运动系统，数字骨科技术为深入理解生理和病理状态下骨骼肌肉系统的运动功能提供便利手段。利用多种人体解剖结构的三维重技术，不但可以构建静态的三维几何模型，而且可以在此基础上建立人体多刚体运动学和动力学模型，可以用来进行人体运动学仿真，关节力、关节力矩和肌肉力的计算，为人工关节置换术等骨科手术运动学优化提供评估技术体系，为进一步的生物力学仿真提供力学加载工况数据。

本章阐述人体骨肌系统生物力学仿真模型的构建方法，人体运动学和动力学仿真计算原理和功能，并通过典型案例阐述其在数字骨科学中的应用价值。

第一节　人体骨肌系统运动学与动力学基础

人体运动是神经系统控制1 000多块肌肉有节律收缩，驱动200多块骨骼绕100多个关节协同运动的结果。不仅可完成高度复杂的动作，而且由于人类高度的智能性，其运动具有很好的协调性。人体运动信息是人体骨肌运动系统和神经控制系统等多方面综合运动功能的宏观反映，人体不同的运动功能障碍、疾病和康复水平在运动信息中都有所反映。所以对人体运动的研究一直是机器人设计、智能控制、人机工程、虚拟仿真、康复工程、生物力学等多个学科领域研究的热点。

人体运动学的研究结果为人体动力学研究奠定了数据基础。人体行为运动过程中的关节力与关节力矩，各肌肉束中的肌肉力是各个领域研究者普遍关注的内容，它将由人体动力学加以解决。

生物力学基础知识对于深入研究人体骨肌系统生物力学问题具有重要的支承作用。牢固掌握力学的原理、理论和方法将为生物力学在临床医学中的应用打下坚实的基础。本节拟重点阐述骨骼肌肉系统的运动学、动力学数值仿真分析方法及肌肉力预测算法。

一、人体骨肌系统的生物力学仿真建模

人体骨肌系统运动学和动力学仿真分析模型建立是进行运动学和动力学参数分析的基础。人体骨肌系统可以用来进行各种行为运动的仿真分析，研究各种行为运动过程（如步态、跑、蹲、跪、上下楼梯等）中肌肉的协调作用；可以分析患者及运动异常人群与正常人骨肌系统肌肉受力的不同；分析临床外科手术如关节置换术对人体骨肌系统运动及动力学的影响等。

（一）骨肌几何模型的建立

人体骨肌系统几何建模的解剖数据主要来自冷冻切片、CT（电子计算机X射线断层扫描技术，computed tomography）和MRI（核磁共振成像，nuclear magnetic resonance imaging）医学影像数据。通过数字图像处理技术，对CT、MRI和冷冻切片等医学图像数据进行坐标定义、分割、轮廓提取等操作，从二维医学图像数据中精确提取出目标组织轮廓线，在这些提取出的二维曲线数据的基础上，进一步进行目标组织的三维几何重建。图4-1为数据处理与三维重建

技术路线。

所建骨肌的三维几何模型如图4-2所示。骨肌模型可用于运动学和动力学分析的可视化显示，亦可用于骨肌三维有限元模型的建立、关节置换的几何仿真、关节置换术后的运动学分析等。

（二）肌肉线模型的建立

肌肉的建模方法包括以下4种：①直接在肌肉的起止点间建立直线模型；②根据肌肉的解剖特性在起点和止点之间建立一个固定的中间点作为代止点，使肌肉的线模型通过起点、中间代止点和止点，在人体运动过程中，肌肉会通过代止点伸缩；③MPP肌肉模型；④缠绕型的肌肉，这种缠绕型的肌肉需要预先定义如球面或圆柱面之类的曲面，并且肌肉在人体运动过程中能够一直缠绕在预先定义的曲面上。

根据人体解剖学，在医生的指导下，结合

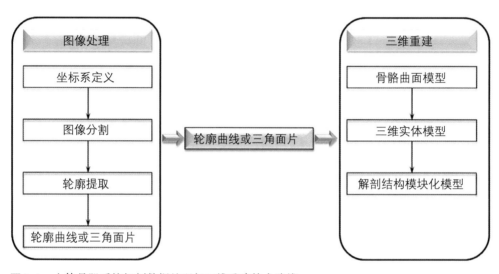

图4-1　人体骨肌系统解剖数据处理与三维重建技术路线

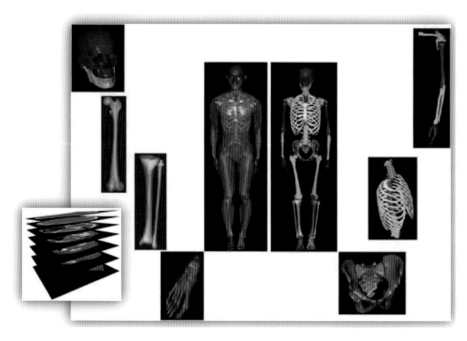

图4-2　人体骨肌三维几何模型

文献对人体全身肌肉功能模型各肌肉起止点和代起止点的定义，对肌肉的起止点及路径上的经过点进行标记，建立肌肉线模型。由于肌肉大小、形态、肌纤维走向及附着点几何形状有着很大差异，在标记肌肉附着点时，不同形态特点的肌肉采用不同的原则和方法进行标记：

（1）肌肉路径由多少条曲线模拟主要是根据肌肉的力学作用和肌束的形态特征。

（2）某些肌肉肌束形态特征都比较明显且力学特性比较单一，如肱二头肌和肱三头肌。肱二头肌分别由长头和短头组成；肱三头肌包括外侧头、中头和内侧头。这种肌肉的路径划分基本没有争议。

（3）某些肌肉覆盖面积比较大，力学特征比较复杂，肌肉的路径曲线有多种划分。如三角肌，主要分为前、中和后，但是有的文献后部用一根曲线表示，有的四根，有的六根。也有文献曾研究过当曲线数目达到某个值时，再增加曲线就没有意义了。

（4）对于有宽大附着点的肌肉，若在其附着点范围内，无论标记在何处都不会明显影响肌拉力线的位置的，则该肌附着点标记于附着点在骨面的几何中心（如髂腰肌起点等）。

（5）对于有宽大附着点的肌肉，若其附着点的标记会明显影响肌拉力线的位置，则该肌附着点应根据具体情况，用两个或三个点进行标记，以便说明肌肉不同部分肌纤维的各自功能（如臀大肌起、止点，臀中、小肌起点等）。

（6）肌肉附着点较局限，肌肉纵轴走向为直线的肌肉，其附着点标记于附着点的几何中心(如长收肌等)。

（7）若肌肉从起点到止点的走向为曲线，在肌肉路径上设置经过点，采取设置代起止点的方法进行标记。如髂腰肌、闭孔内肌、小腿前群肌、小腿后群深层肌等。

（8）上肢和下肢肌肉路径的建立依据各自先前研究的模型演化。

根据以上基本原则，可以获得全身人体肌肉力线表示，完整的人体骨肌系统模型如图4-3所示。

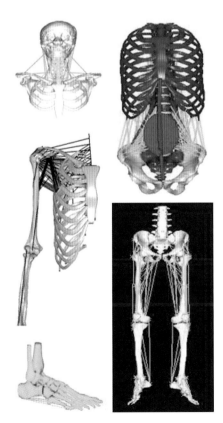
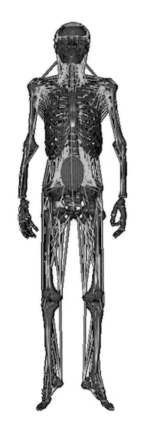

图4-3　人体骨肌模型

（三）关节坐标系构建

在对人体运动进行运动学或者动力学分析的时候，通常需要对各关节建立局部坐标系。目前，国际上有学者给出了推荐使用的标准的人体各部位局部坐标系定义方法。但是，该方法主要针对临床研究和应用，所以强调专业的解剖学知识，可操作性差，且局部坐标系间的关系不明确。因此，对于正常人体运动的运动学和动力学研究，需给出一种更简单实用的局部坐标系定义方法。要先定义上肢和下肢的主要解剖学特征点，并通过这些特征点按照特定的原则构建主要关节的坐标系。

上肢中的手、前臂、上臂和肩，以及下肢中的足、小腿和股的主要解剖学特征点的相关定义和术语如图4-4所示，其中解剖学特征点的定义和术语都参考相关的解剖学文献，并且考虑从活体和标准人体骨肌模型中容易提取的因素而制订。其中除AC点外，其他特征点命名规则为：前一个字母L取自英文单词Lateral（代表外侧），字母M取自英文单词Medial（代表内侧）；后一个字母取自特征点所在关节的关节英文名称的头一个字母。所有的这些解剖学特征点都可以是在活体和标准人体骨肌模型上很容易辨认，而且可以确定的很小区域的点。

如图4-4，图4-5所示，关节坐标系及相关术语定义如下：

（1）肩关节坐标系—XsYsZs

Os: 坐标原点，与AC点重合。

Zs: AC与Oe（LE与ME连线的中点）的连线，方向指向Oe。

Xs: 由LE、ME和AC三点构成的平面的法线，方向指向前向。

Ys: Zs轴和Xs轴构成的平面的法线，方向指向右向。

上臂轴线：AC与Oe的连线，即Zs轴。

上臂长度：AC与Oe的距离。

（2）肘关节坐标系—XeYeZe

Oe: 坐标原点，与LE与ME连线的中点重合。

Ze: Oe与Ow（LW与MW连线的中点）的连线，方向指向Ow。

Xe: 由LW、MW和Oe三点构成的平面的法线，方向指向前向。

Ye: Ze轴和Xe轴构成的平面的法线，方向指向右向。

前臂轴线：Oe与Ow的连线，即Ze轴。

前臂长度：Oe与Ow的距离。

（3）腕关节坐标系—XwYwZw

Ow: 坐标原点，与LW和MW连线的中点重合。

Zw: Ow与Om（LH和MH连线的中点）的连线，方向指向Om。

骨骼	特征点	定义
肩胛骨	AC	肩锁关节点
肱骨	LE	外上髁
肱骨	ME	内上髁
前臂	LW	桡骨茎突
前臂	MW	尺骨茎突
手	LH	第二掌骨外侧末梢
手	MH	第五掌骨内侧末梢
股骨	GT	大转子
股骨	LK	外上髁
股骨	MK	内上髁
小腿	LA	外踝
小腿	MA	内踝
足	LF	第二趾骨外侧末梢
足	MF	第五趾骨内侧末梢

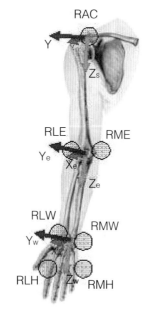
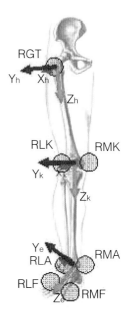

图4-4 肢体特征点及关节坐标系

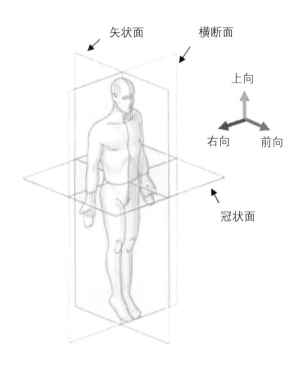

图4-5 人体主要平面及方向定义

Xw: 由LH、MH和Ow三点构成的平面的法线, 方向指向前向。

Yw: 由Zw轴和Xw轴构成的平面的法线, 方向指向右向。

手轴线: Ow与Om的连线, 即Zw轴。

手长度: Ow与Om的距离。

(4) 髋关节坐标系—XhYhZh

Oh: 坐标原点, 与GT点重合。

Zh: GT与Ok (LK与MK连线的中点) 的连线, 方向指向Ok。

Xh: 由LK、MK和GT三点构成的平面的法线, 方向指向前向。

Yh: Zh轴和Xh轴构成的平面的法线, 方向指向右向。

股轴线: GT与Ok的连线, 即Zh轴。

股长度: GT与Ok的距离。

(5) 膝关节坐标系—XkYkZk

Ok: 坐标原点, 与LK与MK连线的中点重合。

Zk: Ok与Oa (LA与MA连线的中点) 的连线, 方向指向Oa。

Xk: 由LA、MA和Ok三点构成的平面的法线, 方向指向前向。

Yk: Zk轴和Xk轴构成的平面的法线, 方向指向右向。

小腿轴线: Ok与Oa的连线, 即Zk轴。

小腿长度: Ok与Oa的距离。

(6) 踝关节坐标系—XaYaZa

Oa: 坐标原点, 与LA和MA连线的中点重合。

Za: Oa与Om (LF和MF连线的中点) 的连线, 方向指向Om。

Xa: 由LF、MF和Oa三点构成的平面的法线, 方向指向前向。

Ya: 由Za轴和Xa轴构成的平面的法线, 方向指向右向。

足轴线: Oa与Om的连线, 即Za轴。

足长度: Oa与Om的距离。

在国内外研究中, 对肘关节的坐标系原点普遍采用LE与ME连线的中点; 而对腕关节的坐标系原点普遍采用LW与MW连线的中点, 下肢类似, 但肩关节和髋关节坐标系原点的选择原则与以上关节不同。

肩关节的坐标系原点主要选择在肩关节中心 (shoulder center, SC)、盂肱旋转中心 (glenohumeral rotation center, GH) 或者肱骨头中心 (humeral head center, HC)。从概念上讲, SC的位置是作为肩关节坐标系原点最合理的位置, 但肩部运动是一个多关节的复合运动, 所以这点的位置很难确定。有学者从视觉上估测, 通过AC点的空间坐标沿重力方向偏移7 cm来确定SC点的空间坐标, 显然偏移量及偏移方向的误差都会对SC点空间坐标的估测带来误差, 我们在CAD软件上对一个标准模型AC点到盂下结节的空间距离度量的时候, 发现AC点到盂下结节的空间距离不超过5 cm。

髋关节的局部坐标系原点主要选择在髋关节旋转中心, 而一般认为髋关节旋转中心在髋臼中心 (AC) 点或者股骨头中心 (FH) 点。有学者采用FH点作为局部坐标系原点, 也有学者认为一般情况下AC和FH两点位置一样。

髋关节旋转中心的位置确定一般有以下3种方法。

(1) 功能法: 在获得足够的髋关节运动范围数据的情况下, 这种方法是比较精确的, 但是如果没有足够的运动数据, 这种方法就很可能失效。

（2）预测法：通过分析活体盆骨的CT或MRI图像或者尸体盆骨样本，提取一些独立的几何参数构建回归方程来计算髋关节旋转中心的一种方法。这种方法在一定误差范围内使用还是很有意义的。

（3）触诊法：根据骨骼形态学，采用离AC或者FH很近且便于确定的虚拟marker点对旋转中心进行估测，有利于个性化参数测量，但无论是对活体还是模型而言，虚拟marker点本身位置的确定就存在误差，所以该方法的精度不高。

简单地确定髋关节旋转中心也可以根据大转子（GT）在冠状面方向偏离一定距离或者髂前上棘在横断面方向偏离一定距离来获得髋关节旋转中心的位置，但是误差无法控制。

无论是对活体还是模型而言，SC、GH和HC点空间位置的确定都是非常困难的，而髋关节旋转中心本身也是因为生物力学研究的需要所假设的球窝铰链的中心。深入研究得出了定义人体局部坐标系的基本原则：①尽量是关节运动中心；②采用空间相对位置不变的三点构建局部坐标系。

（四）肌肉生理横截面积

肌肉的生理横截面积（physiological cross-section area，PCSA）指横切某一块肌肉的所有肌纤维的横截面面积的总和。它与最大肌肉力成正比，Fick最早阐述了肌肉的最大收缩力与肌肉的生理横截面积之间具有一定的线性关系。即单位平方厘米的肌肉生理横截面积可以产生的肌肉力为6～10千克力，为50～100 N/cm²。此后Morris和Ikai对这一值进行了进一步的研究和修正，但总体的值域范围仍在40～100 N/cm²中。正由于最大肌肉力与肌肉生理横截面积之间的正比关系，因此获得肌肉的生理横截面面积将是肌肉力预测中的另一个重要环节。在活体上很难测定肌肉的生理横截面，一般通过解剖测量或从医学图像获取生理横截面积，采用计算肌肉的体积，然后除以肌肉的长度（不算肌腱的长度）得出肌肉的PCSA值，这是一种平均的肌肉生理横截面积的计算方法。

最大肌肉力与肌肉生理横截面面积成正比关系，生理横截面面积是肌肉力预测的另一个重要参数。一般通过解剖测量或从医学图像获取生理横截面积，这里以冷冻切片图像数据为例讨论生理截面积的计算方法（图4-6）。首先根据冷冻切片图像计算肌肉的体积和长度，进而计算肌肉生理横截面积，计算公式如下：

$$PCSA_i = \frac{\cos\varphi_i \sum_{k=1}^{m} S_i^k h}{L_i}$$

（4-1）

式中：为肌纤维角（下标i表示肌肉编号），取值为15°，m为冷冻切片数，如图4-6，为肌肉第k层切片的横截面面积，h为切片厚度，为肌肉长度。

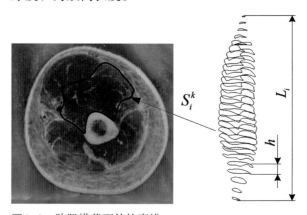

图4-6 肱肌横截面外轮廓线

对于不同个体，肌肉生理参数值往往相差较大，根据上述方法计算得到标准人体骨肌系统的生理横截面面积不能直接用于实验对象的肌肉力预测。对于上肢来说，实验研究对象的肌肉生理截面积必须根据人体测量学数据对标准人体肌肉生理参数进行缩放获得，二者的缩放因子分别为实验对象与标准人体骨肌系统臂围的比值和此比值的平方。

通过肌肉的体积除以肌肉的长度（不包括肌腱），具有统计学上的意义，要完成这项研究工作需要投入巨大的人力和消耗大量的时间。Takashima、McGill和Stokes IAF等对人体腹部肌肉的PCSA进行了研究，分析比较他们的研究结果不难发现，PCSA值的差异源于样本的身高和体重上的差别。目前国内还缺乏完整的人体胸腰部PCSA的研究，因此人体胸腹部肌肉的PCSA数据可以根据Stokes IAF的研究值乘以0.8得到的，这与二者研究样本的体重比基本相当。

下肢肌肉的生理横截面面积的计算中，目前广泛应用在下肢骨肌系统模型中的PCSA数据主要基于1983年和1990年两篇文献中五个尸体样本的直接测量值，但这一数据样本少同时数据本身缺少样本自身信息，如年龄、性别、重量等，这使得我们无法利用这一数据对不同个体肌肉生理参数的进行缩放，进而影响了肌肉力的准确预测。近期，Ward等对21个尸体样本中的下肢肌肉的肌纤维长度和生理横截面积进行了测量，给出了更为翔实的下肢肌肉结构数据，为后续下肢模型中肌肉PCSA值的确定提供了重要参考。

随着人体生物力学的发展，人们越来越关注运动过程中人体肌肉力学特性，对肌肉力的分析需要构建完善的骨肌模型，这样可以方便地分析肌肉的动态特性。伴随图像技术的进步，出现了大量的越来越完善的人体下肢骨肌系统模型。但是，如何将人体骨肌系统模型应用于活体进行动态分析成为迫切需要解决的问题。个性人体基本参数测量（运动测量、足底力测量及肌电测量等）方法的理论研究、实际经验及所采集的数据进行处理的方法、基于关节坐标系的肌肉骨骼间附着点空间坐标变换方法及骨肌系统缩放原则等都成为亟须开展的课题，研究成果将促进标准人体骨肌系统应用于活体分析，从而方便、快捷地建立个性人体骨肌系统力学模型。

（五）人体骨肌动力学仿真计算模型

人体骨肌系统动力学计算模型分为无肌肉力元素的棍棒模型和含肌肉力元素的骨肌系统生物力学仿真模型两种。

1.人体多刚体动力学棍棒模型

Hanavan于1964年提出了一个15刚体的人体模型，该模型把人体分为头、上躯干、下躯干、大腿、小腿、足、上臂、前臂、手等共15个密度相同的实心刚体（图4-7A）。南非Hatze于1980年发明了一种更为具体的人体模型（图

4-7B），他建立的人体模型是人体骨骼、肌肉、神经系统的综合模型。在其中，肌肉的功能、神经系统的传递等均做了合适的力学模型并以数学形式进行了描述。这样的模拟在理论上的完整性、严密性显然优于普通的多刚体模型，且更接近于真实的人体特征。

通常一个多刚体系统有构件、约束、力和运动激励4个要素。构件可以是质点、质点系或刚体。约束通常指的是机构学中的运动副，典型的约束铰链有：球铰链、万向节和转动副等（如图4-8所示）。相邻刚体间还有一种连接方式，即用弹簧、阻尼等无质量力元件的连接（又称"力元"）。力（矩）有外界作用在刚体上的力（矩），也有两个相邻刚体之间的内力（矩），主要有重力、铰链约束反力（矩），有时还要考虑摩擦力。主动力可以是外力也可以是内力。运动激励作用在运动副上，使它所连接的机构产生一定的运动。人在运动时受到外力和内力的综合作用，如地面摩擦力、器械或地面支撑力等、人体各部分的重力、关节两端的肌肉力等，根据仿真的实际目的，一般只需考虑部分的作用力。

基于人体多刚体力学仿真分析原理，人体模型可以简化为人体棍棒模型，见图4-9。棍棒模型是最简单的人体结构表示方法，它由点和

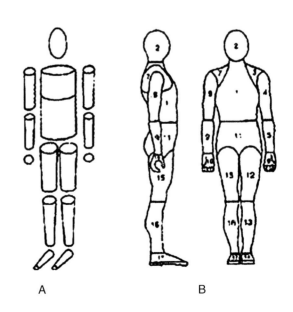

A　　　　　　　　B

图4-7　人体多刚体动力学棍棒模型

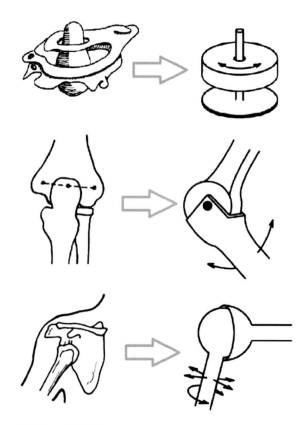

图4-8 关节简化

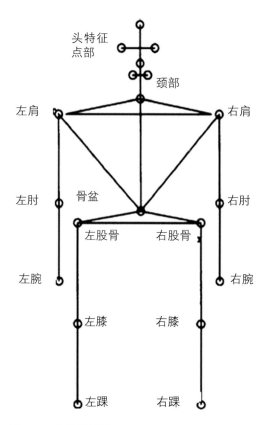

图4-9 人体棍棒模型

线段组成，分别表示关节点和人体体段的中轴线。棍棒模型可用来指导对图像特征的拟合，如骨骼或体段的拟合，以获得人体姿态。通过运动捕捉系统采集受试者身上特征点位置粘贴的Marker点三维坐标，在运动分析软件中，可驱动棍棒模型分析人体运动信息，也可以驱动人体骨骼模型或驱动角色模型，进行三维动画制作、虚拟仿真等。

2.骨肌动力学计算模型

对肌肉力理论分析的首要步骤是建立包含肌肉力元素的骨肌系统的动力学模型。人们对交互式骨肌建模系统的研究始于20世纪90年代初，现已形成了许多商业化的骨肌仿真建模软件，如Anybody、SIMM。其中，SIMM全称交互式骨肌建模软件（software for interactive musculoskeletal modeling），由斯坦福大学NMBL实验室等联合开发。通过SIMM，用户可以建立由骨骼、关节、肌肉、韧带等组成的骨肌模型，并对它进行各种分析。如计算力臂、肌肉和肌腱长度、肌肉力以及关节矩等。用户

还可以交互设定骨肌几何形状、关节运动学等参数，分析由此给其他参数和运动仿真等带来的影响。通过Dynamics Pipeline模块，以及SD/FAST软件，可以进行骨肌模型的动力学仿真。

用人体肌肉系统几何模型直接参与力学计算过于复杂，在生物力学研究中通常将肌肉依据肌纤维在骨骼上的附着点建立肌肉力学虚拟线，通过这些肌肉力学虚拟线来替代实际的肌肉力的作用。

国际生物力学学会（ISB）标准化委员会分别于2002年和2005年提出了一套关于人体骨肌系统坐标定义的标准。这项标准包含了人体关节局部坐标系统和人体骨肌系统总体坐标系统的定义，目前已被国际生物力学界广泛使用。对于关节的处理，主要是依据ISB对关节运动关系的定义来进行建模的。通过对人体踝关节、膝关节、髋关节、肩关节、肘关节等部分的局部坐标和相对运动关系的定义，通过坐标系统的变换以及人体结构的复杂变换和变形，从而实现人体关节的仿真建模与肢体部分模型的组装。

3.标准模型的参数转换

由于在实验者皮肤表面按棍棒模型的规定贴上主动发光式刚体marker点，因此，由红外摄像头捕捉到刚体、marker的瞬时空间坐标后，仿真分析软件将根据实际marker点与棍棒模型marker点之间的对应关系，以及实际marker点之间的距离，自动将棍棒模型尺寸转化为实验者的实际尺寸。

另外，尽管人体骨肌系统模型越来越完善，但如何将人体骨肌系统模型准确应用于活体进行动态分析依然是运动学和动力学仿真分析需要解决的问题，特别是对于求解肌肉力非常重要。要先将人体按各肢体分为很多个体段，并假设人体运动过程中，骨骼和体段均是刚体，肌肉附着点在骨骼上的相对空间坐标值是不变的，即肌肉附着点在关节坐标系下的坐标不变。为了获得关节运动过程中，肌肉附着点随骨骼运动的空间位置变化，需要将肌肉附着点在世界坐标系A下的坐标值变换为关节坐标系下的坐标值，我们假设骨肌模型上的关节坐标系与活体上的关节坐标系有一一对应的关系，于是可以将模型上关节坐标系下的坐标值变换到活体世界坐标系B下任一时刻的坐标值。最后通过肌肉附着点随骨骼运动的空间位置变化可以分析运动过程中肌肉的变化状况。

二、人体运动测量与运动学仿真分析

人体运动测量技术是随着摄影技术的出现而兴起的。人类起初用影像技术记录人体运动。1885年，法国摄影师Marey采用连续照相技术，记录了跑步运动。随着计算机、传感等技术的飞速发展，出现了各种运动测量设备，如角度计（Goniometers）、加速计（Accelerometers）以及运动捕捉（Motion Capture）系统等。人体的运动除空间的三维位移以外，各关节还伴随着伸/曲、内旋/外旋、内收/外展三种旋转运动。人体运动参数是人体生物力学仿真分析的重要数据，其基本参数可通过测量获得。

（一）运动捕捉系统

目前，世界上许多公司或研究机构开发了商业化的运动捕捉系统，并且在工业、科学研究和动漫制作等领域得到了广泛应用。根据运动捕捉原理的不同，通常将运动捕捉系统分为三类：机械式、电磁式和光学式。机械式运动捕捉系统，如Animazoo公司的gypsy系统、Ascension公司的MotionStar Wireless 2系统、Motion Analysis公司的HiRes系统、NDI公司的OPTOTRAKCERTUS系统分别为机械式、电磁式、被动光学式和主动光学式系统。

机械式、电磁式和光学式这三种类型的运动捕捉系统都有各自的缺点：机械式系统由于电缆、装备等沉重，影响了测试者的运动；电磁式系统容易受测试环境中的电波、铁、磁性物质等干扰；光学式系统对光线敏感，常会采集到一些"伪"标记光点，从而产生噪声。同时标记光点容易被遮挡，造成数据丢失。

用运动捕捉系统可以测量物体在空间中的位置和运动方向，并用便于计算机处理的数据格式记录测量数据，其被测对象大至人体运动小至面部表情。运动捕捉系统捕捉对象表面关键点（如解剖学标记点）的运动信息，并经过实时或后期处理，可以得到描述被测对象的运动参数。

（二）人体运动的测量内容

运动学参数包括：时间参数；空间参数；时空参数。

1.时间参数

描述运动何时发生，整个运动所消耗的时间或循环运动的周期。时间特征包括时刻和时间两个量。

（1）时刻：人体运动过程中，人体或器械空间位置的时间量度，是时间上的一个点，它用于运动的开始、结束和运动过程中许多重要位相的瞬时。例如：对正常步态周期：特征时刻分为：①首次着地；②负荷反应期（承重期）——双支撑期；③站立中期；④站立末期；⑤迈步前期——双支撑期；⑥迈步初期；⑦迈步中期；⑧迈步末期。

（2）时间：是运动结束时刻与开始时刻之差值，运动持续时间是运动始末两个时刻之间的时间间隔。例如：一个完整步态周期的时间。频率是人体动作重复度的度量，单位时间重复进行的动作次数，例如步频。

2.空间参数

描述人体运动中的空间位置及运动范围。

（1）质点坐标：质点的坐标值，较多采用直角坐标系坐标值（x, y, z）。通常把粘贴于人体上的标记点、人体或器械的重心点看作质点。

（2）轨迹：即质点运动的路径，是坐标空间内质点位置的连线。

（3）路程：指质点从一个位置移到另一个位置的实际运动轨迹长度。

（4）位移：指质点运动的起始点到终止点的直线距离。它是一个矢量，既有大小又有方向，严格地表明人体在某方向上位置的变化情况。

（5）角位移：人体运动过程中，关节或刚体起始位到终止位的角度变化。例如：髋关节在三个坐标平面中的内外展、内外旋、伸/屈角位移θ_{xy}、θ_{yz}、θ_{xz}。

3.时空参数

描述人体运动时空间位置变化与时间历程的关系，表现出人体运动中的时空特征。

（1）速度：质点运动的线速度（$\dot{x}, \dot{y}, \dot{z}$）。

（2）加速度：质点运动的线加速度（$\ddot{x}, \ddot{y}, \ddot{z}$）。

（3）角速度：关节或刚体回转角速度（$\omega_{xy}, \omega_{yz}, \omega_{xz}$）。

（4）角加速度：关节或刚体回转角加速度a_{xy}, a_{yz}, a_{xz}。

要完整描述人体某部位的运动，一般需要上述18个参数变量，它们可以通过直接或间接的方法测量或计算得到。

（三）运动测量与数据处理

运动测量是采用运动测量设备准确测量运动物体在三维空间运动状况，然后使用计算机对测量的数据进行处理，得到描述被测对象的运动参数。当前主流的运动捕捉系统仍然是依靠Marker点作为识别标志的光学运动捕捉系统。通过使用该运动捕捉系统，可以捕捉到粘贴于被测者或表演者体表的Marker点的随时间变化的坐标，即Marker点的空间运动轨迹。其后需要对原始数据进行包括Marker点识别、去除杂点、插值处理、滤波和平滑、一阶/二阶平滑等数据处理过程得到可用数据。采用不同的运动捕捉系统需要进行的数据处理步骤也不相同。

运动学分析模型的构建与体表Marker粘贴方法息息相关，不同运动捕捉系统都提供了建议的Marker粘贴方案，归纳所有方案大致分为两种，基于关节特征点的Marker粘贴方案和基于刚体的Marker粘贴方案。

对测量结果的初步处理包括Marker点识别、去除伪点、缺失点插值、滤波和平滑处理，经过以上处理后的数据可用于进一步运动学仿真分析。

（四）人体骨肌系统运动仿真与可视化

运动捕捉系统捕采集的运动原始数据为粘贴于被测者或表演者体表的Marker点的空间运动轨迹，经过数据处理获得到可用的Marker点的随时间变化的坐标变化曲线。

要想获得人体各环节的质心运动轨迹、位移、速度、加速度和各关节的角位移、角速度、角加速度等运动学参数，需要基于被测者个性化人体测量学参数和人体关节特征点构建人体棍棒模型（图4-10），并用Marker点的随时间变化的坐标变化曲线驱动人体棍棒模型实现人体骨肌系统运动仿真，进一步可以用骨骼模型代替棍棒模型增加可视化效果。

（五）人体骨肌系统运动学计算分析

在计算运动学参数前，首先根据关节中心和解剖学标记点定义人体局部坐标系。关节角定义为形成关节的相连两部分局部坐标系间的相对转动。如图4-11所示，关节坐标系 $X^iY^iZ^i$、$X^{i+1}Y^{i+1}Z^{i+1}$ 和 $X^{i+2}Y^{i+2}Z^{i+2}$ 分别为空间运动刚体在连续时刻t_i、t_{i+1}、t_{i+2}和在世界坐标系XYZ下所处的空间位置。坐标 $O^i(x_0^i, y_0^i, z_0^i)$、$O^{i+1}(x_0^{i+1}, y_0^{i+1}, z_0^{i+1})$ 和 $O^{i+2}(x_0^{i+2}, y_0^{i+2}, z_0^{i+2})$ 分别为关节坐标系 $X^iY^iZ^i$、$X^{i+1}Y^{i+1}Z^{i+1}$ 和 $X^{i+2}Y^{i+2}Z^{i+2}$ 在世

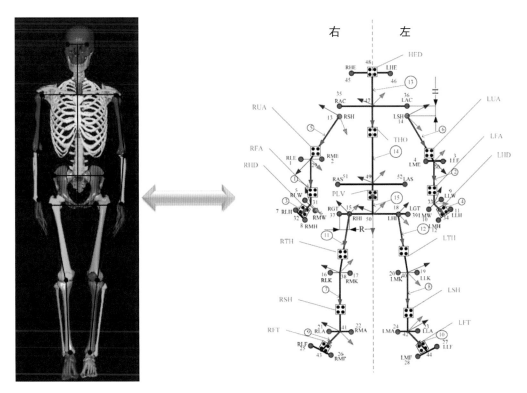

图4-10　人体骨骼模型、人体棍棒模型及实验和仿真分析模型

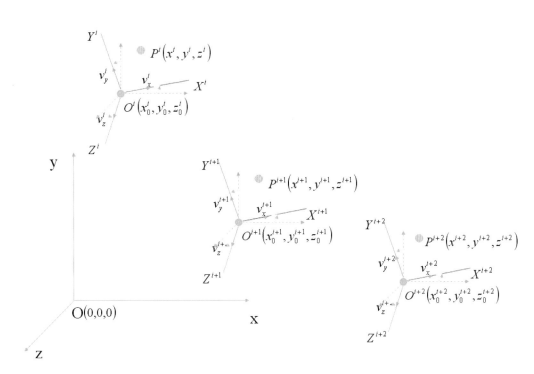

图4-11　关节坐标系空间三个连续的瞬时状态

界坐标系XYZ下的坐标。分别描述关节坐标系 $X^iY^iZ^i$、$X^{i+1}Y^{i+1}Z^{i+1}$ 和 $X^{i+2}Y^{i+2}Z^{i+2}$ 的单位向量 $[v_x^i, v_y^i, v_z^i]'$、$[v_x^{i+1}, v_y^{i+1}, v_z^{i+1}]'$ 和 $[v_x^{i+1}, v_y^{i+1}, v_z^{i+1}]'$ 为世界坐标系XYZ下的空间向量。

设关节坐标系 $X^iY^iZ^i$ 原点在世界坐标系XYZ 的坐标为 $O^i(x_0^i, y_0^i, z_0^i)$，相对世界坐标系其单位坐标矢量为：$v_x^i = (v_{x1}^i, v_{x2}^i, v_{x3}^i)$，$v_y^i = (v_{y1}^i, v_{y2}^i, v_{y3}^i)$，$v_z^i = (v_{z1}^i, v_{z2}^i, v_{z3}^i)$。

将世界坐标系XYZ下的坐标值转换成局部坐标系 $X^iY^iZ^i$ 的坐标值的坐标变换的矩阵为 TR。

$$\text{平移矩阵} \, T^i = \begin{bmatrix} 1 & 0 & 0 & 0 \\ 0 & 1 & 0 & 0 \\ 0 & 0 & 1 & 0 \\ -x_0^i & -y_0^i & -z_0^i & 1 \end{bmatrix}$$

$$\text{旋转矩阵} \, R^i = \begin{bmatrix} v_{x1}^i & v_{y1}^i & v_{z1}^i & 0 \\ v_{x2}^i & v_{y2}^i & v_{z2}^i & 0 \\ v_{x3}^i & v_{y3}^i & v_{z3}^i & 0 \\ 0 & 0 & 0 & 1 \end{bmatrix}$$

从 $X^iY^iZ^i$ 到 $X^{i+1}Y^{i+1}Z^{i+1}$ 的平移矩阵为 $(T^{i+2})^{-1} \cdot T^i$，旋转矩阵为 $R^i \cdot (R^{i+1})^{-1}$。

理论上，两坐标系间的旋转变换可按照12种不同顺序进行，运动生物力学上常用的是Cardan顺序，即x-y-z。关节角运动的标准解剖学定义规定，屈曲/伸展是发生在矢状面内的运动，内收/外展是逼近/远离矢状面的运动，轴转动是人体某部分绕纵轴的转动。Cardan旋转变换代表屈曲/伸展—内收/外展—轴转动的顺序，所以我们将旋转矩阵用刚体的旋转角 α、β 和 γ 表示，可得旋转变换单位矩阵：

$$\begin{array}{c} \begin{array}{ccc} x & y & z \end{array} \\ \begin{array}{c} x \\ y \\ z \end{array} \begin{bmatrix} 1 & 0 & 0 & 0 \\ 0 & 1 & 0 & 0 \\ 0 & 0 & 1 & 0 \\ 0 & 0 & 0 & 1 \end{bmatrix} \end{array}$$

，绕哪个坐标轴旋转，则该轴坐标的一列元素不变。

对于任意的 $(x'y'z')$ 及对应的 (xyz) 有以下关系式：

$$(x \, y \, z \, 1) \begin{bmatrix} 1 & 0 & 0 & 0 \\ 0 & \cos\alpha & \sin\alpha & 0 \\ 0 & -\sin\alpha & \cos\alpha & 0 \\ 0 & 0 & 0 & 1 \end{bmatrix} \cdot \begin{bmatrix} \cos\beta & 0 & -\sin\beta & 0 \\ 0 & 1 & 0 & 0 \\ \sin\beta & 0 & \cos\beta & 0 \\ 0 & 0 & 0 & 1 \end{bmatrix}$$

$$\cdot \begin{bmatrix} \cos\gamma & \sin\gamma & 0 & 0 \\ -\sin\gamma & \cos\gamma & 0 & 0 \\ 0 & 0 & 1 & 0 \\ 0 & 0 & 0 & 1 \end{bmatrix} - (x \, y \, z \, 1) \begin{bmatrix} v_{x1}^i & v_{y1}^i & v_{z1}^i & 0 \\ v_{x2}^i & v_{y2}^i & v_{z2}^i & 0 \\ v_{x3}^i & v_{y3}^i & v_{z3}^i & 0 \\ 0 & 0 & 0 & 1 \end{bmatrix} = 0$$

$$(4-2)$$

取任意 $(x \, y \, z)$，可获得刚体的旋转角 α、β 和 γ 的值。

根据由平移矩阵式，可求得刚体质心的瞬时位移：

$$ds^i = (x_0^{i+1} - x_0^i, y_0^{i+1} - y_0^i, z_0^{i+1} - z_0^i),$$

$$ds^{i+1} = (x_0^{i+2} - x_0^{i+1}, y_0^{i+2} - y_0^{i+1}, z_0^{i+2} - z_0^{i+1})$$

$$(4-3)$$

同理可以计算质心的角位移，且通过求导计算可以得到质心的速度、加速度、角速度和角加速度等参数。

（六）人体运动学仿真分析软件

目前，应用较多的运动学仿真分析商业软件为C-Motion公司开发的Visual3D。该软件的标准输入文件为C3D格式的，也可以输入和输出ASCII码文件和Matlab的.mat文件。利用Visual3D分析运动捕捉数据有6个基本步骤：①构建研究模型，定义Marker点与模型链接；②关联运动数据与所建的模型；③信号与事件处理；④定义基于模型的生物力学计算，例如：目标运动的位移、速度、加速度、角位移、角速度、角加速度等；⑤生成需要的运动学、动力学报告；⑥如需要，可对输出数据进行统计学分析。

另外，AnyBody Technology A/S Denmark公司推出的商业软件Anybody也可以实现运动学模型的建立和仿真分析。

（七）人体运动测量技术展望

人体运动测量技术包括设备与数据处理软件两大部分，它的进步成为今天人体力学研究的重要支撑。它的不足成为该领域研究者的困扰，也成为人们对它进一步发展的殷切期望。

1. 现在的测量设备在测量范围、精度、抗干扰几个方面各有所长，但还做不到同时兼备。人体在受测时有一定的心理和生理影响，不能做到完全自如。对于复杂的运动，采样点数据常常会丢失。一个活动范围不受限制、运动数据不被丢失、具有高测量精度的运动捕捉系统是开展人体运动研究的迫切需求。

2. 现在的测量都基于在人体表面设置标记点，因此不能排除肌肉变形带来的误差，有时这种误差是不能被接受的，迫使人们将标记点与骨直接连接，对人体造成伤害。

3. 对运动测量数据处理的实时性，运动显示的进一步仿真，特别是人体外形随运动的变形做到科学仿真，是人们对软件发展的进一步需求。

三、人体动力学仿真分析

人体运动学的研究结果为人体动力学研究奠定了数据基础。人体行为运动过程中的关节力与关节力矩，各肌肉束中的肌肉力是很多领域研究者普遍关注的参数，它将通过人体动力学仿真分析获得。

（一）人体骨肌动力学仿真计算原理

人体骨肌动力学仿真计算的目的是求取一个行为运动中发生在人体中的关节力和肌肉力。其基本原理是将人体转化为多刚体动力学模型，按多刚体动力学理论建立方程和求解。

为求解肌肉力，在多刚体动力学基础上进一步产生反向动力学和正向动力学两种不同的计算原理和方法。

人体多刚体动力学就是根据解剖学原理将人体肢体的各体段分为若干个独立的刚体，每个刚体具有质量、质心和转动惯量等物理特性，相邻刚体之间通过铰(关节)连接在一起，在连接点处施加弹簧—阻尼器，以模拟软组织(肌肉、韧带等)的作用以及相邻刚体间相对运动的某些限制。这样，人体就被简化成为具有有限个自由度的多刚体系统，构成一个空间机构，用其确定肢体的位置、姿态和运动，进而进行人体动力学仿真分析。

针对该多刚体模型，需要进一步建立包含所关心未知量的动力学方程和约束方程。动力学方程是指力与运动间关系的方程，可按矢量力学方法和分析力学方法建立。约束方程是指针对各种关节约束模型（如球铰模型）列出的对肢体位置及姿态的限制方程。

如图4-12所示，点 P_1、P_2 和 P_3 分别为体段1、2和3的质心位置。$\ddot{\alpha}_1$、$\ddot{\beta}_1$ 和 $\ddot{\gamma}_1$ 分别为体段1绕X、Y和Z轴转动的角加速度，$\ddot{\alpha}_2$、$\ddot{\beta}_2$ 和 $\ddot{\gamma}_2$ 分别为体段2绕X、Y和Z轴转动的角加速度，$\ddot{\alpha}_3$、$\ddot{\beta}_3$ 和 $\ddot{\gamma}_3$ 分别为体段3绕X、Y和Z轴转动的角加速度。$\ddot{s}_1$、$\ddot{s}_2$ 和 $\ddot{s}_3$ 分别为体段1、2和3在空间的平移加速度。F_1^p 和 M_1^p 分别为体段1近端所受的关节力和关节力矩，F_1^d 和 M_1^d 分别为体段1远端所受的关节力和关节力矩；F_2^p 和 M_2^p 分别为体段2近端所受的关节力和关节力矩，F_2^d 和 M_2^d 分别为体段2远端所受的关节力和关节力

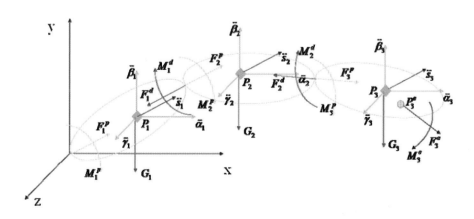

图4-12　体段受力分析示意图

矩；F_3^p 和 M_3^p 分别为体段3近端所受的关节力和关节力矩，F_3^e 和 M_3^e 分别为施加在体段3上的外力和外力矩，力的作用点为 P_3^e。G_1、G_2 和 G_3 分别为体段1、2和3所受的重力（对航天员而言此处为微重），方向均沿Y轴负方向。

若要求解三个体段上的关节力和关节力矩，我们需要首先对体段3进行分析，然后通过牛顿第三定律逆推分析体段2和体段1。以体段3为研究对象。设体段3质量为 m_3，I_{3x}、I_{3y} 和 I_{3z} 分别是体段3绕X、Y和Z轴的转动惯量，M_{I3x}、M_{I3y} 和 M_{I3z} 分别为使体段3绕X、Y和Z轴产生转动角加速度的惯性力矩，F_{3s} 为使体段3产生平移的惯性力。则体段3的关节力和力距见式4-4、4-5。

$$\left.\begin{aligned}
F_{3x}^P &= -F_{3sx} - F_{3x}^e \\
F_{3y}^P &= -F_{3sy} + |G_3| - F_{3y}^e \\
F_{3z}^P &= -F_{3sz} - F_{3z}^e
\end{aligned}\right\} \tag{4-4}$$

$$\left.\begin{aligned}
M_{3x}^P &= -(M_{I3x} + M_{3x}^e + Y_{P3}F_{3sz} - Z_{P3}F_{3sy} + Z_{P3}|G_3| + \\
&\quad Y_{P3}^e F_{3z}^e - Z_{P3}^e F_{3y}^e + Y_{P3}F_{3z}^P - Z_{P3}F_{3y}^P) \\
M_{3y}^P &= -(M_{I3y} + M_{3y}^e + Z_{P3}F_{3sx} - X_{P3}F_{3sz} + Z_{P3}^e F_{3x}^e - X_{P3}^e F_{3z}^e + Z_{P3}F_{3x}^P - X_{P3}F_{3z}^P) \\
M_{3z}^P &= -(M_{I3z} + M_{3z}^e + X_{P3}F_{3sy} - Y_{P3}F_{3sx} - X_{P3}|G_3| + X_{P3}^e F_{3y}^e - Y_{P3}^e F_{3x}^e + X_{P3}F_{3y}^P - Y_{P3}F_{3x}^P)
\end{aligned}\right\} \tag{4-5}$$

时，通常须附加优化计算内容，增加方程数。例如针对人体行为运动，增加促成肢体运动的所有肌肉束力的总和或能量的总和为最小值等，以此来分配各肌肉力束的贡献。

反向动力学计算方法其步骤见图4-13。首先根据试验测得的关节运动学参数，通过反向动力学计算出关节力矩（joint torques）T_{MT}。然后，对于某一瞬时，优化分配肌肉力。优化目标函数为 $J(F_{MT})$，其具体形式有肌肉力和、能量和等，优化目标是寻找最佳肌肉力组合，使得 $J(F_{MT})$ 最小，并且满足 $R(q)F_{MT} = T_{MT}$，$0 \le F_{MT} \le F_{max}$ 等限制条件，其中 $R(q)F_{MT}$ 表示肌肉力矩和，$R(q)$ 为肌肉力臂。

基于反向动力学的肌肉力静态优化算法认为肌肉的收缩是一个准静态的过程，在每一个

同理，分别顺序以体段2、1为研究对象可得其关节力和力矩。

通常情况下，先通过运动捕捉系统获得各肢体的空间位置信息，以及三维测力台等测力系统获得的外载荷，将其代入上述及力矩平衡方程，可以直接求解人体关节力和关节力矩。

（二）肌肉力的理论计算

关节力矩系由肌肉的作用产生，当上述动力学方程中的关节力矩计入肌肉的作用力时，由于所构建的平衡方程的数量通常小于关节及肌肉力的未知数的数量，所以基于反向动力学求解关节接触力（力矩）及肌肉束力（力矩）

时间段的收缩状态是独立的，肌肉力仅由当前肌肉刺激信号决定，在每一个运动时刻独立地进行肌力计算。在1973年Seireg首先建立了基于最小肌肉力的线性优化目标函数，如式4-6所示。

$$J = \sum_{i=1}^{n}(F_i)^p \qquad p > 0 \tag{4-6}$$

Crowninshield建立的基于PCSA的最小肌肉力的优化目标函数如式（4.7），其中。

$$J = \sum_{i=1}^{n}\left(\frac{F_i}{A_i}\right)^p \qquad p > 0 \tag{4-7}$$

其中：J—目标函数，F_i—第 i 块肌肉力，n—肌肉数，A_i—第 i 块肌肉的PCSA。

约束条件：

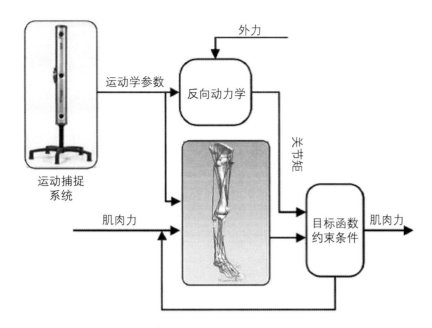

图4-13　反向动力学计算方法

$$\sum_{i=1}^{n}(R_i \times F_i) = M_{ext},\ 0 \leq F_i \leq \sigma_i g PCSA_i \quad （4-8）$$

式中：F_i表示未知肌肉力，$PCSA_i$为肌肉生理横切面积，n为未知肌肉力数目。M_{ext}为肌肉作用在各关节的总力矩；R_i为肌肉关于各关节转动轴的力臂；σ_i为肌肉极限张力。

除以上基于反向动力学的静态优化方法预测肌肉力外，常用的肌肉力预测方法还包括数据跟踪法优化算法和优化控制法算法、基于肌电信号的肌肉力算法和混合的前向—反向算法。

（三）人体动力学实验测试

外界加于人体骨肌系统的载荷是求解人体多刚体动力学方程的重要条件。现代技术已能对人体行为运动中各种外力进行测量，所测结果将作为已知量代入方程。

1.足底力测量

人体在做站立、步行、奔跑等动作时，足底受到地面的作用力（ground reaction force, GRF）。GRF为平面上的非均匀分布力，通常简化为Fx、Fy、Fz、Mx、My和Mz 6个参量，如图4-14。为了完整描述GRF，除了上述参数，还需要知道GRF合力中心（center of pressure, CP）位置（x，y）。目前，测量GRF的常见仪器为三维测力台。

由于传感器与计算机相连，通过数据的采集和计算，就可以得出上述参数随时间的变化曲线。由公式可知，当Fz的数值很小时（< 2%体重），微小的测量偏差，将会给GRF中心位置（x，y）的计算带来很大的误差。

2.肢体力测量

肢体力是指人的上、下肢对外界的作用力，它来自人的肌力，并在关节上产生关节反力。后者是设计人工关节的重要依据。

肌力（muscle strength）是肌肉收缩的力量，虽然本章后面将介绍肌肉力的计算方法，但仍属一种发展中的理论。肌电测量与肌力测量将和理论分析一起，称为获取肢体力学数据的重要手段。肌力测量的目的包含两个方面：一方面是为了科学研究的需要；另一方面用于体育界运动员的科学训练。为此，世界上很多公司推出了相关的产品，如Cybex6000、Biodex2AP、Kin-Com、KINITECH、IKARUS等。BiodexAP可以实现7种关节的运动测量：肩关节内外旋、肩关节外展、肘关节屈伸、腕关节屈伸、髋关节屈伸、膝关节屈伸、踝关节内外翻，并能测出在各种速度下各关节角度所对应的最大力量；不同等速状态下出现的峰力矩值所对应的关节角度；不同等速状态和不同重

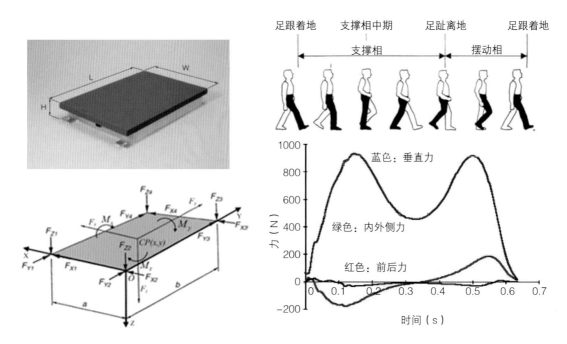

图4-14　测力平台受力示意图、正常步态下的足底力测量计算结果

复次数下的功率以及总的做功；不同等速状态下的力量耐力；不同等速状态下的离心性力和精力最大值等。德国BFMC公司的IKARUS产品则是一种专门用于肩关节的力学测量系统，可对人体肩关节进行三维测量和运动模拟，并给出每个几何平面上任一测量位置的做功变化。

大量的研究表明，等速肌力测试具有很好的精确性和可重复性，如果将等速运动中肌肉收缩的过程诸多参数采集并用于计算机进行处理，可以得到力矩曲线和多项反映肌肉功能的参数，对临床中各种运动系统伤病的康复训练都具有重要意义，被广泛应用至今。

3. 足底压力分布测量

随着生物医学的发展，人们开始越来越多的关心足底压力的分布情况。例如，将足底压力分布测量用于人工关节置换前后功能和疗效的评定；通过足底压力的分析，为假肢和人工关节设计提供理论基础等，由此，多传感器的测力台应运而生。这种测力台安装有几十到几千个传感器，并且通过计算机对数据进行采集和分析。

常用的足底压力分布测量系统有美国Tekscan研发的F-scan系统、德国Novel的Pedar系统和emed系统、比利时RS-Scan系统（图4-15）。这些系统都可以实现足底压力分布的实时采集、可视、数据分析及结果输出。

4. 表面肌电测量

表面肌电信号测量对于运动能力评估、肌肉力预测和验证具有重要的意义。

按照信号传输的方式，表面肌电仪可以分为有线传输系统和无线传输系统两类：有线传输肌电仪系统主要由电极、信号处理器和计算机组成；无线传输肌电仪系统主要由电极、信号发射器、信号接收器、信号处理器和计算机组成。

肌电信号是一种微弱的电信号(幅度在100～5000 μV)，这就要求测量系统的灵敏度很高，但高的灵敏度势必导致仪器的抗干扰性降低。所以通常原始EMG信号需要通过放大、整流、滤波等信号处理手段来降低各种干扰的影响，如图4-16，图4-17所示。

表面肌电(surface electromyography,sEMG)信号的分析方法有频域法、时域法、幅频联合分析法和小波分析法。频域分析方面常用以下两种指标进行分析，即平均功率频率（mean power Frequency，MPF）和中位频率（Median Frequency ,MF）。时域分析是将肌电信号看作时间的函数，用来刻画时间序列信号的振幅特征，主要包括积分肌电值（IEMG）、均方根值（RMS）、平均振幅（MA）等；幅频联合分析（joint analysis of EMG spectrum and application, JASA）是一种同时考虑EMG振幅和频谱变化的

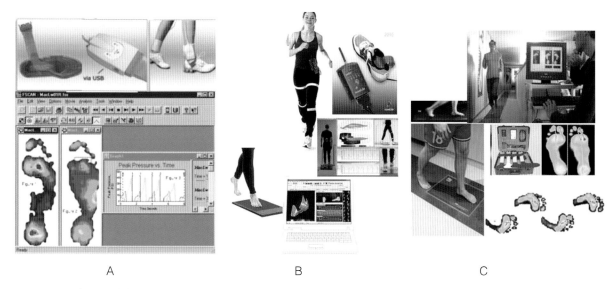

图4-15 足底压力分布测量系统
A. F-Scan。B. Pedar和emed。C. RS-Scan

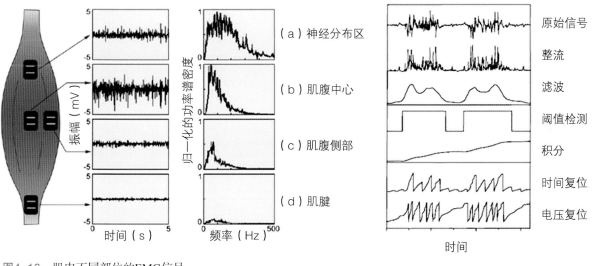

图4-16 肌肉不同部位的EMG信号

图4-17 EMG信号处理

一种新的用于疲劳测定的方法；小波分析法是一种把时域和频域结合起来的分析方法，具有可变的时域和频域分析窗口，为信号的实时处理提供了一条可靠的途径。

目前，EMG，信号分析主要用于以下几个方面：测定肌肉应激激活状态的起始时间；估计肌肉力的大小；通过EMG信号的频谱分析，对肌肉的疲劳状态进行估计。

（四）人体动力学仿真分析

1. 多刚体动力学仿真计算软件

目前主流动力学仿真分析商业软件有美国MDI公司开发的ADAMS、美国Biomechanics Research Group公司开发的专业生物力学仿真软件LifeMOD、C-Motion公司开发的专业人体运动学和动力学仿真分析软件Visual 3D、丹麦的人体建模仿真系统暨计算机辅助人机工程学和生物力学分析软件ANYBODY及美国MusculoGraphics公司开发的交互式骨骼肌肉建模仿真软件SIMM。

2. 下肢6项典型运动的关节力与关节力矩

步态运动国内外众多学者已经对其进行了多方位的研究。然而对行走以外其他典型运动的研究相对较少，但对它们的认识今天在各领域都十分重要。利用运动捕捉系统及足底力测量系统对5项典型行为运动进行测量，并利用反向动力学方法，获取运动过程中下肢髋、膝和踝关节的关节力和关节力矩，以及它们的最值区间，可为研究人体运动规律及关节假体设计提供科学有效的依据。图4-18~图4-29所示为作者团队的研究结果，是对35位志愿者测量分析数据的统计值，单位：BW（N）。

四、关节力与关节接触力

用多刚体动力学方程计算所得关节力是完成行为运动时受到的来自关节的支点反力，并不代表关节表面实际接触力，因为关节力矩是由肌肉群来实现，在整个下肢肌肉束的收缩构成关节力矩时，还会形成一个附加力作用在关节上，是一种内力。关节表面接触力应是上述两种力的叠加。

由于目前尚无法通过理论计算准确的获得肌肉力，因此关节接触力也很难获得，人们通常采用两种确定方法。

（一）理论计算法

通过反向动力学计算获得关节力，如同我们上面进行的工作。然后，继续进行肌肉力计算，将计算所得结果叠加到关节力上，形成关节接触力。

（二）直接测量法

国外有人努力通过实际测试获取髋关节中的接触力。由于伦理学的限制，这项测试工作很难进行。目前，最宝贵的一项试验在柏林自由大学利用一位进行人工髋关节置换患者提供的志愿行为，在他的人工髋关节内部装置了压力传感器，利用无线传输的方式将测得的压力信号传输至体外，测试得到的步行、上/下楼梯、下蹲时髋关节接触力测试结果。必须指出的是，该测量结果是来自一位装了人工关节的患者，与正常人的运动相比有一定差距，特别是上、下楼梯。把活体测量得到关节力结果与图4-18~图4-23中的值进行对比分析，可以发现在各种行为运动中关节力随时间的变化曲线和实际测量得到的关节接触力变化曲线是一致的，这很好地证明了关节力计算结果的正确性，其变化规律可以代表关节内部接触力的变化规律。但关节力计算数值与关节接触力不同。

上海交通大学季文婷博士对正常步态下关节力和肌肉力进行了完整的计算，通过叠加得到了髋关节接触力。表4-1为步态中3个典型相位计算所得关节力和关节接触力数值，从表中可见，关节接触力为关节力的2.5~3.0倍。

将柏林自由大学实测结果和季文婷博士的计算结果列于表4-2进行比对，可以发现在常速走、上楼梯、下楼梯与蹲动作时，实测接触力和季文婷博士计算得到的关节力比值基本在2.3~3.3之间，进而说明季文婷博士的关节接触力计算理论和方法是可靠的。

表4-1　理论计算获得的步态条件下髋关节力和接触力单位：N（体重45kg）

相位	计算所得关节接触力	计算所得关节力	比例
足底触地	1916	650	2.947
行进间	813	346	2.350
足底离地	1623	630	2.576

表4-2　股骨关节接触力测量数据表单位：N（体重以85kg为例）

行为动作	国外测量所得关节接触力	季文婷计算所得关节力	比例
常速走	2015.8	885	2.276
上楼梯	2125.9	637.5	3.335
下楼梯	2202.2	952	2.313
下蹲	1211.2	400	3.028

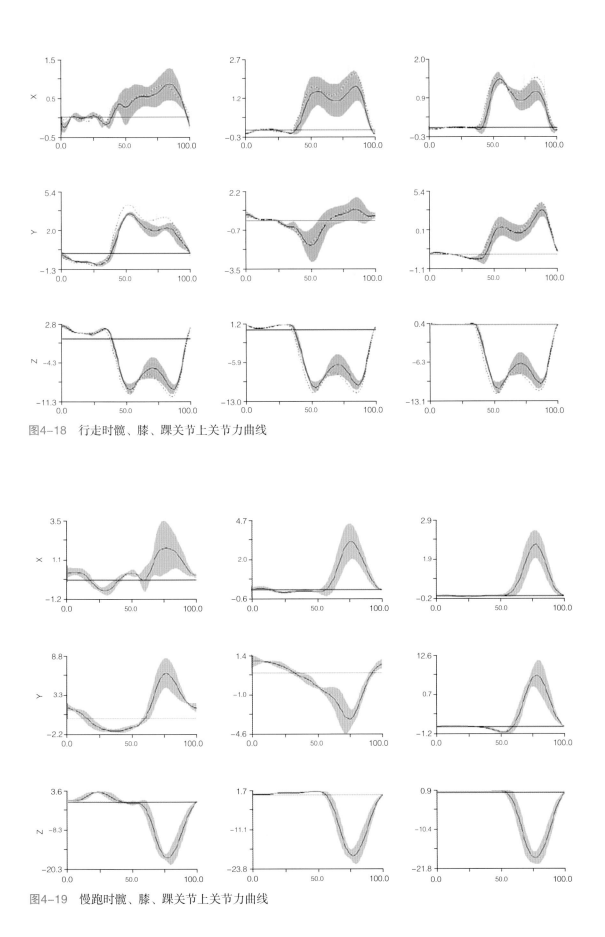

图4-18　行走时髋、膝、踝关节上关节力曲线

图4-19　慢跑时髋、膝、踝关节上关节力曲线

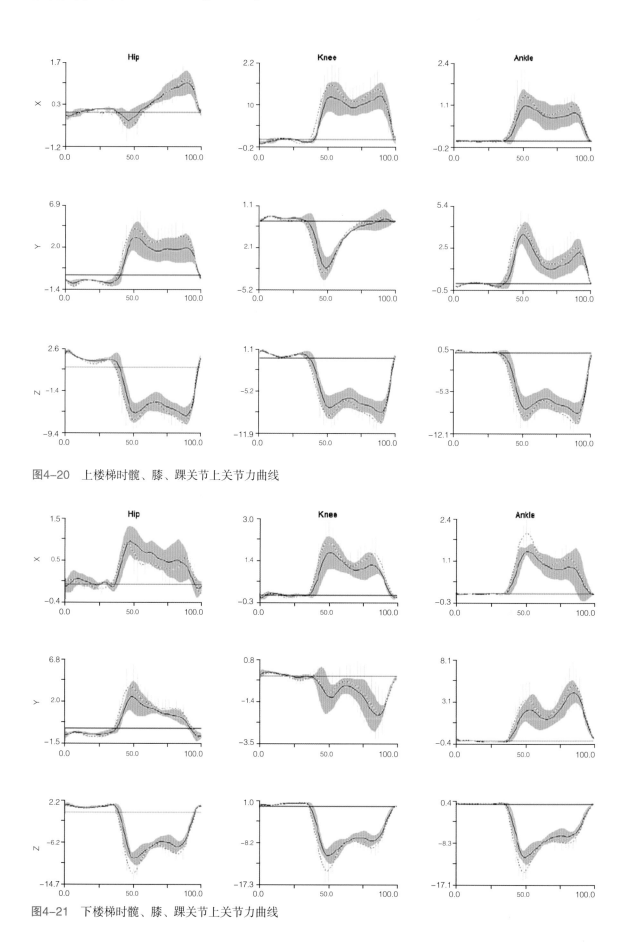

图4-20 上楼梯时髋、膝、踝关节上关节力曲线

图4-21 下楼梯时髋、膝、踝关节上关节力曲线

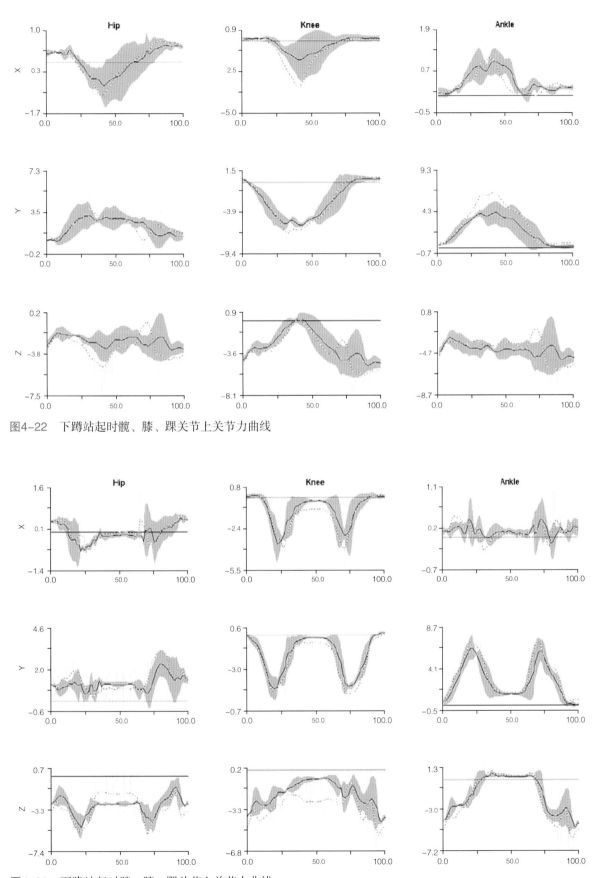

图4-22　下蹲站起时髋、膝、踝关节上关节力曲线

图4-23　下跪站起时髋、膝、踝关节上关节力曲线

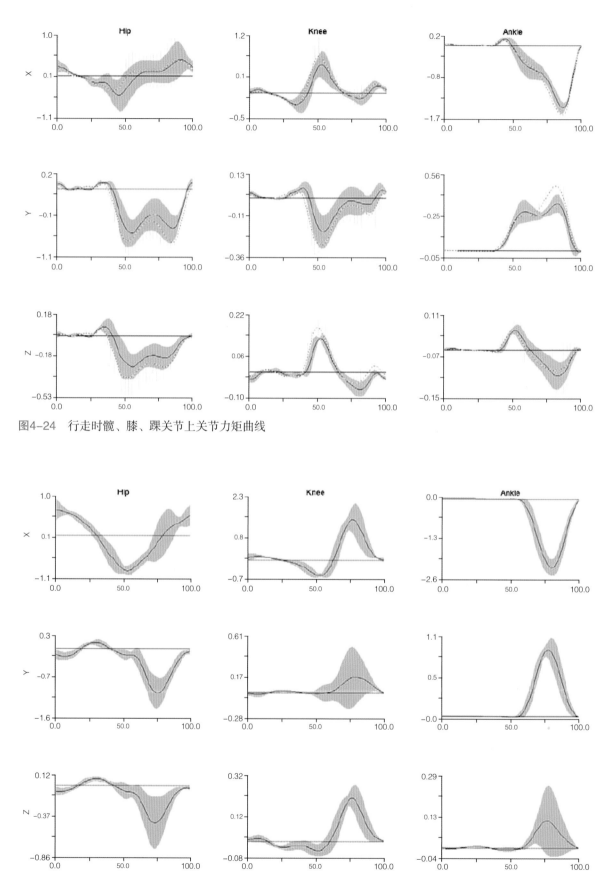

图4-24 行走时髋、膝、踝关节上关节力矩曲线

图4-25 慢跑时髋、膝、踝关节上关节力矩曲线

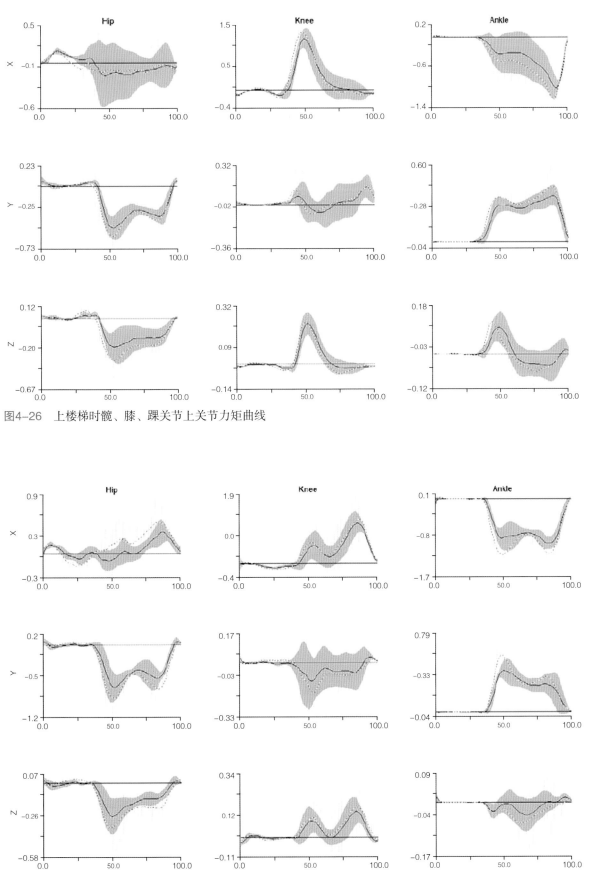

图4-26　上楼梯时髋、膝、踝关节上关节力矩曲线

图4-27　下楼梯时髋、膝、踝关节上关节力矩曲线

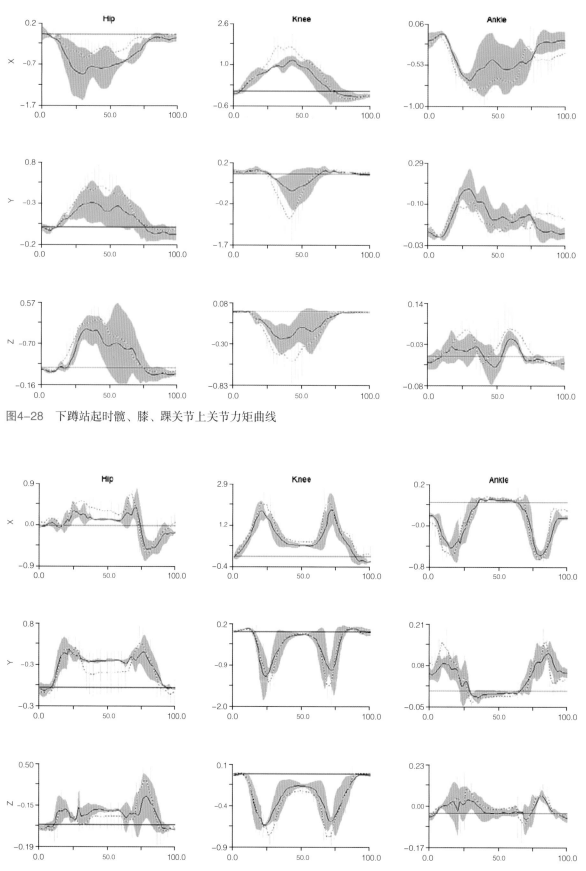

图4-28 下蹲站起时髋、膝、踝关节上关节力矩曲线

图4-29 下跪站起时髋、膝、踝关节上关节力矩曲线

第二节　"骨—植入物系统"有限元分析方法

有限元法是一种采用计算机求解结构静、动态特性等问题的数值解法，于20世纪40年代初被首次提出，之后其理论得到迅速发展。1956年，Turner等首次把有限元方法成功应用于航空航天工业结构的静、动态分析中。此后，随着计算机科学的发展和计算能力的不断提升，有限元分析法已逐步发展成为工程中广泛应用的数值分析方法。1969年，Friedenberg等首次将其应用于医学领域，20世纪70年代起开始广泛应用于口腔科、骨科等领域的生物力学研究中。目前，有限元法在生物力学中的应用研究已取得长足发展并显示了其极大的优越性，成为深化对人体认识、提高骨肌系统功能康复和重建治疗水平的一种有效手段。

一、有限元计算模型的建立

基于骨肌系统功能解剖特性分析，建立解剖相似性高的人体骨肌系统有限元模型，利用有限单元法计算中模拟各种骨骼、韧带、肌腱材料本构关系、受力和约束条件，可以对骨骼的动力学行为进行仿真分析，并对骨骼应力、应变、位移等参数进行可视化显示。

（一）骨骼有限元模型的建立

用于应力分析的骨骼模型有以下几种类型：规则形状拼接的简化模型、基于表面扫描或成像技术建立的模型、基于CT或MRI数据建立的模型、基于冷冻切片数据建立的模型。采用规则形状拼接建立人体骨组织的三维几何模型和三维有限元模型的方法敏捷、简单、能够较好反映人体骨骼功能载荷下的受力状态，但几何相似性较差。对于外形复杂、建模精度要求较高、注重表面信息的模型建立常采用激光扫描、投影光栅、立体摄像等方法获得骨组织的三维几何模型。该方法对模型或人体无任何

伤害、建模快速、精度很高，但需要配准，扫描过程烦琐，且无法得到活体内的骨组织几何形态。CT和MR断层扫描技术为三维有限元模型的建立提供了数据保证。两种扫描数据的融合不仅可以提供骨组织的几何信息，还可以提供软组织的三维几何信息，使得三维有限元模型的几何相似性、边界约束、载荷的相似性都进一步得到提升。继美国通过冷冻切片技术得到虚拟人片层数据后，中国亦开展了该领域的研究工作，建立了人体冷冻切片数据库，结合CT和MRI数据为三维有限元模型的建立提供了更为丰富的几何信息数据和物理信息数据。

（二）模型建立常用的软件

在CT和MR扫描数据肌肉骨骼几何信息提取时，常用的商品软件有Simpleware、Mimics等，在几何重建方面常用软件有UG、Pro/E、Imageware、Geomagic、Solidwork等，在网格模型建立方面有HyperMesh、Turegrid、Ansys前处理等。

目前国际上通用的有限元软件主要有MSC NASTRAN、ANSYS、ABAQUS、MARC、ALGOR 等，各个软件的算法基本相同，但各有优缺点。MSC NASTRAN和ANSYS总体功能强大，模块齐全，在我国的市场占有量也最大。ABAQUS是近几年进入中国的，它与CAD的接口通用性不如MSC NASTRAN和ANSYS效果好，对于复杂曲面模型从CAD 转入ABAQUS 时，模型往往丢失大量几何信息，需要对模型进行反复的几何修补。MARC 软件在处理高度非线性问题时具有明显优势，尤其是模拟橡胶等高分子材料时可以取得较好的结果，如轮胎非线性分析。ALGOR 在国内较少使用。最初使用有限元分析的目的是为了验证和观察某些实验的结果，但是经过几十年的逐步发展并随着电脑技术的不断升级，现在有限元分析已经单独作为

骨科生物力学研究的有效方法和手段之一。

（三）生物材料本构关系

由有限元分析的基础理论可知，材料的力学性能参数直接影响刚度矩阵，因此，确定材料的本构关系对于正确进行有限元分析至关重要。生物组织一般分为硬组织、软组织和流体组织三大类，从材料的观点来看，它们都是复合材料，但又不同于工程中一般的复合材料。生物组织是有活性的，这对其力学特性的实验和理论研究带来很大挑战。

1. 骨骼

骨较硬，其应力应变关系与常用的工程材料很相似，因此，常用工程方法可用于骨的应力分析。其力学性质可以用一般的材料试验机进行研究，其技术上的关键在于试验条件设定和式样的制备。干骨较脆，当应变为0.4%时即可破坏，而新鲜骨的最大应变可达到1.2%，可以用Cauchy应变描述。

$$\varepsilon_{ij} = \frac{1}{2}\left(\frac{\partial u_i}{\partial x_j} + \frac{\partial u_j}{\partial x_i}\right) \qquad (i,j \to 1,2,3) \quad (4\text{-}9)$$

式中：$_1$、$_2$、$_3$为直角坐标；$_1$、$_2$、$_3$为位移在$_1$、$_2$、$_3$上的分量；ε_{ij}为应变分量。在一定的应变范围内，胡克定律是可以应用的。单向受载时，在比例极限下，应力$\boldsymbol{\sigma}$和$\boldsymbol{\varepsilon}$的应变关系为$\boldsymbol{\sigma} = E\boldsymbol{\varepsilon}$。

2. 软骨

软骨的黏弹性特性通常用准线性黏弹性理论进行描述，假定应力松弛函数$\boldsymbol{\varPhi}$与应力和应变二者都有关系，可写成：

$$\varPhi = \varPhi[E(t),t] = G(t)S^e[E(t)] \quad (4\text{-}10)$$

式中：S^e为弹性响应，$G(t)$是归一化松弛函数。应力—应变的关系取积分形式为

$$S(t) = \int_{-\infty}^{t} G(t-\tau)\dot{S}^e(\tau)d\tau \quad (4\text{-}11)$$

$$= S^e[E(t)] - \int_0^t \frac{\partial G(t-\tau)}{\partial \tau}S^e(\tau)dt$$

式中：S为Kirchhoff应力，E为Green应变。

$$G(t) = \{1 + c[E_1(t/\tau_2) - E_1(t/\tau_1)]\}/[1 + c\log(\tau_2/\tau_1)]$$

$$(4\text{-}12)$$

式中：c、τ_1、τ_2为材料常数，E_1可以根据应力松弛的实验结果用最小二乘法确定，为一种指数积分函数：

$$E_1(z) = \int_z^{\infty} \frac{e^{-t}}{t}dt \qquad (|argz| < \pi) \quad (4\text{-}13)$$

假定S^e为一个E的幂级数，即

$$S^e = S^e\{E\} = \sum_{i=1}^{n} a_i E^i \quad (4\text{-}14)$$

式中：n为阶数，a_i为系数。把式（4-12）和式（4-14）代入式（4-11），则产生一线性方程组。解之得常数a_i。

根据周期性反复拉伸数据求弹性响应的方法非常有效，关节软骨在很短的时间内迅速松弛是由于组织第一次承受应力时，液体由组织中流出而造成的。

除以上黏弹性本构关系外，基于软骨微结构、有关物理或化学过程建立的两相性力学模型，对于临床研究亦具有重要的意义。

3. 韧带、肌腱的力学性能

骨骼系统周围的胶原纤维组织为韧带、肌腱、皮肤等。它们是被动结构，自身不会产生主动运动。实验研究表明，韧带和肌腱具有黏弹性特性，其本构方程可以用准线性黏弹性理论进行描述。

4. 皮肤和皮下软组织的力学性能

皮下组织又称为"皮下脂肪组织"。皮下脂肪组织是一层比较疏松的组织，是天然的缓冲垫，能缓冲外来压力，同时还是热的绝缘体，能够储存能量。

真实的软组织材料具有十分复杂的结构，它本身具有不可压缩性（体积模量超过剪切模量1 000倍）、非线性、黏弹性、非均质和各向异性的特点。目前只能针对其部分力学特性进行研究（如非线性、黏弹性），且只能通过简化的材料模型进行仿真模拟，使得模拟结果并不能完全反映其真实的物理过程。

在有限元分析中，大多采用超弹性本构方程描述皮肤及皮下软组织的材料力学特性，忽略其黏弹性行为。最早出现的本构模型多为多项式形式模型和Ogden形式模型，均基于连续介质力学理论，之后发展为基于热力学统计理论

的模型，即未承受载荷时分子结构是无序的，拉伸时，熵随着弹力的增大而减少。超弹性材料由于应力—应变关系复杂，所以才产生了种类繁多、解析式复杂的本构关系。可以根据问题的具体要求，选择相应的本构模型来模拟材料的力学性能，尽可能用参数少、结构简单的模型得到相对精确的力学行为描述。

（四）载荷与边界条件

对于人体器官的数值模拟和力学计算分析，载荷包括外部作用力和边界条件，即位移边界和力边界。在不同学科中，载荷的描述也具有差异性，结构分析中的载荷为位移、力、压力、温度、重力。加载施加应符合结构的实际载荷工况，即满足良好的载荷相似性，以提高数值仿真结果的可靠性。

有限元分析中，所施加的载荷即力边界分为6类：自由度约束、集中力载荷、表面载荷、体积载荷、惯性力及耦合场载荷。大多数载荷可以施加于实体模型（关键点、线或面）上，

也可以施加于有限元模型的节点和单元上。在开始求解时，有限元计算分析软件会把所有加载在实体模型上的载荷转换到有限元模型的节点和单元上。

实体模型载荷独立于有限元网格，故网格修改或删除不影响所施加的载荷，且施加实体模型载荷比较容易操作。但实体模型与有限元模型可能会使用不同的坐标系，加载的方向会因此受到影响。在缩减分析中，载荷只能施加于节点定义的主自由度上。

在缩减分析中，在有限元模型上加载更为方便。任何有限元网格修改都将导致载荷无效，需要重新在新网格上施加载荷；大批量节点和单元上加载操作相对烦琐。

（五）人体骨肌系统的有限元模型

把人体骨骼模型按照部位进行模块化划分为足踝模型、膝关节模型、头骨模型和牙列模型、下肢模型、骨盆模型、躯干模型、颈椎模型、上肢模型（图4-30）。这些模型可用于正

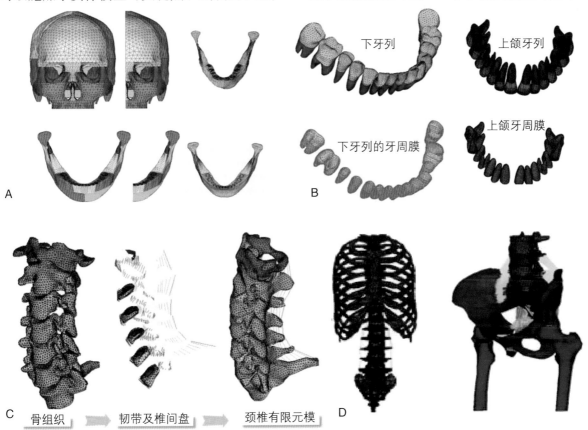

图4-30　人体骨肌系统三维有限元模型
A. 头骨。B. 牙齿。C. 背椎。D. 骨盆

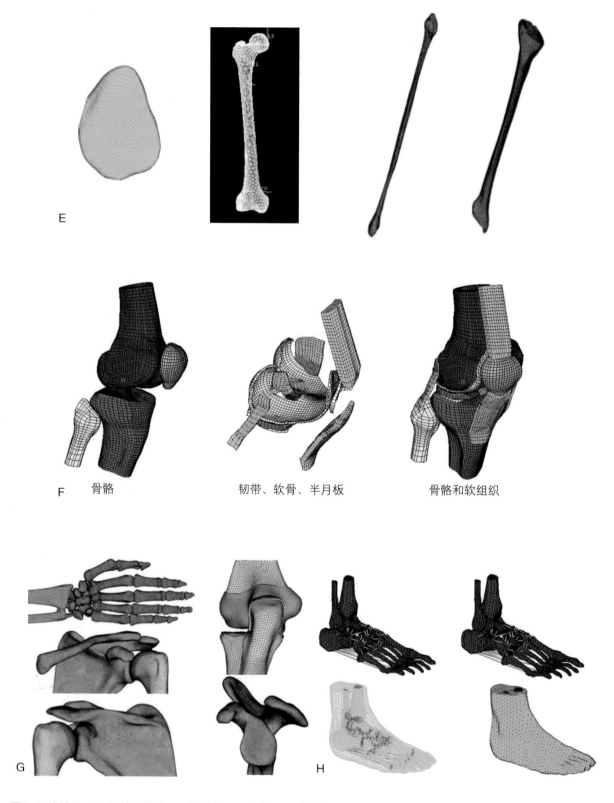

图4-30（续）　E.股骨、胫骨。F.膝关节。G.上肢。H.足踝

常骨骼应力分析、骨骼缺损重建分析等。

二、有限元计算中的非线性问题

工程结构力学有限元模拟和分析中，3种非线性来源为：材料非线性、几何非线性和接触非线性。非线性问题是力学发展的前沿课题。人体结构同样包含这3种非线性问题。

（一）材料非线性问题

人体组织材料的力学性能严格来说均属于非线性材料。

1. 骨骼材料的弹—塑性

低应变时，具有很好的线性应力—应变关系，但在高应变区时发生屈服，此时材料的响应成为非线性且不可恢复。如图4-31所示，弹性变形区和塑性变形区由屈服点分开。偏置线形象地表示了屈服点的确定。这里曲线未展示预调循环阶段，且假设弹性区域的非线性不强。由应力—应变曲线可得到弹性模量、屈服强度和屈服应变、极限应力和韧性等（图4-32）。

屈服是指应力不增加，而应变却显著增加，材料好像不能抵抗变形的现象。骨组织拉压时不呈现明显的屈服，这时屈服点推荐按工程常用的偏移方法来定义，即在0.2%应变点处做一条平行于弹性模量定义线的斜线，斜线与曲线的交点即为屈服点。

弹性模量可表明材料受到变形应力时恢复其原来形状和结构的能力。通常弹性模量定义为曲线初始线性段的斜率，可用最小二乘法拟合得出。但当初始段的非线性较强时，弹性模量定义的误差能放大传递到屈服强度的定义中去。为使定义屈服点的误差最小，宜用二次方程来拟合应力—应变曲线的0~0.2%应变部分，并取原点处的切线斜率为弹性模量。注意当用多引伸计法时，弹性模量应取多个位置测得模量的平均值。

塑性变形的不可压缩性质限制了可应用于弹—塑性模拟的单元类型，这是因为模拟不可压缩材料性质将增加对单元的运动学约束。在这种情况下，这个限制要求在单元积分点处的体积要保持常数。在某些单元类型中，这些附加的不可压缩约束使单元产生了过约束。当这些单元不能消除所有约束时，就会经历体积自锁，引起单元的响应过于刚硬。通过从单元到单元或从积分点到积分点之间的静水压应力的迅速变化，表明产生了体积自锁。

当模拟材料具有不可压缩特性时，完全积分一次单元不受体积自锁的影响，因为在这些单元中，采用的是常数体积应变，可以安全地应用于塑性问题。减缩积分的实体单元在很少的积分点上需要满足不可压缩，因此不会发生过约束，并且可用于大多数弹—塑性问题的模拟。如果应变超过了20%~40%，在使用减缩积分二次单元时需要注意，因为在此量纲上它们

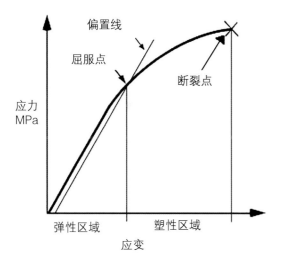

图4-31 骨骼骨组织试样典型应力—应变曲线

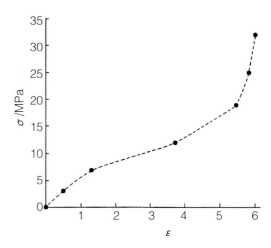

图4-32 超弹性材料的应力—应变曲线

可能会承受体积自锁，这种影响可以通过加密网格来降低。如果不使用完全积分二次单元，则选用杂交单元，但是，这些单元中的附加自由度将耗费大量的计算资源。此外，可以采用修正的二次三角形和四面体单元族，这些修正单元具有很小的剪切和体积自锁。

2. 皮肤、皮下、血管等软组织的超弹性

在有限元分析中，皮肤、皮下组织和血管通常用一种非线性、可恢复（弹性）相应的材料来近似，即用超弹性材料模拟。

3. 韧带的非承压性

韧带在实际结构中只能承受拉力而不承受弯矩和压力。有限元中，一般用非实体索单元模拟韧带的力学行为，索单元材料赋值根据韧带的截面积及刚度系数确定。足踝模型和膝关节模型中，多超弹性材料模拟。

（二）接触非线性问题

人体中的各关节、牙齿咬合和人体与外界之间的相互作用都存在接触问题。接触是一种很普遍的非线性行为，是状态非线性中一种特殊而重要的类型。接触问题是一种高度非线性行为，需要较大的计算资源。

接触问题存在难点：在求解问题之前，不知道接触区域，接触面之间或接触或分开，突然变化。接触状态随载荷、材料、边界条件和其他因素而变化；大多数接触问题需要计算摩擦，摩擦和接触模型都是非线性的，使问题收敛变得困难。接触问题包含两类，即刚性体—柔性体接触、柔性体—柔性体接触。接触方式包括点—点、点—面、面—面等。每种接触方式使用的接触单元适用于某类问题。

1. 点—点接触分析

点—点接触单元主要用于模拟点—点接触行为，为了使用点—点接触单元，需要预先知道接触位置。这类接触问题只能适用于接触面之间有较小相对滑动的情况（即使在几何非线性情况下）。

如果2个接触面上节点一一对应，相对滑动可以忽略不计，2个面挠度保持小量，可以用点—点接触单元求解面—面接触问题，如植入的关节假体与骨骼接触、接骨板与骨骼接触、固位钉与骨骼的接触等都可定义为点—点接触。

2. 点—面接触分析

点—面接触单元主要用于点—面接触行为建模。面可以是柔性体也可以是刚性体。使用这类接触单元，不需要预先知道确切的接触位置，接触面之间也不需要保持一致的网格，并且允许有大的变形和大的相对滑动速度。血管支架和血管之间的接触可以定义为点—面接触。

3. 面—面接触

支持刚性体—柔性体的面—面接触、柔性体—柔性体的面—面接触。刚度较大者定义为目标面，另一面定义为接触面，分别用目标单元和接触单元模拟，称为一个"接触对"。与点—面接触单元相比，面—面接触单元的优点表现为：支持低阶和高阶单元，支持有大滑动和摩擦的大变形，分析结果包含法向压力和摩擦应力，没有刚体表面形状的限制。但与点—面接触单元相比，其需要的接触单元较多，因而需要较多的磁盘空间和CPU时间。面—面接触可以模拟关节面（自然和人工）的接触、人体碰撞接触问题。

三、"骨—植入物"系统的有限元分析

关节置换在关节成形术的基础和理念上发展而来。最早在人体应用人工关节是Gluck于1891年首先报道的。20世纪60年代，Charnley确定了人工关节假体设计中的低摩擦原理，选择了金属—高密度聚乙烯组合来替代金属—金属组合，采用现代骨水泥技术实现假体的固位，这些举措使关节置换术的临床效果出现较大进步。目前其已应用于治疗肩关节、肘关节、腕关节、指间关节、髋关节、膝关节及踝关节等疾患，但以全人工髋关节及膝关节置换最为普遍。

目前关节置换存在的主要力学问题为磨损，内植入物的机械失效、松动，内植入物在关节表面的移位，这些力学问题都使得关节置换的功能重建和改善疼痛的效果面临巨大挑战。要解决这些问题，必须建立"骨—植入物"系统的实验模型和数值分析模型，通过实验测试和理论分析的方法解决内植入物的设计、力学相容性问题。实验方法由于尸体样本源有限、破坏后不可重复使用、测量信息

局限等问题而逐渐被数值分析方法取代。1972年，有限元法开始被引入骨科生物力学的研究中。由于其具有计算复杂形状、复杂载荷和复杂材料性能的独特能力，目前被广泛地应用于"骨—植入物"系统力学问题的研究。

（一）"骨—植入物"系统三维有限元模型的建立

首先构建人体天然骨关节三维几何模型和三维有限元模型（见图4-30）。在几何模型上完成骨骼切除的手术仿真，实现人工关节置换仿真，完成"骨—植入物"系统三维几何模型建立。对模型进行网格划分及力学参数的定义，建立"骨—植入物"系统三维有限元模型（图4-33）。

（二）载荷及边界条件

通常情况下，假设假体植入前、后，关节力和肌肉力不发生变化。这样可以应用正常人实验测试数据和相应的算法获得的不同运动状态下作用在髋、膝关节的关节力大小和方向，以及通过肌肉力预测算法、步态仿真获得的肌肉力的大小和方向。将这些数据应用于"骨—植入物模型"，作为不同载荷步进行有限元分析。无论关节力与肌肉力，在加载时，均采用局部坐标下节点加载。髋关节分析时，通常约束股骨远端，在近端加载；膝关节分析则约束胫骨、腓骨远端，在股骨近端施加力或位移载荷。

（三）"骨—植入物"界面

"骨—植入物"系统中必然存在骨和植入物的界面（图4-34），在进行有限元分析中必须考虑界面问题。假体金属与涂层之间是一种黏附关系，在假体变形时，遵循位移连续，在模型中可定义为共面。涂层和骨之间，当不用骨水泥固位时，假体植入早期，骨和假体涂层界面应定义接触，在受力状态下，存在微动。假体植入远期，似骨和假体整合良好，受力分析时，界面做共面处理；当用骨水泥固位时，涂层与骨水泥、骨水泥与假体界面均做共面处理。

（四）"骨—植入物"系统应力仿真分析

通过有限元应力仿真分析，可以获得"骨—假体"系统的整体应力状态，对计算结果数据处理后可以了解界面骨—假体微动情况、应力遮挡情况，预测假体植入对骨骼的远期影响，同时还可以根据假体的应力水平评估其承载能力。

1. 应力状态分析

通过把正常关节和置换后的关节的应力状态进行对比分析，讨论置换前后骨骼上最大应力值及其出现部位的变化、应力分布规律的变

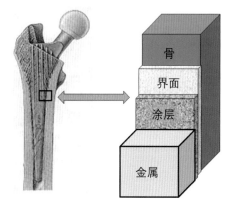

图4-34　假体置换及界面层

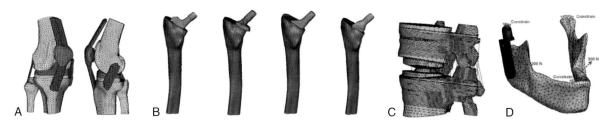

图4-33　"骨—植入物"系统三维有限元模型
A.全膝置换。B.髋关节假体。C.人工腰椎间盘。D. TMJ假体

化，这些对于评估假体的力学相容性及远期效果预测具有重要的参考价值。研究假体上的应力水平，最大应力出现的位置，预测可能发生断裂的部位，进一步指导优化设计。

2. 微动分析

非骨水泥人工髋关节置换术是目前治疗髋关节疾患的一种有效手术方法。在非骨水泥人工髋关节置换术中获得良好的初期稳定性对于确保手术的短期和长期效果具有极其重要的作用。初期稳定性的不足将会导致患者大腿疼痛并最终导致假体松动。初期稳定性，通常用术后髋关节在生理载荷下骨与假体界面间的相对微动量来衡量，大的界面相对微动量将降低骨长入的概率，从而可能最终导致假体柄松动和手术失败。因此，术前对非骨水泥假体所能达到的初期稳定性进行评估具有非常重要的意义。

对非骨水泥固定的"骨—植入物"进行接触非线性有限元计算分析后，分别在假体接触界面和骨接触界面上取接触对应的节点位移数据，计算假体和骨之间的相对移动量，即微动值，根据假体微动量判定初期的稳定性。研究表明，植入初期的微动量小于28 μm时，不影响界面的整合。

3. 应力遮挡分析

应力遮挡是指当不同弹性模量的成分并联承担载荷时，较高弹性模量的成分承担较多的载荷，即对低弹性模量成分起到应力、应变遮挡作用。应力遮挡作用的大小以应力遮挡率表示，计算公式为：$\eta = \left(1 - \sigma_{前} / \sigma_{后}\right) \times 100\%$。其中$\eta$为应力遮挡率，$\sigma_{前}$为置换前的骨应力，$\sigma_{后}$为置换后的骨应力。

利用骨折固定前后的有限元模型或关节置换前后的有限元模型，分别计算出同样载荷和边界条件下完好骨骼的应力分布、骨折固定后的应力分布、完好关节的应力分布及置换后关节的应力分布，进而计算骨折固定、关节置换的应力遮挡情况。无论骨折固定还是关节置换，应力遮挡效应都是不可避免的，尽可能减少应力遮挡有利于骨折愈合和关节置换初期的骨整合。

四、基于MicroCT的有限元细观建模与应力分析

1973年，Hounsfield等首次报道CT的临床应用，开创了临床诊断革命性的变化。目前医学CT影像的空间分辨率已由第1代CT的厘米数量级，进展为第5代高分辨CT的亚毫米数量级（0.35 mm），CT的空间分辨率已提高约2个数量级。近年来，由于研究工作的深入，人们对医学CT的分辨率要求越来越高，在这种前提下，空间分辨率可达到5 μm的MicroCT技术得到了长足的发展。不仅用于骨小梁微结构参数分析，而且广泛应用于微观结构的建模和力学分析。

（一）基于MicroCT的骨骼微有限元建模

MicroCT扫描可提供更高分辨率的图像，并以Dicom格式输出扫描数据，如图4-35所示，图像可以高分辨率地展示内部组织信息，清晰显示复合结构的边界。Mimics、Simpleware等医学图像处理软件可实现图像分割、边界提取及表面点云模型建立，利用Geomagic等逆向工程软件可实现三维面模型和体模型的建立，利用Hypermesh或有限元软件前处理可进行网格的剖分、材料参数赋值及边界施加和约束。

（二）骨骼微有限元应力分析与应用

显微有限元应力分析是指在基于MicroCT数据建立的微米尺度网格模型上进行的应力计算和分析。主要用于微结构的应力分析、复合结构的应力分析。

樊向利等利用MicroCT图像建立了股骨近端不同部位松质骨的三维几何模型和三维有限元模型（图4-36），基于应力分析研究了不同部位主要受力方向上的力学性能差异。研究表明，股骨近端不同区域的松质骨的显微结构及生物力学性能存在明显差异性，为股骨近端内植入体的设计提供了参考数据。

Ausiello等基于MicroCT图像建立了后磨牙牙冠的三维几何模型和三维有限元模型，并且分析了嵌体修复MOD窝洞的生物力学效果（图4-37）。

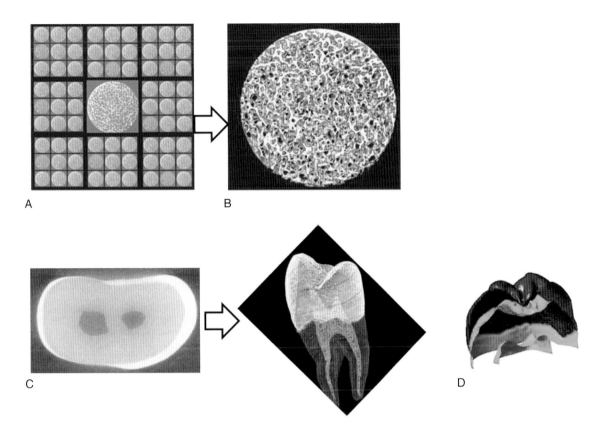

图4-35 Micro CT扫描图像及三维建模
A.松质骨MicroCT图像。B.松质骨三维重建。C.离体牙MicroCT图像。D.离体牙三维几何模型

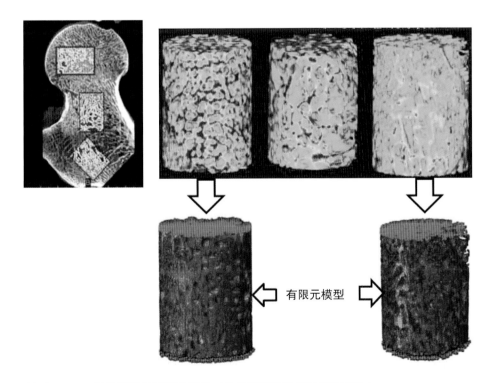

图4-36 基于MicroCT图像的股骨近端松质骨三维几何模型和有限元模型建立
A.股骨头松质骨三维有限元模型。B.股骨颈松质骨。C.粗隆松质骨三维有限元模型

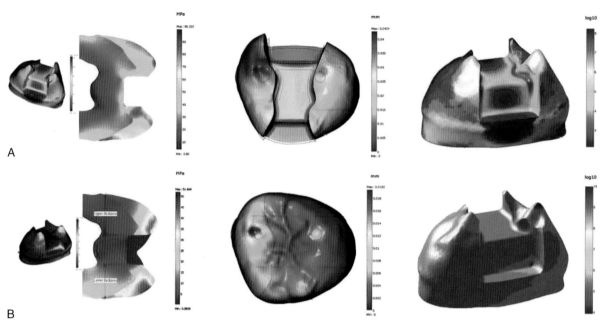

图4-37　A. CGA修复的应力、位移及疲劳时间。B. MOD修复的应力、位移及疲劳时间

第三节　应力与骨生长

骨重建过程实际是一个相当复杂的生理过程，不仅受到遗传、各种激素、细胞及生长因子、内环境及局部微环境因素等生物学因子的影响，而且在生长、发育和退化过程中骨的重建不断受到力学因素的影响与调控。其中，应力或应变对骨生长、重建及骨愈合有直接的影响，骨骼的变化通常是适应性的，并产生骨弹性模量、内部结构、强度或密度的改变。自20世纪70年代以来，骨重建仿真就是国内外生物力学工作者和医务工作者研究的前沿课题。早在19世纪末，Wolff就提出骨骼在机械应力和骨组织之间通常处于一种生理平衡状态，在一定的应力范围内，骨质的增生和吸收是相互平衡的，而且是一种动平衡。这一观点的提出为人们开始探索和研究骨生长、重建及愈合的内在关系揭开了序幕，并为临床治疗提供了宏观的依据。100多年来，人们对该现象越来越感兴趣，特别是近20年来，人们开发了各种数学模型仿真骨应力重建过程。

利用数学方法描述骨重建可以在计算机上模拟出重建过程和结果。重建率方程本身即是本构方程，与骨受力作用（或称刺激）后骨组织的沉积率或吸收率相关，是用数学方式仿真骨重建过程。研究骨重建数值仿真对于组织工程、康复医学和骨科疾病的治疗都有巨大临床意义。骨重建研究聚焦在基于应力与骨重建之间宏观关系所开展的临床矫治的理论与方法研究。涉及骨的延长、牙齿的矫正、畸形颌骨矫治、侧凸脊柱的矫形、足的矫形等典型临床矫治技术。此外，还要求对假体的松动、骨折愈合、固定螺钉的失效、接骨板的应力遮挡、后期复发等临床问题所包含的复杂应力诱导骨重建过程进行广泛研究。研究与临床结合紧密，研究成果直接应用于临床，对提高临床治疗水平和效率具有重要的应用和学术价值。

一、Wolff定律与骨重建

（一）Wolff定律

骨骼的功能是承受活动期间骨组织的机械应变。骨骼具有适应这些功能需要的能力，这一现象在1个世纪前就被认识到，现在称之为Wolff定律。

Wolff定律的提出是定量分析骨应力重建的里程碑，但是Julius Wolff（1836—1902）本人并不是第一个发现骨适应性重建的人。实际上，Wolff从来没有提出一个数学公式来仿真骨应力重建，今天所说的Wolff定律是很多人方法的结晶。虽然Wolff本人没有提出一个骨重建的数学表达式，但是他是第一个公开骨适应性重建思想的人，并且在1892年将其写在了著作*Das Gesetz der Transforamtion der Knochen*中。

早年就有3个重要的概念被提出来表达这个法则：考虑重量的强度优化，与骨小梁主应力分布线一致，对应力刺激的自适应反馈作用。其中第二个概念由Wolff本人提出，在1872年的著作中，他提出了这个思想，即功能适应性分布的小梁骨会和主应力线方向一致，如图4-38所示，骨小梁的排列分布方向与应力主线的分布方向一致。

Wolff定律所包含的内容为：骨力求达到一种最佳结构，即骨骼的形态与物质受个体活动水平的调控，使之足够承担力学负载，但并不增加代谢转运的负担；骨骼是活的东西，有其自身变化的规律，骨骼的生长会受到力学刺激影响而改变其结构，用之则强，废用则弱；骨功能的每一互变，都有与数学法则一致的确定的内部结构和外部形态的变化。

（二）Wolff定律对骨态的影响

机械应力可刺激骨形成，废用可引起骨丢失。宇航员在太空飞行25周后，其骨小梁体积可降低33%。但何种形式锻炼及锻炼强度与骨量的关系仍需探讨。身体某部强烈运动能增加该部骨体积及BMD，但运动强度与全身BMD并无一致关系，抗重力运动可增加更多骨矿含量。应当注意，妇女长期剧烈运动可伴有雌激素水平低下，甚至出现停经，导致骨质疏松。

有学者曾经应用X线片对运动员和非运动员的骨进行对比性研究，发现运动员的骨随着运动负荷的增加，出现相应骨的皮质明显增厚、骨直径增大、骨髓腔减小。这说明了皮质骨增厚同时向骨的内、外扩展，皮质骨向内、外增厚，必然会伴随骨矿含量的增加。

运动通过肌肉活动产生对骨的应力，刺激骨形成。多少年来，人们已经发现了长期的废用或固定，将导致骨质疏松。有学者把老年运动员和年龄相仿的一般老年人的腰椎骨的骨密度进行比较，发现老年长跑运动者的骨密度显著高于一般老年人。运动不但使骨增粗、皮质骨加厚，而且也使骨密度增高、关节活动灵活，能够承受较大负荷。对老年人来说，尤其是绝经后妇女可预防和少患骨质疏松症，降低老年人骨折发生率。但必须注意的是，老年或绝经后骨质疏松患者的骨骼对力学信号的感受性明显降低，此时尽管经过严酷的锻炼，骨量并不会增加，而且会有使脆弱的骨小梁折断的危险。因此，运动只能预防骨质疏松，而不能作为骨质疏松的治疗方法。

二、"骨—植入物"系统中的应力遮挡与骨吸收

Wolff定律指出，当作用在骨上的力减小或增大时，为适应其动力载荷作用，骨结构会出现相应的改变以适应负重功能的需要。

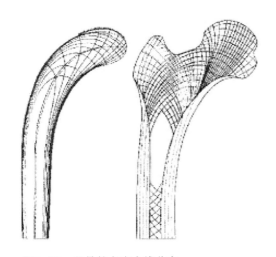

图4-38　股骨的主应力线分布

骨折不论是行内固定，还是外固定，均可恢复一定的骨内部功能性应变，但同时也承担了部分功能性载荷，这就是所谓的应力遮挡效应。此外，实验及临床研究均证明外固定也可产生应力遮挡效应，也会引起明显的骨机械性能降低及骨萎缩、骨质疏松等。目前对应力遮挡效应这一概念的认识和评价比较混乱，有人甚至将其与Wolff定律画等号，将二者混为一谈。应力遮挡效应的概念是以静力学为前提产生的，它与Wolff定律有本质区别。

目前人工关节置换术已广泛应用于临床，对于治疗多种关节疾病卓有成效。但临床资料显示，髋关节置换术后，股骨存在骨改建和骨量丢失现象，尤其是股骨近端。学者们发现在众多的相关因素中，机械力学因素是造成假体松动的主要原因之一。Silva等用复合小梁理论（composite beam theory）结合尸体髋标本分析认为，47%~59%的骨质丢失源于应力遮挡，并提出应力遮挡率达30%以上易出现严重的骨质损失。

严世贵等研究了Elite骨水泥型全髋置换前后股骨应力分布的变化，发现Elite假体植入后没有改变股骨总体的应力模式，但降低了股骨近端假体周围骨质的应力水平，尤以股骨距、股骨近端内侧及大粗隆最明显，产生了应力遮挡，假体末端出现应力增高现象。张玉朵等研究了人工髋关节置换前后股骨及假体的应力分布，以及假体设计参数对应力的影响，同样发现置换后股骨受力总体模式不变，近端应力遮挡显著；发现完整股骨中上部内侧受压应力，外侧受张应力，中下部外侧受压应力，内侧受张应力，股骨应力峰值位于中下部；随颈干角增加，假体及股骨应力水平降低；柄长对假体应力影响不大，股骨上的应力随柄长增大略有增加。骨水泥型假体的改进研究中，Gross等认为中空锥形骨水泥柄比传统的骨水泥型假体可增加15%~32%的骨质应力，而不会引起骨水泥层的过度应力。Edidin等提出近半段骨水泥固定假体柄，假体近端周围皮质应力有所增加，6年随访结果没有发现明显的应力遮挡迹象。郑立等对新设计的多段式股骨植入物进行三维有限元分析，对周围的骨应力进行了分析，研究结果表明，相比于一段式植入体，新型植入体植入后应力屏蔽和应力集中的程度得到了有效减轻，且与自然骨的应力较为接近，而且还能保持其在体内的稳定性，是比较理想的新型植入体设计。林凤飞等对不同材料的人工髋关节假体及股骨的应力进行分析，发现各种假体植入后均在股骨距处形成较高的应力遮挡，而用弹性模量较低的CFR/PSF作为柄后，股骨相应区域的应力遮挡率较低，但股骨相应界面应力较大，而界面应力过大是产生假体微动的主要因素。

因此，研究人工髋关节置换术后股骨产生的应力遮挡效应对减少假体松动具有重要意义。而相对于临床研究，有限元仿真为应力遮挡研究提供了一种高效、快速、经济的方法。

（一）置换术后股骨有限元模型的建立

将已建好的股骨模型和假体模型导入三维建模软件Unigraphics NX中，假体的类型是SL-PLUS。根据临床医学和医生的指导对股骨进行截骨，主要是按照手术过程将股骨头截掉，然后将股骨和假体柄进行匹配安装，其安装原则为：假体柄轴线与股骨干近端轴线重合一致，假体柄干部尽量与髓腔匹配；假体颈轴线与股骨颈轴线尽量重合一致；假体颈部轴线尽量通过股骨头中心。将匹配好的模型以IGS格式导入到Hypermesh10.0中进行三维网格的划分，网格同样采用C3D10M，得到股骨—假体三维有限元网格模型（图4-39）。材料参数赋值和边界条件设定参照文献，施加步态和爬楼梯股骨所受的载荷，包括关节接触力和肌肉力。

（二）完整股骨的应力分析

图4-40A是步态下完整股骨应力图。通过此图可以看出：步态下完整股骨在股骨头下方、股骨内侧出现较大的应力集中现象，应力值达到94.4 MPa；股骨的后侧承受压应力，应力值在40~70 MPa之间，而股骨的前侧承受拉应力，应力值在5~30 MPa之间，因此股骨前侧承受的应力要比后侧承受的应力大，这主要是由于关节力在股骨上产生的弯矩效应引起的。同时，发现股骨的应力主要集中在骨干部

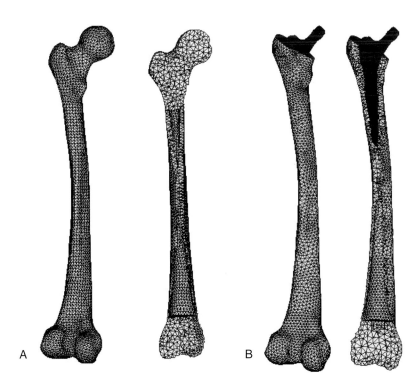

图4-39　股骨—假体三维有限元模型
A. 正常股骨模型。B. 髋关节置换后股骨—假体模型

分，股骨的近端和远端所承受的应力值较小。图4-40B为爬楼梯状态下完整股骨应力图，与完整股骨在步态下承受的应力相似，但是爬楼梯时股骨承受的应力要比步态下股骨承受的应力值大，最大应力值达到113.1 MPa。

　　为了直观表示置换后股骨的应力分布，在股骨的前、后侧和内、外侧分别取若干点，分别研究4条路径下股骨的应力值的变化情况。分析表明，步态下，在股骨的外侧和前、后侧的应力分布趋势类似，都是从近端开始逐渐增大，在股骨干的中下部达到最大，之后逐渐减小，即由弯矩导致的远端出现应力集中现象。选取的内侧路径上，股骨近端出现了较大的应力集中现象，但从近端至远端应力逐渐减小，主要是因为肌肉载荷和股骨的解剖特点对弯矩有抵消作用。爬楼梯状况下，股骨的内侧，和前、后侧路径的应力分布与步态下的情况类似，而外侧路径下的最大应力出现在股骨的近端。股骨根据人体功能的需要，在长期进化中形成了两端粗大中间纤细并向前外凸的特有形状。股骨远端较粗大，而且为松质骨以朝向关

节面的拱形骨小梁套叠与连接的结构为特征，被称为松质骨的绗架结构。此结构对应力的传导是顺应性的形态学基础，聚集传导载荷，而股骨髁接受应力向上传导，并迅速在股骨远端集中，因此，远端应力集中区形成了应力骨折的好发部位。

　　计算结果出现的股骨颈处的应力集中现象表明，通常股骨颈是股骨的薄弱环节，在极限应力状况下容易发生头颈型骨折。

（三）置换术后股骨的应力分布

　　对建立好的置换术后的股骨有限元模型施加完整股骨一样的载荷，在股骨的远端同样进行全约束固定，并进行有限元计算。图4-41A是步态下置换术后的股骨应力图，图4-41B是爬楼梯状态下置换术后的股骨应力图。通过此图可以看出：在步态下和爬楼梯状况下，股骨的受力模式与完整股骨类似，但是置换术后假体承受了较大的应力，而股骨上的应力与完整股骨相比有所减小，这是因为假体的弹性模量大于股骨的弹性模量，因此，应力在股骨和假体

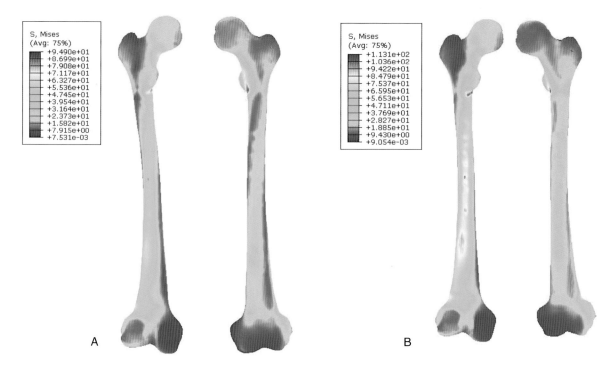

图4-40　正常股骨的应力分布
A.步态载荷。B.上楼梯载荷

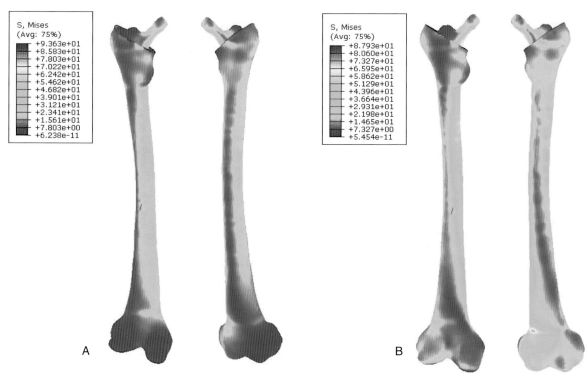

图4-41　股骨-假体的应力分布
A.步态载荷。B.上楼梯载荷

之间进行了重新分配，这就是应力遮挡效应。

同样，为了直观表示置换后股骨的应力分布，学者考查了与完整股骨对应的内、外、前、后4条路径下的应力水平。分析结果表明，股骨在内外侧受到的应力较大，而股骨的前侧受到的应力水平明显小于其他3侧。和完整股骨相似的是，在股骨的近端和远端应力值较小，股骨的应力集中依旧发生在骨干的中下部分，而且重要的是股骨受的应力整体水平较完整股骨下降较多，下降的应力有假体柄承受。

（四）置换术后股骨的应力遮挡效应

学者利用前述的应力遮挡率计算公式，分析髋关节植入后产生的应力遮挡效应。分析结果表明，在步态下，股骨的内侧近端出现较大的应力遮挡，达到35%～45%。内侧的中段和远端没有出现应力遮挡现象，这与理论分析相矛盾。事实上，在完整股骨的受力作用下，股骨内侧受到的最大应力向外侧偏转，导致完整股骨在中段和远端受到的应力较小，而股骨在置换手术之后由于假体的安装等原因导致股骨内侧所受到的最大应力并没有出现明显的向外侧偏转现象，此时的股骨中段和远端所受应力较完整股骨大，与匡光志等的研究结果类似，他们通过实验测量了置换后股骨上的应力水平，结果表明股骨近端及中部应力下降，远端应力升高。股骨外侧路径的应力遮挡效应较小，其应力遮挡率为9.5%～15%；股骨前侧应力遮挡效应在近端和中段达到65%～75%，在股骨的远端较小，只有10%左右；股骨后侧的应力遮挡率在20%～45%之间。在爬楼梯状态下，股骨内侧和外侧路径下受到的应力遮挡效应与步态下类似，股骨前侧和后侧受到的应力遮挡效应为65%～85%，这说明在爬楼梯状态下，股骨前后侧路径受到的应力遮挡更加严重。

（五）不同材料对股骨应力遮挡效应的影响

股骨的应力遮挡效应是由于假体—股骨系统的不同弹性模量的成分并联承担载荷时，较高弹性模量的假体承担较多的载荷，对低弹性模量成分的股骨起到应力、应变遮挡作用。为

了分析不同弹性模量的假体对股骨应力遮挡水平的影响，刘石磊建立了钴铬钼—股骨系统、钛合金—股骨系统和复合生物材料—股骨系统。其中，钴铬钼的弹性模量为210 MPa，钛合金的弹性模量为110 MPa，复合材料的弹性模量为16.8 MPa，即接近股骨皮质骨的弹性模量。之后，分析不同材料对股骨的应力遮挡效应的影响，分析人体日常生活中最常用的运动形式即步态，其加载的接触力和肌肉力。

对于计算结果，依旧取股骨对应的内、外、前、后4条路径下的应力水平，并将3种材料的应力遮挡现象进行对比。分析结果表明，复合材料假体柄对股骨产生的应力遮挡效应最小，小于钛合金假体柄产生的应力遮挡效应；而钴铬钼假体柄产生的应力遮挡大于钛合金假体柄产生的应力遮挡效应。这就证明了弹性模量的不同是人工髋关节置换术后应力遮挡效应产生的根本原因。同时，随着假体柄刚度的降低，股骨近端的应力遮挡效应降低的水平比远端更大。对股骨的前后侧和内外侧的计算结果进行分析可知，改变材料的弹性模量对股骨内外侧应力遮挡效应的改变不是很明显，但对于股骨前后侧的应力遮挡效应的改变很明显，这说明股骨的前后侧对假体柄的材料属性的敏感性大于股骨的内外侧。

三、"骨—植入物"系统中骨重建的预测

人体骨骼是有生命的活组织，其结构和形态在不断地发生着变化。骨骼的形态主要由基因决定，而结构在很大程度上受到力学因素的影响和调控，以便用最优的结构形式承载，即以最优的结构材料获得最大的结构强度，并会产生骨组织成分、弹性模量、强度或密度的变化，骨的这种性能被称为功能适应性，这种自适应调整过程被称为骨重建。研究骨骼的重建机制，掌握各种骨骼系统在外力作用下的行为和变化规律，对于矫形外科、骨伤治疗、人工假体的优化和个体化设计、防护和辅助器具的设计，以及运动康复等有着重要的临床应用价值。

早期人们对骨重建的研究是基于Wolff定

律的定性分析，并进行了大量的动物和人体实验证明骨重建理论的可行性。然而，实验研究方法有一定的局限性，包括实验周期长、过程复杂、损伤较大等。20世纪80年代以来，随着计算机技术的升级和计算能力的提升，研究者提出了多种数学模型，力图用量化的方法研究骨重建过程，并预测骨的结构和形态。所有骨功能适应性重建模型可分为两类：力学模型（mechanical model）和生理模型（physiological model）。最早的骨重建模型是力学模型，且发展到现在已经较为成熟，并且被广泛应用。近年来多用于模拟植入体（髋关节、下颚骨、股骨、肩关节等）附近骨组织在应力环境发生变化时的适应性重建，从而改善植入体的设计并提高长期治疗效果。

（一）骨重建力学模型

基于力学方法的骨重建模型都是基于一个力学环境和骨结构关系的方程，这个方程根据骨结构力学状态描述骨结构的变化。方程的一般形式为：$\rho_{t+\Delta t} = f(\rho_t, \sigma_t, \varepsilon_t)$，其中$\rho$是度量骨结构的指标量，一般采用骨密度、孔隙度、体积分数等，σ_t、ε_t分别是t时刻骨的应力和应变。骨重建力学模型不涉及骨功能适应性的生物学本质，而仅假设骨的重建结果是力学激励的一个函数。骨密度的增量表达式为：

$$\frac{d\rho}{dt} = B[S - k(1 \pm \omega)] \qquad 0 < \rho < \rho_{cb} \qquad (4-15)$$

式中：ρ是表观密度，用以表征骨内部结构特性；S为力学激励；K为参考值；B为重建率系数；ω为死区；ρ_{cb}为最大骨密度。上式为骨密度增量表达式，进一步通过迭代计算不断更新骨的物理性质与力学状态，最终得到新的骨骼结构。

在具体的数值计算中，应力或应变张量、等效应力或应变、应变能密度等都认为可能是引发骨重建的激励S。Schmitz等分别采用多种不同激励形式进行模拟计算，结果都表明采用应变能密度的效果较好。激励参考值K在某一特定骨重建时期内设为固定，但实际上当激励值与参考值的差值在一个较小范围内时，骨重建并不会发生。

力学专家们认为骨的表观密度和矿物质含量等宏观量是影响骨力学性质的主要因素。密度与弹性模量的关系可以表示为$E = C \times \rho^r$。人体的一般情况下，取$0.001 < \rho < 1.74 \ g/cm^3$，$C$取值2000～3000之间，$C$的值取自均匀化计算模拟结果或者由实验测得。

朱兴华等在此基础上进一步发展了密度与弹性模量之间的关系，他根据松质骨的微观胞元模型，提出用分段函数表达弹性模量与表观密度的分段函数关系，如式4-16所示并用于股骨近端结构的数值模拟，得到了较为理想的结果。

$$E = \begin{cases} 1007 \times \rho^2 & \rho \leq 0.25 \\ 255 \times \rho & 0.25 < \rho \leq 0.4 \\ 2972\rho^2 - 933\rho & 0.4 < \rho \leq 1.2 \\ 1763\rho^{3.25} & \rho > 1.2 \end{cases} \qquad (4-16)$$

同时，骨的泊送比也进行了分段考虑，如公式（4-17）所示，

$$\nu = \nu(\rho) = \begin{cases} 0.2 & \rho \leq 1.2 \ g//cm^3 \\ 0.32 & \rho > 1.2 \ g//cm^3 \end{cases} \qquad (4-17)$$

这里应力的单位是MPa。另一个方法来源于Hazelwood模型，在重建仿真中，提出了一个孔隙度的独立变量，杨氏模量受孔隙度p的控制，方程如下：

$$E = E(\rho) = 8.83 \times 10^2 p^6 - 2.99 \times 10^3 p^5 + 3.99 \times 10^3 p^4 - 2.64 \times 10^3 p^3 + 9.08 \times 10^2 p^2 - 1.68 \times 10^2 p + 23.7$$

对人体骨尚没有成功的方法来确定其应力—应变关系，因此切下的骨组织是对骨的应力—应变知识的唯一来源。而骨组织试件的制作、储存及实验，对其力学性质有显著的影响。骨在力学性能方面既是各向异性的又是非均匀的，但在一定的应力水平下，骨可看作弹性材料。

（二）有限元方法的运用

有限元分析方法是一种借助于电子计算机技术对连续介质力学问题进行数值计算和理论应力分析的方法。通过将连续的弹性体分割成有限个单元，以其结合体代替原弹性体，并逐

个研究每一单元的力学性质，建立单元的刚度方程，然后根据给定的载荷条件将其组集成总体刚度方程组，得到所有节点的位移并就此计算单元的内力和应力，从而获得整个弹性体的性质。

有限元模拟在骨应力重建中显示出了极大的优越性。从20世纪60年代开始，人们在该领域做了大量的工作，取得了大量的成就。运用有限元的手段，可以模拟骨骼的受力状态，经过一系列算法演变，可得出骨密度分布的状态，这就是本文的主要目的。人们最早开始用有限元研究的是人的股骨。现在人们将有限元法广泛应用在口腔正畸生物力学中，对各种几何形态、材料性质及复杂的支持条件和加载方式下牙齿及周围组织的应力分布进行了详细的研究。脊柱生物力学仿真现今的模型不仅能逼真地模拟椎骨、椎间盘，还能将周围的韧带、肌肉直接或间接地加入模型，使模拟更加真实与完善。这些工作不仅建立了逼真的脊椎模型，而且测试出椎间盘、周围韧带、肌肉的各种力学性能。

有限元仿真的另一个优点是可以模拟长期的过程。比如人体植入假体之后，用传统的方法很难准确测量其整个变化过程。所以无法明白其中的机制。但是有限元法就可以通过仿真给出整个过程。人的骨骼是一种生物材料，它在外载荷的作用下会进行自我调节。通过实验的方法比较难全盘了解这一过程，而有限元就可以。

（三）骨应力重建仿真程序

算法模型是仿真程序的核心部分，以有限元单元的应变能为骨重建控制变量，应用欧拉前项迭代的方法反复计算新生成的骨密度，以此得到骨应力重建的最终结果。骨的有限元初始模型需要用到逆向工程的方法，从CT图片中经过一些处理得到人体骨组织的有限元模型，并加以合理的网格划分，为执行骨重建仿真程序提供必要的前提。ANSYS具有强大的有限元分析能力并提供APDL的二次开发接口，程亮使用其作为骨密度重建仿真的软件，通过反复调

试，最终实现了二维股骨及三维颅颌面骨在常规边界条件下的迭代运算，实验的最终结果接近真实的骨内部密度分布。

整个骨重建仿真是一个复杂的循环迭代过程，在这个过程中，每个单元受到外力的作用而产生相应的应力和应变，本模型以单元的应变能作为控制变量，经过一系列数值变化得到最终的骨密度结果。实践证明本模型是有效的。

在本算法中，有限元分析软件先读取当前状态下每个骨单元的状态，包括骨密度、骨弹性模量、骨泊松比、骨应变能密度、通过初始设定的一些计算变量如重建系数、权重比、每天循环次数等，进过算法的计算，得到新的骨密度。由前面所介绍的骨重建理论的阐述可知，对于特定的单元，只有当其应变能的变化达到一定的阈值时，其密度及骨量的分布变化才能发生。引起应变能变化的原因很多，长时间活动量的下降及其所承载荷的变化等都可能致使其产生骨重建行为。股骨重建行为有可能在完好无损的股骨上发生，这种情况一般是由于活动量的减少或增加所致，股骨重建行为也有可能在进行全髋置换手术后的股骨上发生，这种情况多是由于股骨在植入假体后，受力状况发生了变化。不管哪种原因，或者说不管哪种自适应重建行为，要仿真其重建的过程，本算法也考虑了迭代过程中的死区效应。

有限元分析软件ANSYS提供了丰富的二次开发平台，其中包括UPFs、UIUL和APDL等3种不同类型的语言。UIUL语言是主要针对界面设计的二次开发程序，而UPFs在笔者通过大量的实验之后，发现其虽然在构建新单元上有很强的优势，但是编译连接过程过于烦琐，很多错误不容易在二次开发中发现。此外，很难找到UPFs二次开发方面的教程与参考，只是有限的一些源程序，可能是涉及ANSYS软件本身某些比较核心的代码，所以ANSYS公司没有公开很多对应UPFs的资料。最终选择APDL语言作为二次开发是合理的，简单来说，APDL语言是ANSYS的命令流文件，但是可以嵌套在循环程序之中，而循环计算是骨重建仿真不可或缺的。

（四）全髋关节置换术后股骨重建分析

全髋关节置换手术已经在全世界得到越来越广泛的应用，将坏死的股骨头部位去除，并植入人工股骨头，使得患者可以恢复部分腿部功能，生活质量得以提高。从临床角度出发，预测股骨在假体植入后的生长行为，对于假体的植入要研究同一形状不同材料的假体对股骨的生长影响，以及同种材料不同形状的假体对股骨的生长影响，预测患者在植入假体后的股骨的密度重建行为。

Doblaré 等建立了髋关节植入后的股骨—假体三维有限元模型，模型与假体界面定义接触关系，对模型施加步态载荷。图4-42是重建迭代100、200、300天的密度分布情况。由图4-42可以看出，皮质骨层有轻微变厚，特别是远端部位，股骨截面A上的骨密度分布对比更为直观地显示了假体植入对股骨远端密度变化的影响（图4-43），这与临床观察到的结果一致。研究显示，在假体近端有明显的骨吸收，在大转子和小转子部位都有一定程度的骨吸收，这也与临床研究结果相一致。

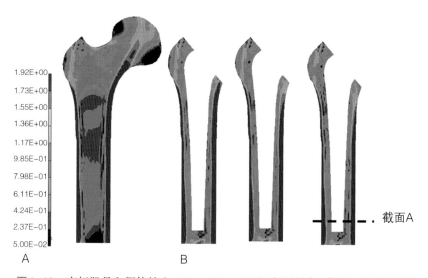

图4-42　完好股骨和假体植入(100、200、300天)后股骨同一截面上的骨密度分布

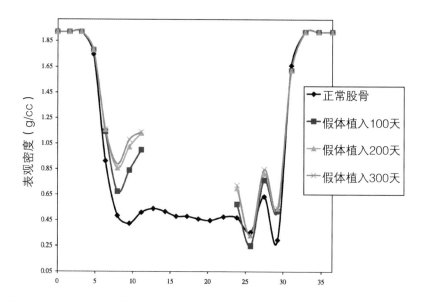

图4-43　正常股骨与假体植入股骨100、200、300天后截面A的上骨密度分布

参考文献

1. Ackerman MJ, Spitzer VM, Scherzinger AL, et al. The Visible Human data set: an image resource for anatomical visualization. Medinfo, 1995, 8(2): 1195-1198.

2. Ackerman MJ. The Visible Human Project: a resource for education. Acad Med, 1999, 74(6): 667-670.

3. Tang L, Yuan L, Huang WH, et al. Data collecting technology on Virtual Chinese Human. Chinese J Clin Anat, 2002, 20(5): 324-327.

4. Tang G, Wang CT. A muscle-path-plane method for representing muscle contraction during joint movement. Computer Methods in Biomechanics and Biomedical Engineering, 2010, 13 (6), 723-729.

5. Garner B, Pandy M. The obstacle-set method for representing muscle paths in musculoskeletal models. Computer methods in biomechanics and biomedical engineering, 2000, 3 (1), 1-30.

6. 单大卯. 人体下肢肌肉功能模型及其应用的研究. 上海: 上海体育学院, 2003.

7. Wu G, Siegler S, Allard, P, et al. ISB recommendation on definitions of joint coordinate system of various joints for the reporting of human joint motion—part I: ankle, hip, and spine. Journal of Biomechanics, 2002, 35 (4), 543-548.

8. Van Sint Jan S. Color atlas of skeletal landmark definitions-Guidelines for reproducible manual and virtual palpations. In Churchill-Livingstone-Elsevier: 2007.

9. 高士濂, 实用解剖图谱 (上肢分册). 上海: 上海科学技术出版社: 2004.

10. 唐刚, 魏高峰, 聂文忠, 等. 人体下肢关节坐标系的一种简单定义方法. 北京生物医学工程 2009, 28 (6), 606-609.

11. Schmidt R, Disselhorst-Klug C, Silny J, et al. A marker-based measurement procedure for unconstrained wrist and elbow motions. Journal of Biomechanics, 1999, 32 (6), 615-621.

12. Cappozzo A, Catani F, Croce U, et al. Position and orientation in space of bones during movement:anatomical frame definition and determination. Clinical Biomechanics, 1995, 10 (4), 171-178.

13. Cappozzo A. Gait analysis methodology. Human Movement Science, 1984, 3, 27-50.

14. Leardini A, Cappozzo A, Catani F, et al. Validation of a functional method for the estimation of hip joint centre location. Journal of Biomechanics, 1999, 32 (1), 99-103.

15. Bell A, Pedersen D, Brand R. A comparison of the accuracy of several hip center location prediction methods. Journal of Biomechanics, 1990, 23 (6), 617.

16. Davis R, Ounpuu S, Tyburski D, et al. A gait analysis data collection and reduction technique. Hum Mov Sci, 1991, 10 (5), 575–587.

17. Seidel G, Marchinda D, Dijkers M, et al. Hip joint center location from palpable bony landmarks-a cadaver study. Journal of Biomechanics, 1995, 28 (8), 995-998.

18. Fick R, Bardeleben K. Handbuch der anatomie des menschen. Fischer:1896.

19. Morris C. The measurement of the strength of muscle relative to the cross section. Research quarterly, 1948, 19 (4), 295.

20. Ikai M, Fukunaga T. Calculation of muscle strength per unit cross-sectional area of human muscle by means of ultrasonic measurement. European Journal of Applied Physiology and Occupational Physiology, 1968, 26 (1), 26-32.

21. Cutts A, Seedhom B B. Validity of cadaveric data for muscle physiological cross-sectional area ratios:A comparative study of cadaveric and in-vivo data in human thigh muscles. Clinical Biomechanics, 1993, 8 (3), 156-162.

22. 唐刚. 人体典型运动生物力学仿真分析. 上海: 上海交通大学, 2011.

23. Winby CR, Lloyd DG, Kirk TB. Evaluation of different analytical methods for subject-specific

scaling of musculotendon parameters. Journal of Biomechanics, 2008, 41 (8), 1682-1688.

24. Stokes IAF, Gardner-Morse M. Quantitative anatomy of the lumbar musculature. Journal of Biomechanics ,1999, 32 (3), 311-316.

25. Wickiewicz T, Roy R, Powell P, et al. Muscle architecture of the human lower limb. Clinical Orthopaedics and Related Research, 1983, 179, 275.

26. Friederich J, Brand R. Muscle fiber architecture in the human lower limb. Journal of Biomechanics, 1990, 23 (1), 91-95.

27. Ward S, Eng C, Smallwood L, et al. Are current measurements of lower extremity muscle architecture accurate?. Clinical Orthopaedics and Related Research(R), 2009, 467 (4), 1074-1082.

28. Hanavan EP Jr. Mathematics model of the Human body. AMRL-TR-64-102. AMRL-TR. Aerospace Medical Research Laboratories (6570th) 1964; Oct:1-149.

29. Hatze H. A mathematical model for the computational determination of parameter values of anthropomorphic segments. Journal of biomechanics, 1980, 13(10):833-43.

30. Garner BA, Pandy MG. A Kinematic Model of the Upper Limb Based on the Visible Human Project (VHP) Image Dataset. Comput Methods Biomech Biomed Engin, 1999, 2(2), 107-124.

31. Delp SL, Loan JP. A computational framework for simulating and analyzing human and animal movement. Computing in Science & Engineering, 2000, 2(5):46-55.

32. 唐刚, 季文婷, 李元超, 等. 基于关节坐标系的肌肉骨骼间附着点坐标转换方法. 医用生物力学 2010, 25 (1), 40-44.

33. van Andel CJ, Wolterbeek N,Doorenbosch CA, et al. Complete 3D Kinematics of upper extremity functional tasks. Gait Posture, 2008, 27(1):120-127.

34. Winter, DA. Biomechanics and Motor Control of Human Movement. 3rd ed. John Wiley & Sons, Inc.:Hoboken, 2005.

35. Cole GK, Nigg BM, Ronsky JL, et al. Application of the joint coordinate system to three-dimensional joint attitude and movement representation:A standardization proposal. Journal of Biomechanical Engineering, 1993, 115 (4 A), 344-349.

36. Seireg A, Arvikar RJ. A mathematical model for evaluation of forces in lower extremeties of the musculo skeletal system. Journal of Biomechanics, 1973, 6(3):313-326.

37. Crowninshield RD, Brand RA. A physiologically based criterion of muscle force prediction in locomotion. Journal of Biomechanics, 1981; 14(11):793-801.

38. Erdemir A, McLean S, Herzog W, et al. Model-based estimation of muscle forces exerted during movements. Clinical Biomechanics, 2007, 22 (2), 131-154.

39. Buchanan, TS, Lloyd DG, Manal K, et al. Estimation of Muscle Forces and Joint Moments Using a Forward-Inverse Dynamics Model. Medicine & Science in Sports & Exercise, 2005, 37 (11), 1911-1916.

40. 郑秀瑗. 现代运动生物力学. 北京:国防工业出版社, 2002.

41. Bergmann G, Deuretzbacher G, Heller M, et al. Hip contact forces and gait patterns from routine activities. Journal of Biomechanics, 2001, 34, 859-871.

42. Turner MJ, Clough RW, Martin HC, et al. Stiffness and deflection analysis of complex structure. Journal of the Aeronautical Scineces, 1956, 23(9):805-823.

43. Friedenberg R. "Direct analysis" and "finite element analysis" in biology:a new computer approach. Currents in modern biology, 1969, 3(2):89-94.

44. Thresher RW, Saito GE. The stress analysis of human teeth. Journal of Biomechanics,1973, 6(5):443-449.

45. Liu YK, Ray G, Hirsch C. The resistance of the lumber spine to direct shear. Orthopedic Clinics

of North America, 1975, 6(1):33-49

46. 冯元桢. 生物力学. 北京:科学出版社, 1983:391-393.

47. Wu LJ. Nonlinear finite element analysis for musculoskeletal biomechanics of medial and lateral plantar longitudinal arch of Virtual Chinese Human after plantar ligamentous structure failures. Clinical Biomechanics, 2007, 22(2):221-229.

48. 尚鹏. 完整步态下自然股骨与人工髋关节的力学特性研究. 上海:上海交通大学, 2003.

49. Abdul-Kadir M. R., Hansen U., Klabunde R., et al. Finite element modelling of primary hip stem stability:The effect of interference fit. Journal of Biomechanics, 2008, 41(3), 587-594.

50. 刘锋, 范卫明, 陶松年. 微动与人工关节松动, 江苏医药杂志, 2008, 26(8):636-637.

51. Pillar RM, Lee JM, Maniatopoulos C. Observation on the effect of movement on bone ingrowth into porous-surfaced implants. Clin Prthop, 1986, 20(8):108.

52. 戴尅戎. 骨折内固定与应力遮挡效应. 第六届全国生物力学学术会议论文专辑, 2000, 15(2):69-70.

53. 程杰, 过邦辅. 股骨-接骨板系统对外荷载反应的力学分析. 生物医学工程学杂志, 1986, 3(2):86-93.

54. 许宋锋, 王臻. Micro-CT在骨科的应用和进展. 中国骨肿瘤骨病, 2004, 3(4):236-241.

55. 樊向利, 郭征, 宫赫, 等. 正常人股骨近端生物力学性能的区域性分析. 中国骨与关节损伤杂志, 2011, 26(7):601-603.

56. Ausiello P, Franciosa P, Martorelli M, et al. Numerical fatigue 3D-FE modeling of indirect composite-restored posterior teeth. Dental materials, 2011, 27(5):423-430.

57. Wolff J, Das Gesetz det. Transfomation der Knochen. 1892, Hirschwald, Berlin. 110-157.

58. Silva MJ, Reed KL, Robertson DD, et al. Reduced bone stress as predicted by composite beam theory correlates with cortical bone loss following cemented total hip arthroplasty. J Orthop Res, 1999, l7:525-531.

59. 严世贵, 何荣新, 陈维善, 等. 全髋关节置换前后股骨应力变化的有限元分析. 中华骨科杂志, 2004, 24(9):561-565.

60. 张玉朵, 张伟, 王玉林, 等. 人工髋关节置换前后股骨及假体的生物力学分析. 中国临床解剖学杂志, 2007, 25(5):579-582.

61. Gross S, Abel EW. A finite element analysis of hollow stemmed hip prostheses as a means of reducing stress shielding of the femur. J Biomech, 2001, 34:995-1003.

62. Edidin AA, Merritt PO, Hack BH, et al. A ported, proximally-cemented femoral stem for total hip arthroplasty. Development and clinical application. J Bone Joint Surg(Br), 1998, 80:869-875.

63. 郑立, 罗教明, 包崇云, 等. 新型多段式股骨植入体周围骨应力分布的三维有限元分析. 西南民族大学学报(自然科学版), 2004, 30(4):470-475.

64. 林凤飞, 郑明, 林朝晖, 等. 人工髋关节不同材料假体对骨界面的应力分布研究. 中国矫形外科杂志, 2008, 16(7):540-550.

65. 刘石磊. 人体髋关节柄—宿主骨系统生物力学研究. 上海:上海交通大学, 2012.

66. 匡光志, 余楠生, 自波. 全髋置换前后假体周围骨的应力变化. 现代临床医学生物工程学杂志, 2002, 8(4):266-271.

67. 程亮, 王冬梅, 王成焘. 骨重建数值仿真中的控制方程. 医用生物力学, 2007, 22(4):417-422.

68. Weinans H, Huiskes R, Grootenboer HJ. The behavior of adaptive bone-remodeling simulation models. Journal of biomechanics, 1992, 25(12):1425-1441.

69. Schmitz MJ, Clift SE, Taylor WR, et al. Investigating the effect of remodelling signal type on the finite element based predictions of bone remodelling around the thrust plate prosthesis:A patient-specific comparison. Proceedings of the Institution of Mechanical Engineers, Part H. Journal of Engineering in Medicine, 2004, 218(6):417-424.

70. 朱兴华, 宫赫, 白雪飞, 等. 弹性模量与表观密度的分段函数关系用于股骨近端的结构模拟. 中国生物医学工程学报, 2003, 22(3):250-257.

71. Doblaré M, García JM. Application of an anisotropic bone-remodellingmodel based on a damage-repair theory to the analysis of the proximal femur before and after total hip replacement. Journal of Biomechanics, 2001, 34:1157-1170.

第五章　人体运动系统的有限元建模与分析

骨科学有两个主要支撑基础学科，一是临床解剖学，一是骨骼肌肉系统生物力学。骨骼肌肉的三维解剖模型为有限元分析提供了形态学的几何模型，由运动学和动力学分析得到的力学数据是有限元分析的载荷条件。在此基础上，利用三维有限元分析方法，对人体骨骼肌肉系统的正常生理状态下，以及置入内固定和关节假体前后的生物力学分析，可以获得骨骼结构、相关软组织和/或内植物中的应力与应变，为理解骨肌系统生物力学功能、评估和改进骨科内植物设计提供重要的分析依据。

本章在介绍有限元法基本原理的基础上，重点阐述人体骨肌系统有限元建模的基本方法、边界条件的确定、线性与非线性计算原理，以及常用的有限元分析商品软件，并通过典型案例阐述有限元法在数字骨科学中的科学价值。

第一节　有限元仿真和生物力学基本介绍

一、有限元法的基本思想和数学原理

（一）有限元法的基本思想

在物理研究领域，面对未知解问题的时候，探索和解决的重要手段之一就是通过已掌握的数学概念和结论，借助数学符号去科学、有效地描述未知解问题，通过分解和归纳等逻辑方法，找出它们之间的联系和变化规律，然后再通过相关数学手段进行求解运算，并对结果进行论证分析。早在公元3世纪圆周率还没有被计算出、无法计算圆面积的时候，我国数学家刘徽、祖冲之等提出并完善了分割法，将圆分解为有限多个可计算面积的正方形和三角形，然后再求和近似圆面积的方法，这种化整为零然后再集合起来处理的方法就是有限元法基本思想的体现。经典结构力学求解刚架内力的位移法，将刚架看成是由许多在节点处连接的杆件单元组成，先研究每个杆件单元，最后将其组合进行综合分析，这种先离散、后整合的力学求解处理方式也体现了有限元法的基本思想。

（二）有限元法的数学原理和工程应用

1. 有限元法的数学原理

大约在300年前，牛顿和莱布尼茨发明了积分法，证明了该运算具有整体对局部的可加性。虽然，积分运算与有限元技术对定义域的划分是不同的，前者进行无限划分而后者进行有限划分，但积分运算为实现有限元技术准备好了一个理论基础。

在牛顿之后约100年，著名数学家高斯提出了加权余值法及线性代数方程组的解法。这两项成果中，前者被用来将微分方程改写为积分表达式，后者被用来求解有限元法所得出的代数方程组。18世纪，另一位数学家拉格朗日提出泛函分析。泛函分析是将偏微分方程改写为积分表达式的另一途经。在19世纪末及20世纪初，数学家瑞雷和里兹首先提出可对全定义域运用展开函数来表达其上的未知函数。1915年，数学家伽辽金提出了选择展开函数中形函数的伽辽金法，该方法被广泛用于有限元。1943年，数学家库朗德第一次提出了可在定义域内分片地使用展开函数表达其上的未知函

数。这实际上就是有限元的做法。所以，到这时为止，实现有限元技术的第二个理论基础也已确立。有限差分法和变分法都是十分成功的近似分析方法。

在一个差分议程的有限差分近似式中，以差商来代替方程式中的导数，引入边界条件后求解这些议程式，便得到求解域中各个求解点上的求解值。有限差分法在概念上虽然简单，但是在某些现实应用中具有难以克服的缺点，最明显的缺点就是近似解的导数不准确、沿非线性边界难以引入边界条件、几何上复杂的域难以精确地数学表达，以及不适用于非均匀和非矩形的网格结构。

在微分方程的变分解中，将微分方程转换成一个等效的变分式，然后假定其近似解可以表达为已知的近似完备函数系列，各完备函数的参数待定。变分法的缺点是对于具有任意域的问题难以建立近似函数。

有限单元法由于提供了推导近似函数的系统步骤，因此克服了变分法的困难，使得它优于差分法和变分法。有限单元法具有2个基本特点：①以一批几何上简单的子域（称为有限元）表示一个几何上复杂的域；②对每一个有限元运用基本的概念推导近似函数。概括来说，该方法是用一个线性的代数多项式组合来表达一个任意连续的函数。因为它是按照插值理论的概念推导近似函数，所以也被称为插值函数。于是有限元法可以理解是变分法的逐域应用，其中的近似函数是代数多项式，而待定参数代表边界上和单元内部预定点（数量有限，通常称为结点或者节点）处的求解值。单元中结点的数目越多，插值函数的阶数就越高，反之亦然。

以结构力学为例，有限元法解决复杂结构力学问题的基本思路包括以下几点。

（1）先化整为零：将待解区域进行分割，离散成有限个元素的集合，简称离散化，即把一个结构看成由若干通过结点相连的单元组成的整体，从而将一个连续域中的无限自由度问题转化为离散域中的有限自由度问题。

（2）再分步求解：单元组合体在已知外载荷作用下处于平衡状态时，列出一系列以结点、位移为未知量的线性方程组，计算求解出结点位移后，再用结构力学的有关公式，计算出各单元的应力、应变，当各单元小到一定程度时，就代表连续体各处的真实情况。

（3）再积零为整：通过单元之间的变形协调条件，在满足问题的收敛性要求后，把各个单元组合的求解结果有机地综合起来，就可以代表原来的结构从而完成整体结构力学分析。

在对结构的化整为零划分过程中，二维结构一般采用三角形单元或矩形单元，三维空间结构可采用四面体单元或多面体单元等完成单元分割（每个单元的顶点称为节点或结点）。通过完备函数系进行分片插值，即将分割单元中任意点的未知函数用该分割单元中形状函数及离散网格点上的函数值展开，即建立一个线性插值场函数，每个单元的场函数是只包含有限个待定节点参量的简单场函数，这些单元场函数的集合能近似代表整个连续体的场函数。在一定的边界条件下（当然必须满足求解需要），根据能量方程或加权残量方程可建立有限个待定参量的代数方程组，求解此离散方程组就能得到有限元法的数值解。通过化整为零这种简化方法，有限元法化无限自由度问题为有限自由度问题，将连续场函数的（偏）微分方程的求解问题转化成有限个参数的代数方程组的求解问题，实现了对结构复杂问题的有效描述。

误差估算是有限元法求解过程中非常重要的数学问题，它取决于近似函数与理论上的精确解之间的差异。在有限元求解中，主要有3种误差来源：①由于求解域的近似性产生的误差；②由于方程的近似求解方法产生的误差；③由于数值计算产生的误差（即在计算机中数值积分和四舍五入的累积误差）。

通常情况下确定这些误差并不是简单的事情，但在一定的条件下，对于一个既定的单元和问题则可以对误差进行估算，这就是有限元解的精度和收敛性问题。收敛性是判断近似解向精确解无限逼近这一过程好坏的重要指标，它取决于求解的微分方程（或所采用的变分式）的形式。

2. 有限元法的工程应用

有限元法最早可追溯到20世纪40年代，Courant第一次应用定义在三角区域上的分片连续函数和最小位能原理求解St.Venant扭转问题。现代有限元法的第一次成功尝试是1956年，Turner、Clough等在分析飞机结构时，将钢架位移法推广应用于弹性力学平面问题，给出了用三角形单元求得平面应力问题的正确答案。1960年，Clough进一步处理了平面弹性问题，并第一次提出了"有限单元法"，使人们认识到其功效。1960年前后，美国的R.W.Clough教授及我国的冯康教授分别独立地在论文中提出了"有限单元"之类的名词，此后，此概念被大家接受，有限元技术从此正式诞生，并很快风靡世界。

有限元法十分有效、通用性强、应用广泛，已有许多大型或专用程序系统供工程设计使用。由于有限元采用了矩阵算法，因此借助计算机便可以快速算出结果。电子计算机自1946年问世以后，计算速度、存储容量和运算能力不断提高，过去力学工作中大量复杂、困难而使人不敢问津的问题，因此有了解决的门路。20世纪70年代后，随着计算机技术的飞速发展和PC机的普遍使用，有限元相关技术和软件也得到了快速发展和普遍推广，特别是近年来结合CAD技术（computer aided design）、CAE（computer aided engineer）和CAM（computer aided manufracture）技术，有限元法在更多领域被广泛推广应用，有限元仿真研究呈现日益增长地蓬勃发展。

二、有限元法与生物力学

"生物科学的原理和方法与力学的原理和方法相结合，认识生命过程的规律，并用以维持、改善人的健康。"

——冯元桢

结构力学在工程领域取得巨大成功后，从20世纪60年代起，许多力学家开始将力学研究转向新的生长点，逐渐应用于由冯元桢等奠基创建的生物力学研究领域。继机械法、电测法和光弹法等传统的实验生物力学测试技术之后，有限元法作为一种新的生物力学测试方法，属于计算生物力学测试技术的范畴。生物力学在考虑生物的形态和组织的基础上，测定生物材料的力学性质，确定本构关系，再结合力学基本原理解决边值问题。1972年，Brekelmans等将有限元法引入生物力学领域，在其后的30多年，无论是该方法的建模技术，还是其应用范围都有了长足的发展，特别是在生物固体力学应用领域，有限元法成功地应用于人体骨骼、关节和肌肉相关研究，在脊柱、髋关节、膝关节等领域，以及各类人工内外植入物研究方面取得大量成果，推动了生物力学与临床紧密结合的科研发展。

生物力学是应用力学原理和方法对生物体中的力学问题定量研究的生物物理学分支。其研究范围从生物整体到系统、器官（包括血液、体液、脏器、骨骼、肌肉等）。传统意义上的生物力学重点是研究与生理学、医学有关的力学问题，依据生物力学研究对象的不同，又可将其分为生物流体力学、生物固体力学和运动生物力学。

（一）生物流体力学

生物流体力学是生物力学中较早获得研究和发展的领域。哈维在1615年根据流体力学中的连续性原理，按逻辑推断了血液循环的存在，并由马尔皮基于1661年发现蛙肺微血管而得到证实。材料力学中著名的扬氏模量是扬为建立声带发音的弹性力学理论而提出的。流体力学中描述直圆管层流运动的泊松定理，其实验基础是狗主动脉血压的测量。黑尔斯测量了马的动脉血压，为寻求血压和失血的关系，在血液流动中引进了外周阻力的概念，同时指出该阻力主要来自组织中的微血管。弗兰克提出了心脏的流体力学理论，施塔林提出了物质透过膜的传输定律，克罗格由于对微循环力学的贡献，希尔由于肌肉力学的贡献而先后（1920、1922年）获诺贝尔生理学或医学奖。到了20世纪60年代，生物力学成为一门完整、独立的学科。

（二）生物固体力学

生物固体力学是利用材料力学、弹塑性理论、断裂力学的基本理论和方法，研究生物组织和器官中与之相关的力学问题。在近似分析中，人与动物骨头的压缩、拉伸、断裂的强度理论及其状态参数都可应用材料力学的标准公式。但是，无论在形态还是力学性质上，骨头都是各向异性的。20世纪70年代以来，对骨骼的力学性质已有许多理论与实践研究，如组合杆假设、二相假设等，有限元法、断裂力学及应力套方法和先测弹力法等检测技术都已应用于骨力学研究。骨是一种复合材料，其强度不仅与骨的构造有关，也与材料本身相关。骨是骨胶原纤维和无机晶体的组合物，骨板由纵向纤维和环向纤维构成，骨质中的无机晶体使骨强度大大提高。体现了骨以最少的结构材料承受最大外力的功能适应性。

（三）运动生物力学

运动生物力学是应用力学原理和方法研究生物体的外在机械运动的生物力学分支。按照力学观点，人体或一般生物体的运动是神经系统、肌肉系统和骨骼系统协同工作的结果。运动生物力学的任务是研究人体或一般生物体在外界力和内部受控的肌力作用下的机械运动规律，它不讨论神经、肌肉和骨骼系统的内部机制，后者属于神经生理学、软组织力学和骨力学的研究范畴（生物固体力学）。在运动生物力学中，神经系统的控制和反馈过程以简明的控制规律代替，肌肉活动简化为受控的力矩发生器，作为研究对象的人体模型可忽略肌肉变形对质量分布的影响，简化为由多个刚性环节组成的多刚体系统，相邻环节之间以关节相连接，在受控的肌力作用下产生围绕关节的相对转动，并影响系统的整体运动。运动生物力学作为一门学科是20世纪60年代在体育运动、计算技术和实验技术蓬勃发展的推动下形成的，为将力学原理直接用于人体实际运动的仿真和理论分析提供了可能。在实践中，运动生物力学主要用于确定各专项体育运动的技术原理，作为运动员的技术诊断和改进训练方法的理论依据。此外，运动生物力学在运动创伤的防治、运动和康复器械的改进、仿生机械如步行机器人的设计等方面也有重要作用。近年来，随着临床康复医学的发展，更多的运动生物力学理念和技术被应用于临床康复与治疗中。

三、有限单元法与计算机仿真

计算机仿真是一种描述性技术和定量分析方法，它是通过建立系统数学模型，并利用该模型在计算机上运行，进行系统科学实验研究的全过程。计算机仿真技术被称为继科学理论和实验研究后的第三种认识和改造世界的工具，现代计算机仿真由仿真系统的软件/硬件环境、动画与图形显示、输入/输出等设备组成。计算机技术的发展，计算数学的成熟，使计算机仿真技术成为一种工程领域必不可少的重要设计手段。

计算机仿真的基本思想是利用物理或数学的模型来类比模仿现实过程，基于所建立的系统仿真模型，利用计算机对系统进行分析与研究，以寻求对真实过程的认识，它所遵循的基本原则是相似性原理。

从20世纪90年代以来，随着复杂系统仿真应用需求的不断提高和应用领域的不断扩展，计算机仿真已经从纯数字仿真发展到虚拟环境仿真技术的新阶段，其中重要的一步就是仿真可视化。仿真可视化是仿真与可视化技术的结合，是把仿真中的数字信息变成直观的、以图形或图像表示的、随时间和空间变化的仿真过程呈现在研究人员面前，使研究人员能够知道系统中变量之间、变量与参数之间、变量与外部环境之间的关系，直接获得系统的静态和动态特性，并且提供了观察数据交互作用的手段，可以实时跟踪并有效驾驭数据模拟与实验过程。

仿真可视化的内涵有两层：仿真结果可视化与仿真计算过程可视化。在可视化过程中，仿真动画是仿真技术和动画技术相结合，利用动画把仿真过程描述得更直观、更形象，是最为直接地表现模型行为的图形技术方法。

有限元法与计算机仿真技术的结合产生了有限元仿真技术。有限元仿真技术综合运用有限元法、计算机图形图像学、仿真可视化等科学技术和手段，不仅可以直观地表达实验手段不易描述的现象，容易使人理解和分析，还可以显示实物实验无法观察和检测的发生在结构内部的某些物理现象，是支持工程技术人员进行创新研究和创新设计的重要工具和手段。同时，作为一种计算机虚拟仿真技术，它可以替代一些危险、昂贵的，甚至是难以实施的实验，在实验成本、可行性和可操作性上具有独特的优越性，例如在脊柱生物力学研究领域，人体活体无损检测仅限于体表信号检测和影像学检查，显然无法获取更多的人体内部信息；常规的生物力学标本实验虽然可以通过传感器测量部分人体内部信息，但是离体标本与实际人体在力学结构和实际行为方面差别较大，与临床实际有着较大差距，而且测量技术和测量设备自身也存在诸多局限性，这就使得标本实验的测量结果比较有限，难以在临床上获得推广应用。有限元仿真技术的发展为解决这一问题提供了新的方法和手段，例如通过脊柱有限元模型不仅能逼真地模拟椎骨、椎间盘，还能将周围的韧带、肌肉直接或间接地加入模型，并能够模拟一系列力学边界条件，保证了虚拟仿真环境的真实性，其分析的范围和深度是以上两种方法无法完成的。只要建立了有效的计算机仿真模型和合理的边界条件，就能够通过数学物理模型计算得到正确的生物力学数据，并且通过计算机仿真可视化的手段直接将生物力学过程和结果直观地呈现出来，这对于并不熟悉工程背景的广大临床医务工作者尤为重要。

四、有限元主流软件的基本算法

有限元法的推广应用离不开计算机技术的进步和有限元软件的发展。早期的有限元分析软件基本上都是在大中型计算机（主要是Mainframe）上开发和运行的，后来又发展到以工程工作站（engineering work station，EWS）为平台，它们的共同特点是采用UNIX操作系统。1979年，美国的SAP5线性结构静、动力分析程序向国内引进移植成功，掀起了应用通用有限元程序分析计算工程问题的高潮。这个高潮一直持续到1981年ADINA非线性结构分析程序引进，一时间许多一直无法解决的工程难题迎刃

而解。大家也都开始认识到有限元分析程序的确是工程师应用计算机进行分析计算的重要工具。

PC机的出现使计算机的应用发生了根本性的变化，工程师渴望在办公桌上完成复杂工程分析的梦想成为现实。但是早期的PC机采用16位CPU和DOS操作系统，内存中的公共数据块受到限制，因此当时计算模型的规模不能超过1万阶方程。Microsoft Windows操作系统和32位的Intel Pentium处理器的推出为将PC机用于有限元分析提供了必需的软件和硬件支撑平台，因此当前国际上著名的有限元程序研究和发展机构都纷纷将其软件移植到Windows平台上。Windows提供了OpenGL图形标准，为在PC机上应用可视化图形技术开发GUI提供了强有力的工具。OpenGL是当今国际上公认的高性能图形和交互式视景处理标准，应用它开发出来的三维图形软件深受专业技术人员的钟爱，目前世界上占主导地位的计算机公司都采用了这一标准。有限元程序已抛开仿真软件，直接在Windows平台上开发有限元程序，它能直观地通过对"菜单""窗口""对话框"和"图标"等可视图形画面和符号的操作，自动建立有限元分析模型，并以交互方式实现计算结果的可视化处理，因而可大大提高有限元分析的效率和精确性，也便于用户学习和掌握。

为了将在大中型计算机和EWS上开发的有限元程序移植到PC机上，常常需要采用Hummingbird公司的仿真软件Exceed。这样做的结果比较麻烦，而且不能充分利用PC机的软硬件资源。所以最近有些公司，例如IDEAS、ADINA和R&D开始在Windows平台上开发有限元程序，称为"Native Windows"版本，同时还有在PC机上的Linux操作系统环境中开发的有限元程序包。

当今主流的有限元软件有德国的ASKA，英国的PAFEC，法国的SYSTUS，美国的ABAQUS、ADINA、ANSYS、BERSAFE、BOSOR、COSMOS、ELAS、MARC和STARDYNE等公司的产品。国内常用的有限元软件大多是国外公司的产品，主要有ANSYS、ABAQUS、ADINA、MARC和SOLIDWORK等，

自主开发的有限元软件主要围绕PC平台做文章，开发比较成功并拥有较多用户（100家以上）的有限元分析系统有大连理工大学工程力学系的JIFEX95、北京大学力学与科学工程系的SAP84、中国农机科学研究院的MAS5.0和杭州自动化技术研究院的MFEP4.0等。

在国内外众多有限元软件中，采用的软件算法代表有以下几种。

1. COSMOS软件使用的快速有限元算法（FFE）

在传统有限元分析的数值计算方法之中，有直接计算法（direct solver）与迭代法（iterative）两种。在过去的经验中，迭代法一直无法直接而有效地保证数值计算的收敛性，但快速有限元法是一种可以保证收敛性的迭代法，该方法计算速度也很快。

2. MARC软件以Lagrange算法为主

兼有ALE和Euler算法；以显式求解为主，兼有隐式求解功能。

3. ANSYS软件有直接求解器

如波前求解器，可计算出线性联立方程组的精确解。ANSYS程序还提供了一个有效的稀疏矩阵求解器，它既可用于线性分析，也可用于非线性分析。在既要求求解精度又要求求解时间的静态及瞬态分析中，该求解器可代替迭代求解器。稀疏矩阵求解器只能用于真正的对称矩阵，与波前及其他直接求解器相比，稀疏矩阵求解器能显著加快求解速度。

4. 显式/隐式有限元法

无须对刚度矩阵求逆，仅对质量矩阵求逆，而质量矩阵往往可以简化为对角阵；没有增量步内迭代收敛问题，可以一直计算下去。隐式计算具有时间步长增量较大，每个荷载步都能控制收敛，避免误差累积、存在迭代不收敛的问题，计算量随计算规模增大而成超线性增长等特点。相对于隐式计算，显示计算具有时间步长很小、误差累积、不存在迭代不收敛的问题、计算量随计算规模基本为线性增长等特点。这种计算方法的代表软件为ABQUS。

5. 离散单元法

离散单元法也被称为散体单元法，最早是1971年由Cundall提出的一种不连续数值方法模型，这种方法的优点是适用于模拟节理系统或离散颗粒组合体在准静态或动态条件下的变形过程。离散单元法不是建立在最小势能变分原理上，而是建立在最基本的牛顿第二运动定律上。它以每个刚体的运动方程为基础，建立描述整个破坏过程的显式方程组后，通过动力松弛迭代求解。

6. 接触判断法

离散元通过块体之间的相互接触判断得到相互之间的作用力，进而形成运动方程。因此，快速而准确的接触算法对离散元方法非常重要。由于离散元计算过程中块体往往会发生较大位移，使得原有的块体间的空间拓扑关系发生变化，导致接触判断变得更加复杂。目前离散元对二维问题的接触分析已经比较成熟，但对于三维问题应用比较有限，其中的重要原因是三维接触判断过于复杂，特别是允许出现大位移的三维接触，目前还是有待进一步研究的问题。

7. 刚体弹簧单元法

刚体弹簧单元法（rigid body spring method，RBSM）最早由Kawai于1976年提出，当初提出的意图是以较少的自由度来求解结构问题。它把体系分解为一些由均布在接触面上的弹簧系统联系起来的刚性元，刚性元本身不发生弹性变形，因此结构的变形能仅能储存在接触面的弹簧系统中。由于刚体弹簧元单元间的作用力通过单元界面上弹簧传递，可以直接得到界面的作用力，因此在极限分析等领域也有较好的应用。

8. 无网格法

传统有限元需要构造特定的单元网格来形成位置插值函数，是否可以让计算机根据节点信息来"自动"形成位移插值函数？无网格法可以实现。无网格法对函数的要求有：①光滑连续；②影响的节点有限。无网格法常用插值方法有：移动最小二乘、核函数与径向基函数。整体方程有配点法、最小二乘法、伽辽金法。伽辽金法是应用最广、最稳定的无网格法。

五、有限单元法的发展趋势

随着多领域应用研究的展开，有限元理论基础近年来也逐渐得到发展，主要体现在以下几个方面。

（一）从单纯的结构力学计算发展到求解许多物理场问题

有限元分析方法最早是从结构化矩阵分析发展而来，逐步推广到板、壳和实体等连续体固体力学分析，实践证明这是一种非常有效的数值分析方法。而且从理论上也已经证明，只要用于离散求解对象的单元足够小，所得的解就可足够逼近精确值。所以近年来有限元方法已发展到流体力学、温度场、电传导、磁场、渗流和声场等问题的求解计算。例如在临床骨科膝关节研究中，关节就需要用固体力学和流体动力学的有限元分析结果交叉迭代求解，即所谓"流固耦合"的问题。

（二）由求解线性工程问题进展到分析非线性问题

随着科学技术的发展，线性理论已经远远不能满足设计的要求。例如建筑行业中的高层建筑和大跨度悬索桥的出现，就要求考虑结构的大位移和大应变等几何非线性问题；航天和动力工程的高温部件存在热变形和热应力，也要考虑材料的非线性问题；诸如塑料、橡胶和复合材料等各种新材料的出现，仅靠线性计算理论不足以解决遇到的问题，只有采用非线性有限元算法才能解决。众所周知，非线性的数值计算是很复杂的，它涉及很多专门的数学问题和运算技巧，很难被一般工程技术人员所掌握。为此，近年来国外一些公司花费了大量的人力和投资开发诸如MARC、ABQUS和ADINA等专长于求解非线性问题的有限元分析软件，并广泛应用于工程实践。这些软件的共同特点是具有高效的非线性求解器及丰富和实用的非线性材料库。

当今国际上FEA方法和软件发展呈现出以下趋势特征。

第一，增强可视化的前置建模和后置数据处理功能。早期有限元分析软件的研究重点在于推导新的高效率求解方法和高精度的单元。随着数值分析方法的逐步完善，尤其是计算机运算速度的飞速发展，整个计算系统用于求解运算的时间越来越少，而数据准备和运算结果的表现问题却日益突出。在现在的工程工作站上，求解一个包含10万个方程的有限元模型只需要几十分钟。但是如果用手工方式来建立这个模型，然后再处理大量的计算结果则需用几周的时间。可以毫不夸张地说，工程师在分析计算一个工程问题时有80%以上的精力都花在数据准备和结果分析上。因此，目前几乎所有的商业化有限元程序系统都有功能很强的前置建模和后置数据处理模块。在强调"可视化"的今天，很多程序都建立了对用户非常友好的图形用户界面（graphics user interface，GUI），使用户能以可视图形方式直观快速地进行网格自动划分，生成有限元分析所需数据，并按要求将大量的计算结果整理成变形图、等值分布云图，便于极值搜索和所需数据的列表输出。

第二，与CAD软件的无缝集成。当今有限元分析系统的另一个特点是与通用CAD软件的集成使用，即在用CAD软件完成部件和零件的造型设计后，自动生成有限元网格并进行计算，如果分析的结果不符合设计要求则重新进行造型和计算，直到满意为止，从而极大地提高了设计水平和效率。今天，工程师可以在集成的CAD和FEA软件环境中快捷地解决一个以前无法应付的复杂工程分析问题。所以，当今所有的商业化有限元系统商都开发了和著名的CAD软件（例如Pro/ENGINEER、Unigraphics、SolidEdge、SolidWorks、IDEAS、Bentley和AutoCAD等）兼容的接口。

第二节　有限元仿真中的线性和非线性问题

一、线性与非线性简介

我们所处的自然界是一个相互关联的世界，其中各客体内部及客体与客体之间，都是通过一定的关联相互影响、相互体现的，线性与非线性是描述其中各物理量之间关联程度的基本性质之一，在一定程度上它也代表了我们对自然的认知和描述能力。

以数字骨科学为例，通常认为骨质量与骨密度是有关联的，而骨密度又与骨的弹性模量或泊松比等力学参数有关联。

线性（linear），指物理量与物理量之间按比例、成直线的关系，在空间和时间上代表规则和光滑的运动；非线性（non-linear），则指不按比例、不成直线的关系，代表不规则的运动和突变。

线性在数学上可以理解为一阶导数为常数的函数；非线性则指一阶导数不为常数的函数。

在人体生物力学仿真模型中，上面提到的骨质量与骨密度是呈线性相关的，而一般认为骨密度与骨的弹性模量或泊松比是呈非线性关系的。

非线性是自然界复杂性的典型性质之一，与线性相比，非线性更接近客观事物性质本身，是量化认识和研究复杂知识的重要方法之一；凡是能用非线性描述的关系，通称非线性关系。狭义的非线性是指不按比例、不成直线的数量关系，无法用线性形式表现的数量关系，如曲线、曲面等；而广义上看，是自变量以特殊的形式变化而产生的不同于传统的映射关系，如迭代关系的函数，上一次演算的映射为下一次演算的自变量，显然这是无法用通常的线性函数描绘和形容的。很显然，自然界事物间的变化规律不是简单的函数图像，他们当中存在的关系并非一一对应。如果说线性关系

是互不相干的独立关系，那么非线性则是体现相互作用的关系，正是这种相互作用，使得整体不再是简单地全部等于部分之和，而可能出现不同于"线性叠加"的增益或亏损。

非线性是相对于线性而言的，是对线性的否定，线性是非线性的特例，所以要弄清非线性的概念，明确什么是非线性，首先必须明确什么是线性，其次对非线性的界定必须从数学表述和物理意义两个方面阐述，才能较完整地理解非线性的概念。

对线性的界定，一般是从相互关联的两个角度进行的。

第一，叠加原理成立。"如果 $\psi 1$，$\psi 2$ 是方程的两个解，那么 $a\psi 1 + b\psi 2$ 也是它的一个解，换言之，两个态的叠加仍然是一个态"。叠加原理成立意味着所考察系统的子系统间没有非线性相互作用。

第二，物理变量间的函数关系是直线，变量间的变化率是恒量，这意味着函数的斜率在其定义域内处处存在且相等，变量间的比例关系在变量的整个定义域内是对称的。

在明确了线性的含义后，相应地非线性概念就易于界定。

首先，定义非线性算符 $N(\phi)$ 为对一些 a、b 或 ϕ、ψ 不满足 $L(a\phi + b\psi) = aL(\phi) + bL(\psi)$ 的算符，即叠加原理不成立，这意味着 ϕ 与 ψ 间存在着耦合，对 $(a\phi + b\psi)$ 的操作，等于分别对 ϕ 和 ψ 操作外，再加上对 ϕ 与 ψ 的交叉项（耦合项）的操作，或者 ϕ、ψ 是不连续（有突变或断裂）、不可微（有折点）的。

其次，作为等价的另一种表述，我们可以从另一个角度来理解非线性：在用于描述一个系统的一套确定的物理变量中，一个系统的一个变量最初的变化所造成的此变量或其他变量的相应变化是不成比例的，换言之，变量间的变化率不是恒量，函数的斜率在其定义域中有不存在或不

相等的地方，概括地说，就是物理变量间的一级增量关系在变量的定义域内是不对称的。可以说，这种对称破缺是非线性关系的最基本体现，也是非线性系统复杂性的根源。

对非线性概念的这两种表述实际上是等价的，叠加原理不成立必将导致物理变量关系不对称；反之，如果物理变量关系不对称，那么叠加原理将不成立。之所以采用了两种表述，是因为在不同的场合，对于不同的对象，两种表述有各自的方便之处，如前者对于考察系统中整体与部分的关系、微分方程的性质是方便的，后者对于考察特定的变量间的关系（包括变量的时间行为）将是方便的。

关于非线性概念需要强调的是，线性或非线性的提法是相对于物理变量而言的，也就是说，只有物理变量的关系才是判断是否是非线性的根据，而非物理变量的关系不能成为非线性与否的判据。这里所说的物理变量是指可以观测的、人们感兴趣的、对人类有意义的变量。例如物价对时间的直接关系是人们感兴趣的、对人们有意义的，而且二者的关系是非线性的，所以物价随时间的变化是一种非线性现象。

非线性与线性是相对而言的，二者是一对矛盾的概念，一方面二者在一定程度上可以相互转化，另一方面二者又存在本质区别，再者二者同时存在于一个系统中，规定着系统相应方面的性质。

首先，在数学上一些线性方程可转化为非线性方程来解。物理上的一些非线性问题也可以通过数学变换而转化为线性方程来研究。如非线性的KdV方程通过散射反演方法化为线性的可积方程，从而求出了精确的解析解；一些非线性不强的问题，可用线性逼近方法将其转化为若干线性问题来求近似解，这是已在各门学科中广泛采用并相当有效的方法。例如在有限元建模仿真中，我们常常利用物理参数间的线性关系简化非线性关系，在一般情况下它也是基本正确的。

其次，在某些情况下，由方程得到的解析解并不能提供更多的信息，无助于更好地理解系统的行为，而从解的非线性形式中，我们却可以方便地得到所研究系统的重要性质。所以，认为线性方程可以得到解析解，非线性方程难以得到解析解，因而线性能给出比非线性更多的有用信息是不确切的。这意味着，对某些问题从非线性的角度考察不仅是可能的，而且有时也是必要的。

非线性与线性虽然可以通过数学变换而相互转化，在数学上有一定的联系，但是在同一视角、同一层次、同一参照系下，非线性与线性是有本质区别的。

在数学上，线性函数关系是直线，而非线性函数关系是非直线，包括各种曲线、折线、不连续的线等；线性方程满足叠加原理，非线性方程不满足叠加原理；线性方程易于求出解析解，而非线性方程一般不能得出解析解。

在物理上，近线性问题（它不是我们所说的非线性问题）可用线性逼近方法求出一定精确度的解，即依据具体问题对精确度的要求，逐次解出若干个线性问题，把它们叠加起来，就能得到很好的近似解。但是对于非线性问题，由于存有小参数发散及收敛慢等问题，线性逼近方法将失效，特别是对于高速运动状态、强烈的相互作用、长时间的动态行为等非线性很强的情况，线性方法将完全无能为力。线性逼近方法的这些局限性，导致非线性方法的不可替代，在无法用线性方法处理的强非线性问题上，只能用非线性方法。线性逼近方法并非经常能奏效，这不只是方法论问题，也是自然观问题，自然界既有量变又有质变，在质变中，自然界要经历跃变或转折，这是线性所不能包容的。

二、结构非线性

在日常生活中，经常会遇到结构非线性。例如，当用订书针订书时，金属钉书钉将永久地弯曲成一个不同的形状（图5-1A）。如果你在一个木架上放置重物，随着时间的推移木架将越来越下垂（图5-1B）。当在汽车或卡车上装载货物时，它的轮胎和其下的路面间接触面将随货物重量而变化（图5-1C）。如果将上述例子的载荷变形曲线画出来，用户将发现它们都显示了非线性结构的基本特征—结构刚度改变。

引起结构非线性的原因很多，它可以被分成3种主要类型：状态改变、几何非线性、材料非线性。

（一）状态变化(包括接触)

许多普通结构表现出一种与状态相关的非线性行为。例如，一根只能拉伸的电缆可能是松的，也可能是绷紧的。轴承套可能是接触的，也可能是不接触的。冻土可能是冻结的，也可能是融化的。这些系统的刚度由于系统状态的改变而变化。状态改变也许和载荷直接有关（如在电缆情况中），也可能由某种外部原因引起（如在冻土中的紊乱热力学条件）。

接触是一种很普遍的非线性行为。接触是状态变化非线性中一个特殊而重要的子集。

（二）几何非线性

如果结构经受大变形，其几何形状的变化可能会引起结构的非线性响应。一个例子是图5-2所示的钓鱼竿。随着垂向载荷的增加，竿不断弯曲导致力臂明显减小，竿端显示出在较高载荷下不断增长的刚性。几何非线性的特点是大位移、大转动。

（三）材料非线性

非线性的应力—应变关系是结构非线性行为的常见原因。许多因素可以影响材料的应力—应变性质，包括加载历史（如在弹—塑性响应情况下）、环境状况（如温度）、加载的时间总量（如在蠕变响应情况下）。

许多与材料有关的参数可以使结构刚度在

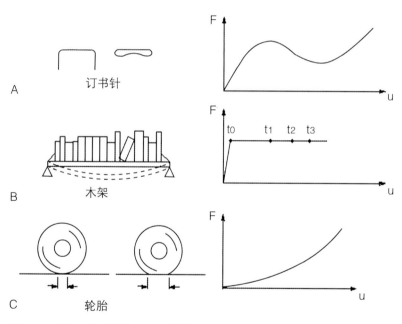

图5-1 结构非线性行为的常见例子

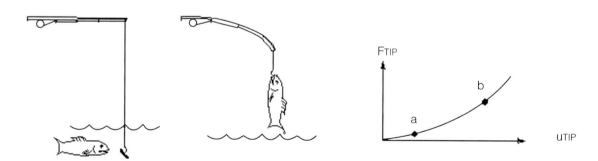

图5-2 钓鱼竿体现的几何非线性

分析期间改变。塑性、非线性弹性、超弹性材料、混凝土材料的非线性应力—应变关系可以使结构刚度在不同载荷水平下（以及在不同温度下）改变。蠕变、黏塑性和黏弹性可以引起与时间、率、温度和应力相关的非线性。膨胀可以引起作为温度、时间、中子流水平（或其他类似量）函数的应变。

以有限元仿真软件ANSYS为例，有限元仿真应可以考虑多种材料非线性特性。

1. 率不相关塑性指材料中产生的不可恢复的即时应变。

2. 率相关塑性也可称为黏塑性，材料的塑性应变大小将是加载速度与时间的函数。

3. 材料的蠕变行为也是率相关的，产生随时间变化的不可恢复应变，但蠕变的时间尺度要比率相关塑性大得多。

4. 非线性弹性允许材料的非线性应力应变关系，但应变是可以恢复的。

5. 超弹性材料应力应变关系由一个应变能密度势函数定义，用于模拟橡胶、泡沫类材料，变形是可以恢复的。

6. 黏弹性是一种率相关的材料特性，这种材料应变中包含了弹性应变和黏性应变。

7. 混凝土材料具有模拟断裂和压碎的能力。

8. 膨胀是指材料在中子流作用下的体积扩大效应。

三、有限元非线性分析的基本知识

本部分内容均以ANSYS软件为例。

（一）方程求解

ANSYS程序的方程求解器通过计算一系列的联立线性方程来预测工程系统的响应。然而，非线性结构的行为不能直接用这样一系列的线性方程表示。需要一系列的带校正的线性近似来求解非线性问题。

一种近似的非线性求解是将载荷分成一系列的载荷增量。可以在几个载荷步内或者在一个载荷步的几个子步内施加载荷增量。在每一个增量的求解完成后，继续进行下一个载荷增量之前程序调整刚度矩阵以反映结构刚度的非线性变化。但是，纯粹的增量近似不可避免地要随着每一个载荷增量积累误差，导种结果最终失去平衡，如图5-3A所示。

ANSYS通过使用牛顿—拉普森平衡迭代克服了这种困难，迫使在每一个载荷增量的末端解达到平衡收敛（在某个容限范围内）。图5-3B描述了在单自由度非线性分析中牛顿—拉普森平衡迭代的使用。在每次求解前，通过NR方法估算出残差矢量，这个矢量是恢复力（对应单元应力的载荷）和所加载荷的差值，然后使用非平衡载荷进行线性求解，且核查收敛性。如果不满足收敛准则，重新估算非平衡载荷，修改刚度矩阵，获得新解。持续这种迭代过程直到问题收敛。

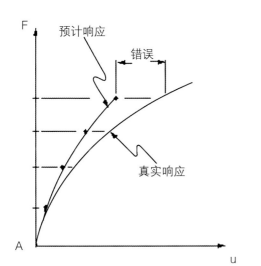
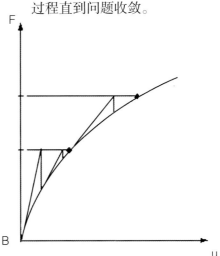

图5-3 纯粹增量近似与牛顿—拉普森近似
A.纯粹增量式解。B.全牛顿—拉普森迭代求解

ANSYS程序提供了一系列命令来增强问题的收敛性，如自适应下降、线性搜索、自动载荷步长及二分等，可被激活来加强问题的收敛性，如果不能得到收敛，那么程序或者继续计算下一个载荷步或者终止（依据你的指示）。

对某些物理意义上不稳定系统的非线性静态分析如果仅仅使用NR方法，正切刚度矩阵可能变为降秩短阵，导致严重的收敛问题。这样的情况包括独立实体从固定表面分离的静态接触分析、结构可能完全崩溃或者"突然通过"至另一个稳定形状的非线性屈曲问题。对这种情况，可以激活另外一种迭代方法：弧长方法，帮助稳定求解。弧长方法导致NR平衡迭代沿一段弧收敛，从而即使正切刚度矩阵的斜率为零或负值，也往往阻止发散。这种迭代方法以图形表示在图5-4中。

分线性求解被分成3个操作级别：载荷步、子步、平衡迭代。

顶层级别由在一定"时间"范围内用户明确定义的载荷步组成，假定载荷在载荷步内线性变化。见 *ANSYS Basic Analysis Guide*。

在每一个载荷时步内，为了逐步加载，可以控制程序来执行多次求解（子步或时间步）。

在每一个子步内，程序将进行一系列的平衡迭代以获得收敛的解。

图5-5 说明了一段用于非线性分析的典型的载荷历史。参见*ANSYS Basic Analysis Guide*。

当用户确定收敛准则时，ANSYS程序给出一系列选择：可以将收敛检查建立在力、力矩、位移、转动或这些项目的任意组合上。另外，每一个项目可以有不同的收敛容限值。对多自由度问题，还有收敛范数的选择。

当用户确定收敛准则时，应该总是选择以力（或力矩）为基础的准则，它提供了收敛的绝对量度。如果需要也可以位移为基础（或以转动为基础的）进行收敛检查，但是通常不单独使用它们。

（二）保守行为与非保守行为一过程依赖性

如果通过外载输入系统的总能量当载荷移去时复原，我们说这个系统是保守的。如果能量被系统消耗（如由于塑性应变或滑动摩擦），我们说系统是非保守的，非保守系统的例子如图5-6所示。

保守系统的分析是与过程无关的，通常可以任何顺序和任何数目的增量加载而不影响最终结果。相反，非保守系统的分析是过程相关的，必须紧紧跟随系统的实际加载历史，才能获得精确的结果。如果对于给定的载荷范围可以有多于一个的解是有效的（如在跃变分析中），这样的分析也可能是过程相关的。过程相关问题通常要求缓慢加载（也就是使用许多子步）到最终的载荷值。

（三）子步

当使用多个子步时，用户需要考虑精度和代价之间的平衡。子步更多（也就是时间步较小）通常精度较好，但以增加运行时间为代价。ANSYS提供的自动时间步选项可用于这一目的。

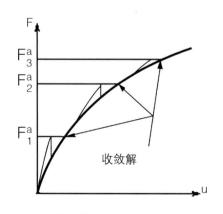
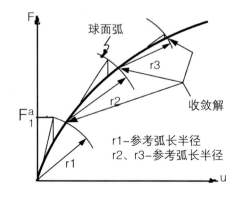

图5-4 传统的NR方法与弧长方法的比较

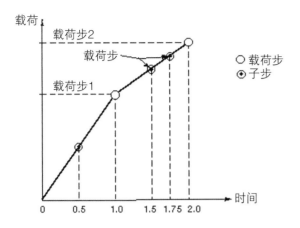

图5-5 载荷步、子步及时间

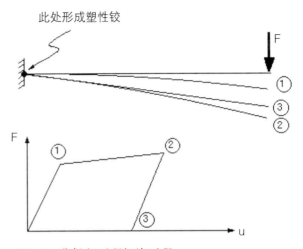

图5-6 非保守(过程相关)过程

用户可以激活自动时间步，以便根据需要调整时间步长，获得精度和代价之间的良好平衡。自动时间步激活ANSYS程序的二分功能。

二分法提供了一种对收敛失败自动矫正的方法。无论何时只要平衡迭代收敛失败，二分法将把时间步长分成两半，然后从最后收敛的子步自动重启动。如果已二分的时间步再次收敛失败，二分法将再次分割时间步长然后重启动，持续这一过程直到获得收敛或到达最小时间步长（由用户指定）。

（四）载荷和位移方向

当结构经历大变形时，应该考虑到载荷将发生什么变化。在许多情况中，无论结构如何变形，施加在系统中的载荷保持恒定的方向。而在另一些情况中，力将改变方向，随着单元方向的改变而变化。

ANSYS程序根据所施加的载荷类型，可以模拟这两种情况。加速度和集中力将不管单元方向的改变，而保持其最初的方向。表面载荷作用在变形单元表面的法向，且可被用来模拟"跟随"力。图5-7说明了方向不变的力和跟随力。

注意：在大变形分析中，结点坐标系方向不变。因此计算出的位移在最初的方向上输出。

（五）非线性瞬态分析

非线性瞬态分析方法与线性静态分析方法相似：以荷载增量加载，程序在每一步中进行平衡迭代。静态和瞬态处理的主要不同是在瞬态过程分析中要激活时间积分效应。因此，在瞬态过程分析中，"时间"总是表示实际的时序。自动时间步长和二分特点同样也适用于瞬态过程分析。

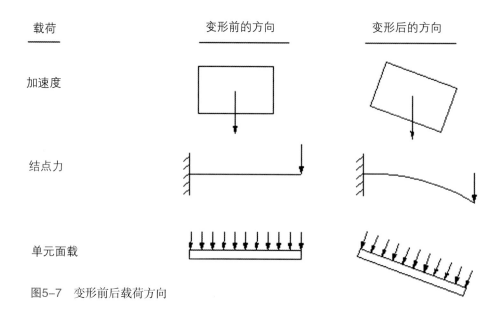

图5-7 变形前后载荷方向

第三节 数字骨科学中的有限元建模及应用

数字骨科学领域中的大量研究对象与工程科学领域的研究对象相关联，比如说骨科生物力学、心脏动力学等，它们的研究手段（相关数学理论和物理规律）与工程力学中的固体力学、流体力学相同。将工程领域中成熟的技术方法应用于数字骨科学由来已久，常规生物力学标本实验正是在工程力学、材料力学等学科的实验方法基础上，针对生物体的特殊性，通过对生物体的结构和运动特性进行局部研究，从而获取系统的认识和理论。在这个意义上，医用生物力学的研究方法是随着工程技术的发展而发展的。

有限单元法（finite element method,FEM）是近几十年来应用于工程领域的一种数学物理方法，通过模拟计算研究并解决各种工程力学、热学、电磁学及多物理场问题，并与计算机技术、三维图像技术等学科相结合，逐渐成为工程领域中数字仿真和虚拟现实的新的重要技术手段。因此将有限单元法应用于以医用生物力学为代表的数字骨科学，是数字骨科学中医学生物力学研究手段发展的基本趋势，也推动着FEM的进一步发展。

本章节分为两大部分，前一部分讲述有限元建模的基本概念和方法，后一部分通过研究工作中的实例对第一部分内容进行具体解释。

一、有限元建模的基本概念和方法

本部分简要讲述有限元建模及有限元模型的基本概念，以及数字骨科学中有限元建模的对象、目的、基本步骤、数据来源和基本方法。

（一）有限元仿真与有限元建模

有限元软件的基本功能是建立研究对象的有限元仿真模型，通过已知的仿真条件对模型进行求解运算，获取模型未知的结构力学指标。我们可以通过常用有限元软件的结构模块对其主要功能结构有一个初步了解。

1. 前处理器

前处理器用于建立研究对象的有限元模型并对其进行分析求解前的必要处理，包括形态结构修正、网格划分、约束与加载、环境变量定义等，获得描述研究对象及物理过程的数学方程组。

2.求解器

求解器是有限元软件的核心部分，对通过前处理器获得的方程组进行求解是其主要内容。

3.后处理器

后处理器主要用于对计算出的数值结果进行数据提取，通过分析或二次处理得到待定的结构力学指标，并以一定的方式表达出来（比如应力、应变分布梯度图及结构响应频谱等）。

从有限元软件的功能模块可知，建立研究对象的有限元仿真模型是有限元仿真分析的基础和必要条件，并且可以预知，有限元模型的质量将直接影响有限元仿真分析及结果的好坏，即通常所说的仿真度。

"数字化中国虚拟人"的第一步是几何重建计算机虚拟人，即建立"可视人"，这一步目前已取得阶段性成果。第二步是建立"物理人"，即在第一步的基本上赋予模型以物理特性，对人体的物理行为进行计算机仿真和在虚拟人上进行虚拟物理实验。有限元仿真是实现这一目标的重要手段，因此如何实现从"可视人"向"物理人"的转换，建立数字化中国人物理仿真的模型，是目前及今后一段时期的工作重点。

本节的主要内容是对目前有限元仿真分析领域中建模的主要概念和方法进行综述，并结合自己的研究工作提出新的看法和建议，为有限元仿真的进一步深入发展提供参考和思路。鉴于本书的宗旨和作者研究工作的局限，本节中讨论的有限元建模基本上局限在医学生物力学领域，与常规工程领域中有限元应用的方法有所差异。

（二）有限元模型的基本概念

有限元模型是指利用有限元软件的前处理模块或其他CAD软件，针对研究对象重建计算机三维模型，对此模型赋予一定的物理属性和边界条件后，通过有限元数值计算方法结合计算机图形学，可以模拟此对象的物理行为。这里所说的物理指的是物体的力、热、电磁、流体等自然性质，物理行为则是具备这些物理性质的

物体在一定的物理条件下发生的物理现象。

（三）医学有限元建模对象

在医学生物力学领域，有限元建模的主要对象是生物体，包括人体各组织、器官，涉及临床治疗时还包括医疗器械、医疗环境及它们与人体的复合体等。例如，针对骨外科来说，建模对象主要是人体各骨骼组织及相关韧带、肌肉、固定器械、人工假体，针对心内科来说主要是心脏、血管及血液等等。

（四）有限元建模的目的

建立有限元模型的目的是对研究对象进行物理行为仿真，比如对于骨外科医生，他们需要了解脊柱在各种承重和运动状态下的空间位移和受力分布、受损脊柱在固定器械下是否能够恢复正常支持和承重功能、人体髋关节是否会引起股骨坏死和髋臼窝塌陷；心内科医生需要了解血液在各种形态血管中的流速和血压分布、心电在心肌中是如何传导的、血管支撑架是否会引起血液紊流，等等。

有限元建模的目的决定了需要仿真研究提供的指标。在医学生物力学领域中，经常用到的有限元仿真研究指标主要分为以下几类。

1.结构力学指标

对于大部分骨科有限元建模对象，主要的目的是仿真它们的结构力学行为并分析其物理特性，研究指标包括结构各部位的空间位置、位移、应变和应力等。

2.流体力学指标

医学生物力学领域中典型的流体力学行为是血液流变学，其主要研究指标包括血压分布、血液流速、流体能量的传递、紊流等。

3.热学分析指标

有限元仿真中经常存在着热现象的发生（例如考虑呼吸中空气在呼吸道中的加温过程，从而为人工肺的研究提供理论指导）。热学分析指标包括温度、热能、热流、熵等。

4.电磁分析指标

电磁场也是有限元仿真的常见物理现象，例如人体内存在的心电磁场、脑电磁场，许多医疗器械例如心电起搏器、理疗器械等也是通

过电磁场与人体发生作用。电磁场分析指标包括电流、电压、电场强度、电通量、磁场强度、磁通量等。

5. 耦合场分析指标

在大部分情况下，各种物理现象是并存的，因此有限元仿真需要把各种物理分析耦合到一起。例如在分析血液在血管中的流动时，血液本身是流体，需要流体力学理论进行分析，同时对血管部分的分析则是通过结构力学理论，同时进行两部分物理现象的分析通常称为流—固耦合分析。因此，耦合场分析的指标是各耦合部分分析指标的综合。

（五）有限元建模的基本步骤

在讲述有限元建模的基本步骤之前，首先明确一下有限元仿真模型重建与通常所说的计算机三维模型重建的区别。这二者之间存在着相似之处，它们都需要通过计算机图像重现研究对象的空间三维结构并进行相关的操作（如切割、分离、空间变换等），这一点是计算机三维模型重建的主要目标，也就是虚拟人计划第一步的主要目标：建立可视人。而有限元建模的目标并不局限于此，它不仅仅是建立仿真对象的三维空间结构，更重要的目标是根据物理仿真的要求赋予此空间结构相应的材料性质（力、热、流体、电磁等物理材料性质），通过数学和物理知识，虚拟计算此对象在一定的物理边界条件下（受力、受压、碰撞、加温）的物理响应，是医学生物力学研究的重要手段，近年来随着在计算机辅助工程（computer aided engineering，CAE）和医学生物力学计算机仿真领域应用的发展，医学生物力学研究中有限元建模已逐渐成为一项专门的技术，在许多工程领域通常被称为"逆向工程"，医学领域统称为"计算机重建"。

建立人体有限元模型通常包括以下几个步骤。

1. 建立对象的几何模型

建立对象的几何模型是建立有限元仿真模型的必要步骤，而且这一点与一般的计算机三维重建相似，都是通过各种医学影像资源在计算机中建立研究对象的三维空间模型，并可通过计算机图形、图像加以显示和操作。不过作为有限元仿真对象，建立的有限元几何模型最终必须是图形文件格式，也就是说此模型必须能够被有限元软件所接受。通常，在计算机辅助设计（computer aided design，CAD）中建立的几何模型可以直接导入有限元软件，而其他重建软件建立的三维图像则需要进行相应的格式转换。

2. 划分网格及赋予模型材料性质

划分有限元网格是建立有限元模型的重要一步，网格划分结束标志着有限元模型进入了实质性建模阶段，网格质量的好坏也决定和影响着后续的建模和计算分析。赋予几何模型以材料性质就把几何模型转换成了物理模型。通常会根据有限元建模的目的确定需要进行哪些物理场分析，并进一步决定需要赋予该模型哪些材料物理性质。例如对于结构力学分析，需要赋予结构的弹性模量、泊松比、材料密度、接触性质、摩擦系数等参数；而对于热学分析则需要传热系数、比热等参数。当模型是由多种不同材料构成时，需要分别赋予它们不同的材料性质，并需要考虑材料的非线性和各向异性。

3. 确定有限元仿真分析的边界条件

在对研究对象的物理行为进行仿真之前，除了需要在计算机中建立虚拟的模型之外，还需要确定模型的边界条件。这一点就像标本实验一样，除了需要制备实验标本之外，还要在实验过程中对其进行固定、加载或者冲击，然后再通过传感器或者其他设备测量标本的各种力学或运动指标。有限元分析的边界条件是对有限元模型附加以虚拟的固定、加载或者冲击等类似初始状态处理，其本质是为后面的有限元方程求解确定边界条件。

4. 求解计算

确定好求解控制条件后，对有限元分析模型进行求解计算，获取基本未知量的计算结果，并针对研究的具体需要编辑获取其他物理量。

（六）有限元建模的主要数据来源

根据目前文献的报道和本实验室研究工作基础，人体结构有限元建模的数据来源多种多样，概括起来有以下几种。

1. 临床影像学资料

临床影像学资料是获取人体空间信息的重要手段。近年来随着临床影像学的发展，各种临床影像设备如CT、MR提供了丰富的人体断层结构信息，特别是螺旋CT机的应用推广，为详细了解人体内部结构提供了手段。利用这些医学断层图像可以进行计算机三维重建，像螺旋CT机本身就带有三维重建功能，对患者断层扫描结束后可以马上重建出感兴趣区域组织的三维立体结构图像。

2. 断面切片图像

利用生物体组织的断面切片可以直接获取生物体的空间结构信息。"数字化中国虚拟人"计划的一个重要内容就是为获取人体断面结构信息。

3. 激光三维扫描点云

激光三维扫描方法是近年来逆向工程领域兴起的建模新手段。它是利用激光空间三维测量定位原理，通过对物体表面空间信息进行扫描定位，形成物体表面的空间点云，再通过专用软件把点云拼接成三维实体。对于人体结构之类的非规则体，可运用此套系统进行空间测量及三维重建，解决生物力学有限元仿真中的结构建模问题。不过，鉴于激光三维扫描技术的原理，其只能对物体表面轮廓进行扫描测量，对于激光束无法扫描的部位（例如物体内部空腔或者曲管）自然不能获取其点云文件，也就不能重建该部分空间形态。因此，在应用激光三维扫描进行模型重建时应考虑此方面的问题。

随着工程技术的发展及其在临床中的应用，相信会有越来越多的方法获取人体三维结构信息应用于有限元建模。

（七）有限元建模的主要方法

本节中讨论的有限元建模主要是指建立有限元模型的第一步即建立几何模型，而不包括后面的赋予模型材料性质和确定有限元仿真分析的边界条件。实际上在建模过程中这三个步骤是相互关联的，在建立几何模型时必须考虑到后面两步，比如说模型中不同材料性质的结构部分在建立几何模型时就往往需要体现出来。概括来讲，建立有限元几何模型的主要方法有以下几种。

1. CAD方法

CAD方法是工程领域建立有限元几何模型的常规方法。它的数据来源通常是第七小部分中的前两种，然后在CAD软件中按照点、线、面、体的顺序建立起三维模型。这种方法的优点是建立的模型可直接输入有限元软件并进行网格划分，缺陷是针对生物体结构的复杂性来说建模技术还不成熟，难以建立逼真的计算机模型。

2. 激光三维扫描转换

激光三维扫描方法获取的数据通过拼接、成面、建体等处理后建立的计算机三维模型是建立有限元几何模型的新方法，它的优点在于成像速度快、重建图像逼真等方面，不足之处在于在扫描之前需要对对象表面进行初步处理（光滑、上色等），而且只能针对对象表面进行重建。

3. 计算机雕刻技术

计算机三维影像重建技术已经成熟地应用于计算机图像学，但它重建的计算机三维图像无法直接输入到CAD、CAE、CAM类应用计算机三维矢量图形的软件。如果能实现二者之间的转换，这将大大缩减有限元几何建模的过程。计算机三维雕刻软件为这一目标提供了便利，而且它可对三维计算机模型进行光滑及除噪，同时可根据需要进行切割、填充、缩放、变形等随意处理，方便建立同类型有限元几何模型。

在实际有限元建模过程中采用的方法和手段往往是上述方法或者其他方法的综合运用。近年来的趋势显示，面向对象的有限元建模技术和计算机编程在有限元建模中的作用和地位越来越突出。随着今后有限元应用理论、计算机图形学和图像学、计算机编程、医学诊断设备等技术在医学生物力学领域的应用，有限元建模方法也将获得新的发展。

二、有限元建模及应用实例

下面通过有限单元法在人体运动系统生物力学研究领域中的应用实例来详细讲解一下上述内容在实际研究工作中的应用。

（一）颈前路蝶型钢板的力学性能评价

颈前路钢板是目前临床上治疗颈椎不稳、固定植骨块的有效器械，具有固定牢靠、固定期长、住院治疗期短等优点，生物力学研究证实颈前路钢板可以明显增加颈椎在前屈和后伸时的稳定性。颈前路蝶形钢板（MAPI）是在研究了各种颈前路钢板系统和中国人颈椎形态学的基础上设计的一套钢板系统，更适合中国人颈椎形态学特点。

本例有限元建模的对象就是该颈前路钢板，目的是为了模拟颈前路钢板固定于颈椎后，分析该钢板在纵向反复的压缩载荷下的应力、应变分布，并与疲劳实验结果进行比较，研究颈前路钢板的力学薄弱部位，为临床预防钢板断裂做准备。

图5-8所示为颈前路钢板的实物图。为建立其有限元几何模型，利用该钢板的机械设计图纸，采用工程CAD方法，在有限元前处理工具或CAD软件中建立有限元几何造型如图5-9所示。为了以后进行有限元仿真分析中加载的方便，在此模型中颈前路钢板的装螺钉处附加上4个小块，作为施加固定载荷和作用力的部位，如图5-9。

对颈前路钢板的几何模型划分网格见图5-10。

建好有限元几何模型之后，需要赋予模型材料性质。这个步骤在有限元前处理模块完成。单元材料特性：杨氏弹性模量E=1.13e^{10}N/m^2；泊松比σ=0.15。

接着确定有限元仿真分析的边界条件。对模型中两下侧块进行约束固定模拟实验中不支的下位颈椎，并在两上侧块加上外部载荷（点力、面压力或体力）模拟自上位颈椎传导下的生理载荷。

完成颈前路钢板压缩实验的有限元分析模型后进入有限元软件的求解模块对该问题进行求解。

求解过程结束后，进入有限元软件的后处理模块对求解结果进行查询，钢板的剪切应力、应变结果如图5-11所示。

用MTS材料试验机对钢板进行了疲劳测试，发现的该钢板的薄弱处位于螺钉孔至钢板外缘，见图5-12。有限元分析结果亦证明钢板应力集中处位于此处，见图5-13。实验比较结果显示标本实验与有限元仿真结果比较吻合。

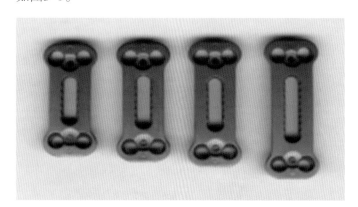

图5-8　钢板正面观

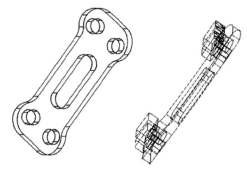

图5-9　有限元实体模型

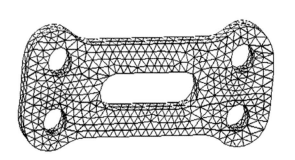

图5-10　模型的网格划分

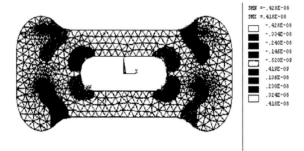

图5-11　XY平面的剪切应变

（二）腰椎小关节接触模型的有限元分析

腰椎小关节是腰椎运动节段的重要结构，同其他节段小关节一样，在脊柱运动功能的结构力学中，参与人体脊柱对抗轴向压缩、前屈、后伸、轴向旋转及复合运动状态。小关节的具体结构决定了其功能，使其在不同的运动状态中起着性质、大小不同的作用。同时，如果小关节自身性能发生了变异（炎症、退行性变），它的作用又将发生变化，并影响着椎间盘、终板及腰椎其他结构的力学作用，且从长期来看，还将影响与改变它们的力学性能。准确掌握腰椎小关节在其运动节段结构力学中的角色与作用，对正确认识整个节段的力学性能有重要帮助。

本例有限元建模的对象是腰椎第4、5运动节段，目的是分析此节段在腰椎轴向旋转状态下小关节的受力状况和在该载荷下所起的作用。建立有限元几何模型的数据来源于临床螺旋CT影像资料，并在有限元前处理软件中通过点、线、面、体的CAD建模方法建立起整个L4～L5节段的几何模型。建模过程如图5-14所示。

建好的模型划分网格后如图5-15，图5-16所示，其中图5-16为L4～L5小关节。

赋予模型材料性质并施加边界条件后对模型进行求解分析，并对分析结果进行分析处理。由于腰椎第4、5运动节段做旋转运动，所以有一侧的小关节承受主要的抗旋转力，另一侧小关节承力相对较弱，见图5-17，图5-18。

（三）股骨—胫骨复合体模型在人体体重冲击下的运动力学响应研究

本例有限元仿真的对象是膝关节中的股骨与胫骨复合体，目的是研究股骨—胫骨复合体在纵向冲击载荷的运动力学特性，了解软骨关节面对膝关节纵向载荷的缓冲功能，并从侧面反映其他膝关节组织在维护膝关节正常功能方面提供的作用。

利用中国虚拟人男1号的断面切削数据集，通过Mimics软件的计算机三维图像重建功能建立膝关节的计算机三维图像，然后通过自由造型系统的"计算机雕刻"处理及矢量化输出等方法，建立人体膝关节的三维模型，见图5-19所示。

通过自适应方式划分有限元网格，股骨—胫骨复合体的有限元网格模型如图5-20所示。

在没有其他组织的情况下，股骨—胫骨独立体在冲击载荷下运动形式如图5-21所示。

根据图5-21显示，在没有其他组织支持下，股骨在与胫骨的碰撞冲击过程中自然地向前方倾斜旋转，发生前伸运动。这个现象表明模型中没有涉及的其他膝关节组织（尤其是前方的髌骨和髌骨韧带）在阻止膝关节前伸、维持膝关节稳定方面起着重要作用。

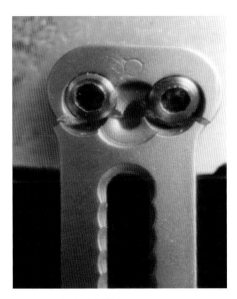

图5-12　钢板断裂图

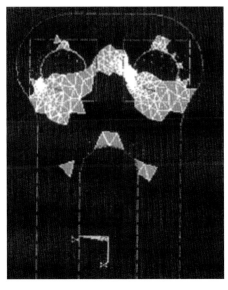

图5-13　应力集中单元

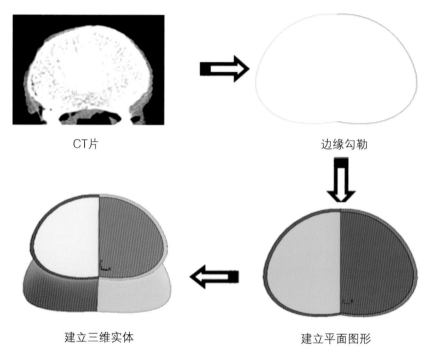

CT片

边缘勾勒

建立三维实体

建立平面图形

图5-14 三维重建过程示意图

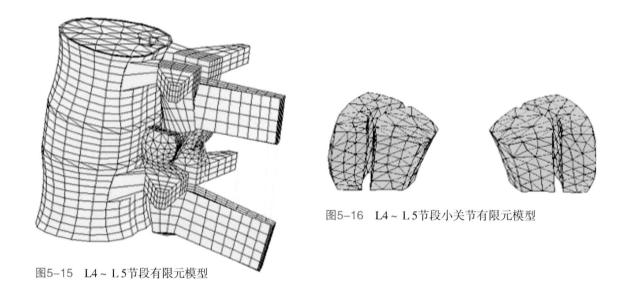

图5-15 L4～L5节段有限元模型

图5-16 L4～L5节段小关节有限元模型

股骨、胫骨的Vion-Mises应力分布如图5-22所示。

计算结果显示，在模型的表面，由于缺少了半月板组织的垫衬作用，股骨—胫骨间的接触应力集中于股骨两髁软骨关节面与胫骨两髁软骨关节面的顶端。这提示当膝关节行半月板切除后，可能会导致股骨、胫骨软骨层的退行性病变，严重者将发生骨性关节炎。

为了进一步了解关节面软骨层在缓冲载荷冲击方面的作用，需要观察、比较模型表面与内部的应力分布趋势，因此采用了如下的分析方法：选取股骨内、外髁与胫骨内、外髁4个不同的部位，在应力传导的主要区域，取一直线路径沿髁内部指向髁表面，沿此路径查看模型内部至表面一系列结点的应力值，并绘制成图。各路径上的应力比较值如图5-23所示。

在图5-23各小图中，横坐标代表结点的位置，随着坐标值的增加，结点靠近模型表面；纵坐标代表结点的应力值大小。图5-23显示，在股骨和胫骨内、外髁的不同部位，虽

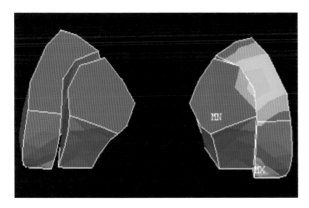
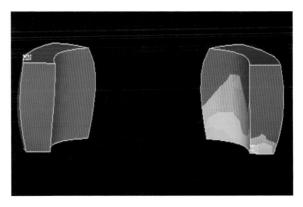

图5-17　小关节抗旋转运动状态　　　　　图5-18　第5腰椎上小关节面旋转状态受力

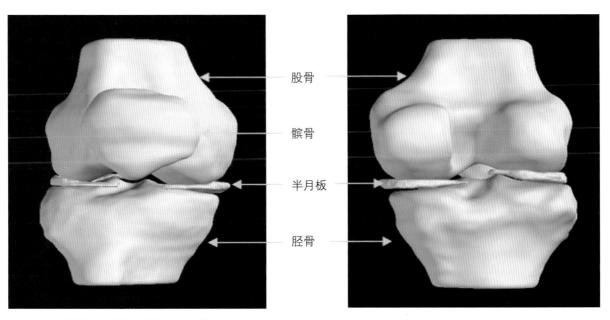

股骨

髌骨

半月板

胫骨

图5-19　膝关节"计算机雕刻"处理模型

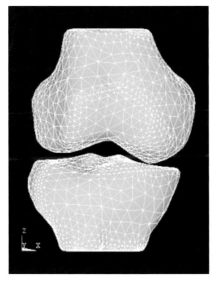
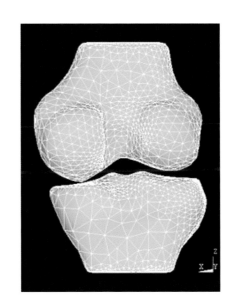

图5-20　股骨—胫骨复合体有限元模型

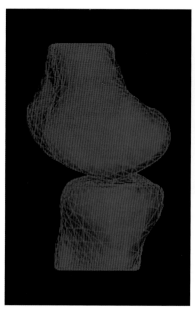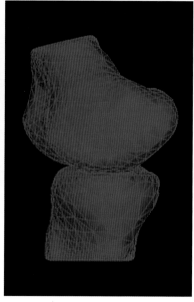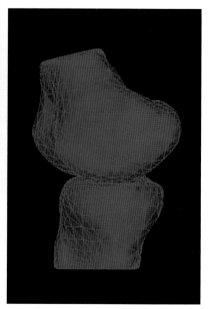

图5-21　冲击载荷下股骨-胫骨复合体的运动过程

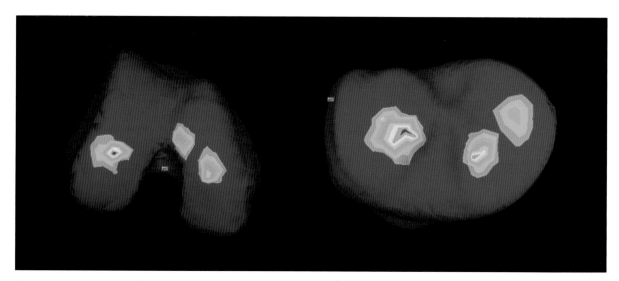

图5-22　股骨—胫骨关节软骨面Vion-Mises应力分布

然应力分布的具体形势不尽相同，但是有一个共同点：应力值到达峰值后（图中虚线所示位置），开始逐渐衰减。通过查询图中各结点的具体位置，得知图中虚线所示位置为骨内部与关节面软骨层的交界处，这说明应力传导进入软骨层后，应力逐渐被分散，应力集中现象较内部骨组织减轻，软骨层具有缓冲载荷的作用。

（四）激光三维扫描系统重建下颌骨

本例基于逆向工程原理，通过3D Digital Corpr的产品RealScanUSB Model 200三维激光扫描系统对人体下颌骨标本进行扫描重建，探索在生物力学有限元仿真研究中关于人体建模的新方法。

选取正常人体下颌骨标本一具，经CT或MR扫描无明显缺陷后，用处理标本方法去除软组织（附着其上的肌腱、韧带和筋膜），剩余骨性硬组织。在骨表面喷上一层白色亚光漆，以增强激光三维扫描精度和成像效果。

将下颌骨标本固定于合理的扫描范围，采用激光三维扫描系统RealScanUSB Scanner产品model 200进行表面扫描处理。该系统采用逐行扫描方式，通过偏转扫描激光头，线状激光束平行扫掠目标体表面，以一定扫描范围和间距

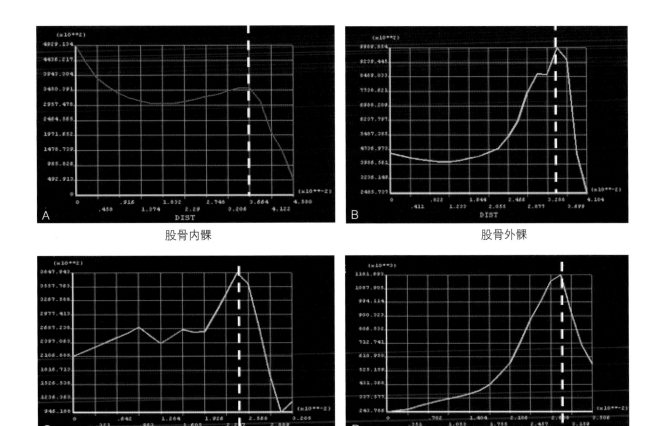

图5-23　股骨、胫骨各部位由内部至骨表面应力分布走向
A.股骨内髁。B.股骨外髁。C.胫骨内髁。D.胫骨外髁

（精度）测量并记录表面点空间位置，测量点数据形成点云以文件形式保存。扫描点云图如图5-24所示，形成物体的表面轮廓。通常在扫描过程中会出现噪音杂点，可通过手工删除（针对非扫描对象成像点云）或软件除噪的方法（针对扫描失真情况通过插值光滑化）进行修复。

由于扫描仪的视野限制，另外当扫描表面与激光束接近平行或者完全被前面的表面遮挡时，需要进行多次、分区域的扫描，每次扫描局部表面，扫描完成后再进行点云拼接处理。点云拼接原理是根据两幅邻近点云图中含有的公共表面部分进行图像自动匹配处理。如图5-24所示，图中红、白两部分是两次扫描形成的点云图，通过它们的公共部分（图中红色与白色点云交叠部）进行匹配处理后，两幅图中公共部分完全重叠在一起，这样就使两次扫描的物体表面轮廓相互补充和延伸，形成新的点云文件。

通过多次扫描与拼接处理后，形成了整个下颌骨表面轮廓点云图。然后利用自由造型系统进行表面光滑化处理，建立的人体下颌骨几何模型如图5-25所示。

（五）人体胸廓三维有限元模型的建立及应力分析研究

本研究所采用的技术路线与以前的方法不同，通过借助Mimics软件的辅助网格划分功能和采用CT灰度模拟材料性能的方法重建正常人体骨性胸廓结构的有限元仿真模型，并针对临床上人体心肺复苏时胸外按压急救过程中存在的实际问题，在有限元模型上进行仿真实验，为心肺复苏过程中胸外按压的力学机制与临床效果提供实验仿真。

选择第一胸椎上缘至第12肋骨下缘所在的CT断层为建模范围，将这些层面影像输入到Mimics软件，建立包括脊柱、胸骨和肋骨的骨性胸廓3D模型（图5-26），并在软件的FEA模块中对模型网格进行表面网格划分，然后通过输出接口将网格模型保存并导入有限元分析软件Ansys9.0中进行体网格划分（图5-27），并保存胸廓体网格模型文件返回导入Mimics。在Mimics的FEA模块中，利用软件自带的"CT图像灰度—组织力学材料性质"关系公式，对三维胸廓体网格模型的各单元进行材质分配（图5-28）。本研究将模型中各种材料和组织考虑为各向同性的线弹性材料，根据CT灰度将胸廓模型从骨皮质到髓核区分为6种材料性质（表

5-1）。将材质分配完成后的体网格模型再次返回导入Ansys9.0（图5-29）。

表5-1　胸廓有限元模型各部分力学参数和有限元网格

材料性质	弹性模量(Pa)	泊松比	单元数	结点数
皮质骨1	1.0×10^{10}	0.3	500	2 595
皮质骨2	1.5×10^{3}	0.3	10 687	39 804
松质骨1	3.0×10^{3}	0.25	61 174	177 333
松质骨2	1.0×10	0.25	130 687	305 253
肋软骨1	8.0×10^{9}	0.3	63 193	161 288
肋软骨2	1.0×10^{10}	0.3	34 74	12 222

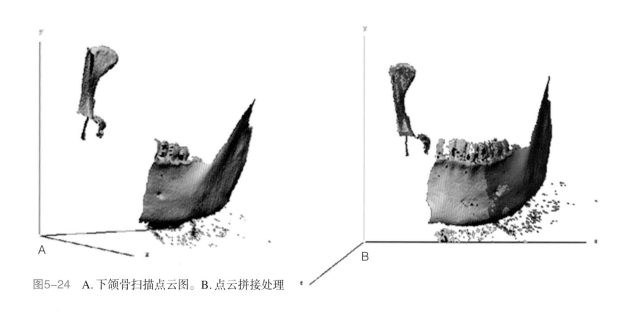

图5-24　A.下颌骨扫描点云图。B.点云拼接处理

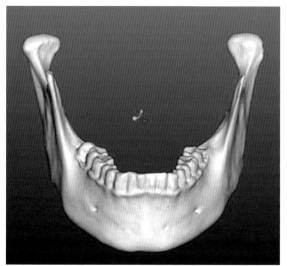
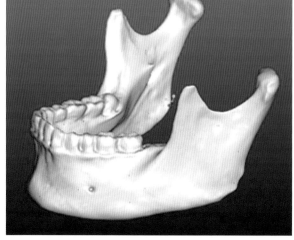

图5-25　扫描拼接后下颌骨表面轮廓点云图

按照生物力学测试实验中新鲜尸体骨性胸廓测量的位移点位置与应变测量点位置设定有限元模型的测量点及载荷（分别为0、50、100、150、200N），分别计算胸廓模型各测量点的位移与应变（图5-30，图5-31）。

结果显示，正常胸廓施加载荷后的应力分布均匀，呈对称性分布。按压胸廓时，胸廓的应变集中部位与应力集中部位不同，前者多位于胸骨、肋骨交界处，后者多位于肋骨约束自由度处；即变形程度最大的部位在按压部位的胸骨、

肋骨交界处，而受力的集中部位在背部。后续的研究计算得出力与位移的关系曲线，按压力量的大致明确对于我们今后临床上进行胸外按压的实际操作具有一定的指导意义。

从胸廓有限元模型应力、应变的计算结果可知，胸外按压时应变的集中部位在胸骨、肋骨交界处，即肋软骨处，而各个肋软骨的应力和应变部位最大在第4肋软骨和第5肋软骨处，从前期人体标本生物力学测试的位移变化来看，各个肋软骨位移变化由大到小依次为：第5

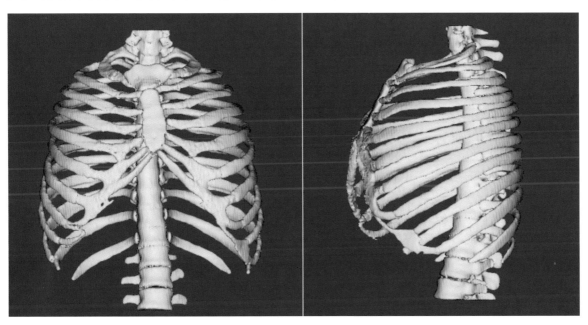

图5-26 三维重建模型

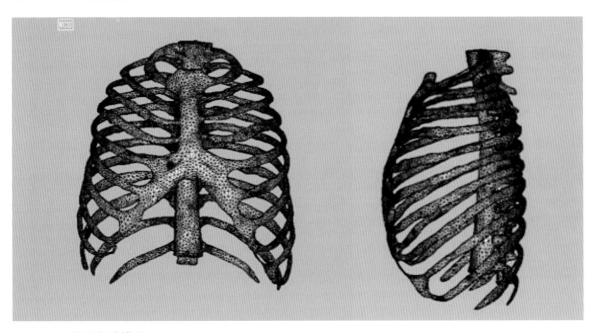

图5-27 面网格划分模型

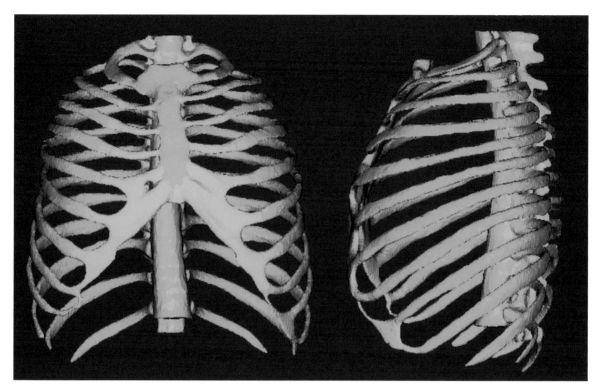

图5-28　Mimics体网格模型（已赋予材料性能）

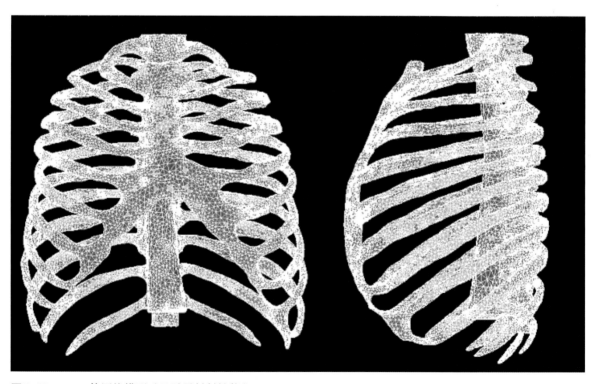

图5-29　Ansys体网格模型（已赋予材料性能）

肋软骨＞第4肋软骨＞第3肋软骨＞第2肋软骨。结合解剖结构，我们可以推论：第5肋软骨是临床按压时最容易发生骨折的部位。从解剖结构和胸外按压机制来看，胸外按压的部位确定在第4肋间隙与胸骨的交界处较为合理。

（六）髋关节有限元仿真分析研究

构成髋关节的骨骼及围绕髋关节的肌肉相对其他关节大且坚强，所以髋关节本身比较稳定，因外伤而引起脱位的机会远较其他关节（如肩关节、膝关节等）要少，在一般运动伤中也较少出现。髋关节的主要生物力学功能结构包括：髋臼、股骨头、髋关节周围肌群和髋关节韧带，其中，髋臼和股骨头作为骨性结构是主要的力学承重单位；髋关节韧带的作用主要是稳定髋关节并限制关节的过度运动；髋关节周围肌主要是为髋关节运动提供动力，同时也具有进一步巩固髋关节的作用。

人体站立时，身体重量传达至髋臼和股骨，坐位时传达至坐骨结节，这些负重部分的骨骼均特别加厚。骨盆两外侧方的髋臼通过髋关节及能支持股骨头，中央髂骨翼骨板部分相对较薄。当人体处于站立位时，整个骨盆的力学支点位于髋臼部位，我们可以通过骨盆的

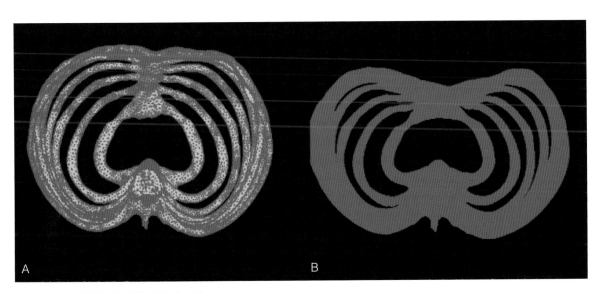

图5-30 胸廓施加载荷前后位移变化
A.加载前。B.加载后

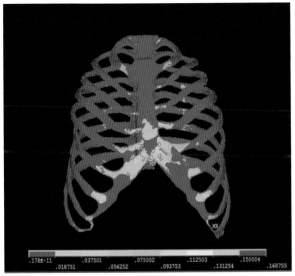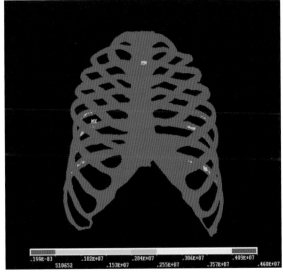
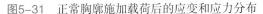

图5-31 正常胸廓施加载荷后的应变和应力分布

骨小梁分布来间接了解骨盆的力学传导分布模式，如图5-32所示。髋臼是人体早期的髂、耻、坐骨三骨融合部位，它的形态特点和位置变化直接决定了髋关节的生物力学特性，如果构成它的髂、耻、坐骨三部分在发育过程中发生障碍，则必将影响髋关节的负重功能及下肢运动。

从髋关节有限元计算机模型的力学计算结果来看，髋关节在正常人体站立位时的应力矢量集中区域位于图5-32所示骨盆的骨小梁分布密集区域，而且相应的应力矢量的方向性也基本吻合，这也印证了骨盆骨小梁分布和骨盆承重的生物力学特点（图5-33）。

人体重力通过骨盆传至髋关节。从结构力学角度来看，骨盆可以看作是一个完整的应力环，能够很好地适应人体自身的重力和来自地面的支持力。人体的重量向下传达时，重力至骶骨底和骶骨上3节，以后经骶髂关节传至髂骨，最后到达骨盆的支点：髋臼或者坐骨结点。根据骨盆的力学传导特点，它可以被一垂直通过髋臼的面分为以骶髂关节为中心的后弓和以耻骨联合为中心的前弓（图5-34）。

从髋关节有限元计算机仿真模型的应力分布（图5-35）来看，髋关节在正常人体站立位时的应力集中区域基本上显示出图5-34所示骨盆的骶股弓的路线。但同时也可以看出，图中并不见明显的前弓应力集中区，这是因为在同一应力单位下，髋关节前弓的应力水平明显小于后弓的应力水平，在人体站立位下，大部分的重力通过骶股弓传向下肢，此时间的前弓只是起到维持骨盆前部不分离的作用。

髋关节负重及稳定性的维持主要依赖髋臼的骨性阻挡作用，尤其是髋臼后壁的阻挡作用。图5-36显示了有限元计算结果中髋臼的承重应力分布情况。有研究表明髋臼后壁骨折引起的髋臼分离移位造成后壁对股骨头的阻挡作用下降，当髋臼后壁骨折达到1/3时，必定会发生髋关节不稳，并且头臼关节接触面积减小，出现负重区接触压力增加，周围骨组织应力分布不均，从而加速关节磨损和退变，最终引起创伤性关节炎和关节功能障碍。正常髋臼为一圆形深窝，前倾约20°，外倾约53°，在后上方最强最深，股骨头被容纳其中并处于稳定的位置。髋臼发生前倾和后倾时，髋臼缘受力会发生显著变化。

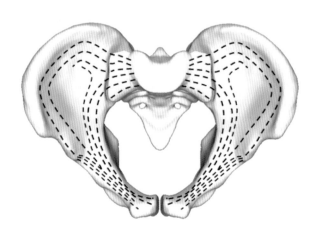

图5-32　骨盆的骨小梁分布图

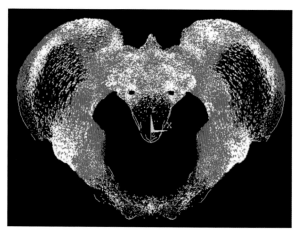

图5-33　站立位下骨盆应力矢量分布图

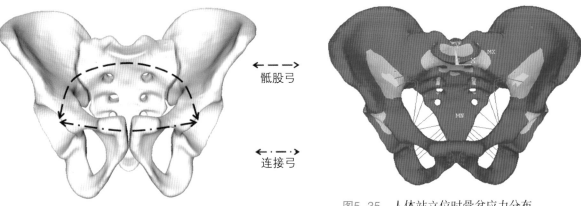

图5-34　人体站立位时骨盆重力弓传导

图5-35　人体站立位时骨盆应力分布

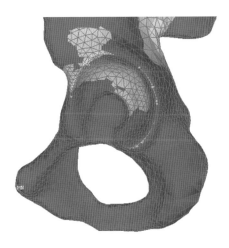

图5-36　站立位下髋臼承重应力分布图

第四节　有限元计算的主要商业化软件及其特点

一、有限元计算软件简介

有限元法的推广应用离不开计算机技术的进步和有限元软件的发展，随着工程技术的发展及商业市场的变化，不同的历史时期出现了不同的有限元软件，如德国的ASKA，英国的PAFEC，法国的SYSTUS，美国的ABAQUS、ADINA、ANSYS、BERSAFE、BOSOR、COSMOS、ELAS、MARC和STARDYNE等公司都曾经推出过不错的引领一时的有限元计算分

析产品。我们国家的商用有限元计算分析软件一直比较少，国内常用的有限元软件大多是从国外公司引进的产品，最近30年来主要的产品来源有ANSYS、ABAQUS、ADINA、MSC和SOLIDWORK等公司，而自主开发的有限元软件主要围绕PC平台做文章，开发比较成功并拥有较多用户（100家以上）的有限元分析系统有大连理工大学工程力学系的JIFEX95、北京大学力学与科学工程系的SAP84、中国农机科学研究院的MAS5.0和杭州自动化技术研究院的

MFEP4.0等。这一类软件目前也经常简称为CAE（computer aided engineering）软件。

CAE是用计算机辅助求解复杂工程和产品结构强度、刚度、屈曲稳定性、动力响应、热传导、三维多体接触、弹塑性等力学性能的分析计算及结构性能的优化设计等问题的一种近似数值分析方法。CAE从20世纪60年代初在工程上开始应用到今天，已经历了50多年的发展历史，其理论和算法经历了从蓬勃发展到日趋成熟的过程，现已成为工程和产品分析中必不可少的数值计算工具，同时也是分析连续力学各类问题的一种重要手段。国际上早在20世纪50年代末、60年代初就投入大量的人力和物力开发具有强大功能的CAE分析程序，之后第一批商用有限元程序陆续面世。1963年MSC公司成立，并于1965年参与美国国家航空及宇航局（NASA）发起的计算结构分析方法研究，其程序就是著名的Nastran。1967年Structral Dynamics Research Corporation（SDRC）公司成立，并于1968年发布世界上第一个动力学测试及模态分析软件包，1971年推出商用有限元分析软件Supertab。1970年Swanson Analysis System，Inc.（SASI）公司成立，重组后改称ANSYS公司，开发了ANSYS软件。20世纪70～80年代是CAE技术的蓬勃发展时期，这期间许多知名CAE软件相继问世。如高级非线性工程分析通用有限元程序MARC和Abaqus，机械系统仿真软件Adams，用于瞬态非线性问题计算的Ls-dyna，致力于结构、流体及流固耦合分析的Adina，以及在前后处理和结构优化领域独具优势的HyperWorks等。商业CAE软件经过几十年的不断发展、并购和整合，目前应用最广泛的商用软件是ANSYS、MSC、Abaqus和HyperWorks，这些软件各有特色。

结合数字骨科学中生物力学领域的应用，以下内容将对ANSYS、Abaqus和HyperWorks这3种常见的建模分析软件进行简要介绍。

二、ANSYS软件

ANSYS是融结构、流体、电场、磁场、声场分析于一体的大型通用有限元分析软件，由美国ANSYS公司开发。ANSYS分析功能强大，前处理简单易学，一直是国际流行的CAE分析软件。ANSYS公司于2006年收购了在流体仿真领域处于领导地位的美国Fluent公司，于2008年收购了在电路和电磁仿真领域处于领导地位的美国Ansoft公司。目前ANSYS整个产品线包括结构分析（ANSYS Mechanical）系列，流体动力学［ANSYS CFD（FLUENT/CFX）］系列，电子设计（ANSYS ANSOFT）系列，广泛应用于航空、航天、电子、车辆、船舶、交通、通信、建筑、医疗、国防、石油、化工等众多行业，在生物力学领域也一直有较多应用。

ANSYS在结构分析领域的模块为ANSYS Mechanical、Autodyn和ANSYS Rigid Dynamics。

ANSYS Mechanical为ANSYS的核心产品之一，是顶级的通用结构力学仿真分析系统。以结构力学分析为主，涵盖线性、非线性、静力、动力、疲劳、断裂、复合材料、优化设计、概率设计、热及热结构耦合、压电等分析中几乎所有的功能。ANSYS Mechanical还创造性地实现了与ANSYS新一代计算流体动力学分析程序Fluent、CFX的双向流固耦合计算。全面集成于ANSYS新一代协同仿真环境ANSYS Workbench，易学易用。

ANSYS AUTODYN是一个显式有限元分析程序，用于解决固体、流体、气体及其相互作用的高度非线性动力问题。AUTODYN完全集成在ANSYS Workbench中，充分利用ANSYS Workbench的双向CAD接口、参数化建模及方便实用的网格划分技术，还具有自身独特的前、后处理和分析模块。AUTODYN有别于一般的显式有限元或者计算流体动力学程序。从一开始，就致力于用集成的方式自然而有效地解决流体和结构的非线性行为，这种方法的核心在于把复杂的材料模型与流体结构程序进行无缝结合。

ANSYS Rigid Dynamics是ANSYS Mechanical的附加模块，它集成于ANSYS Workbench环境下，在ANSYS Structural所具有的柔性体动力学（瞬态动力学）分析功能的基础上，基于全新的模型处理方法和求解算法（显式积分技术），专用于模拟由运动副和弹簧连接起来的刚性组件的动力学响应。由于无缝集成于ANSYS Mechanical模块之上，因此它可以与Mechanical模块的flexible dynamics（柔性体动力学分析/瞬态动力分析）功能直接耦合进行线性和非线性（如大变形几何非线性、接触、弹塑性、橡胶超弹性等）结构的刚柔混合动力学分析，用户可任意指定各部件的刚柔属性（以及材料非线性等），求解完毕即可输出柔性部件的变形与应变。

通过ANSYS Mechanical、Autodyn和ANSYS Rigid Dynamics及其之间的结合，ANSYS可以

为生物力学领域提供完整的结构分析解决方案，以下是一些具体的应用案例（图5-37～图5-41）。

ANSYS在计算流体力学方面的软件主要是Fluent和CFX。Fluent可以说是全球最知名的计算流体力学软件，用来模拟从不可压缩到高度可压缩范围内的复杂流动。由于采用了多种求解方法和多重网格加速收敛技术，因而FLUENT能达到最佳的收敛速度和求解精度。灵活的非结构化网格和基于解的自适应网格技术及成熟的物理模型，使FLUENT在转换与湍流、传热与

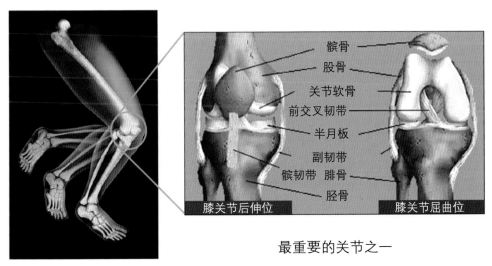

最重要的关节之一

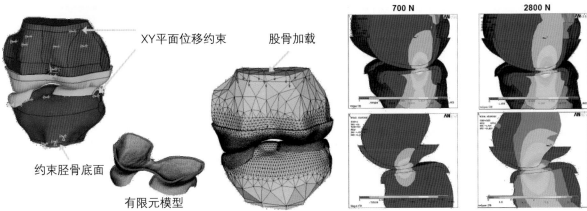

图5-37 关节损伤的模拟

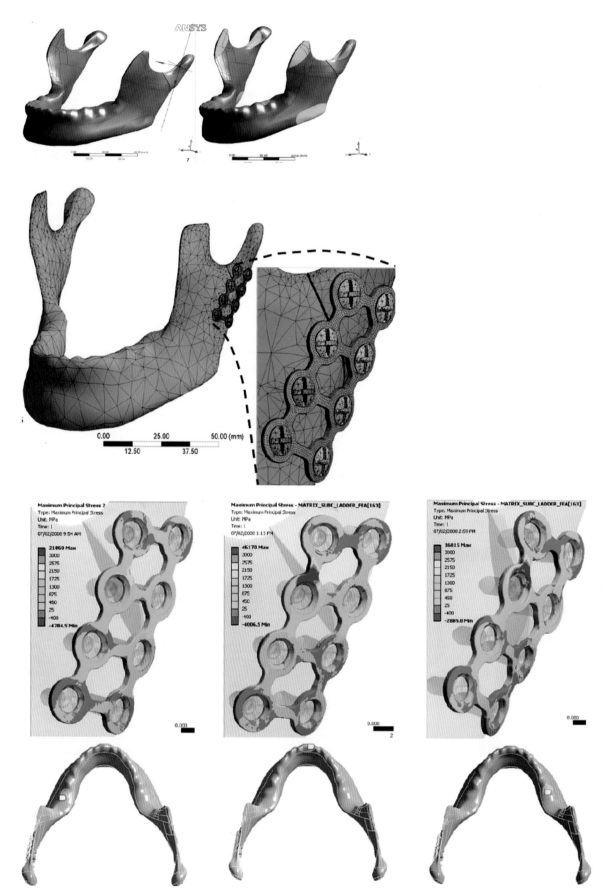

图5-38 髁突破裂固定仿真

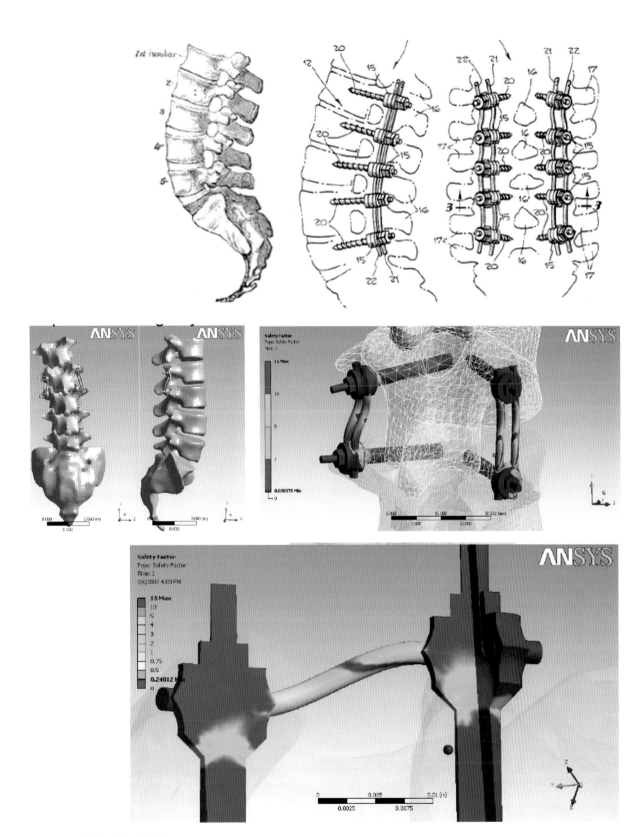

图5-39　外科器械-脊骨植入

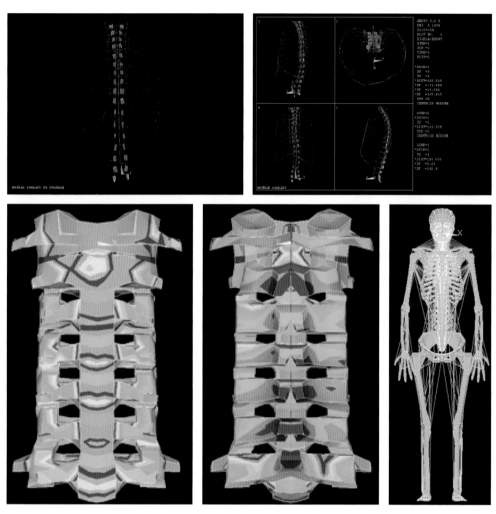

图5-40　人体骨骼整体振动和椎骨模态分析

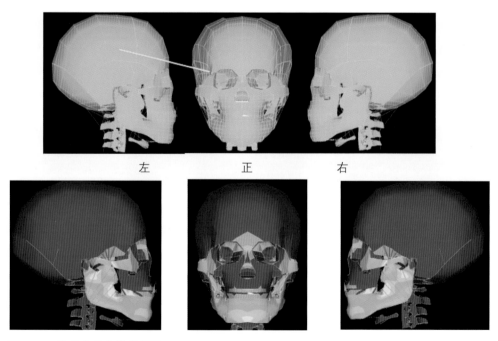

左　　　　正　　　　右

图5-41　头骨生物力学的模拟

相变、化学反应与燃烧、多相流、旋转机械、动/变形网格、噪声、材料加工、燃料电池等方面有广泛应用。ANSYS CFX作为世界上唯一采用全隐式耦合算法的大型商业软件，算法上的先进性、丰富的物理模型和前后处理的完善性使其在结果精确性、计算稳定性、计算速度和灵活性上都有优异的表现。目前Fluent和CFX都集成于ANSYS Workbench平台中，可结合ANSYS Mechanical模块非常方便地实现双向流固耦合，

图5-42是使用Fluent和ANSYS Mechanical进行动脉瘤血液流动分析的应用。

三、ABAQUS软件

法国达索系统公司旗下的品牌SIMULIA 为生物力学的研究提供了完整的仿真解决方案，其核心模块ABAQUS 是一套功能强大的工程模拟有限元软件，其解决问题的范围从相对简单

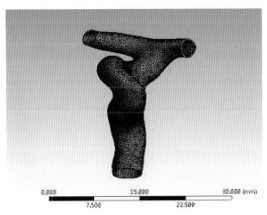
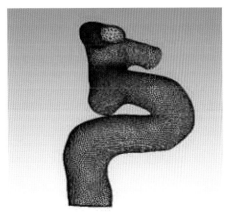
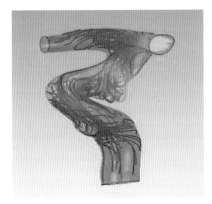
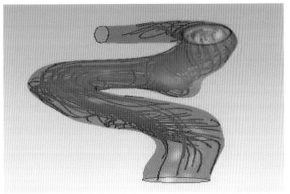
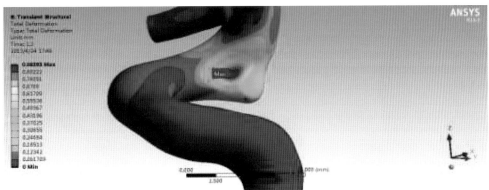

图5-42 动脉瘤的流固耦合分析

的线性分析到许多复杂的非线性问题，并为用户提供了广泛的功能，使用起来又非常简单。作为通用的模拟工具，ABAQUS除了能解决大量结构问题，还可以模拟其他工程领域的许多问题。ABAQUS软件已成为国际上最先进的大型通用非线性有限元软件之一，被全球工业界广泛接受。除普通工业用户外，也在以高等院校、科研院所等为代表的高端用户中得到广泛称誉。

ABAQUS包含一个全面支持求解器的图形界面，即人机交互前后处理模块——ABAQUS/CAE，还包含3个求解器——ABAQUS/Standard、ABAQUS/Explicit和ABAQUS/CFD。

ABAQUS/CAE能够快速有效地创建、编辑、监控、诊断和处理分析结果，在创建各部件时采用基于特征的参数化建模工具，以一系列特征，如拉伸、切除和放样等形式存储各部件，允许特征被编辑、删除、取消、恢复和重建。包括一个丰富的、可模拟任意几何形状的单元库，拥有各种类型的材料模型库，并提供工具帮助使用者确定试验数据的精度。

ABAQUS/Standard具备有效、精确、可靠的分析功能，提供各类型的分析程序，从常见的线性问题到复杂多步非线性问题都能高效、可靠地解决，可以模拟大量的物理现象，例如除了应力/位移分析之外还有热传导、质量扩散和声学现象，以及不同物理现象间的相互作用，如热固耦合、热电耦合、压电耦合、声固耦合等。对于以上或其他非线性分析，ABAQUS/Standard会自动调整收敛准则和时间步长来确保求解的精确性。

ABAQUS/Explicit为模拟广泛的动力学问题和准静态问题提供精确、强大和高效的有限元求解技术，适用于模拟高度非线性动力学和准静态分析、完全耦合瞬态—位移分析等。ABAQUS/Explicit特别适用于分析瞬态动力学问题，例如手机和其他电子产品的跌落分析、弹道冲击和汽车子系统的冲击碰撞、安全气囊的展开分析等。

ABAQUS/CFD是达索Simulia公司在2010年新开发的求解器，其基于混合间断有限元法/有限体积法和有限单元法，可以解决与层流和湍流相关的流体力学问题，例如内流场、外流场、瞬态流场和稳态流畅问题，不可压缩气动力学问题，生物流体力学、自然对流问题等。

在生物力学方面，ABAQUS所包含的各种材料、程序和载荷类型可模拟人体、医疗设备、外科医疗设备和设备的使用方式。Abaqus已应用于模拟植入设备（支架、人工心脏瓣膜和牙种植）、整形（人工膝盖、臀部）、由头部撞击造成的脑损伤、组织建模、足部机械和便携式血液测量设备及其他应用。图5-43，图5-44是相关应用案例。

四、HyperWorks软件

HyperWorks是一套杰出的企业级CAE仿真平台解决方案，由世界领先的工程软件技术公司美国Altair公司开发。HyperWorks整合了一系列一流的工具，包括建模、分析、优化、可

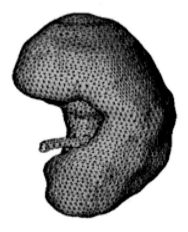

图5-43 ABAQUS人体脑组织建模

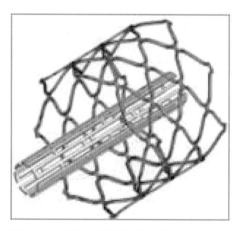

图5-44 医用支架流体-结构耦合分析

视化、流程自动化和数据管理等解决方案，在线性、非线性、结构优化、流固耦合、多体动力学、流体动力学、电磁场分析等领域有着广泛的应用。与一般CAE软件不同，作为平台技术，HyperWorks遵循开放系统的理念，在其平台基础上坚持为客户提供最为广泛的商用CAD和CAE软件交互接口、二次开发环境，具备多个垂直的行业专业应用及集成于企业级解决方案的工具。经过20多年的发展，HyperWorks已在全球范围内的各个行业得到了广泛应用，覆盖汽车、机车车辆、航空航天、国防军工、船舶海工、石油石化、电子电器、消费品及包装、能源电力、高校及研究院所等，在生命科学领域也有大量应用。目前HyperWorks的前后处理和优化技术被普遍认为是业内最好的，其中的前处理软件HyperMesh在有限元网格划分方面功能强大，另一个模块OptiStruct在优化分析方面有独特的领先优势。

HyperMesh是一个高性能的有限元前后处理器，它能让CAE分析工程师在高度交互及可视化的环境下进行仿真分析工作。与其他有限元前后处理器比较，HyperMesh的图形用户界面易于学习，特别是它支持直接输入已有的三维CAD几何模型（UG、Pro/E、CATIA等）、已有的有限元模型，并且导入的效率和模型质量都很高，可以大大减少很多重复性的工作，使得CAE分析工程师能够投入更多的精力和时间到分析计算工作上去。在处理几何模型和有限元网格的效率和质量方面，HyperMesh具有很好的速度、适应性和可定制性，并且模型规模没有软件限制。对于生物力学分析而言，几何模型往往都十分复杂，使用HyperMesh可以大大提高CAE分析工程师的工作效率，也使得很多应用其他前后处理软件很难或者不能解决的问题变得迎刃而解。图5-45是使用HyperMesh完成的生物力学有限元模型。

OptiStruct是一款优秀的现代化结构分析求解器，可解决静态和动态载荷条件下的线性和非线性问题，同时其拓扑、形貌、形状、尺寸等结构优化技术也被认为是业内最好的。

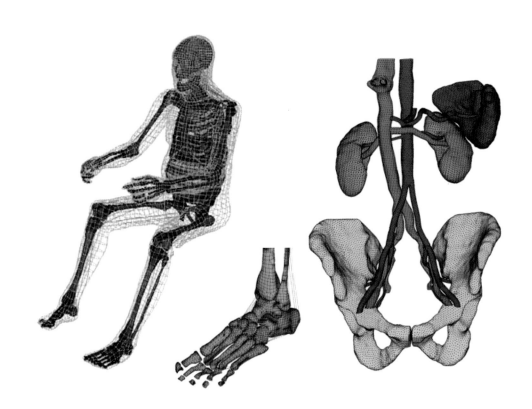

图5-45　人体生物力学有限元模型

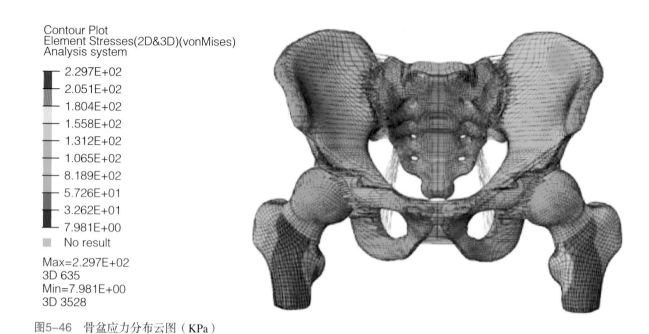

Contour Plot
Element Stresses(2D&3D)(vonMises)
Analysis system

2.297E+02
2.051E+02
1.804E+02
1.558E+02
1.312E+02
1.065E+02
8.189E+02
5.726E+01
3.262E+01
7.981E+00
No result

Max=2.297E+02
3D 635
Min=7.981E+00
3D 3528

图5-46　骨盆应力分布云图（KPa）

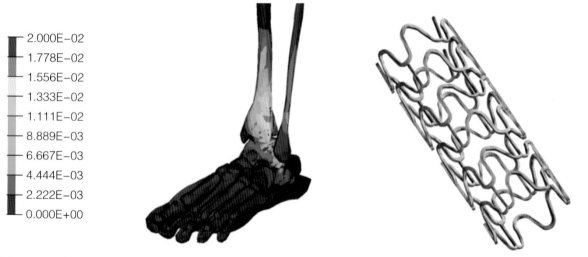

2.000E-02
1.778E-02
1.556E-02
1.333E-02
1.111E-02
8.889E-03
6.667E-03
4.444E-03
2.222E-03
0.000E+00

图5-47　足部骨骼应力云图

图5-48　血管支架分析应力分析

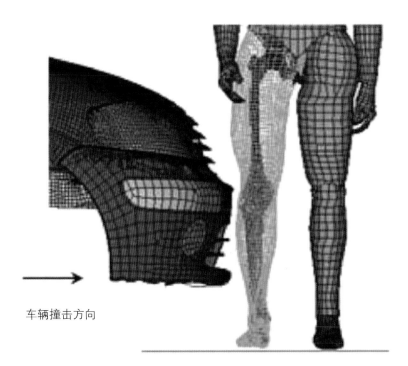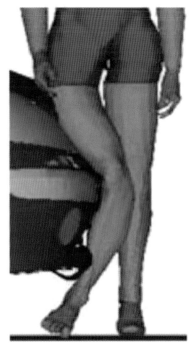

车辆撞击方向

图5-49　车-人碰撞模型

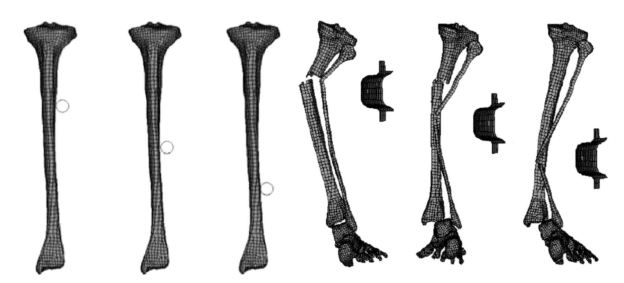

图5-50　胫骨碰撞位置描述与损伤特点

使用OptiStruct可解决生物力学中的刚度、强度、稳定性、振动、疲劳和热传递等问题。图5-46～图5-50是OptiStruct在生理力学领域的应用案例。

MotionSolve是进行多体系统分析和优化的专业化工具，功能包括运动学、动力学、静力学、准静力学、线性和振动分析。因为同处于HyperWorks平台下，使用MotionSolve可以非常方便地和OptiStruct进行刚柔混合的动力学仿真，对于变形量比较大的分析对象，可以在OptiStruct中生成柔体，提高模型的精度。图5-51，图5-52是MotionSlove在生物力学中的应用案例。

AcoSolve是新一代的基于有限元算法的流体力学求解器，在高度扭曲的网格上仍可保持精度及稳定性，这意味着用户可花费更少的时间建立网格模型，软件可轻松实现包括流动、传热、湍流、非牛顿流体等的仿真。AcoSolve可用于血管的流动研究。图5-53，图5-54是其应用案例。

FEKO是一款全球领先的电磁场仿真工具，采用了多种频域和时域技术。人体的器官和组织都存在微弱的电磁场，当受到外部电磁场干扰时，人体平衡状态将被打破，从而对人体健康造成影响。在某些特殊环境中，当人体长期暴露于电磁辐射下时，生理上会存在发生不良反应的风险，电磁辐射甚至还会对神经、免疫系统、身体器官及血液造成不良影响。通过FEKO可以仿真人体在各种电磁环境下的辐射情况。图5-55，图5-56展示其各种应用。

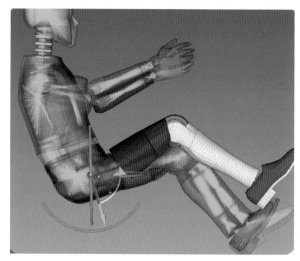

图5-51　假人模型机构运动

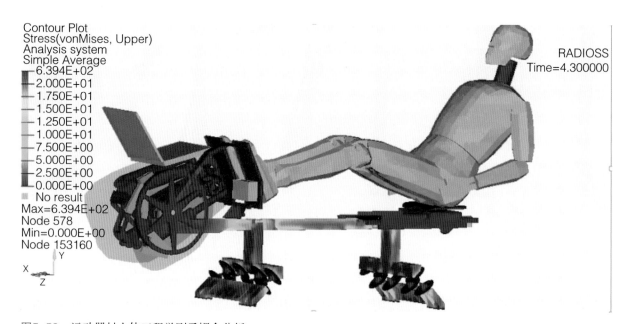

图5-52　运动器材人体工程学刚柔耦合分析

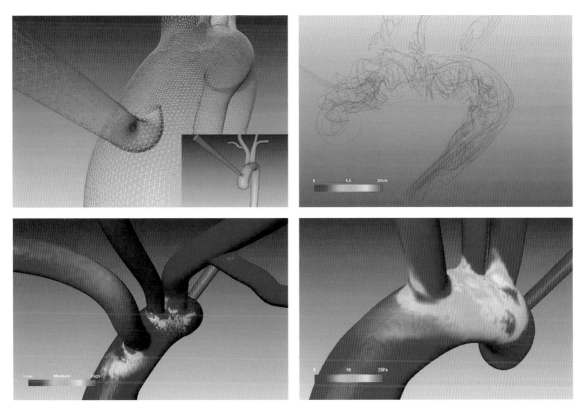

图5-53　动脉瘤内血液流动分析

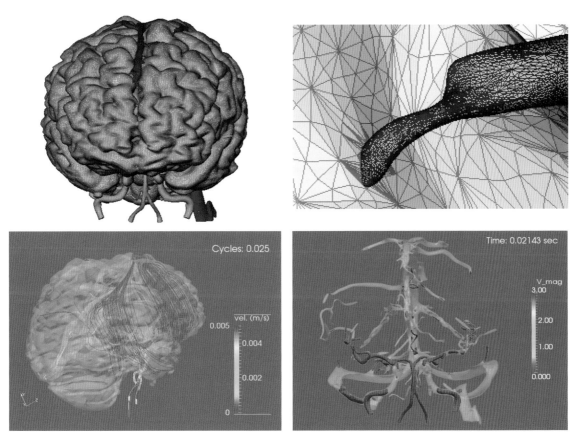

图5-54　脑血管血液流动分析

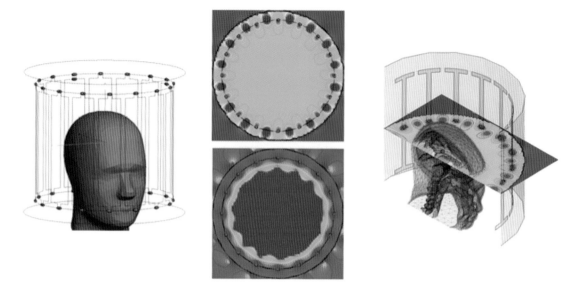

图5-55 核磁共振成像仿真

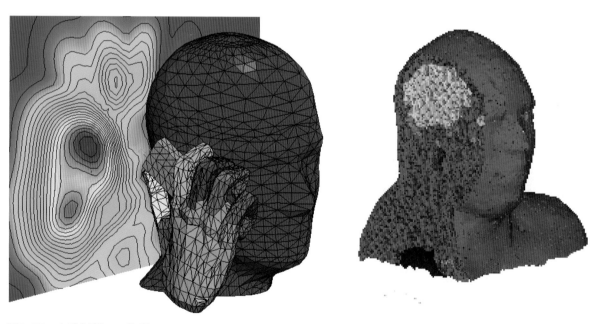

图5-56 电磁辐射SAR仿真

参考文献

1. 清华大学自然辩证法教研组编. 科学技术史讲义. 北京: 清华大学出版社, 1982.

2. 冯元桢. 生物力学. 北京: 科学出版社, 1983.

3. S. Goldstein. Fluid Mechanics in the First Half of this Century. Annual Reviews of Fluid Mechanics, 1969, 1:1-28.

4. 胡辉莹, 钟世镇, 聂晨阳. 人体骨骼生物力学中有限元分析的研究进展. 广东医学, 2007, 28(9): 1532-1534.

5. 姚金志, 叶君健. 有限元方法在腰椎生物力学研究中的运用. 医学综述, 2009, 15(9): 1334-1336.

6. 陈琼. 三维有限元建模方法的研究现状. 口腔医学, 2006, 26(2): 154-155.

7. 汪正宇, 刘祖德, 王成焘. 脊柱生物力学中有限元方法的应用与进展. 上海交通大学学报(医学版), 2007, 27(9) : 1156-1172.

8. 陈灼彬, 万磊. 医学有限元的建模方法. 中国组织工程研究与临床康复, 2007, 11(31): 6265-6267.

9. 张美超, 钟世镇. 国内生物力学中有限元的应用研究进展. 解剖科学进展, 2003, 9(1): 53-56.

10. 胡海峰. 基于实体的有限元建模技术. 机械, 2003, 30(5):78-80.

11. 虞春, 周雄辉, 张永清. 面向有限元分析的特征建模技术. 工程设计, 1999, 3:34-39.

12. 张美超, 钟世镇. 国内生物力学中有限元的应用研究进展. 解剖科学进展, 2003, 9(1):53-56.

13. 朱恒山, 邓家祺. 面向对象有限元程序的设计和工程应用. 南京航空航天大学学报, 2001, 33(6):521-525.

14. 王凤丽, 宋继良, 谭光宇, 等. 在ANSYS中建立复杂的有限元模型. 哈尔滨理工大学学报, 2003, 8(3):22-28.

15. 钟世镇. 数字化虚拟人体的科学意义及应用前景. 第一军医大学学报, 2003, 23(3):193-195.

16. 原林, 黄文华, 唐雷, 等. 虚拟中国人关键技术的研究. 解剖学报, 2003, 34(3):225-230.

17. 张美超, 黄文华, 王柏川, 等. 颈前路蝶型钢板的有限元法分析. 系统仿真学报, 2001, 13(6):750-751.

18. 张美超, 肖进, 李义凯, 等. 腰椎小关节接触模型的有限元分析. 第一军医大学学报, 2002, 22(9):836-838.

19. 张美超, 张余, 黄华扬, 等. 股骨-胫骨复合体模型在人体体重冲击下的运动力学响应研究. 第一军医大学学报, 2003, 23(9):908-910.

20. 张美超, 胡辉莹, 何忠杰, 等. 应用Mimics软件辅助重建人体胸廓三维有限元模型的研究. 解放军医学杂志, 2008,33(3):273-275.

21. 胡辉莹, 钟世镇, 张美超, 等. 人体胸廓三维有限元模型的建立及应力分析研究. 中国急救医学, 2007, 27(12):1098-1100.

22. 李子荣. 骨坏死. 北京:人民卫生出版社, 2012.

第六章

3D打印技术及其在骨科中的应用

医学影像三维重建技术与3D打印技术的结合使三维解剖模型从虚拟变为现实，不但可看，而且可触、可用。作为解剖模型，将解剖毗邻复杂的病变部位变为实物模型，可以允许骨科医生在术前反复进行手术模拟操作。作为辅助手术工具，基于三维解剖模型和手术规划设计和打印的手术导板成为目前精准手术的重要技术支撑。作为骨科内植物，金属3D打印技术可用医用金属材料直接打印传统工艺无法制造的特殊设计的植入物。

本章在介绍3D打印技术原理及设备的基础上，重点阐述根据临床需求选择3D打印设备的准则；三维模型的打印与临床使用；手术导板的设计、打印与临床使用；金属植入物、特别是多孔结构打印的技术要点，并通过典型案例说明金属3D打印植入物的优势及其在数字骨科学中的技术价值。

第一节　3D打印技术的基本原理及发展历史

一、3D打印技术的概念

3D 打印，也叫增材制造技术（additive manufacturing，AM），是快速成型技术（rapid prototyping manufacturing，RP）的一种，它是一项直接由CAD数据制成三维实体模型或零件的技术，采用了堆积制造、逐层累加的思想，通过将粉末、液体或片状、丝状等不同种类和形态的材料逐层堆积，形成三维实体。

二、3D打印技术的基本原理

3D打印技术的基本原理是分层制造、逐层叠加。把一个通过设计或者扫描等方式做好的3D模型按照某一坐标轴切成有限多个剖面，然后一层一层地打印出来并按原来的位置堆积到一起，形成一个实体的立体模型，类似于高等数学中的积分，如图6-1所示。

3D打印技术的一般工艺过程原理包括以下几点。

1. 三维模型的构造

在三维CAD设计软件（如Pro/E、UG、SolidWorks、CAXA、AutoCad等）中构造该物体的CAD文件，再输出格式为STL的数据模型。

2. 三维模型的面型化处理

目前一般3D打印设备支持的文件输入格式为STL格式。CAD文件转换为STL文件的过程是用三角平面近似模型表面的过程，以此对实体进行近似处理，即所谓面型化处理。由于它在数据处理上比较简单，而且与CAD系统无关，所以STL数据模型很快发展为3D打印领域中CAD系统与增材制造机之间数据交换的标准格式。

3. 分层处理

分层是通过一簇平行平面，沿制作方向与STL模型相切，所得到的截面交线就是薄层的轮廓信息，填充轮廓的信息是通过一些判别准则来获取的。平行平面之间的距离就是分层的厚度，也就是成型时堆积的单层厚度。分层切片

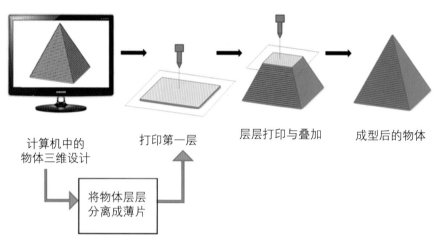

计算机中的物体三维设计　　打印第一层　　层层打印与叠加　　成型后的物体

将物体层层分离成薄片

图6-1　3D打印技术基本原理

后所获得的每一层信息就是该层片上下轮廓信息及填充信息。在这一过程中，分层所得到的模型轮廓线是近似的，分层又破坏了切片方向STL模型表面的连续性，所以不可避免地丢失了模型的一些信息，导致物体尺寸及形状误差的产生，层厚越大，误差也就越大，所以切片分层的厚度直接影响物体的表面粗糙度和整个物体的型面精度。综上所述，为提高物体精度，应该考虑更小的切片层厚度。

4.层截面的制造与累加

根据分层处理的截面轮廓，单独分析处理每一层的轮廓信息。由一系列数控指令控制成形机构对每一层进行成形。多数增材制造系统在计算机控制下，成型头（激光扫描头、喷头、切割刀等）在X-Y平面内自动按截面轮廓进行层制造（如激光固化树脂、烧结粉末材料、喷射黏合剂、切割纸材等），得到一层层截面。每层截面成型后，下一层材料被送至已成型的层面上，进行下一层的成型，并与前一层相黏接，从而一层层的截面累加叠合在一起，形成三维物体。

5.后处理

成型后的零件原型一般要经过打磨、涂挂或高温烧结等后处理过程（不同的方法处理工艺也不同），提高表面光洁度或进一步提高其强度。

三、3D打印的发展历史

快速成型技术是一种用材料逐层或逐点堆积出制件的制造方法。分层制造三维物体的思想雏形最早出现在制造技术并不发达的19世纪。早在1892年，Blanther主张用分层方法制作三维地图模型，1979年东京大学的中川威雄教授利用分层技术制造了金属冲裁模、成型模和注塑模，光刻技术的发展对现代RP技术的出现起到了催化作用，20世纪70年代末到80年代初期，美国3M公司的Alan J Hebert（1978年）、日本的小玉秀男（1980年）、美国UVP公司的Charles W Hull（1982年）和日本的丸谷洋二（1983年），在不同的地点各自独立地提出了RP的概念，即利用连续层的选区固化产生三维实体的思想。Charles W Hull在UVP公司的继续支持下，完成了一个能自动建造零件的称之为Sceroli thography Apparatus（SLA）的完整系统SLA-1，这是RP发展的一个里程碑。同年，Charles W Hull和UVP的股东们一起建立了3D System公司，随后许多关于快速成型的概念和技术在3D System公司中发展成熟。与此同时，其他的成型原理及相应的成型机也相继开发成功。1984年，Michael Feygin提出了分层实体制造（laminated object manufacturing，LOM）的方法，并于1985年组建了Helisys公司，1990年前后开发了第一台商业机型LOM-1015。自从80年代中期SLA成型技术发展以来到90年代后期，出现了十几种不同的快速成型技术，但SLA、LOM、SLS和FDM四种技术仍然是目前快速成型技术的主流。

第二节 3D打印设备的类型及其在医学应用中的选择

增材制造技术从产生以来，出现了十几种不同的方法。目前占主导地位的增材制造技术共有6类。

（1）光固化成型（stereo lithography，SL）。

（2）熔丝沉积成型（fused deposition modeling，FDM）。

（3）选择性激光烧结（selective laser sintering，SLS）。

（4）薄材叠层制作（laminated object manufacturing，LOM）。

（5）三维打印法（three dimensional printing，3DP）。

（6）金属3D打印技术，包括电子束金属熔融技术（electron beam melting），简称EBM技术和选择性激光熔融技术（selective laser melting），简称SLM技术。

本章介绍目前工业领域较为常用的工艺方法。

一、光固化成型（SL）

SL是目前应用最为广泛的一种增材制造工艺。光固化采用的是将液态光敏树脂或者其他光固化材料固化（硬化）到特定形状的原理。以光敏树脂为原料，在计算机控制下，激光按零件各分层截面的轮廓及其填充线对液态树脂逐点扫描，使扫描区的树脂薄层产生光聚合反应，从而形成零件的一个薄层截面。

如图6-2所示，成型开始时工作台在它的最高位置，此时液面高于工作台1个层厚，激光发生器产生的激光在计算机控制下聚焦到液面并按零件第一层的截面轮廓进行快速扫描，使扫描区域的液态光敏树脂固化，形成零件第一个截面的固化层。然后工作台下降2个层厚，在固化好的树脂表面再敷上一层新的液态树脂然

后重复扫描固化，与此同时，新固化的一层树脂牢固地黏接在前一层树脂上，该过程一直重复操作，直至产生所需的几何形状。周围的液态树脂仍然是可流动的，因为它并没有在光束范围内。零件就这样由下及上一层层产生。而没有用到的那部分液态树脂可以在制造中被再次利用，达到无废料加工的目标。在零件上大下小时，光固化成型需要支撑，在光固化成型法中，这种支撑采用的是网状结构。零件制造结束后从工作台上取下，去掉支撑结构，即获得三维零件。

光固化法是第一个投入商业应用的AM技术。目前全球销售的SL设备约占AM设备总数的70%。SL工艺的优点是精度较高，一般尺寸精度控制在±0.1 mm，表面质量好，原材料的利用率接近100%，能制造形状特别复杂、精细的零件。

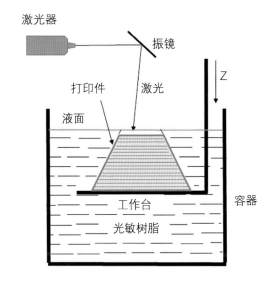

图6-2 光固化成型原理图

二、熔丝沉积成型（FDM）

FDM的过程如图6-3所示，龙门架式的机械控制喷头可以在工作台的两个主要方向移动，工作台可以根据需要向上或向下移动。

热塑性塑料或蜡制的熔丝从加热小口处挤出。最初的一层是按照预定的轨迹，以固定的速率将熔丝挤出在泡沫塑料基体上形成的。当第一层完成后，工作台下降1个层厚并开始叠加造下一层。FDM工艺的关键是保持半流动成型材料刚好在熔点之上（通常控制在此熔点高1℃左右）。

FDM制作复杂的零件时，必须添加工艺支撑。因为一旦零件加工到了一定的高度，下一层熔丝将铺在没有材料支撑的空间。解决的方法是独立于模型材料单独挤出一个支撑材料，支撑材料可以用低密度的熔丝，比模型材料强度低，在零件加工完成后可以容易地将它拆除。

在FDM机器中层的厚度由挤出丝的直径决定，通常为0.15～0.25 mm，这个值代表了在垂直方向所能达到的最好的公差范围。在x-y平面，只要熔丝能够挤出到特征上，尺寸的精确度可以达到0.025 mm。

FDM的优点是材料的韧性较好，设备成本较低，工艺干净、简单、易于操作且对环境的影响小。缺点是精度低，不易制造结构复杂的零件，表面质量差，成型效率低，不适合制造大型零件。该工艺适合于产品的概念建模及形状和功能测试，以及中等复杂程度的中小原型，可用于FDM的甲基丙烯酸ABS材料具有较好的化学稳定性，可采用伽马射线消毒，所以FDM又可用于医用。

三、选择性激光烧结(SLS)

SLS是一种将非金属或金属与黏合剂的混合粉末在激光束下有选择地烧结成单独物体的工艺。目前使用的造型材料多为各种粉末材料，如尼龙、合成橡胶或金属，此工艺的基本原理如图6-4所示。

在加工室的底部装备了两个槽：一个是粉末补给槽，其内部的活塞可以逐渐提升并通过一个滚动机构给零件造型槽供给粉末，另一个是零件造型槽，其内部的活塞（工作台）可以逐渐降低。

首先在工作台上均匀铺上一层很薄（0.1～0.2 mm）的粉末，激光束在计算机控制下按照零件分层轮廓选择性地进行烧结，从而使粉末固化成截面形状，一层完成后工作台下降1个层厚，滚动铺粉机构在已烧结的表面再铺上一层粉末准备进行下一层烧结。未烧结的粉末仍然保留在原来的位置，支撑着被烧结的部分，所以不需要设计专门的支撑结构。这样逐层重复进行直到制造出整个三维模型。全部烧结完后去掉多余的粉末，进行打磨、烘干等处理后便获得需要的零件。

SLS工艺的优点是原型件的机械性能好，强度高，无须设计和构建支撑，可选用的材料种类多（包括功能塑料、耐用合成橡胶、陶瓷和金属等），原材料的利用率接近100%，生产能力大大提高，产品质量和尺寸稳定性大大改善，制造周期大大缩短，并可制成结构复杂的零件。缺点是原型表面粗糙，精细结构不易实

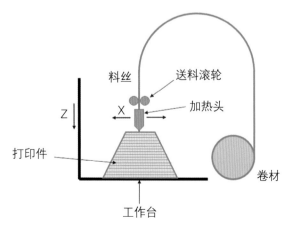

图6-3 熔积成型法原理图

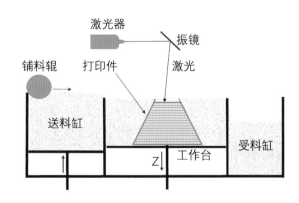

图6-4 选择性激光烧结成型原理图

现，原型件疏松多孔，需要进行后处理，且后处理的工艺比较复杂，能量消耗高，加工过程中需要对材料预热，成型后需要5～10小时的冷却，生产效率低，成型过程需要不断充氮气，以确保烧结过程的安全性，成本较高，成型过程产生有毒气体，对环境有一定的污染。SLS工艺适合制作功能测试零件。由于它可以采用各种不同成分的金属粉末进行烧结，还可进行渗铜等后处理，因而其制造的原型件可具有与金属零件相近的机械性能，故可用于直接制造金属模具。该工艺能够直接烧结蜡粉，与熔模铸造工艺相近，适合进行小批量比较复杂的中小零件的生产。

四、薄材叠层制作（LOM）

LOM工艺将单面涂有热溶胶的纸片通过加热滚加热黏接在一起，位于上方的激光器按照CAD分层模型所获数据，用激光束将纸切割成所制零件的内外轮廓，然后新的一层纸再叠加在上面，通过热压装置和下面已切割层黏合在一起，激光束再次切割，这样反复逐层切割-黏合-切割，直至整个零件模型制作完成。

五、三维打印法（3DP）

这是一种基于粉床，但采用喷墨黏结方式的打印技术。

1993年，美国麻省理工学院（MIT）的Emanual Sachs教授发明了三维喷墨打印技术。将金属、陶瓷等材料的粉末铺洒在工作平台上，然后用喷墨打印机的原理，将黏结剂按切片图案喷洒到粉末层表面，将粉末黏结成薄层切片，通过层层铺粉、重复操作，最后构造出一个用黏结剂黏合的三维物体。打印完成后，回收未黏结的粉末，吹净模型表面的粉末，再次将模型用透明胶水浸泡，然后进行烘干处理，使模型具有一定的强度。

1995年，MIT毕业生Jim Bredt 和Tim Andrson 对上述技术做了进一步改进，获得MIT的许可，成立了Z Corporation公司，开发基于3DP技术的打印机。3D打印这一名词最早由此

产生。为了不与今天的3D打印总体技术相混淆，我们直接称其为3DP技术。图6-5为其工作原理简图。2005年，Z corporation公司通过彩色胶水喷墨打印技术推出世界上第一台高精度彩色3D打印机Spectrum Z510。2011年，Z Corporation公司被3D Systems公司收购，技术名称更改为ColorJet Printing。

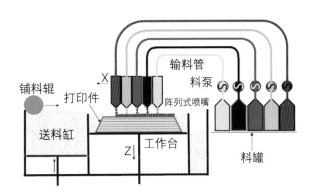

图6-5　3DP原理图

六、金属3D打印技术

金属3D打印技术使3D打印技术从一种辅助性制造技术挺进到机械制造领域的核心区域，直接制造金属材料制品。1997年，瑞典Arcam公司推出电子束金属熔融技术（electron beam melting），简称EBM技术。利用电子束通过强大聚焦线圈形成的高能焦点，对粉床上的金属粉末进行选择性熔化，融合成所需要的金属薄层切片。焦点的X-Y扫描由电磁偏转线圈在计算机控制下实现。同样，通过层层铺粉，打印出实际所需要的金属物件。图6-6为其工作原理简图。2003年，Arcam公司的第一代产品投放市场。2018年，该公司推出的Spectra打印设备电子束功率从传统的3 KW提升到6 KW。

与其并列的是选择性激光熔融技术（selective laser melting），简称SLM技术，主要不同点是高能焦点由激光束聚焦形成。这项技术最早由德国Fraunhofer研究所于1995年提出，图6-7为其工作原理简图。目前，众多的SLM打印设备采用的都是SLM技术，因为可以借助激光技术的发展并行发展，而EBM技术必须自行研究专门的电子束技术。总体说来，两种技术各有特点。截至2018年，最大的SLM打印设备

是德国Concept Laser公司的ATLAS，成型尺寸达1.1 m×1.1 m×0.3 m。

金属3D打印技术近年来得到快速发展，在此之前，增材制造技术只能制造出少数几种材料的原型，如光敏树脂、塑料、纸、特种蜡及聚合物包覆金属粉末等，这些材料在密度和性能上与所需求的功能零件差距甚远，一般只能作为原型看样和对设计、装配进行验证，还不能作为最终功能性零件或模具直接使用。金属3D打印技术采用的材料为金属合金，经改造后还可以加工陶瓷粉末。通过高能激光束使原材料熔化后再凝固成型，采用此种方法制造出的零件，密度高、强度大、表面粗糙度好、尺寸精度高，无须后处理或仅进行少量后处理便可作为功能零件直接使用。在航空航天、能源动力、机电工程、仪表仪器、军事武器装备及医疗卫生等领域具有广阔的市场需求与应用前景。

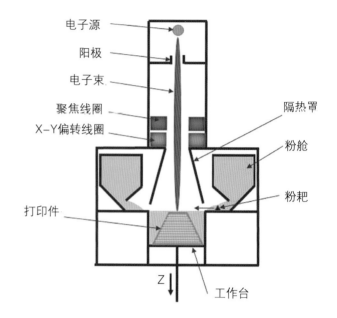

图6-6　EBM打印技术原理简图

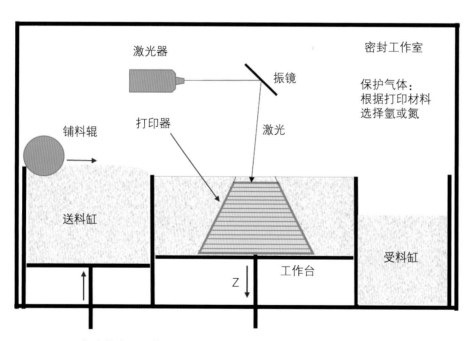

图6-7　SLM打印技术原理简图

第三节　3D打印手术规划模型及其临床应用

3D打印模型是将虚拟的计算机辅助设计模型快速、准确地转化为具有一定功能的实物原型，并可对原型实物进行试验、评价的新方法。对于一些复杂骨折和畸形，单纯凭借CT或MRI等影像学资料难以对局部解剖结构形成形象、直观的认识，手术难度和风险较大。3D打印骨骼模型将真实的骨骼结构呈现在眼前，可以更加直观地了解病变的严重程度，分析导致病变的原因和机制，有助于疾病的分型及诊断，同时还可用于计划和模拟手术。在骨科领域中已经广泛应用于复杂骨盆骨折、髋部发育异常及骨折、骨肿瘤、脊柱畸形及损伤、肢体畸形和假体制作等方面。中华医学会医学工程学分会数字骨科学组于2017年发布了3D打印骨科模型技术标准专家共识。

3D打印骨科模型是所研究的系统、过程、事物或概念的一种表达形式，通常是指模仿实物或设计中的构造物的形状而制成的样品。3D打印骨科模型是指依据患者骨骼影像学数据、以数字化设计手段生成的三维文件，采用3D打印技术制备出患者骨及软组织解剖实体结构的一类模型。按照3D打印骨科模型的用途，可将模型分为手术辅助模型和教学演示模型两类。手术辅助模型主要应用于围手术期，以辅助手术为主要用途。手术辅助模型是依照人体结构打印出的等比例实物模型，对模型的精度、材质、强度有相应的要求。医生可在个体化的模型上设计手术、练习手术操作，也可根据需要将模型应用于手术中的观摩、比对。此类模型主要用于术前诊断、术前规划设计、内植物预调整、手术方案验证、术中辅助定位及术中确定手术方案，以辅助手术医生优化实施决策和方案，提高手术的精准性与安全性。以下几种情况推荐使用3D打印骨科模型：①复杂部位的单发骨折（如骨盆等）；②多发骨折；③累及关节面的骨折（如肱骨头骨折、髋臼骨折、胫

骨平台骨折、踝关节骨折等）；④骨、关节与脊柱畸形；⑤骨肿瘤范围、形态、毗邻关系确定；⑥骨骼解剖位置观摩；⑦辅助手术设计和植入物预安装；⑧辅助术前医患沟通；⑨术中指示解剖位置。

3D打印骨科模型为个体化实物，其数据来源通常为患者本人的数字化影像资料，如CT、MRI等。影像学资料由计算机软件生成三维模型文件，3D打印机通过读取文件的截面信息并将这些截面逐层打印堆积而构成一个实体。影像学资料的扫描精度会直接影响3D打印骨科模型的真实性。因此，规范患者骨骼影像数据资料的采集尤为重要。三维模型应满足以下条件：①外形仿真于解剖形态，不失真、不过度光滑；②模型规格尺寸强烈推荐1:1的原始比例；③模型满足临床实际需求。3D打印的材料种类繁多，较为常见的有丙烯腈-丁二烯-苯乙烯共聚物（acrylonitrile butadiene styrene copolymers，ABS）、聚乳酸（polylactic acid，PLA）、光敏树脂、石膏、尼龙、金属等。各种材料的理化性质及所对应的加工方式不尽相同，对于具体的3D打印骨科模型，要根据实际需要选择材料及其相对应的加工方式。对于手术辅助模型，用于骨盆、四肢骨折与畸形等对成型精度要求不高的模型，推荐使用材料价格便宜、制造成本低的3D打印材料，如PLA、ABS材料；用于复杂脊柱、小关节骨折等部位的模型推荐使用成型精度较高的3D打印材料，如光敏树脂、尼龙材料。石膏粉末胶黏法制作骨骼模型力学强度低、容易碎裂或掉渣，不推荐用于手术辅助模型。

手术用模型的制作应符合解剖及生物力学的要求，满足临床医生的设计需求，表面应光滑，无残存支撑材料或粉末碎屑。手术辅助模型如需进入手术室，为了有效杜绝污染与感染，必须进行消毒。3D打印骨科手术用模型结

构复杂、几何精度要求高，为防止消毒导致模型变形失真，应依据模型不同的制备材料进行分类消毒、灭菌。①高压蒸气灭菌：对于耐高温、耐湿度的3D打印金属模型，强烈推荐压力蒸气灭菌。此方法既能保证消毒灭菌效果，又无毒、无害、环保、安全。②低温等离子消毒法：过氧化氢低温等离子体灭菌法能够快速地杀灭包括细菌芽孢在内的所有微生物，灭菌过程中仅排出少量氧气和水，无毒性残留物，具有灭菌温度低、灭菌速度快、灭菌物品干燥、环保、安全等优点，是目前不耐高温、不耐湿热医疗器械和物品的最佳灭菌方法。强烈推荐用于ABS、PLA、尼龙、石膏、光敏树脂等3D打印骨科手术用模型的消毒。③化学消毒：化学消毒方法主要有浸泡法及熏蒸法。甲醛熏蒸消毒方便、经济、不损害物品，但因甲醛对人体具有毒害性而不推荐使用。环氧乙烷灭菌法能对不耐热物品实行有效灭菌，可用于不能采用消毒剂浸泡、干热、压力、蒸汽及其他化学气体灭菌物品的消毒，推荐用于ABS、PLA、尼龙、石膏、光敏树脂模型的消毒，但环氧乙烷为有毒气体，性质不稳定，排放会对周围环境造成污染。戊二醛浸泡法对手术用模型也能有效消毒灭菌，可用于ABS、PLA、尼龙、光敏树脂的消毒灭菌；石膏模型不耐潮湿且有吸水性，不推荐使用戊二醛浸泡法。

一、3D打印骨折模型

伤情的判断对于创伤骨科医师来说尤为重要，但患者的伤情判断有时比较困难，特别是急诊处理的外伤患者。比如胸部闭合性损伤的张力性气胸、腹部闭合性损伤的胰腺断裂，以及复杂的四肢骨伤，都是对医师的考验。传统X线检查，由于骨骼重叠、影像学检查时体位不佳等，有时不足以帮助我们对伤情作出准确的判断。我们仍以骨盆髋臼骨折为例，由于脏器、肠道气体干扰及骨骼重叠的问题，医师难以判断游离骨片及其毗邻关系，以及凹陷性骨折。此外，骨盆后环骨折极易漏诊，这样往往会造成我们对于伤情的低估，可能造成严重后果。CT检查对于重叠的骨折线、无移位的骨折

线、隐匿性骨折、压缩凹陷骨折、关节内骨折片等都有较好的识别率，减低了漏诊率。然而其毕竟是二维图像，缺乏立体感及对骨折的整体认识，并且常不能显示平行于断层面的骨折线。放射科有时也会将数据进行三维重建后展示给我们，但这些重建后的图像往往不是对于诊断帮助最大的，如要对复杂的骨折进行全面评估，需要在计算机上对CT数据进行重新整合，重建出三维图像。

对于特别复杂的骨折，尤其是关节周围骨折，形态复杂，对该部位进行手术，需术者具有扎实的解剖知识、较强的空间想象能力、丰富的临床经验和完善的术前设计。即使具备上述条件，患者个体化差异仍可导致手术难度增大和操作时间增加。我们可以使用快速成型技术制造出骨折的实体模型，通过对模型的观察更加直观地评估、明确每一骨折线的走行、了解每一个骨折片的大小、移位情况及与毗邻结构的关系，特别是累及关节面或负重部位（臼顶部位）的骨折情况。快速成型技术可完成个性化、最优化的术前设计，术者可在模型上预演手术，确定要选用内固定的型号，并根据骨骼形态设计好内固定的形状，使内固定更贴合骨面，不仅可以减少内固定失败的因素，还可以缩短手术时间，减少术中透视次数及术者和患者的X线暴露。手术方案的优化可明显减少术中出血量，在一定程度上缓解社会用血紧张的现状。

3D技术打印骨折模型有利于观察骨折的形态并进行术前评估和分型。可达到有效缩短手术时间、减少术中出血、提高手术质量、间接降低患者医疗费用的目的。帮助医师与患者及家属交流，为患者和医师提供触觉与视觉上的体验，在疾病的诊断、术前手术方案的设计、术前手术操作的演练、术中辅助手术操作，以及术后恢复等方面拥有良好的应用前景和极高的应用价值。

髋臼手术中，术野深在、操作困难，此部位形态不规则、伤情复杂，导致复位、固定困难，也正因此，髋臼骨折被称为创伤骨科中的"专家级手术"。术前在计算机上使用三维重建的图像进行手术方案的设计，可以给骨科医师带来很大的帮助。但计算机上的图像与

实际情况毕竟有所不同，对于非常复杂的髋臼骨折，重建图像显得力不从心，略有"纸上谈兵"之感。此时3D打印技术就能显示出它独特的优势，通过使用快速成型技术可以制造出骨折的1∶1真实模型，术前可以在模型上将骨折复位、固定，为术中提供实际操作经验，甚至可以根据模型提前预弯接骨板，然后将预弯的接骨板消毒后直接用于术中固定，如图6-8所示，极大地提高了效率，缩短了手术时间，减少了手术创伤和出血。

总之，3D打印技术成为了骨科医师手中的"金刚钻"，使医师对复杂骨折的掌握易如反掌，在术前即可以进行手术演练。术前充分的准备可以使复杂的手术简化、手术时间缩短、手术创伤减少、患者的出血减少，最终获得满意的手术效果。

二、3D打印病变模型

借助3D打印与人体骨骼完全一致的1∶1的实体模型，骨科医生可以对病变形成更直观的认识，有利于理解疾病的发病机制，并给出诊断，同时可以更好地了解病变部位的解剖情况，确定更合理的个体化手术方案，预先发现术中及术后可能出现的问题，降低手术风险。在骨科领域中已经广泛应用于髋部发育异常及骨折、骨肿瘤、脊柱畸形及损伤、肢体畸形的治疗。同时，医生借用模型可以更直观地向患者讲解病变情况及手术的相关细节，使患者更好地了解手术方案及风险，有利于医患沟通。此外，模型还可用于医学教学，未来的医学课堂上可能会出现3D打印的骨骼模型。

脊柱解剖结构复杂，又有脊髓、神经等重要组织结构毗邻，面对复杂脊柱疾病，如脊柱畸形时，由于传统影像学检查无法提供精准的三维解剖关系，通过传统的影像学资料医师可能会得出片面的结论，将直接影响疾病的准确诊断，且容易造成漏诊、误诊、疾病诊断不全或不清，从而影响疾病的疗效及预后。而3D打印技术可重建脊柱三维解剖结构，显著提高疾病的诊疗质量。与X线片、CT、MRI等传统医学影像学资料相比，3D打印实体模型可以提供更加详细、直观、立体、现实的解剖学信息。医师可以更加直观地观察、分析脊柱解剖结构，从而极大地提高临床医师对复杂脊柱疾病空间解剖结构的理解，进而得出更加精确的疾病诊断，如对于复杂脊柱骨折的分型、脊柱侧弯的分型、脊柱肿瘤的鉴别等更加准确，从而减少复杂疾病的漏诊和误诊，明显提高患者的诊疗质量。并可以根据术者的需要打印不同的切面，辅助术者更好地观察特定区域的解剖特点，确定更加精准的个体化手术方案，并可以在3D打印模型上进行预定手术的模拟操作，增加手术的熟练度，明显缩短手术所需的时间，减少医生和患者放射线的暴露时间和剂量，提高手术的可对比性和相对同一性，同时还可以制作一些个体化的手术器械，辅助手术的快速完成。目前临床利用3D打印技术为脊柱畸形患者制作脊柱模型，术前可直观、准确地掌握脊柱畸形的具体病变情况，确定手术计划，术中与模型对照，判断畸形椎体椎弓根的位置和方向，如图6-9所示。

骨肿瘤是临床常见病，发病率约为0.01%。骨肿瘤可发生于任何部位，但是以膝

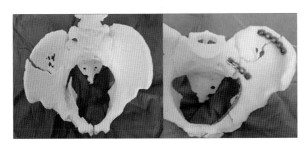

图6-8 髋臼骨折模型

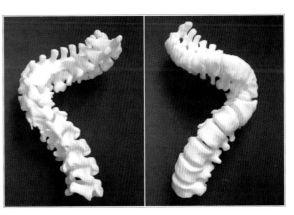

图6-9 脊柱畸形模型

关节周围较多，约占50%左右，严重影响患者的肢体功能。据统计，肿瘤切除后大量骨缺损的体内假体置换感染率为5%～35%。此外，肿瘤关节假体松动的发生率要远高于常规的关节置换手术。这些并发症一旦发生可导致灾难性后果，引起患者明显的肢体功能障碍，增加患者痛苦，降低患者生活质量，大大增加医疗费用，另有学者研究表明，骨肿瘤边界切除不准确容易导致复发。骨肿瘤体积较大，侵袭范围较广，解剖部位复杂，而且手术难度大，技术要求高，术后并发症多。因此，为了达到精确切除肿瘤的目的，十分有必要为患者进行一对一的个体化手术设计，利用3D打印技术辅助骨肿瘤的切除。

CAD和3D打印技术辅助骨肿瘤切除手术，术前通过CT、MRI等图像融合技术，可以明确骨肿瘤界限。三维模型在术中可以辅助切除骨肿瘤、手术创伤少，可缩短手术时间、减少术中出血量、降低并发症的发生率。通过模拟手术可知术中可能遇到的问题，事先准备预防措施，通过比较各方案的优劣程度，找出最佳手术方案。而且，术前还可在计算机上反复预演、交流，能够加深对手术方案的熟练掌握。将三维模型在术前给患者及家属进行模拟展示，可减轻患者心理负担，提高自信心。3D打印技术也可以应用在骨盆肿瘤治疗中，通过快速成型技术制备与患者骨盆大小相同的实体模型，再在实体模型上进行模拟手术与假体设计。

第四节　3D打印手术导板在临床骨科的应用

随着3D打印技术的推广使用，基于3D打印技术的手术导板设计、制作工艺孕育而生。3D打印骨科手术导板是根据术中需要而采用CAD设计、3D打印制作的一种个性化手术器械，用于术中准确定位点或线的位置、方向和深度。辅助术中精确建立孔道、截面、空间距离、相互成角关系，并建立其他复杂空间结构等。设计方法是选择导板合适的贴附骨面或者贴附皮肤区域，增厚成为实体后进行外形改良以避开重要解剖结构、方便贴附、观察和减轻重量等，而后补充设计各种引导管道、截面等完成导板CAD设计过程，最后根据手术操作需要选择合适的3D打印工艺制作、消毒包装用于术中引导精准手术操作。加工好的导板能够在手术过程中还原手术设计方案，引导术者顺利按照术前设计进行手术操作，使用时只要将导板接触于术前规划的部位，即可引导术者按照术前规划顺利进行术中定位，确定点、线、面及其方向和深度，从而精确引导钉道方向和深度，确定截面、距离和相互成角关系等，使手术操作的精准性和安全性大大提高，还可使手术时间缩短、术中出血和损伤减少，使一些常规手术方法中非常复杂、困难的手术操作变得更加容易、轻松。同时，还减少了术中"C"臂X线机的依赖和手术室射线沾染，减小了手术相关并发症发生概率，其技术的普及应用极大改善和提高了骨科的救治水平，提高了骨科医生诊断、治疗和手术的能力，提高了骨科手术质量，促进了骨科临床工作的创新，最终令医患双方受益。

按照3D打印骨科手术导板的用途，可将导板分为钉道导板、截骨导板和其他导板3类。

（1）钉道导板：主要应用于骨科手术中针对置钉通道的定位、定向、定深问题，实施精准打孔导向的3D打印导板。

（2）截骨导板：主要指用于引导骨科手术截骨部位的空间位置、角度控制，提高假体或内植物与受区吻合程度，恢复生理力线、精确截除病灶、确定病变部位开窗、截断范围、截骨后引导复位的3D打印导板。

（3）其他导板：包括钉道导板和截骨导板未包含的各类3D打印的术中辅助定位装置。如钉道与截骨导板组合、安装定位导板、个性化引导矫形导板、个性化骨折复位塑形导板、个性化骨缺损修复体制作导板、内固定物塑形导板等。

以下几种情况尤其推荐使用3D打印骨科手术导板：①脊柱螺钉置入；②复杂关节置换；③骨、关节、脊柱畸形截骨矫形；④骨肿瘤、病灶切除、重建；⑤复杂部位骨折螺钉置入；⑥其他需要术中精确定位的骨科手术或操作。

3D打印骨科手术导板在手术应用前需临床医生仔细验证导板是否存在设计偏差、尺寸偏差、材料偏差，掌握导板正确使用方法，提前准备与导板配合使用的磨钻、摆锯、丝锥、钻头等手术器械工具。导板只是一个辅助工具，术中应用需由具备一定手术操作经验的医生进行，如出现导板断裂、贴附区域偏差、进针点微动或移位造成实际与虚拟植入位置存在差异等问题，应根据术中实际情况随时调整。建议导板的设计过程必须有临床医生全程参与、监控。保证虚拟植入和实际手术植入位置的一致性和术中操作可行性，导板设计完成后，最终由临床医生审核确认后签字通过。

一、3D打印手术导板材料的选择

3D打印的材料种类繁多，较为常见的有丙烯腈-丁二烯-苯乙烯共聚物（acrylonitrile butadiene styrene copolymers，ABS）、聚乳酸（polylactic acid，PLA）、光敏树脂、石膏、尼龙、金属等。各种材料的理化性质及所对应的加工方式不尽相同，对于具体的3D打印手术导板，要根据实际需要选择材料及其相对应的加工方式。强烈建议必须采用医用级材料，材料经过生物相容性检测合格。

对于导板制作，各种材料各有优缺点。ABS树脂材料、设备便宜，加工速度适中，成型的材料在一定方向具有韧性，但精度较低，推荐打印体积较大的导板，如脊柱经皮导板。光敏树脂材料和设备成本适中，加工速度快，成型精度极高，具有一定强度，强烈推荐使用光敏树脂材料作为导板材料的首选。尼龙材料和设备较贵，加工速度适中，成型精度高，强度较大，推荐用于体积较小、有一定强度要求的导板。金属材料包括钛合金、医用不锈钢、铝合金，其材料和设备

价格高昂，操作及维护成本均较高，加工周期较长，精度高，强度极高，可加工成导板，直接引导钻头、摆锯和骨刀。

二、3D打印手术导板精度要求

对于同一种材料，目前市场有许多设备可以完成3D打印加工，但不同设备的技术参数差异较大。强烈推荐制备3D打印骨科导板的设备为具有资质的厂家生产的合格商业产品，并需要满足以下条件：①层厚≤0.2 mm；②打印精度≤0.1 mm；③打印误差（形变率、三维偏移）≤5%。

三、3D打印手术导板的消毒

3D打印手术导板由于直接用于手术中，应符合解剖及生物力学的要求，满足临床医生的设计需求，表面应光滑，无残存支撑材料或粉末碎屑。

如需进入手术中应用，为了有效杜绝污染与感染，必须进行消毒。3D打印手术导板结构复杂、几何精度要求高，为防止消毒导致模型变形失真，应依据模型不同的制备材料进行分类消毒、灭菌。①高压蒸气灭菌：对于耐高温、耐湿度的3D打印金属导板，强烈推荐压力蒸气灭菌。此方法既能保证消毒灭菌效果，又无毒、无害、环保、安全。②低温等离子消毒法：过氧化氢低温等离子体灭菌法能够快速杀灭包括细菌芽孢在内的所有微生物，灭菌过程中仅排出少量氧气和水，无毒性残留物，具有灭菌温度低、灭菌速度快、灭菌物品干燥、环保、安全等优点，是目前不耐高温、不耐湿热医疗器械和物品的最佳灭菌方法。强烈推荐用于ABS、PLA、尼龙、石膏、光敏树脂等3D打印手术导板的消毒。③化学消毒：化学消毒方法主要有浸泡法及熏蒸法。甲醛熏蒸消毒方便、经济、不损害物品，但因甲醛对人体具有毒害性而不推荐使用。环氧乙烷灭菌法能对不耐热物品实行有效灭菌，可用于不能采用消毒剂浸泡、干热、压力、蒸汽及其他化学气体灭菌物品的消毒，推荐用于ABS、PLA、尼龙、石

膏、光敏树脂导板的消毒，但环氧乙烷为有毒气体，性质不稳定，排放会对周围环境造成污染。戊二醛浸泡法对手术导板也能有效消毒灭菌，可用于ABS、PLA、尼龙、光敏树脂的消毒灭菌。

四、3D打印手术导板的具体应用

随着计算机技术和3D打印技术在医学领域的发展，骨科手术精确化、个性化的术前设计成为可能，同时也使数字化术前设计实现了从虚拟模拟到现实模拟的跨越。目前，3D打印技术已经被越来越多地应用于骨科临床中，包括骨科模型的制作、个性化骨科植入物、个性化骨科手术导向模板等。个性化3D打印骨科手术导板可以将手术方案转至实际手术中。目前已应用在创伤骨科、关节外科、脊柱外科及骨肿瘤手术中。骨科手术导板的设计制造原理是根据患者CT影像数据转换成可视化的三维数字模型，根据三维模型设计一个曲面，使该曲面能够很好地贴附于术中显露的骨面，贴附应具有位置唯一性，即导板固定后不易移动位置，因此骨骼表面唯一性结构也是导板设计的关键。同时，导板上还带有引导克氏针的导柱，按设计方向将克氏针固定于骨组织，即可进行下一步手术操作。

（一）3D打印手术导板在创伤骨科的应用

近10年来随着交通的不断发展，人们的生活空间也变得越来越大，车辆的大量增加导致车祸的发生率提高，大能量的损伤导致了许多复杂的骨折类型，带来了许多手术治疗方面的难题。传统手术方式虽然能够解决部分问题，但很难做到手术设计的精确化。现代计算机技术的发展将手术设计带入了数字化时代，为其提供了新的工作平台，能够非常直观、精确地将手术方案展示在手术医生面前。近年来，3D打印技术日渐兴起，数字化设计的手术方案可通过3D打印手术个体化模板，实现手术前的模拟复位、固定，内固定术前预定型，手术过程中操作指导。目前已应用在复杂骨盆骨折、髋臼骨折、胫骨平台骨折、其他复杂骨折、长骨畸形截骨等手术病例

中，取得了满意的临床效果。

骨盆稳定性的建立，很大程度上依赖于骨盆后环的稳定性，所以骶骨骨折的处理在骨盆骨折的处理中显得尤为重要。对不稳定的骶骨骨折，多数学者提倡手术治疗。骶骨骨折的常用外科手术方法有骶骨棒、骨盆前路钢板、骶髂拉力螺钉等，生物力学研究表明，骶髂拉力螺钉固定能使骨盆获得最大的稳定性，因而成为手术的首选方案，但由于手术有误伤骶神经和马尾神经的风险。所以针对骶髂关节拉力螺钉钉道的定位问题，我们按照手术要求进行了设计，模拟固定钉道，设计出定位导航模板。术前对导板进行消毒灭菌，将导板贴附在骨面后，沿着导向方向拧入螺钉，如图6-10所示。该模板为个体化设计，具有极大的匹配性，这样就保证了拉力螺钉对髂骨后部的准确匹配，从而为准确进钉提供了确定的位置和方向，不仅可以避免发生意外损伤，而且使得手术过程变得更加快捷方便。

胫骨作为人体的重要骨骼，具有重要的生理功能。胫骨畸形常见于胫骨骨折术后畸形愈合，由于胫骨力线发生移位，人体难以正常负重、行走，久之会发生踝、膝继发性骨关节炎，严重影响患者生存质量。以往矫形手术术者靠经验进行术前粗测，术中边截骨矫形边调整，费时费力且不准确。随着3D打印技术的兴起，通过该技术制作个体化导板，能够对畸形骨进行数字化精准设计，并于手术中进行精确还原，提高了矫形效果，缩短了手术时间。术前常规行双侧肢体3D-CT检查，将数据以DICOM格式导出并存储。通过Mimics 10.0软件将DICOM格式的文件提取后对病骨进行三维建模后通过Magics15.0软件进行后处理；通过逆向工程技术求得反向模型后确保计算机程序设计的导板能够准确贴附于骨面，如图6-11所示。将导板生成的STL文件导入3D打印机中并执行3D打印。打印完成后将导板与骨模型再次适配确认无误后，将导板送手术室消毒备用。术中将导板贴合于胫骨表面，打入克氏针固定导板，术中透视确认标记区域无误后，以摆锯沿导板设计好的截骨槽进行截骨，截骨后将两侧骨端进行解剖复位并以克氏针临时固定，再次透视

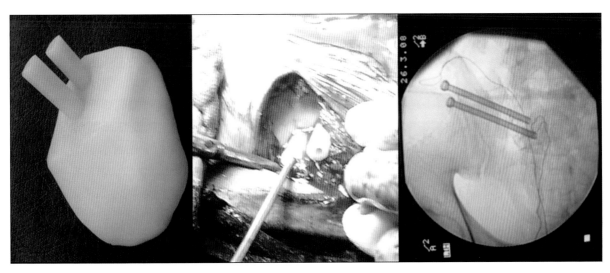

图6-10　骶骨拉力螺钉导板

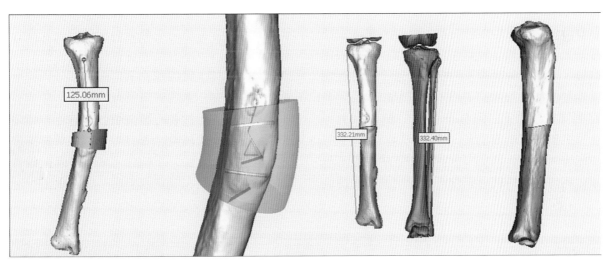

图6-11　胫骨畸形截骨导板

确认胫骨对位对线好，骨端复位满意后，以胫骨远端锁定加压钢板行最终固定。矫形后胫骨对位对线均恢复正常，手术时间明显缩短、术中X线暴露频次明显减少，对患者和医生的医源性损伤大大降低，临床疗效满意。

（二）3D打印手术导板在关节外科的应用

目前3D打印手术导板技术已应用于关节外科，特别是在治疗膝关节、髋关节疾病中显示出了明显的优势。

膝关节疾病是骨科领域最常见的骨关节疾病之一，多发于老年人。由于病变、长期累积负重等原因造成的膝关节骨关节炎、类风湿关节炎、骨肿瘤及大段骨缺损等膝关节退行性疾病，患者需接受全膝关节置换。TKA能明显减轻症状，矫正畸形和改善关节功能，但其远期效果常不令人满意，假体植入后可能出现无菌松动等并发症，导致手术失败引起翻修。目前人工膝关节假体10～15年生存率只有85%～90%，患者TKA术后不满意率高达19%。因此，减少术后并发症、提高使用寿命、延长有效使用期、满足患者需要，是国内外专家学者研究的重要课题。准确的下肢力线和假体旋转轴线是膝关节置换手术的2个关键因素。因此，为了获得更好的远期疗效，解剖重建下肢生物力学轴线和假体旋转轴线是骨科医生不断探索和追求的最终目标。然而，目前传统的手术方法只是凭借医生的个人经验和手感来定位解剖标志，通过定位器械进行截骨器的安装定位及截骨。这种凭借肉眼和经验的定位方法使手术的可靠性和精确性受到质疑，而且，手术需要打开髓腔，增加了发生感染和脂肪栓塞的风险。

通过影像学检查获取患者的膝关节数据，在计算机软件辅助下将数据转化为三维模型，再通过3D打印技术制作手术截骨导板，将有可能是一种减少TKA手术时间及出血量、提高术后假体生存率及膝关节功能的有效方法。此外，通过完善的术前计划打印出3D截骨导板，术中不必打开髓腔，可以减少出血量并降低脂肪栓塞的发生率。应用3D导板技术，术前将患者影像学信息输入计算机，经计算机测定股骨外翻及外旋角、胫骨平台后倾角，确定假体型号、术中股骨远端及后髁截骨量、胫骨近端截骨量与截骨角度，不用术中反复比对确定截骨量与截骨角度。采集患者的CT测量数据、计算机制作三维模型及设计导板均以膝关节骨性标志为参照，而关节软骨在X线与CT上不显像，任何残留的软组织均可能影响模板的准确

定位。因此，术中在放置股骨、胫骨导板进行定位时必须充分清除导板与骨性接触点处的软组织及软骨，增加模板的稳定性与定位的准确性。术中截骨时注意导板应牢固固定于骨性接触点上，以便准确地进行截骨操作。

术中咬除胫骨近端骨赘及关节软骨，将3D打印的胫骨近端导板紧密贴合胫骨近端骨皮质，完成胫骨近端截骨。清除股骨周围骨赘及关节软骨，将3D打印的股骨远端导板紧密贴合股骨远端骨皮质，在导板指引下对股骨进行截骨，如图6-12所示，截骨角度及截骨量于术前由计算机计算，无须术中反复测算。截骨过程中不打开髓腔。

通过手术导板辅助全膝关节置换术，术者可在术前规划中更加准确地评估患者病情；于术前确定截骨量，避免截骨过少导致反复截骨或截骨过多造成不必要的骨量丢失及韧带、神经损伤；同时也可以预先确定假体型号，避免反复安装试模。术前测量及规划可使全膝关节置换术的可重复性和可控性更强，避免单纯凭借术者经验造成偏差。相对于全膝关节置换传统的定位截骨方法，个性化手术导板辅助截骨更精确，特别是在冠状面上髋—膝—踝角、冠

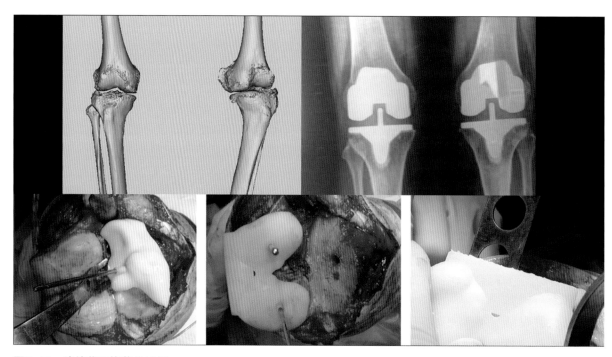

图6-12 膝关节置换截骨导板

状面股骨组件角、冠状面胫骨组件角的精确度更高。但全膝关节置换手术除精确的截骨外，还需要良好的软组织松解和平衡。因此，在通过手术导板辅助全膝关节置换时，仍需要术者的临床经验，以应对术中可能出现的意外情况，避免严重并发症的发生。

（三）3D打印手术导板在脊柱外科的应用

脊柱外科是外科领域的后起之秀，近二三十年来其诊治水平得到迅猛发展。脊柱椎骨及其附属解剖结构复杂、变异大，特别是上颈椎和脊柱畸形这两类疾病，手术风险高、难度大，一度被部分医师认为是"不可攻克"的。随着学者们对脊柱解剖及生物力学认识的提高，发现椎弓根是椎骨最坚强的部分，椎弓根螺钉固定提供了更强的生物力学强度从而提高了脊柱的融合率，因此，经后路椎弓根螺钉内固定技术在脊柱外科中应用最为广泛。但是实施该技术有一定的难度，有较高的潜在并发症发生危险。研究证实，徒手技术错位发生率达28%～43%。因此，如何准确、安全地置入椎弓根螺钉在脊柱外科手术中至关重要。为了增加脊柱椎弓根螺钉置入的准确性和安全性，学者们探索发现将数字技术辅助设计、RP技术制作的个体化导航模板应用于脊柱外科的椎弓根螺钉置入技术，可以提高椎弓根螺钉置入的准确性和安全性，降低螺钉置入失败率。

椎弓根钉道导航模板的设计应用了工程学方面的逆向工程原理。逆向工程（reverse engineering，RE）是指对存在的实物模型或零件进行测量，根据测量数据重构出实物的CAD模型并通过加工复现实物的一个过程，是机械设计与制造应用领域的一个重要分支。利用RP技术将计算机三维重建模型和逆向工程技术获得的椎体及导航模板，精确地生产出实物模型，具有个体化设计和生产的优势，且精确性非常高。

首先应用三维重建软件（Mimics）对所采集的断层CT数据进行三维重建，确定椎弓根进钉通道，根据通道的位置确定螺钉进钉点、进钉方向并测量螺钉长度、直径。将重建数据导入逆向工程软件（UG Imageware）中，提取椎

体后部术中可暴露的解剖特征面，设计与该特征面解剖形态完全一致的反向模板，并将其与螺钉的最佳进针通道拟合为一体，形成带有定位导航管的数字化导航模板；应用RP技术将设计的导航模板生成实物，术中将个体化导航模板紧密贴合于相应椎体，通过导航孔的导引准确置入椎弓根螺钉。

Hangman骨折也称枢椎创伤性滑脱，系指枢椎上下关节突间部骨质在暴力作用下造成骨折，近年来由于交通事故和高处坠落等减速性损伤导致此类患者逐渐增多。越来越多的脊柱外科医师认为，此类患者需要早期手术内固定治疗。但由于椎弓根固定存在潜在的脊髓及椎动脉损伤风险，因此使用时风险较大。利用RE原理和RP技术设计制作的导航模板应用于Hangman骨折患者，可使Hangman骨折后路固定手术简单及安全化。

自1994年Abunli等率先开展颈椎椎弓根内固定以来，该技术在临床中的应用日渐广泛，但下颈椎解剖关系复杂，通过传统的解剖学知识进行椎弓根固定易损伤神经、血管，一旦失误可能造成极为严重的后果。因此，如何安全有效地置入椎弓根螺钉一直是基础和临床应用研究十分关注的问题。我们将现代影像学、计算机三维重建、逆向工程原理与RP技术相结合设计制作的颈椎椎弓根置钉导航模板应用于临床，取得了满意的结果。术前采集患者颈椎CT数据导入重建软件中进一步分析病情，确定手术计划，根据前述方法制作颈椎模型及椎弓根导航模板；术中充分显露拟手术节段后方结构至双侧小关节突外侧缘，软组织剥离干净后，将消毒后的导航模板与暴露的椎板贴合，沿导航孔确定钉道置入椎弓根螺钉，术中、术后未出现血管、神经并发症，术后X线及CT扫描示椎弓根螺钉进针点、方向准确，螺钉长度、直径选择合适，如图6-13所示。

脊柱侧凸是脊柱外科常见病，由于是矢状面、冠状面和水平面的三维立体畸形，解剖结构复杂；对于脊柱侧凸患者有一些独特的形态学特征，例如椎管不对称、横突周围椎弓根直径很小、明显的脊柱旋转，对于严重畸形，胸椎椎弓根非常狭窄，明显增加了椎弓根螺钉置

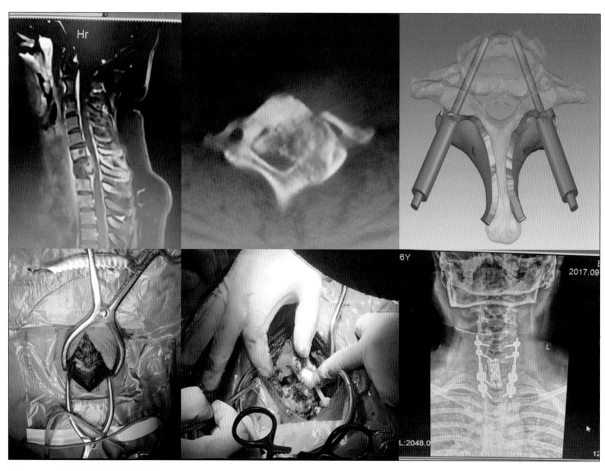

图6-13　颈椎椎弓根螺钉导板

入的风险,特别是侧凸顶椎凹侧置钉有非常高的风险。Gilbert等证实了部分椎体椎弓根非常细,椎弓根螺钉不可能常规置入,应考虑采用ln-out-in技术,我们利用RE原理和RP技术设计制作个体化导航模板用于脊柱侧凸患者,发现可以提高胸椎弓根螺钉置入的准确性与安全性,能够显著减低手术时间和外科医师的射线辐射量,如图6-14所示。

采用快速成型技术制作个体化导航模板辅助椎弓根螺钉置入技术具有以下优点。①外科医师在手术前基于各个椎骨椎弓根独特的形态学确定螺钉的位置、方向和型号,符合椎弓根个体化置钉的要求,置钉准确率高。②该技术应用简单,减少了医师学习曲线,对缺乏椎弓根螺钉内固定经验者也可以安全地进行操作。③只要将模板紧贴于相应椎骨椎板及棘突等骨性解剖结构上,即可完成对椎弓根的准确定位

和定向,减少透视次数,缩短手术时间,减少医患双方的辐射伤害。④模板为单椎体设计,术中仍可改变患者体位,不会因术中患者体位改变、相邻椎体间相对移动而导致定位失败。⑤消毒方便,术前将模板用甲醛或环氧乙烷消毒即可。⑥等比例实物模型的制作,便于向患者及其家属详细讲解病变的复杂性、手术操作的危险性及相关并发症产生的原因,取得家属的理解与配合,加强术前宣教的效果。

然而,该技术也存在一些不足之处。①术中需要对骨表面附着的软组织彻底清除,确保导航模板与椎体完全贴合。②导航模板应当作为原位引导模板,任何移动都会导致差异从而影响钉道的准确性。③模板的设计制作需要由熟练掌握相关计算机软件和脊柱外科专业知识的人员完成。④模板的设计制作需要1~3天时间,可能延长患者围手术期时间及增加住院总

天数。

（四）3D打印手术导板在骨肿瘤切除重建手术中的应用

对于骨肿瘤手术而言，因患者肿瘤生长部位、类型、大小不同，手术方式差异性很大，再加之患者间年龄、体型、体质等差异，十分有必要为患者进行一对一的个体化手术设计。现代计算机技术为手术前设计提供良好的工作平台，能够让骨科医生很容易地进行数字化、精准的手术设计，但将术前设计准确地还原应用于实际手术却是一个难题。

手术设计使用Materialise Mimics软件，将薄层CT以DICOM格式导入软件，对手术区域进行表面三维重建，结合MR、SPECT/CT等其他影像学资料协助确定肿瘤边缘，再根据肿瘤性质确定切除或刮除范围。使用定位线标记切除范围，将骨组织与标记线的三维模型以STL文件格式导入到Materialise Magics。在软件中选取手术时能够显露的骨组织表面，通过逆向工程技术求得反向模型，确保导板模型可以直接吻合于骨表面，将标记线的位置设计成圆孔，如使

用金属材质，可设计成方形扁槽。重建设计需要大段异体骨时，同时在数字化骨库中选取合适的异体骨，比对截骨后缺损情况设计修整方案，使用如上方法再次设计异体骨截骨导板。将设计好的导板生成STL文件转入3D打印设备后生成实物导板，消毒备用。

手术中将导板贴附于骨面后，使用克氏针将导板固定于骨面，再打入标记位置所需的定位针，使用手术中透视确定克氏针位置及标记范围无误差。去除导板，依据定位针所指示位置进行截骨或刮除病灶，如图6-15所示。术后重建过程中，大段异体骨的修整也按照术前计划使用导板进行。

对于传统手术方式，手术设计环节经常被忽视，但经过合理设计并使用导板，可以节省手术的宝贵时间，所消耗时间转移至术前，有利于患者利益及手术周转。术中透视次数的明显减少也同时有利于患者和医护人员。同时，手术后X线片及CT证实全部患者肿瘤均得到完整切除，术后重建稳定，与传统方法在手术效果上一致。

作为一种新技术，3D打印手术导板技术在

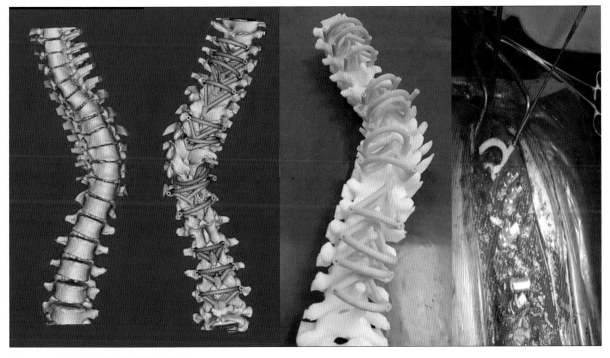

图6-14　脊柱侧弯椎弓根螺钉导板

骨肿瘤个体化手术方面具有得天独厚的优势。该技术能够在手术中准确地实现术前设计，缩短手术时间，减少手术中透视曝光次数，提高手术效率。而不同3D打印技术在导板设计、加工及应用过程中具有各自的优势，手术者在手术设计阶段就需要根据具体手术方式、3D打印技术优缺点进行选择。

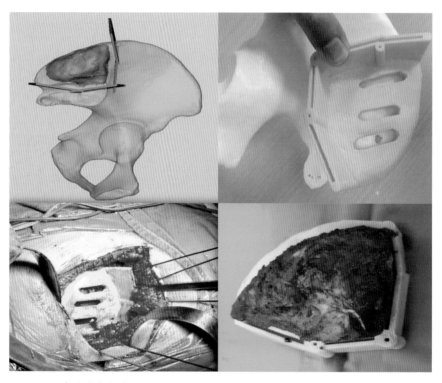

图6-15　髂骨肿瘤切除导板

第七章　个体化骨科植入物的数字制造技术

　　个体化治疗是21世纪临床医学发展的重要方向之一，数字技术是推进这一发展的重要技术支撑。在建立患者手术部位骨骼和相关软组织三维解剖数字模型的基础上，今天的数字制造技术完全可以在临床需求的时间内，以患者可能承受的价位，提供个体化、定制式的骨科植入物或相关器械产品。利用3D打印技术制作患者手术部位的实体模型，使个体化植入物"量体裁衣，度身定做"更为直观可行。金属3D打印技术的出现使个体化植入物可以直接打印制造，将有力地推进个体化骨科临床治疗技术的进一步发展。本章重点阐述：个体化骨科植入物的类型和特点；个体化骨科植入物的设计技术及典型案例；个体化骨科植入物的制造与质量监控；金属3D打印技术在骨科植入物中的应用，以及个体化骨科植入物国内外技术标准和法规，为数字骨科学各领域个体化临床治疗技术提供必需的共性知识。

第一节　个体化骨科植入物的类型和特点

　　自18世纪第一次工业革命以来，产生了大规模生产的模式。当时需大于供，产品只要企业能生产出来，市场上总能销售出去，是制造商主导的卖方市场，市场竞争取决于产量。因此，速度快、成本低、"一件产品生产一万个"的标准化、流水线生产模式应运而生。但是，20世纪末，由于人类生产力的高度发展，市场供需关系发生了逆转，转换为客户主导的买方市场。制造商只有生产出更好满足用户特性或个体需求的产品，才能在竞争中取胜。这种新的市场竞争模式，导致了数控设备，柔性生产线和计算机辅助设计（CAD）与制造技术（CAM）的蓬勃发展。先进的数字制造技术使一万件产品，每件只做一个，企业也能胜任和赢利。特别是金属3D打印技术的出现，使形状复杂的骨科植入物的制造变得方便易行，很多环节得到简化。这些都为个体化骨科植入物的临床推广提供了有力的制造技术保证。

　　今天的互联网技术使个体化植入物设计过程中医生和工程师之间的沟通变得越来越方便，双方针对设计方案的远程异地讨论已可以做到和面对面讨论同样的效果，为个体化植入物临床推广应用提供了有力的信息技术保证。

　　今天的物流系统已使一件普通商品能够方便地、快速地送到客户手中，为个体化植入物从生产方及时送达医院提供了有力的物流技术保证。

　　正是依靠这些技术的支撑，才使个体化骨科植入物的临床广泛推广应用成为可能。

一、个体化骨科植入物的定义

（一）骨科植入物的定义

　　国家食品药品监督管理总局 2016年7月29日发布，2017年6月1日起实施的医药行业标准"无源外科植入物 通用要求（YY/T 6040-2016/ISO 14630,2012）"，对外科植入物（surgical implant）给出如下定义：

　　"通过外科侵入手段且术后予以保留的全部植入人体或取代上皮表面的器械；或通过

外科侵入手段部分导入人体但保留30天的医疗器械。"

骨科植入物属于无源外科植入物，遵从该定义。

（二）个体化骨科植入物

目前，骨科植入物主要是以标准化、规格化产品的模式进入市场，每一种产品针对一类患者群体，有明确的适应证。在临床治疗中，医生针对适应证，选择适用的某一个规格产品，手术依从产品规格，必要时对骨骼进行"削足适履"式处理。

植入物结构能适应患者解剖特征或病损状态的需求，是临床医生必然的期望。个体化骨科植入物就是一种针对具体患者"个体化设计、定制式生产"的植入物，它针对某一个体患者、且只用于该个体患者。

个体化源自医生的临床需求。定制式是企业的生产模式。个体化骨科植入物的核心是"针对患者个体"，是一个贯穿于植入物全生命周期发挥作用的基本要素。

二、个体化骨科植入物的类型和临床应用

个体化骨科植入物根据其实现个体化的技术含量和面临风险的高低，可以分为三种类型。

（一）标准调改型个体化骨科植入物

医生在临床中可能会对标准规格产品进行一定的改造，如裁剪、塑型等，这属于临床医疗行为，不改变植入物本身标准规格产品的市场特性。如果这一行为发生在制造商一方，根据医生提供的信息，将标准产品通过生产行为继续加以塑型改造，使产品带有个体化、定制式特性进入市场，这就构成产品的市场行为，成为个体化、定制式植入物产品，为此列入我国CFDA监管的范围。图7-1以颅骨破损修复体为例，说明这二者的本质区别。

标准调改型个体化骨科植入物是：制造商将标准规格骨科植入物根据患者个体解剖形态进行调整、改造或塑型后形成的个体化、定制

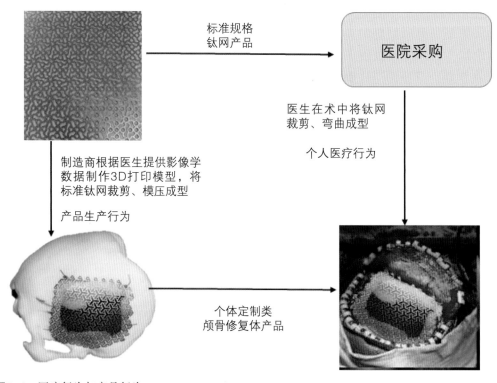

标准规格
钛网产品

医院采购

医生在术中将钛网
裁剪、弯曲成型

个人医疗行为

制造商根据医生提供影像学
数据制作3D打印模型，将
标准钛网裁剪、模压成型

产品生产行为

个体定制类
颅骨修复体产品

图7-1　医疗行为与产品行为

式骨科植入物产品。

这类个体化骨科植入物具有明确的适应证，医生的作用是正确选用，告知手术需求和植入物调改要求（处方），风险级别与标准规格植入物基本相同，仅增加个体调改过程的附加风险。

典型案例：颅骨修复体。典型的颅骨修复具有两种术式（图7-1）。传统手术是医生采用具有CFDA产品注册证的标准规格钛网，在临床现场操作：首先用经消毒的纸覆盖在破损处，拓印出破损边缘轮廓；以此为据，将钛网在现场剪裁和弯制；确认与周边颅骨形态匹配后，通过钛钉固定于破损位置。这一临床技术形态修复差，手术时间长，手术质量取决于医生个人水平，质量得不到控制。今天，3D打印技术的出现，使制造商完全可以采用患者的CT数据建立其破损颅骨的数字模型和3D打印模型，用CAD/CAM技术将钛网预成型后，以个体定制产品形态提供临床使用，不仅手术效率提高4至5倍，成型效果完美复原颅骨破损区的解剖形态，手术质量提升到一个新的技术层面，是今后主要的手术模式。

典型案例：髋臼塌陷矫形手术（图7-2）。传统方法是医生在手术现场将髋臼复位，然后将选择好的标准规格接骨板产品用专用手术工具弯制，与宿主骨匹配后固定。这种方法手术时间长，医生工作量大。今天，医生同样可以

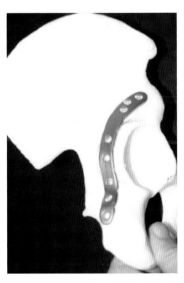

图7-2 根据3D打印骨盆模型进行标准接骨板术前预成型

将患者骨盆CT数据发给制造商，由制造商根据3D打印骨盆模型完成接骨板的预成型，以个体定制产品的方式提供医院。

今天，随着医院自身建立3D打印能力，医生也可以在医院中自己制作3D打印模型，完成上述标准产品的术前成型工作，从而所有过程都成为医生的临床行为。

（二）患者匹配型个体化骨科植入物

标准规格骨科植入物产品的技术特征主要如下：①产品功能面向一类患者群体，按该类型患者病损状态的临床治疗需求设计，产品具有普适性；②设计经过科学的分析和检测，具有一定的成熟度；③产品制造工艺经批量生产的磨炼，形成专用的工装设备，质量保证度高；④因受众面大，其手术效果或产品功能都可以经受一定数量的临床验证；⑤因批量化生产，产品全生命周期各环节都容易接受主管部门监控。

患者匹配型个体化骨科植入物是：针对一类患者群体临床治疗需求设计的，具有标准结构的骨科植入物，其部分形态尺寸不是用规格限定，而是在指定范围内，根据患者解剖匹配的需要确定；是一种在数字制造时代产生的、带有个体定制性质的"参数化"标准植入物产品。使临床手术从患者适应器械转化为器械适应患者。

患者匹配型个体化骨科植入物完全具备上述传统标准规格产品的特征：面向的是一类患者群体；经历一定数量的临床试验；其上市审批过程和标准规格产品要求一致，只是个别部位的尺寸或形态要和患者个体特征匹配。医生根据适应证正确选用产品，按批准的部位和参数范围开具处方，企业按约定成俗的数字制造流程生产，风险与标准、规格产品基本相近，个体化部分的风险完全可控。

具体又可细分为4种类型。

1.在标准规格植入物系列中，允许医生按患者匹配要求提出局部的调整，通过个体定制生产。

典型案例：金属3D打印人工椎体（图7-3A）和椎间融合器（图7-3B）。根据传统

制造理念，制造商按不同直径、高度、长度排列组合出一个数量庞大的规格产品群，用户必须按规格选用。在3D打印时代，用户可以在两个规格尺寸中间选定某一个体需求尺寸定制，通过参数化设计，3D打印技术完全可以在临床需求的时间段内提供定制产品，使手术治疗优化。

作为新的理念，今后标准产品可以从一系列离散的规格数据排列组合，改变为一系列尺寸段变量数据的排列组合，更方便地满足患者个体匹配的需求。

典型案例：标准接骨板的患者匹配定制（图7-4）。图7-4A为肱骨骨折标准接骨板，在临床中发生两次断裂。有限元分析发现，接骨板有一个孔洞正好处于在骨折部位，造成很大的应力集中（图7-4B）。医院于是针对这一标准接骨板提出个体定制要求，将该孔洞移位或取消该孔洞。最后决定取消该孔洞，临床实践表明断裂问题解决（图7-4C）。

2.植入物具有标准结构，个别部位尺寸形态要求与患者解剖匹配。

典型案例：金属3D打印人工枢椎（图7-5）。它的整体结构设计是定型的，经历了生物力学、制造工艺各方面的考核。但是，它与上部寰椎侧块前弓的结合部需要个体匹配，从而达到最佳的治疗效果。由于患者寰椎的形状变化范围有限，产品个体匹配设计手段规范，可靠性完全可以控制。

典型案例：个体化骨盆修复体（图7-6）。根据临床病例的统计，制造商做出了标准的结构设计，而且经过有限元力学分析。但髋臼两侧支撑杆件的长度、角度须根据患者个体情况确定。是一种典型的结构标准、个别结构参数需与患者匹配的患者匹配型个体化骨科植入物。

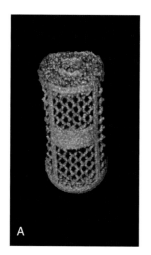
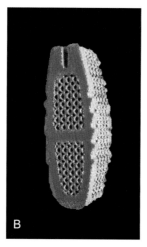

图7-3 金属3D打印脊柱类植入物

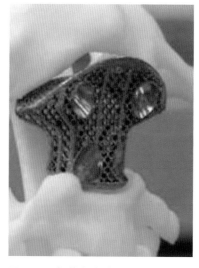

图7-5 与终板解剖形态匹配的个体化人工颈椎产品

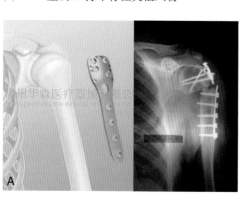
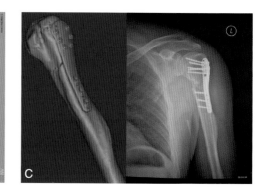

图7-4 标准接骨板的患者匹配定制

典型案例：个体定制肿瘤型髋关节假体（图7-7）。股骨肿瘤切除段的长度是因人而异的，为使关节柄长度与截骨长度匹配，假体两端设计为标准定型结构，中间段长度按用户截骨范围需求个体定制。

3.作为骨缺损修复体的骨科植入物。

这类植入物的结构定型，但形态与尺寸须按患者具体骨缺损状态设计。

典型案例：带翼髋臼杯（图7-8）。患者髋臼上方存在骨缺损，须术中植骨，为此要求在传统髋臼杯上方增加一个能遮挡植骨、起辅助支撑作用的翼翅结构。因为缺损是随机的，翼翅的设计只能是个体性的。这种植入物通常是对市场上的规格产品做个体化改造。对翼翅部的形态与尺寸范围进行控制，完全可以保证产品的可靠性。

典型案例：颅骨修复体（图7-9）。某制造商采用3D打印技术制作破损颅骨模型，根据模型上的缺损状态采用具有CFDA三类产品注册证的人工骨材料制作出完全与患者个体匹配的修复体，在临床获得广泛应用。图7-10是采用3D打印技术制作的钛合金颅骨修复体，它进一步将被PEEK材料3D打印修复体替代。这种修复体结构是定型的，外形只能是因人而异，个体设计定制。

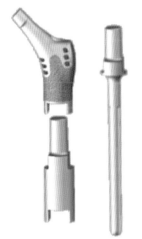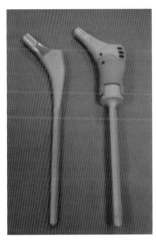

图7-7 组合式个体化肿瘤髋关节假体

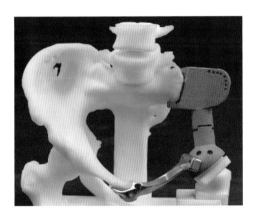

图7-6 个体化半骨盆修复体

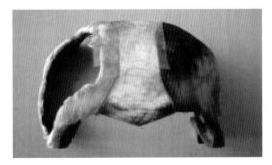

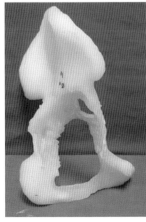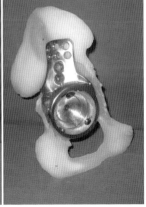

图7-8 个体定制型人工髋臼

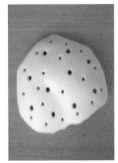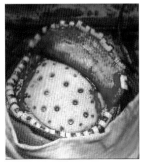

图7-9 人工骨材料制作的个体化颅骨破损修复体

4.通过标准规格植入物优化组合或局部变形构成的骨科植入物。

这类个体化骨科植入物不仅做到与患者解剖或损伤状态匹配，与使用标准规格产品相比，还可以带来明显的优化手术操作效果。监管部门对变形范围或组合方式进行管控，完全可以控制因个体化定制生产带来的风险。

典型案例：多发性骨折患者（图7-11）。用一块个体定制的接骨板代替一组标准接骨板，手术便捷程度和手术质量明显得到优化。它基本属于标准结构接骨板的组合。因骨折形态是随机的，其组合方式与形态也是个体化的。

典型案例：骨盆多发性骨折患者（图7-12）。按患者骨盆骨折缝的具体情况，用常规接骨板变形构成个体定制钉板系统。

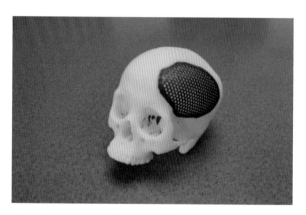

图7-10 金属3D打印个体化颅骨破损修复体

（三）特殊定制型骨科植入物

特殊定制型骨科植入物是一种为完全特殊、甚至罕见患者设计，预测重复患者人数极少，没有成熟产品先例，无法用一定数量的临床试验支撑的个案型骨科植入物。

这种植入物与标准规格植入物具有完全不同的技术特征：①只针对某一特殊患者、特殊病损状态设计的各类骨科植入物，没有群体代表性；②缺少甚至没有前人设计可供参考，在进入临床前对设计很难进行试验检测，设计成熟度完全取决于开具处方医生个人的水平；③制造工艺无成熟流程，特事特办，完全取决于制造商的技术成熟度，产品质量具有一定的风险性；④因为针对一位特殊、甚至罕见患者，手术效果难以预测；⑤因事出突然，无法接受主管部门冗长的审批流程。

各国主管部门都对这类产品实行报批制，从上市前审批改为上市后监管。

典型案例：骨盆肿瘤患者个体定制假体（图7-13）。这种骨盆修复体市场上没有现成植入物产品，包括标准调改型、患者匹配型个体化产品。只能根据手术需求做特殊设计，采用金属3D加工方法制造。

典型案例：中国人民解放军南部战区总医院（原广州军区广州总医院）骨盆肿瘤手术案例（图7-14）。医生决定对患肿瘤的盆骨进行大面积切割图7-14A，然后在同种异体骨上按

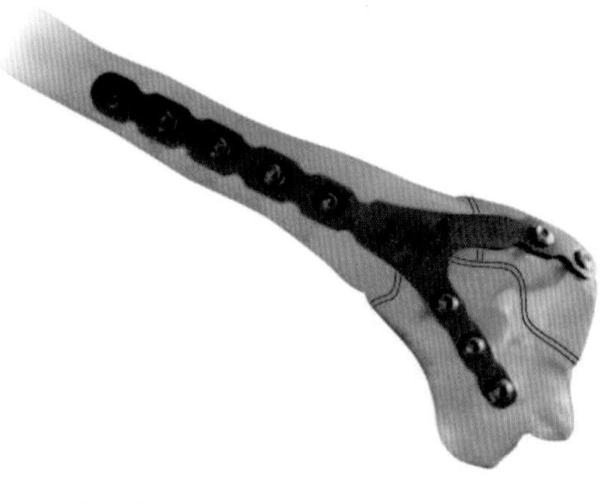

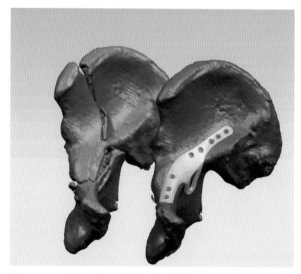

图7-11 代替多块标准接骨板的个体化整体组合接骨

图7-12 骨盆多发性骨折个体定制组合接骨板

同样轮廓切割一块骨修复体进行镶补图7-14B。为此设计了一个既起连接作用，又构造一个髋臼座的个体化植入物，实现个体化半骨盆手术治疗图7-14C。这里采用了一系列三维打印切割模板完成了患者盆骨和同种异体骨的精准切割，实现了二者的精准镶配。

纵观上述三类个体化骨科植入物，虽然最终都是为了患者，但直接目的可以分为两种：

1. 医生中心目的。即为了提高临床医生手术质量和可靠性，如图7-1，图7-2所示标准调改型骨科植入物，图7-11所示患者匹配型接骨板案例。

2. 患者中心目的。即为了使患者获得更为优良的植入物，如患者匹配型、特殊定制型骨科植入物典型案例。

三、个体化骨科植入物的制造流程与全生命周期风险分析

个体化骨科植入物面临两大问题：对临床快速响应的数字制造问题、个体化带来的风险管控问题。

（一）个体化骨科植入物的数字制造流程

与标准化、规格化植入物的大批量、稳定生产模式不同，个体化、定制型骨科植入物是一种根据订单（处方）要求设计制造的植入物产品。从接到医院定制信息开始，需经历一个

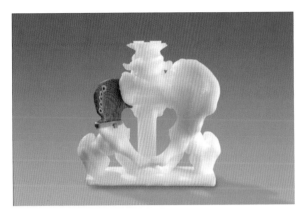

图7-13 骨盆局部修复体

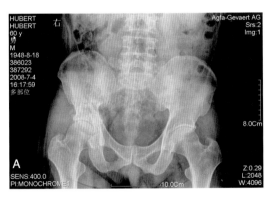
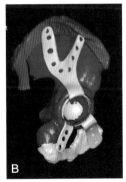
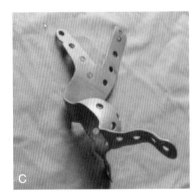
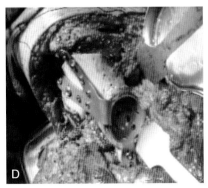

图7-14 骨盆肿瘤切除与修复手术

如图7-15所示数字制造流程。

1.医学图像处理和建模

个体化植入物设计主要依据是患者的CT或MRI影像数据。医生一方首先应将其发送给工程方。

工程方对医院提供的影像数据进行处理，建立患骨的三维解剖数字模型。当只需要骨骼的解剖结构时，建模工作相对简单。如果同时需要周边软组织，如肿瘤的三维解剖结构时，则要把来自CT和MRI两种不同模式的医学影像数据，运用多模图像配准技术进行配准，形成一个软/硬组织融合的三维数字模型，然后发给医院方。

今天，普遍利用3D打印技术制作患者手术部位的三维解剖实体模型，更直观地支撑下下一步手术规划与个体化植入物"量体裁衣"设计的需要。

对于技术力量强的医院，建模和打印工作有时会在医院内部先期完成。

2.手术方案与个体化植入物概念设计

医生获得三维数字模型或3D打印实体模型后，提出详细的手术方案和个体化植入物的概念设计，通过严格的描述文件提供工程方。概念设计包括：手术切除范围、植入物的结构草图与说明、与宿主骨的界面和连接方式、植入物材料，以及主要的附加结构要素（如预留的肌肉缝合用孔洞）等。概念设计有时需要用图描述，但它不是制造图纸。

工程方应针对医生的概念设计，从生物力学、材料学、制造工艺等工程学角度做出评判，开展医工双方的讨论，直至一致。

手术方案与概念设计完成后，双方应签署规范的定制文件，如此，工程方才能开展详细技术设计。

3.技术设计

工程方将根据医工双方签署的定制文件开展详细的技术设计，完成提供制造使用的工程图纸和相关技术文件，并将设计结果发送给医

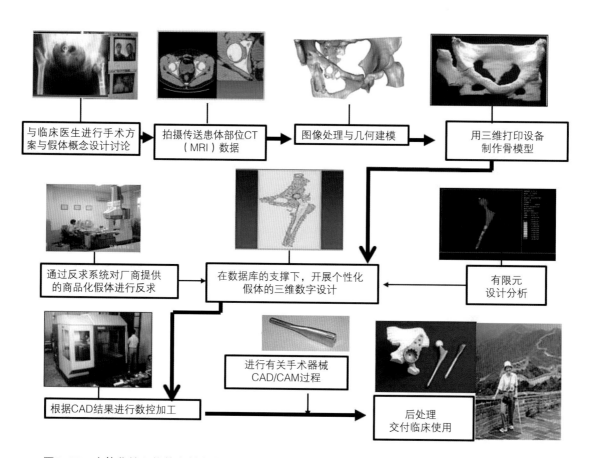

图7-15 个体化植入物数字制造流程

生，与医生再一次沟通、讨论、修改设计，直至设计获得医生确认为止。

必要时，还需要对某些市场上已有的产品进行反求，将成熟产品局部的结构引入到个体化植入物的设计中。在这种场合下，须要处理好知识产权的问题。

对于在强度方面产生疑虑的设计，还应该进行有限元分析，确保植入物的可靠性，但这将拉长设计的时间。在规格产品开发中，对系列产品进行系统的有限元分析，选取其中最危险的一种进行必要的实物强度试验，是一个必不可少的环节。标准调改型、患者匹配型个体化植入物大多数也都经历这一过程。但是，对于特殊定制型骨科植入物，这项工作通常没有时间进行，这时，医工双方的经验将起到重要的作用。

当最后形成完整的植入物设计后，应提交医生方正式确认，对图纸双方签字。该环节十分重要，双方将据此生产与验收产品。

4.植入物的制造

植入物的数字设计模型主要通过数控加工设备，如数控机床、3D打印机等制作。通过对数字模型处理形成的数控加工代码将成为个体化植入物制造的原始档案。理论上，用同样的数字模型和加工代码，在同一台数控设备上加工N个产品，其结果与质量都应该相同。因此，这些制造原始档案成为个体化植入物产品质量监控、追踪检查的重要依据。必要时，可据此复制一个产品进行抽检。

产品的后续加工，如打印标记、清洗、灭菌等技术档案也是个体化产品的可追溯性依据。

5.个体化手术工具的设计制造

为将个体化植入物按既定的手术规划精准地植入手术部位，通常须要设计相应的辅助手术工具，如各种截骨导板、定位导板、制备特殊型腔用的髓腔锉等。

6.个体定制植入物的提交与临床使用

植入物提交时的签收程序至关重要，应开列关键要素检测验收清单，医生一一认可后签字。

3D打印骨骼模型是个体定制骨科植入物设计的重要依据，因此，制造好的植入物通常都

和相应的骨模型组合提交医生方，既显示植入物与宿主骨的匹配状态，同时也是手术中的重要参照。

对于特殊、罕见病例，术后的保护与康复是手术设计时应该同时考虑的要素，为此，在提交植入物同时，术后个体化保护与康复器械的设计应同时提交。3D打印通常将为这一支具的制造提供技术支持。

上述流程对于特殊定制型骨科植入物完全必不可少，对标准调改型、患者匹配型植入物，成熟部分可以适当简化。

（二）个体定制骨科植入物全生命周期的风险分析与防范

从医生提出个体植入物需求到患者植入后使用至失效，或随患者自然终止，是个体化植入物产品的一个全生命周期。

任何一款个体化植入物产品进入市场，在安全、有效前提下，还应该针对全生命周期中每一个环节的风险、特别是个体化定制带来的特殊风险，做出负责任的评估分析，给出令人信服的防范措施。除对定制要素进行风险评估，还需要对整体风险进行评估。

标准植入物在临床使用时，医生主要的作用是正确选用，这一步虽然重要，但有关产品功能和品质的责任主体是制造商。对于标准调改型、患者匹配型个体化植入物，同样具有足够的时间开展风险研究，产品功能及适应证在使用说明中都已交代清楚，医生主要作用也是选用。在个体化处方提出和制造环节会附加一定的风险，如按3D打印模型进行标准植入物预塑型时的匹配准确度风险、患者匹配型植入物匹配设计的准确度风险等，但产品增加的风险度可控，总体风险和标准植入物相近。

但对于特殊定制型骨科植入物，由于患者病损状态的罕见性，治疗方案的孤立性，风险程度明显加大，甚至很大。特别是医生开具的处方对整个治疗结果具有决定性，出现医生与制造商两个责任主体，责任认定不明确,发生治疗纠纷时责任认定难度加大。

这里重点探讨特殊定制型骨科植入物的风险问题。

1. 手术方案提出阶段的风险

（1）个体治疗手术方案正确性风险：医生的个体治疗手术方案（处方）是特殊定制型骨科植入物的第一要素。

对于这类植入物，由于患者病情特殊，甚至罕见，市场上没有现成的产品满足需求，医生是手术与植入物结构方案的第一提出人，正确与否决定后续一切，方案的风险度与医生的水平直接相关。因此，从事这项工作的医院及医生个人的素质成为重要的风险因素，应有一定的评估和准入要求。医院伦理委员会应发挥对方案的技术把关作用。

手术方案须形成严格的文件发送工程方，与工程方进行可行性讨论，最后的结论性方案应该形成定制协议和相应订单，由医工双方签字，成为后续工作的执行文件。

（2）患者个人隐私外泄的风险：个体化骨科植入物是医工双方合作完成的工作，医院方必须将患者个人信息充分向工程方交代，包括患者影像资料。这个信息传递过程在今天信息化时代通常在网上进行，从而带来患者个人隐私的保护问题。医院在患者个人信息安全保护方面的法规限制是医工开展个体化骨科植入物合作的一道障碍，只能通过进一步的法规修订予以疏通。

2. 设计阶段的风险

（1）处方数据精准性风险：医生是个体化植入物处方的开具者，所提供数据资料的完整性、精准性是后续工作正确开展的前提。任何个体化植入物的设计都根据患者病灶组织的三维解剖模型进行，建模的基础是影像学数据，首先要加以规范化，如扫描断层间距，扫描范围等。

（2）建模软件与三维建模的精准性风险：医学图像处理与建模是植入物设计的第一步工作，依靠相关软件进行。因此，软件的质量成为重要的风险控制因素。从事个体化植入物的工程方必须采用恒定的、经检测和审批的软件，对其建模精度、稳定性须经过测试考核，并定期对其有效性进行确认，包括更新升级后的再确认。

（3）3D打印模型质量控制的风险：患者手术部位解剖构造1∶1的3D打印模型今天被公认是个体化植入物"量体裁衣，度身定做"的依据。模型的正确、精准性是质量监控的关注点。中华医学会数字医学分会下属数字骨科学专委会发布了"专家共识：3D打印骨科模型技术标准"，为这方面风险防范提供了初步的行为准则，包括：设备的选用、打印工艺参数、打印材料、质量指标等。

（4）设计人员技术水平的风险：医生提出的特殊定制植入物概念设计通常着重于临床治疗的需求，在生物力学与强度、制造工艺方面是否可行，工程方应该给予配合和讨论，这也是个体定制骨科植入物设计必须医工结合的原因所在。因此，工程方设计人员的水平成为又一个涉及人员素质的风险因素。从事设计的人员必须经历个体化植入物设计的专业培训，掌握相关的解剖学、生物力学、材料学，以及制造方面的专业知识。必要时，建立一定的岗位证书制度。

（5）设计的不确定性风险：通常病损部位的形态具有很大的非常性和随机性，其位置、尺寸和形状都是因人而异的不确定因素，缺少先前临床经验参考。

但很多情况下，个体化植入物都是在患者入住医院后，医生方能形成手术方案和提出概念设计，但却要求用最快的速度完成设计制造，满足刻不容缓的临床需求。一般，医院给予制造商的时间不超过一周。尤其对一些事故创伤患者，事发突然，更为紧迫。因此，个体化植入物的设计要当机立断，思维带有急促性，不像规格化产品的设计有足够的时间做细致的考虑，甚至开展详细的分析计算或试验。这给个体定制植入物设计带来很大的不确定性风险。

（6）医工双方异地性带来的风险：提出个体化植入物需求的医院和设计制造部门通常位于两个不同的地域，甚至不同的国家。为完成个体化骨科植入物产品的设计，医工双方必须进行多方面的信息沟通，开展深入的设计方案讨论，包括医院方对设计通过互联网进行的远程认定。一个规范化的异地数字制造体系成为开展个体化植入物的必需。今天，这个体系应该是一个基于互联网的云制造平台。在充分享用当今互联网技术的同时，也将面临相应的风险，包括信息交互差错、数据丢失、数据传输延误、网络安全等。

工程方完成的设计必须由提出处方的医生签字确认，所在医院予以佐证。设计确认内容包含材料、结构设计、技术要求等。须经过医工交互平台进行数据传递时，医工交互平台应经过必要的验证，防止信息丢失。

3.加工制造阶段的风险

（1）制造工艺不确定性风险：特殊定制植入物应尽量采用成熟的制作工艺。但因为是针对特殊、罕见患者，不排除制造过程中要用到特殊的工装设备，甚至在工装设备不完善的条件下千方百计进行加工，这给制造质量带来很大的不确定性。

（2）3D打印新工艺的风险：3D打印无疑是个体化、定制式植入物制造的有力技术支撑。与通常的切削加工相比，它可以大大简化加工前的准备工作和对工装的要求。但由于是新技术，也会带来诸多风险因素，包括3D打印精度和打印表面是否满足产品精度和表面质量的需求；材料成分的控制，特别是对回收材料利用的风险控制。特别要注意的是金属3D打印产品的疲劳强度目前还没做到安全可控，对于承重大的骨科植入物，使用这种工艺应慎重，如用于人体下肢的植入物。

工程方应保存完整的3D打印工艺参数记录，如打印层厚、功率、速度等，包括打印件热处理、清洗的工艺过程记录，它将是风险管控的重要依据。

（3）单一、零库存生产方式的监管风险：市场上规格化、系列化植入物产品都在固定的生产线上加工，产品质量可以通过随机抽检加以监控。个体化植入物系单件制作，随即植入患者体内，企业不可能生产两件，留一件备检。这给个体化植入物的上级监管带来很大的困难。生产企业必须建立特殊的法规与质量监督体系，从医院提出特殊定制植入物的需求开始，包括设计、加工、质量检测、医院确认验收，所有环节都应具备责任承担者的签字文本，整个生产流程都应具备可据此再制作复

制品的工艺文档，可随时接受上级主管部门抽调，通过制作复制品进行质量检测监控。

根据手术治疗效果和植入物产品的责任期限共识，上述文件一般应保管15年。

（4）制造速度与物流速度的风险：植入物制造系统应该是一个能对市场需求做出快速响应的技术系统。个体化植入物的"有效期"是按提交患者成像日期至产品送交临床使用之间的时间计算，过期往往会带来临床治疗延误的后果。物流环节成为医工双方都失去主控权的风险因素，包括物流速度、产品损伤等。

4.术中使用阶段的风险

个体化骨科植入物应在患者知情的前提下进行，并建立规范性的患者知情文件，作为依据长期保存。

应对临床使用阶段可能发生的风险做出充分的考虑。

（1）理想产品与实际产品差异的风险：从医生提出定制需求到接收产品，中间经历了众多的环节，任何管理体制上的差错都会带来灾难性的后果。制造商在发出定制产品时，必须附上关于患者和产品的详细标签信息，和医院之间建立极其严格的产品验收程序和签收制度。

有经验的医生对标准产品的质量状态已有认知。由于医工双方的异地性，医生对特殊定制植入物产品的最终状态通常是在接收到产品时才能真正看到。看到手中产品和理想状态一致是双方的愿望，但也存在不一致的风险。为便于医生验收，制造商除出具详细的产品说明外，建议将植入物与患者手术部位3D打印模型组合提交，做到匹配性一目了然。

（2）患者病情与规划状态发生变化的风险：这种事件在肿瘤型外科手术中时有发生。尽管医工双方都按定制协议规定的时间节点工作，但因为肿瘤的迅速扩大，手术切除范围扩大，导致临床发现定制植入物与患者不再匹配。因此，在手术前，需对患者再做一次检查，确认无变，十分必要。

患者可能发生的术前变化原因还包括：等待期间发生二次损伤、感染或出现并发症等。

（3）手术操作与手术规划差异的风险：个体化骨科植入物的优点是它的精准性，为此，要

求医生的手术切除位置、范围、方位等都必须与手术规划一致，徒手施行手术很难做到这点，因此，3D打印手术导板通常成为重要的手术配套工具，并与手术方案同时提出，由制造商设计打印，伴随植入物一起提交医生。

正因为个体化植入物严格按照手术规划设计制造，导致术中的机动性受限，这往往又被认为是个体定制植入物的缺点，即手术中可调控性较差。一个好的特殊定制式植入物设计应该在这方面做出风险防范考虑。

5. 术后不确定性的风险

（1）患者术后伤害性风险：对于高难度、

罕见患者施行特殊定制型植入物手术后，对患者术后可能发生的意外损伤必须做出充分估计。设计和提供必要的康复辅具是重要的防范措施。同时，对患者进行详细认真的术后教育，并出具书面指导文件，也是一个重要的风险防范措施。

（2）中、长期效果未知的风险：由于是高难度、罕见类手术，术后的中、长期疗效是很难预知的。因此，对这类手术强化术后跟踪、建立数据库积累经验、建立严格的报告制度，特别是建立不良事件报告制度成为非常必要的制度性措施。

第二节　个体化骨科植入物的设计

一、个体化植入物的设计准则

个体化骨科植入物必须满足骨科植入物安全、有效的一切设计要求，此外，它还需要满足个体化需求带来的特殊设计要求。

具体设计中需遵循几项准则。

1. 解剖学匹配

这通常是个体化植入物设计中首先需要解决的问题。匹配的目的如下。

（1）解剖形态匹配：保证植入手术完成后，患者手术部位的解剖形态尽可能恢复正常形态，同时规避因植入假体与原有组织形态不一致造成的死腔。如图7-16A所示框骨破损部位的骨修复体；图7-16B所示肩胛骨修复体。

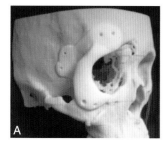
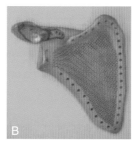
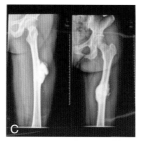
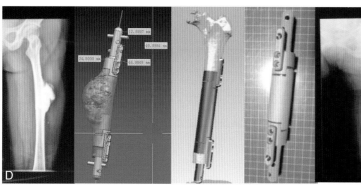

图7-16　个体化骨科植入物的解剖学匹配

（2）解剖位置匹配：保证植入手术完成后，患者的解剖结构处于期望的位置。如图7-16C所示，通过个体定制骨盆修复体的置换，达到两侧髋臼镜像对称。

（3）解剖结构的匹配：如图7-16D所示长干骨修复体，两端为标准件，医生按患者肿瘤切除长度，个体定制中间的接长段，恢复股骨的解剖长度。

2.固定界面连接可靠性

植入物与宿主骨连接界面不仅要做到解剖学匹配完好，而且要具有可靠的结合强度。不仅具有即刻固定强度，而且具有长期固定强度。一般认为纯机械固定界面一定时间后肯定会松动，只有实现生物学长合方能维持长久稳定的固定。通常采用界面孔隙设计，通过骨长入实现生物学固定。3D打印为多孔表面的制作提供了有力的手段。通常采用机械固定解决即刻固定，生物学固定解决中、远期固定，两种手段并用。

图7-17为典型设计案例。北京大学第三医院骨科研发的个体定制人工枢椎，上表面与寰椎侧块的前弓贴合，下方与下位椎体终板表面贴合，结合面都设计成多孔表面，以利于和宿主骨长期良好长合。上、下方各置两个螺钉孔，通过螺钉与终板实现机械固定，获得假体的即刻稳定。

3.与周边软组织关系

植入物植入人体后，与周边相关软组织具有不同的解剖学关系。

（1）与骨骼肌连接关系：置换骨在被切除前与某些骨骼肌具有长合关系，植入物只有连接这些骨骼肌才能恢复骨的动力学功能。在目前生物学长合还不能承受骨骼肌力的情况下，主要采用缝合机制。如图7-18所示植入物中预留的缝合孔。

（2）与周边肌肉组织的长合：今天，大量的试验证明，金属钛多孔结构可以提供肌肉组织的长合功能。一种是通过微孔结构（图7-19A），或者构造一种大孔结构，手术中植入患者自身的骨泥，如图7-19B所示。

4.结构的强度与刚度

植入物不仅要具备可靠的静力学强度，而且应该具有覆盖全生命周期的抗疲劳强度。尽管骨组织长入到多孔植入物孔隙内部后，植入物强度应该是二者复合的强度，但在骨组织没有完成生长前，植入物应具有独立适应力学环境的能力。

为安全计，目前制造商在设计金属3D打印多孔植入物时，首先探求由金属框架独立承受外载荷的可能性，而把多孔结构作为非承载的填充物。图7-20是作者个体化人工椎体设计案例。在完成缺损椎体的解剖学仿真设计（图7-20A）后，进行假体的结构设计。这里，设定假体完全由垂直的一排立柱承受外界作用力，并依此进行强度的有限元计算考核（图7-20B）。最后，用

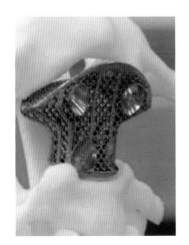

图7-17　个体化植入物设计中的固定问题

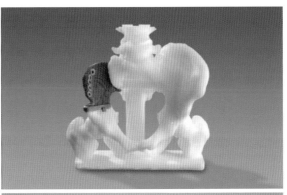
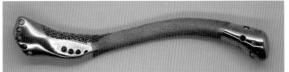

图7-18　植入物中预留的骨骼肌缝合孔

多孔结构填充立柱之间的空间，形成一个有利于细胞生长的环境，并产生辅助的承载作用。上下终板结合面中间的圆孔用于术中填充自体骨，形成植入物与患者椎体的生物学长合，保持假体固定的长期稳定性（图7-20C）。图7-20D是金属3D打印制作的成品。

在保证强度的前提下，刚度是骨科植入物设计中又一个重要的考虑要素，主要涉及应力遮挡问题。图7-21是作者的一个典型分析案例。图7-21A是天然股骨在站立状态下的应力分布。图7-21B是植入人工髋关节柄后的"股骨—关节柄"系统应力分布状态，可以看到，由于关节柄刚度很大，传递大量的力流，股骨近端应力明显降低，按Wolff定律，该区段将发生骨质吸收，导致关节柄部连接的松动。图7-21C采用多孔关节柄结构，由于关节柄刚度降低，力流有一部分返回股骨上。通过多孔结构刚度设计，调节关节柄的刚度，可以使股骨上的应力不断提升，如图7-21D所示。

5. 使用寿命

骨科植入物的设计必须对其使用寿命做出考虑，个体化骨科植入物亦然。

植入物本体的疲劳寿命通常在植入物强度设计中考虑。

如果是关节假体，则要考虑磨损寿命。通常，个体化关节假体尽量不要去改造关节表面设计，因为，这将涉及生物摩擦学很多内容，增加设计的不确定性。

连接界面的抗松动寿命要特别加以关注。建立可靠的早期固定，以保证后续形成稳定的生物学界面，是主要的设计措施。

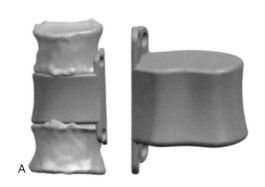

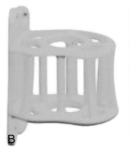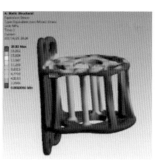

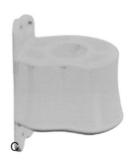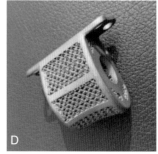

图7-20　个体化人工椎体设计

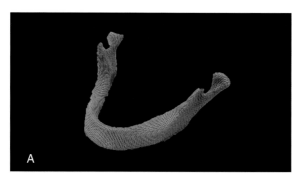

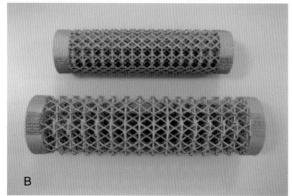

图7-19　植入物与周边肌肉的长合

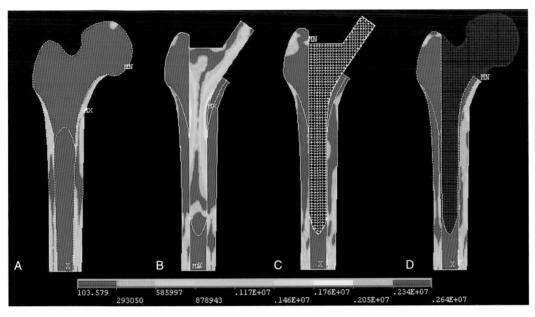

图7-21 植入物刚度对应力分布的影响

二、3D打印模型在个体化骨科植入物设计中的应用

患者手术部位解剖结构或病损状态的3D打印模型是继X线、CT、MRI之后又一个里程碑级的技术，在前二者不能满足临床诊断和手术规划需求时，它往往能提供给医生更多、更直观的信息，使医生在手术打开患者身体之前，通过1∶1的模型，清晰、直观地看到手术部位病灶及周边组织状况，这是前两种技术不能做到的。

3D打印医学模型的功能包括：①支撑手术规划和个体化植入物设计：3D打印实体模型提供的直观信息将帮助医生更好地制订手术规划，并成为"量体裁衣，度身定做"个体化骨科植入物的重要依据。②在标准调改型个体化植入物制作中，提供匹配的模板，如图7-1，图7-2所示。③进行术前手术模拟，考核个体化植入物或手术器械的效果。④作为个体化骨科植入物或手术器械提交医院的标配，清晰显示植入物与患体的匹配。图7-22为脊柱椎弓根钉植入手术导板。通过对患者脊柱CT数据处理，建立三维模型，然后设计、打印出手术导板，辅助医生进行椎弓根钉的精准植入。这种导板需要与患者脊柱的3D打印模型进行比对检查，确

认后方可提供临床使用。导板—骨模型组合成为个体化产品提交用户的标准模式。

三、逆向工程在个体化骨科植入物设计中的应用

逆向工程用于快捷、高效地获取人体外形或已有产品的三维数字信息，对新产品的设计或对已有产品的改进都有很大的帮助，包括个体定制骨科植入物的设计，以及术后康复辅具的设计。

这项技术首先对人体或实物进行三维扫

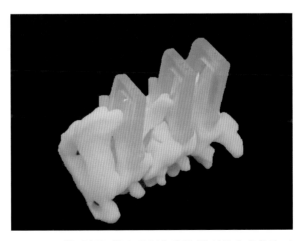

图7-22 椎弓根钉植入导板与脊柱模型的临床前比对校核

描，然后应用专用软件创建所扫描数据的三维模型，使所要研究的实物对象变为计算机中可进行分析、测量和进一步设计的数字模型。

（一）逆向工程的定义及其在植入物设计中的应用

逆向工程（reverse engineering，RE）与传统"从无到有"的设计思路相反，是指将一个产品"从有到无"的处理过程，即将实物转化为数字化模型。广义的逆向工程不仅实现产品外形的逆向，即实物逆向技术，还包括软件逆向技术、影像逆向技术与加工逆向技术等。这里仅讨论对产品实物的逆向技术。

目前有关逆向工程的研究和应用大多数是针对实物模型的几何形状的反求，在这个意义下，逆向工程可定义为：测量已有实物的三维坐标数据，通过专门软件重新建立实物的虚拟三维模型，而后进行数据验证、设计分析、加工处理等过程。所获得的实物三维模型，可以通过3D打印或CNC加工等手段制造出产品，或进行产品的重新设计与创新。在数字骨科中，实物对象可以是市场已有的骨科植入物产品，也可以是人体。该技术已成为基于市场现有骨科植入物进行个体化设计改造的重要手段。

以个性化康复辅具为例，逆向工程基本

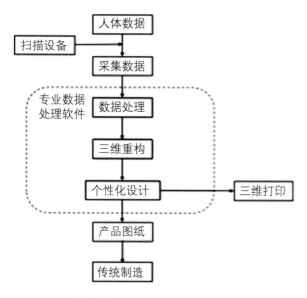

图7-23 个体化支具逆向工程工作流程

流程如图7-23所示。这里，根据逆向技术的特点，产品实物的扫描、扫描数据的处理、三维模型的重建及修正是整个技术的关键。

这里，获取产品原型的几何坐标数据是逆向工程的首要任务。

（二）逆向工程的扫描技术

三维扫描技术的关键在于如何快速高效地获取产品的空间信息，而由于扫描设备和扫描方法的不同，获取信息的路径也多种多样。目前的实物表面坐标点数据获取技术主要可分为接触式和非接触式两大类。

1. 接触式测量

最初的三维数字化仪是探针式的，它一般由3～6个自由度的杆式机构和末端的探针组成，通过运动学计算得到末端探针触点的三坐标信息，其技术已比较成熟。三坐标测量机（coordinate measuring machine，CMM）是广泛

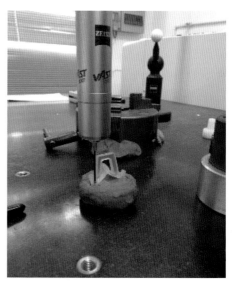

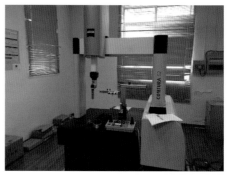

图7-24 采用接触式三坐标测量机测量椎弓根钉植入导板的变形

采用的接触式测量设备（图7-24），是骨科植入物制造企业的基本配置，常用来检测产品的形位公差。其基本原理是使用探针直接接触被测物体，根据测量装置的空间几何结构得到球形测头的坐标数值。

三坐标测量机实质是以精密机械为基础的动态测量系统，数据点云稀疏。其在工作时，当测球与被测工件接触并沿着被测工件的几何型面移动时，根据被测几何型面上各测点的几何坐标，计算出被测物体的几何尺寸和位置关系，完成各种复杂零件的测量。测量数据均由测量球头提供，通过测量球头与曲面接触点的法矢，实现准确测量。

为保证获取数据的有效性和安全性，在扫描路径的规划时，需要注意：①扫描路径应全面覆盖被测物体的表面。②扫描路径应符合软件的曲面重构过程。③测量球头的移动不受被测物体表面的凹凸及夹具位置的限制。

在逆向工程应用的初期，这种接触探针式的三维数字化机是数据采集的重要手段，具有测量精度高、数据稳定的优点。但一般接触式测头测量效率低，数据需进行测量球头半径补偿，而且由于测量力的存在，对一些软质表面或易损伤物体表面无法进行测量，极大地影响了其测量的范围。

2.非接触式测量

在非接触式测量中，三维信息的获取主要利用测量装置与产品原型表面相互作用的物理现象，比如光学、声学及电磁原理等。非接触式测量由于不与产品表面直接接触，克服了变形的影响，并且由于高效与方便，在逆向工程中得到广泛的应用。非接触式扫描仪是通过类似于雷达回波的方式探测物体的表面数据，这类扫描仪以光、超声波以及X射线为主，大致又分为主动式和被动式两种。其中，基于被动非接触式扫描的技术相对较少，主要分为立体成像（stereoscopic）、光感（photometric）和轮廓（silhouette）技术。由于这类3D扫描技术无法自身产生光源，对环境光要求较高，且容易受到干扰。因此需要较为复杂的处理算法和运算资源。

目前市面上绝大多数主动式的测量设备为采用激光技术的3D扫描仪，这是因为：一方面相对于更加专业化的X射线解决方案，激光技术的市场更加大众化，易于推广；二是相对于超声波这类的解决方案，激光本身的物理特性更加稳定，测量数据更加精确有效，理论上的测试精度可达到0.1 mm甚至更高。同时，伴随着光敏芯片性能和精度的不断升级。使得基于激光技术的相关测试设备的获取比以往更加容易。

采用激光技术的3D扫描仪又可划分为如下几种：飞行时间测量（time of flight，TOF）、三角测量（triangulation）、光强弱度测量（strength and weakness）、锥光全息测量（conoscopic holography）等，其中以飞行时间测量和三角测量为主。

飞行时间测量，顾名思义，是通过测量光子飞行于测距仪与被测物表面的往返时间来衡量被测距离。不过由于光的传播速度极快，这类设备需要高速的电子器件，因此造价往往很高。

三角测距则是利用光点在摄像头感光平面上位置的三角关系来计算，是基于由激光点、摄像头和激光发射器这三个点所构成的三角关系。相比于飞行时间测量技术，三角测距系统的成本低廉，且易于生产。但由于测距精度受制于成像系统的感光部件性能，随着被测距离的增加，其测量精度和分辨率性能都会下降。但是对于近距离（10 m内）的测距扫描而言，三角测距可以实现毫米级别的精度，是一个不错的选择。

如图7-25所示，作为三角测距的简化方式，可以通过下面的一组公式计算其中的d值，涉及的相关参数定义如下：β为激光器夹角，s为激光器中心与摄像头中心点距离，f为摄像头的焦距。如果这些参数在测距设备安装后不再改变且数值已知，则物体距离激光器的距离可由公式7-1求得：

$$q = \frac{fs}{x} \qquad d = \frac{q}{\sin \beta} \qquad (7-1)$$

三维非接触扫描仪最先开始于测绘技术。与传统测绘技术不同之处在于，其对目标是进行完整的三维数据测量。经过几十年来的发展，非

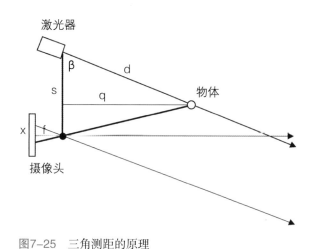

图7-25　三角测距的原理

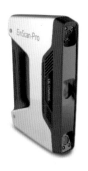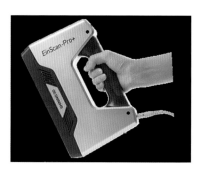

图7-26　EinScan-Pro手持式多功能扫描仪（杭州先临三维公司）

接触测量技术得到了长足的提高，它不需要对测量球头半径进行补偿；扫描速度快、扫描面积大；具有高的自动化；所扫描物体不受其材质与薄厚的影响，且扫描数据比较完整。但除了这些较为突出优点外，也有些许不足：①对扫描件的颜色、反光程度有较高的要求。②对扫描件的边界、缝隙等的细节采集数据易丢失。③因其特殊性，对工件和环境也有一些特殊要求。比如基于光学测量技术的量仪不能适应恶劣的工作环境。④扫描体与扫描头的距离、角度有一定的限制。

其中非接触扫描仪可分为机载（星载）扫描系统、地面型扫描系统、便携（手持式）扫描系统。手持式扫描仪加速和简化了扫描过程，在扫描过程中实时捕捉目标点，从而计算出扫描仪与被测物体的相对位置，进而定位出扫描物体，即可采集三维数据。由于手持式扫描仪的这种自由移动性，即被测物体也可移动，这一优点对于人体数据的扫描具有快速、便捷和高效的优势。因此，手持式扫描仪是个体化康复支具及植入物逆向工程中最为常见的扫描仪（图7-26）。

（三）扫描数据的处理与建模

1.点云数据的预处理

利用三维扫描等技术手段对实物扫描采样后，得到大量三维的点，这些无连接信息的离散点称之为点云，而由点云表示的三维空间形状，就称为点云模型。由于扫描设备或扫描原理的不同，所获得模型的点云数据有完全散乱和成一定规则两种分布类型。散乱类点云，它们之间不含任何拓扑信息，而规则类点云数据中含有某些其他信息，如测量点之间的相邻信息。

扫描数据的获取仅仅是逆向工程的第一步，在对数据进行重构之前，需要进行点云数据的预处理工作：

（1）去除噪点：在数据扫描过程中，由于人为或环境因素的变化，导致出现噪声点（不必要的数据点），需要将其剔除。

（2）补全数据：有时扫描的数据由于实物表面的复杂或受到阻挡，导致点云数据缺失，因此需要对缺失数据进行修补。

（3）精简数据：有时扫描过程产生大量冗余的数据，进行均匀化的简化处理是提高重构模型效率的必要操作。

（4）压缩数据：由于测量精度的提高，会产生大量的冗余数据，因而需要进行数据压缩的工具。

（5）分割数据：对点云数据的分割是为了满足重建曲面的拓扑结构要求，重现曲面的过渡、裁剪等信息。

（6）拼合数据：当所扫描的实物模型不能一次性全部获得数据信息时，就需要从不同方位对同一实物进行多次扫描，将其所得的数据进行拼合得到整体的点云数据。

2.三维重构

在将点云数据经过上面的预处理操作后，还需将其以多边形、曲线或曲面的形式描述出来，以三维立体的形式显示，得到后续可加工修改的数据文件，这个过程称为三维重构。根据曲面拓扑形式的不同，点云数据经三维重构后主要表现形式为三角剖分和曲面拟合。

（1）三角剖分：点云数据经预处理后，可进行直接的三角化处理，得到实体逼近的数字化模型。其特点是构造灵活、存储简单、边界适用性好，可表达复杂的拓扑关系，因此应用领域广泛，成为主要的三维模型表达形式。其主要特点如下：

1）表达能力强：三角网格曲面可以表达任何复杂物体的表面，表达方式简洁，可利于后续的计算处理。

2）三角面片的处理方便：各种理论及实践应用都是基于三角网格的特征提取，比如脸部识别、计算机视觉、自由曲面控制等。

但三角域不被一般的CAD软件支持，对模型的修改和再设计方面欠缺。逆向工程一般配备向NURBS曲面转化的功能，但在转化过程中信息丢失通常是不可避免的。

（2）曲面拟合：常见的表达方式以B样条和NURBS曲面最多。由点云数据产生曲面的计算方法有多种，像各种插值算法和拟合算法。主要分为两大类：插值法和逼近法。

1）插值算法：是指在所测得的相邻数据点之间进行插值，获得通过这些点的曲线，那么将不可避免地在噪声点上插值形成曲面，当采集的数据包含的噪声点比较多时，插值产生的曲面和真实曲面的误差将会很大，因此在选择插值算法生成曲面时最好先将点云数据去噪。

2）逼近算法：是指定一个允许的误差值，设置控制点数目，运用最小二乘法进行最小误差的优化，求出曲线，进而拟合出曲面，整个过程就是对点云数据的逼近。

这种方式所构造出的曲面能用统一的数学形式表示，使形状更宜于控制和实现。多数非有理B样条曲线曲面的性质及其相应算法也适用于NURBS曲线曲面，便于继承和发展。但由于建立在优化计算基础上的曲面构造对曲面的光顺性难以保证，计算量也很大，而且曲线网格的建立、分块等很难自动完成，需要较强的交互参与，另外采用最小二乘逼近方法计算量十分庞大，对不易测到的部位，如尖角、棱边、

边界等的处理，也缺乏研究，并且大多不能处理多视的拼合问题。

（3）模型验证和建模软件：由于数据采集及曲面构造不可避免地会出现误差，因此检验所创建的三维模型精度是否达到要求，并将模型的误差修正到数值范围内就尤为重要。主要过程是重复逆向过程，与最原始模型进行比对。

逆向工程中的数据处理及三维建模是通过专业的软件实现的，运用专业处理软件对采集的点云数据进行预处理生成规则的点云，构造成三角面片的格式，从而可采用3D打印技术实现模型的数字化向实物的转化；另外可进行曲面拟合构建出NURBS曲面，在CAD软件中再设计，实现最终的加工制造工作。

目前较为流行的逆向软件为美国Raindrop公司的Geomagic Studio；美国EDS公司出品，后被德国Siemens PLM Software收购的Imageware；韩国INUS公司的Rapidform；英国DelCAM公司的CopyCAD。各软件的逆向功能都较为完善，如Geomagic Studio软件支持多种扫描仪点输入格式，由于对点云数据采用精简算法，运算速度快，操作简便，被广泛应用于医疗、汽车、零件产品的设计与开发；Imageware软件具有强大点云处理和曲面编辑能力，在航空航天、汽车、模具方面应用广泛；Rapidform软件可为多用途处理扫描数据，主要应用于医疗、考古和制造业；CopyCAD软件提供各种复杂的工具用于解决曲面构造问题，为各领域提供高效解决方案。

（四）骨科植入物的反求

骨科植入物大多具有复杂的曲面特征，通过对市场上标准规格骨科植入物产品的反求和计算机辅助设计，可以在此基础上实现个体定制骨科植入物的设计。本节以个体定制人工膝关节为例，介绍骨科植入物的逆向工程过程。

1. 数字化测量

对于膝关节部位宿主骨病损状态特殊的患者，使用标准的人工膝关节难以满足其置换要求。但是，人工膝关节通常具有工作表面形状独特、曲面复杂的特点，曲面形状直接影响其

工作性能，要自行设计这一复杂曲面必须经过多次的设计与实验，需要大量的时间、人力和财力的投入。通过对现有标准人工关节进行反求，复制标准人工关节运动表面三维模型，在此基础上，按个体患者宿主骨的特殊要求，将关节与宿主骨进行匹配设计，既能满足患者的个体化需求，又缩短了设计周期，最大化降低设计成本。

图7-27所示为一标准人工膝关节原型，包括股骨组件、胫骨平台聚乙烯垫片和胫骨平台基座。逆向工程的第一步也是关键的一步，是对该原型进行精确的数字化测量，以获取对象产品表面离散点的几何坐标，同时保证测量精度。图7-28为激光扫描过程，将被测关节置于一任意底座上，并在底座上粘贴一群带有白色小圆面的标记点。将被测关节表面喷上极薄一

层显影剂后，置于底座上，然后用手持式激光扫描仪扫描。为获得被测物体全方位的三维信息，扫描将在不同角度进行。白色小圆标记用于对各角度扫描数据进行配准，构成完整的点云模型。

2. 数据处理及三维网格模型

图7-29为假体扫描后的点云数据。由于测量工具与测量方式的限制，不可避免地由人为或随机因素引起噪点，即坐标异常点。在对测量数据进行曲面拟合之前，必须对这些噪点进行剔除处理，以保证结果的准确性和精确性。在此基础上进行物体轮廓勾画，获得处理后的线模型，见图7-30。

经三角形网格化的植入物网格模型如图7-31所示，图中同时给出了膝关节假体3个原件的测量结果。这种STL格式文件的离散三角形网格曲面只含有各个三角形网格单元的顶点坐标

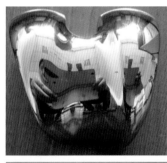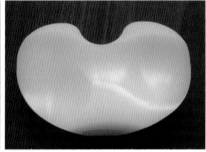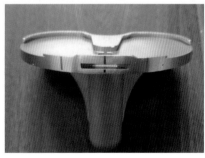

图7-27 标准人工膝关节原型

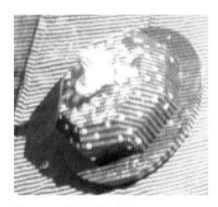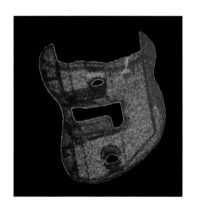

图7-28 激光扫描过程　　图7-29 扫描后未处理的点云数据

及单位法矢量，具有数据结构简单、造型快速灵活、拓扑适应能力强且计算效率高等特点。虽然网格模型不如参数曲面模型那样含有充足的几何信息，但对于后续快速成型或数控加工来说其信息量已经足够。

3. 个性化设计及加工

在规格关节假体反求建模后，可以开展个体化关节假体的设计。图7-29为一案例。患者因患肿瘤，切除膝关节区大段股骨远端和胫骨近端，必须在保持关节面设计的基础上，延伸出一段用来填补切除区骨段的结构，以及进一步与宿主骨连接的结构，做到与患者截骨的个体化匹配。图7-32为最后通过加工中心制造的个体化膝关节假体。

四、个体定制骨科植入物典型设计案例

（一）关节外科领域

图7-33为上海市第九人民医院个体化人工髋臼临床应用案例。患者在外地医院第一次THR手术失败（图7-33A）。3D打印模型显示，该患者髋臼部位严重骨缺损，须在进行翻修术的同时植骨（图7-33B）。为此需定制一个带耳部的髋臼杯假体，耳部结构应与患者的缺损状态个体匹配。该个体化设计不改变原有成品髋臼杯的结构，特别是内部与聚乙烯髋臼衬的配合结构，仅在此基础上添加一个耳部，无力学风险（图7-33C）。图7-33D为个体化带翼髋臼杯实物。

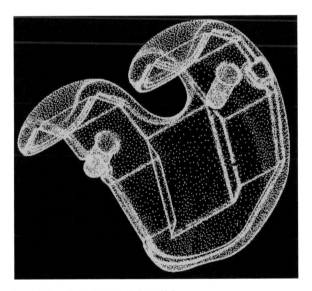

图7-30　数据处理后的点云数据

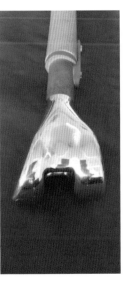

图7-32　个性化膝关节假体的设计

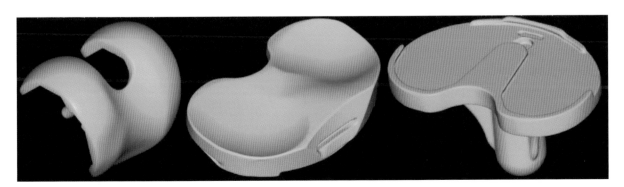

图7-31　三角形网格化模型

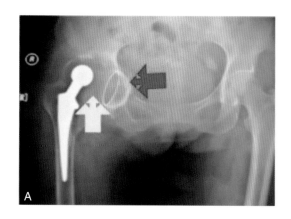
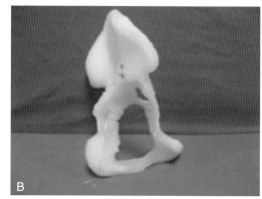
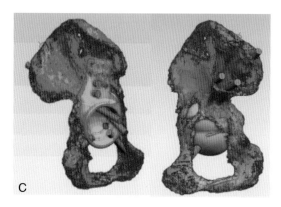
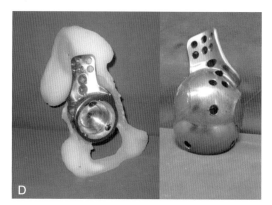

图7-33　个体化人工髋臼典型应用案例

　　图7-34为上海市第十人民医院在标准人工膝关节反求的基础上做个体化改造的案例。一儿童患者，男，7岁，左股骨远端肿瘤，见图7-34A。由于存在股骨远端肿瘤截骨，市场上没有可选用规格产品。考虑到患者今后骨骼的生长，选用了比患者左股骨髁稍小的、保留胫骨骨骺的膝关节胫骨平台，采用生物型固定，不破坏胫骨骨骺。在标准规格产品关节面数字模型基础上，将股骨远端切除段的骨修复体与股骨髁标准膝关节假体设计融为一体，见图7-34B。由拥有CFDA个体化人工膝关节产品注册证的公司完成个体化人工膝关节产品的制造，见图7-34C。手术使用效果良好，见图7-34D。患者术后3个月已可正常行动。

　　图7-35为吉林大学第二医院骨科医学中心案例。患者因工伤导致近端掌骨粉碎性骨折。由于市场无现成的产品，为满足重新建立解剖结构，恢复部分功能的手术要求，经患者知情同意，决定进行个体化腕关节假体置换手术。根据患者自身病损部位解剖状态，参照国外人工腕关节规格产品的结构，由专业生产人工关节生产企业按医生要求设计，通过3D打印完成假体制造。术后X线显影显示假体位置良好，Cooney腕关节评分术前30分，术后一个月随访55分，六个月为80分，12个月为85分。

　　图7-36为国内某企业人工半骨盆假体。考虑到人工半骨盆置换手术复杂，临时进行个体化植入物的设计过于匆忙，导致设计不能做到深思熟虑。为此，根据骨盆可能发生的病损情况，进行统计分类，归纳成图7-36所示四种类型，做出了标准预案设计，实现了个体化半骨盆的参数化设计。该设计能实现患侧半骨盆髋臼解剖位置的准确到位，重建骨盆环的力学结构。它由耻骨构件和髂骨构件两部分组成，髋臼假体借助椎柱与髂骨构件连接为一体。构件与残余耻骨和骶骨的结合部位根据骨的形态、周边血管和神经等软组织的状况进行个体化解剖匹配设计，包括螺钉钉道方向以及长度（图7-36A、B）。如果耻骨段完整，可省去耻骨构件（图7-36C）。如果骶骨保留不够，需要

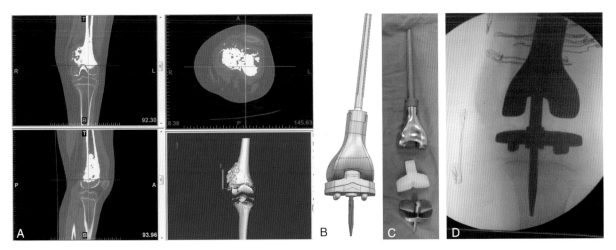

图7-34　个体化人工全膝关节

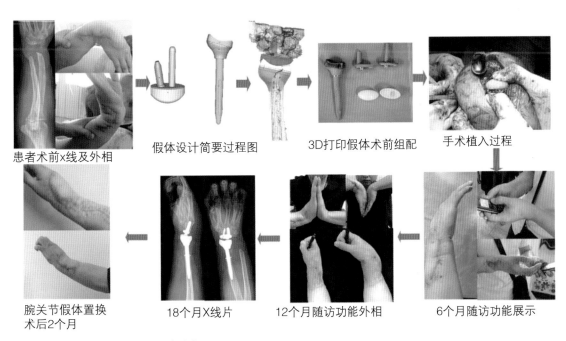

患者术前x线及外相　　假体设计简要过程图　　3D打印假体术前组配　　手术植入过程

腕关节假体置换
术后2个月　　18个月X线片　　12个月随访功能外相　　6个月随访功能展示

图7-35　个体化腕关节置换临床案例

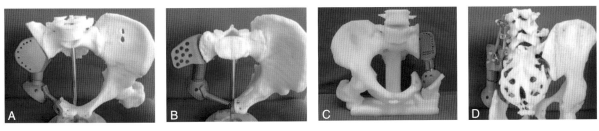

图7-36　个体化半骨盆的预案设计

应用椎弓根钉将髂骨构件与骶骨连接固定（图7-36D）。该企业同时进行了相关的生物力学分析，图7-37为步态有限元分析中的一例。实践表明，这种设计能够覆盖大多数临床需求，成为标准结构患者匹配型半骨盆修复体产品。

图7-38为该假体在上海市第十人民医院的应用案例。图7-38A、B、C给出了植入物、临床和手术后X线片。通过设计中对参数的调整，完美地实现了患者患侧与健侧下肢的等长，见图7-38D。

（二）脊柱外科领域

借助对大量正常人体脊柱解剖数据的分析，北京大学第三医院骨科设计了金属3D打印人工枢椎椎体，见图7-39。它的基本特点：形态接近患者枢椎椎体，其上方可与患者寰椎侧块的前弓贴合，实现个体匹配，下方与下位椎体有最大的接触面积，减少应力集中。接触面为微孔设计，可以有效地发生骨整合。根据患者的特点，人工枢椎体上下各预制螺钉孔，便于在手术中拧入螺钉，其方位既安全又便于操

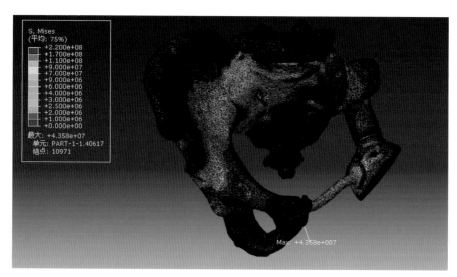

图7-37 个体化半骨盆假体预案设计的生物力学分析

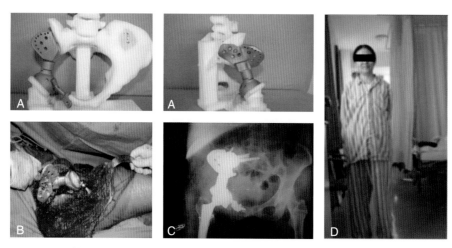

图7-38 个体化人工半骨盆置换案例

作，可有效获得即刻稳定。2014年8月，该医院完成了首例应用该3D打印人工枢椎治疗枢椎肿瘤的病例。图7-39A为人工椎体实物，图7-39B为患者植入人工枢椎后的X线片。术后一周患者仅需要下颌—胸部支具的保护即可下地行走，较之前的治疗方式恢复明显加快。通过随访，患者的植入物稳定，而且能在CT上观察到骨—金属界面发生骨整合。目前，该假体已转化为患者匹配型个体定制植入物产品。在标准系列尺寸结构基础上，在上方按与前弓个体匹配的方式设计制造。

2016年6月，北京大学第三医院骨科对一例累计五节胸腰椎的脊索留患者进行了多节段人工脊柱手术，获得成功。该人工椎体长达19 cm，目前医疗器械公司不能提供此长度规格的钛网或人工椎体。该医院在自行设计的人工椎体侧方做了翼状圆环设计，恰似正常椎体的椎弓根结构。圆环中填充特殊设计的超高分子量聚乙烯膨胀

栓，这样可以很容易地从后方将椎弓根钉拧入，借助椎弓根钉将前方的人工椎体与后方的钉棒固定系统相连接，实现脊髓周围前后360°融合，达到加强固定的效果见图7-40。尽管患者切除了五节脊椎，但在术后早期仍可下地活动。

（三）创伤外科领域

图7-41为上海第七人民医院医院案例。患者胸部肿瘤，须切除胸骨和肋骨。某专业从事创伤类骨科植入物的产业针对该患者设计制造了植入物。临床应用证明，手术效果良好。

图7-42为四川宜宾市人民医院案例。一骨盆肿瘤患者（图7-42A），男，30岁。医院决定行左侧骨盆肿瘤摘除手术，并做同种异体骨置换（图7-42B），原本可以用规格化接骨板将异体骨固定到宿主骨上，因此，手术方案属于医生临床医疗权力范围。但手术整体方案决定制作一个整体接骨板，使手术方案优化。某接

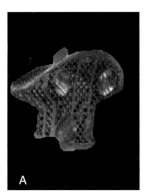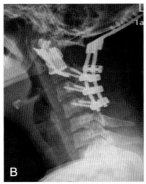

图7-39　金属3D打印人工枢椎

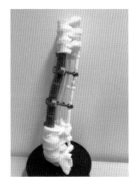

图7-40　个体定制多节段人工脊柱

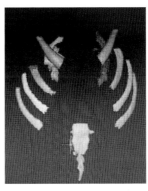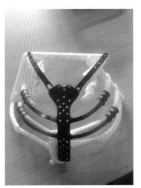

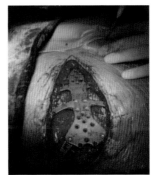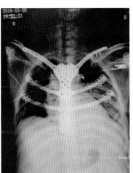

图7-41　个体化胸/肋骨系统修复体

骨板专业制造企业通过盆骨3D打印模型做出个体化接骨板设计，并打印接骨板模型，与患者3D打印骨盆模型配比考核（图7-42C），然后运用企业成熟的接骨板制作工艺，制作出个体化接骨板（图7-42D）。手术顺利，效果良好（图7-42E）。

图7-43A是空军医科大学骨科典型案例。女性，20岁，右锁骨尤文肉瘤。通过计算机建立三维模型，清楚看清肿瘤位置。因市场上根本没有现成产品，决定行个体定制人工锁骨假体置换术，并设计、打印了假体。假体具有如下特点：①解剖仿真设计。假体仿真患者锁骨的解剖形态与尺寸。为减轻重量，采用金属多孔打印技术满足形态仿真需求。②固定设计。在锁骨假体两端相应位置设置孔洞，通过与肩胛骨、胸骨的缝合，实现假体的仿生连接，见图7-43B。③强度设计。采用多孔与实体组合结构的方式，形成整体结构强度，见图7-43C假体的正反面。④功能设计。采用锁骨预留孔洞与软组织柔性缝合连接，实现了锁骨在上肢运动中的配合运动。

术后效果表明，手术取得成功见图7-43D。这种设计的假体今后可以通过进一步的考核，有望成为一种定型的个体化骨科植入物产品。

空军医科大学骨科患者右肩胛骨尤文肉瘤案例（图7-44A）。决定行全肩胛骨人工假体置换。市场上没有这类产品，因此走特殊定制型假体的道路。按计算机所建立的三维解剖模型做出全仿生的肩胛骨假体设计，并采用3D打印工艺制作出成品（图7-44B）。这里，为减轻重量，肩胛骨中间部位做成多孔结构，轮廓边缘形成一个刚性框架，承担肩胛骨的生物力学功能。框架边缘均匀开设一系列孔洞，用于和周边软组织的缝合连接。在关节盂位置开设的孔洞用于与上臂肌肉的缝合，使患者恢复上肢运动功能。术后效果良好，见图7-44C。

同样，该项设计通过进一步考核，可以作为人工肩胛骨定型结构产品，由于其必须按患者肩胛骨解剖形态设计，因此是患者匹配型个体定制产品。

图7-45为常州第一人民医院案例。男性患者，19岁，左腿股骨曾经因骨折做过固定手术，但没有恢复好，致使远端股骨干部一段骨骼坏死，导致骨骼严重缺失（图7-45A、B）。通过CT及三维打印模型，医院决定截取患者的一段腓骨，用来修补股骨远端坏死骨段（图7-45C），然后采用外侧锁定钢板，将腓骨固定在股骨上。根据患者骨骼形态，现有接骨板

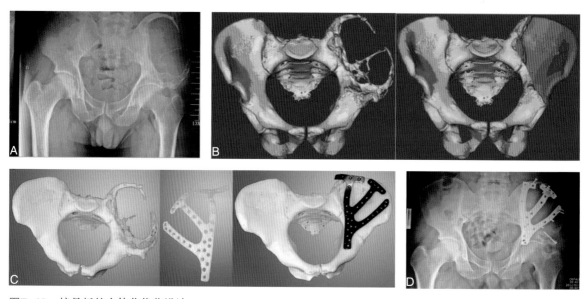

图7-42 接骨板的个体化优化设计

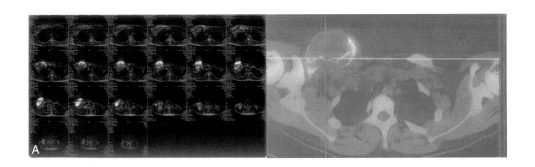

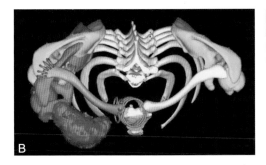

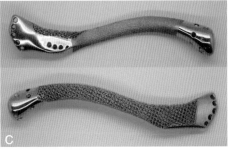

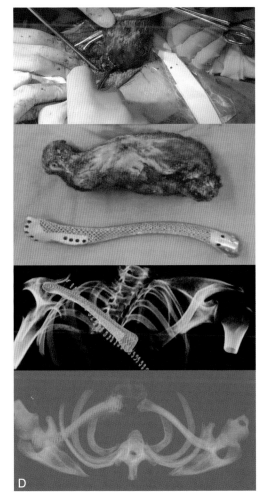

图7-43 个体定制人工锁骨假体置换

尺寸不能满足需求，须量身定做一块个体化锁定钢板。某专业制造商制作了相关个体化接骨板（图7-45D、E）。手术顺利，效果良好（图7-45F）。在这一案例中，接骨板本身设计不存在技术难点，关键是医生的手术方案具有创新。

图7-46为空军军医大学（原第四军医大学）西京医院案例。患者为骨盆尤文肉瘤（图7-46A），决定切除后用个体化定制修复体修补。这里：首先做到修复体复原患者缺损骨盆的解剖形态，并且为了减轻重量，中间部分采用了多孔结构；然后设计修复体与患者骨盆残余部分的连接与固定措施，见图7-46B；通过专业制造商设计制作，并和患者的3D打印骨盆模型做模拟手术考核，然后用于临床，手术效果良好（图7-46C）。

该案例特点：①市场根本没有可用于应对这种特殊病情的产品；②是一个完全依靠医生临床技术积累做出的大胆设计；③充分考虑了手术的操作性与生物力学的合理性。

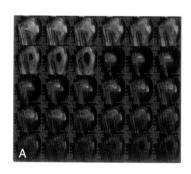

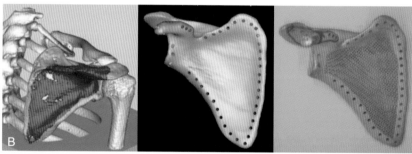

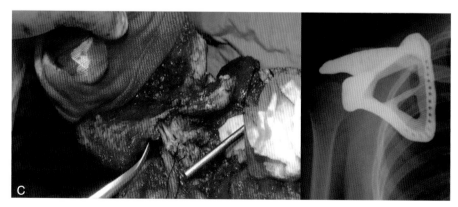

图7-44 个体化人工肩胛骨置换

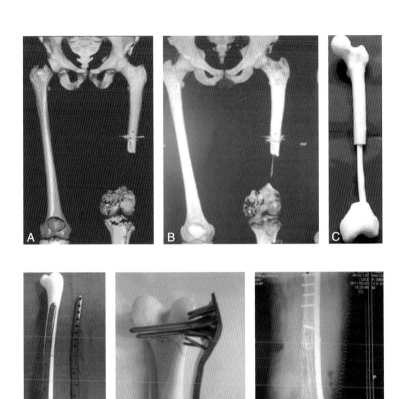

图7-45 配合异体腓骨修复股骨的个体化接骨板

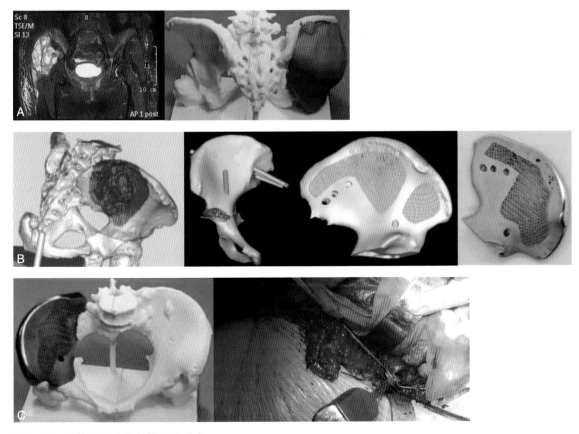

图7-46 个体化骨盆修复体置换手术

第三节　个体定制骨科植入物的加工制造技术

数控加工技术是个体化骨科植入物得以进入临床应用的重要基础之一。目前，最为常用的技术有数控切削加工技术和金属3D打印技术。特别是金属3D打印技术，它的出现，有力地推进了个体化植入物在临床中的广泛应用。鉴于个体定制骨科植入物的单一生产特点，制造全过程的工艺文件，特别是数控加工文件成为产品检测监控的重要依据。

一、个体定制骨科植入物的数控切削加工

个性化骨科植入物，特别是人工关节假体，在生产制造过程中需要用到各种各样的切削加工设备。

传统的切削加工设备又被称为普通机床，常用的普通机床有：车床、铣床、钻床、磨床等等，车床可以通过各种车刀进行回转类零件车削加工，如轴、棒等；铣床可以通过各种铣刀进行零件的水平面和垂直面铣削加工，如长方体的顶面和侧面加工；钻床可以通过各种钻头进行钻孔加工，如零件上的通孔、盲孔、台阶孔的加工；磨床可以通过各种砂轮打磨零件的表面，提高零件表面的光洁度。这些普通机床都需要人工手动操控，操作人员的技术娴熟度和加工经验对零件的质量有很大的影响，生产效率和加工精度也很低。

随着计算机水平和电气控制技术的发展，今天，很多切削加工设备变成了数控加工设备，又被称为数控机床，是计算机数字控制机床的简称，是一种由程序控制的自动化机床。该控制系统能够逻辑地处理具有控制编码或其他符号指令规定的程序，通过计算机将其译码，从而使机床动作并加工零件。常用的数控机床有：数控车床（图7-47A）、数控铣床（图7-47B）、数控磨床（图7-47C）等等。

人们将各种数控机床的车削、铣削、钻削、磨削等加工功能集中到一台设备上，这样的切削加工设备被称为数控加工中心。数控加工中心是由机械设备与数控系统组成的适用于加工复杂零件的高效率自动化机床。数控加工中心是目前世界上产量最高、应用最广泛的数控机床之一。它的综合加工能力较强，工件一次装夹后能完成较多的加工内容，加工精度高，就中等加工难度的批量工件，其加工效率是普通设备的5～10倍，特别是它能完成许多普通设备不能完成的加工，对形状较复杂、精度要求高的单件加工或中小批量多品种生产更

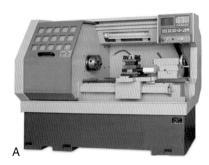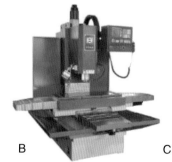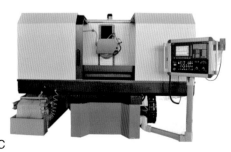

图7-47　数控机床

为适用。它把铣削、镗削、钻削、攻螺纹和切削螺纹等功能集中在一台设备上，使其具有多种工艺手段。数控加工中心按照主轴加工时的空间位置分类有：卧式和立式加工中心。按工艺用途分类有：镗铣加工中心，复合加工中心等。按工作台数量分类有：单工作台、双工作台和多工作台加工中心。按加工轴自由度分类有：三轴加工中心（图7-48A）、四轴加工中心（图7-48B）和五轴加工中心（图7-48C）。

下面以个体定制髋关节假体置换手术中个体定制髓腔锉为例，扼要介绍采用计算机辅助设计（CAD）及计算机辅助制造（CAM）技术完成该产品设计和制造的过程。

（一）定制型髓腔锉结构设计

一个定制型股骨柄假体结构通常可分为头部、颈部、过渡段、匹配段及柄部（图7-49A）

五部分。髓腔锉的结构形状与股骨柄假体结构形状有着密切的关系，必须与定制假体的股骨柄相匹配。定制型髓腔锉基本结构可以分为三部分：近端、中段及远端（图7-49B），中段是其最重要的部分，匹配就体现在这一位置，二者的基本结构形状相近，仅在横截面尺寸上锉略小于假体。在髓腔锉中段外表面上分布有锉齿，按照锉齿刀刃是否平行于髓腔锉横截面，可分为水平锉齿和斜锉齿两种。但是，一个定制型髓腔锉仅用于1次手术，因此在选择髓腔锉锉齿结构形状时，必须考虑加工方便性及加工成本，应尽可能简单，易于加工。图7-49C、D显示2种锉齿结构形状，即水平锉齿结构和菱形斜锉齿结构。在切削患者股骨髓腔时，定制型髓腔锉近端并不进入患者股骨髓腔内，这一部分可采用等截面结构。髓腔锉的远端通常为一个带有半球形的短柄结构。

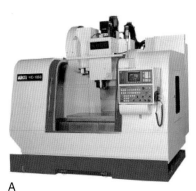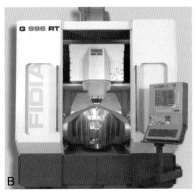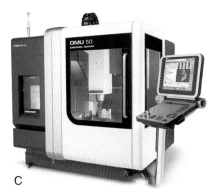

图7-48　加工中心

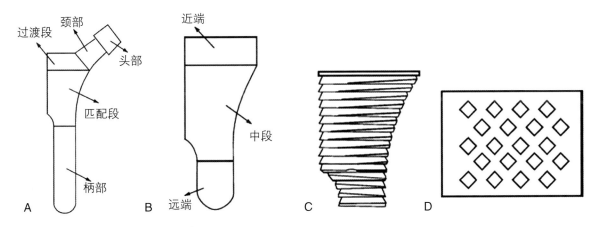

图7-49　髓腔锉锉齿结构形状示意图

（二）定制型髓腔锉加工过程

1. 工件加工

根据髓腔锉的形状，将材料板材在线切割机上加工成工件毛坯，形状与尺寸工件应尽可能与未来髓腔锉的形状尺寸接近，并在工件近端加工出一个夹持块（图7-50），用来在后续加工中固定工件。

2. 髓腔锉近端和中段加工

髓腔锉近端和中段部分通常在加工中心中加工，加工代码根据髓腔锉锉体三维模型在CAM软件中生成。图7-51为在一四轴卧式加工中心上加工髓腔锉近端和中段部分的示意图。通过卡盘夹住工件上的夹持块，将工件固定在工作台上。顶针顶住工件的远端。加工时，工件绕着加工中心的A轴转动。指状铣刀沿着X、Y及Z方向移动，同时指状铣刀还绕着其中心轴线做切削运动。

3. 髓腔锉远端加工

定制型髓腔锉远端部分可以在普通机床上加工以减少加工成本。采用卡盘夹持住工件上的夹持块，直接在车床上车削出髓腔锉的远端部分。远端部分加工完成以后，切除工件上的夹持块，并在工件近端加工出一个螺纹孔。这个螺纹孔用于手术过程中将髓腔锉固定在打拔器上。

4. 髓腔锉锉齿加工

采用不同形状的切削刀刃，其加工方法是不一样的。

图7-52A所示为采用一种立式加工中心加工水平锉齿的示意图。首先应用三维CAD软件在髓腔锉三维模型上构建出刀具轨迹线。这些刀具轨迹线平行于髓腔锉横截面。然后在CAM软件中生成这些轨迹线的加工代码。最后，将工件固定在数控加工中心工作台上。采用夹头夹持住工件远端。加工刀具采用盘状铣刀。加工髓腔锉锉齿时，刀架可沿X、Y及Z方向移动，同时刀架还绕自身轴线转动。图7-52B是加工成品。

图7-53A为在五轴加工中心上加工菱形锉齿的示意图。同样需要首先构建出刀具轨迹线并生成加工代码。工件远端固定在加工中心的夹头上。加工锉齿时，A轴固定，刀架沿自身轴线转动，并沿X、Y、Z方向移动。此外，刀架还可以绕B轴摆动来调整盘状铣刀的切削角度。图7-53B是加工成品。

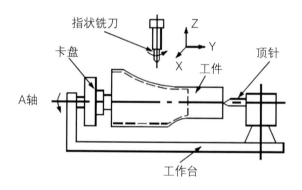

图7-51 四轴卧式加工中心加工髓腔锉近端和中段示意图

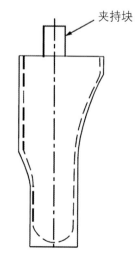

图7-50 工件形状示意图

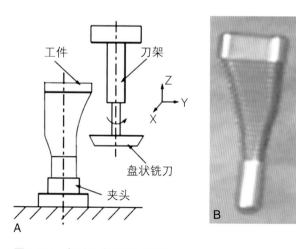

图7-52 水平锉齿加工示意图

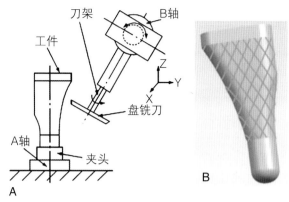

图7-53　加工菱形锉齿刀具轨迹示意图

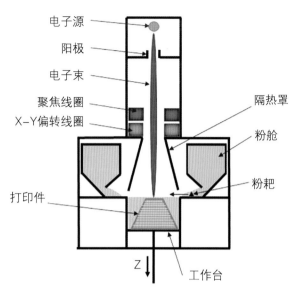

图7-54　EBM金属3D打印技术原理

这里虽然描述的是髓腔锉的数控切削加工，但具有个体定制骨科植入物切削加工的代表意义。加工中心加工一度是个体定制骨科植入物得以进入临床应用的主要支撑技术。

二、个体定制骨科植入物的3D打印制造

金属3D打印技术的出现，使个体定制骨科植入物的加工制造提升到一个全新的技术层面。

目前全部采用粉床加工模式，即将金属粉末铺放在平面上，用高能量焦点按打印件断面形状选择性熔融，通过层层叠加，构成所需物体。金属粉末主要为：医用不锈钢、钛与钛合金、钴铬钼合金。

按焦点能量的形成方式，目前金属3D打印设备分为两种。

（一）电子束选区熔融技术（electron beam melting，EBM）

其工作原理见图7-54。由灯丝、栅极和阳极组成的电子发射装置生成的电子，通过强电场的加速作用，形成高能粒子流。聚焦线圈进一步将其聚焦为高能焦点，将金属粉末熔化为一个很小的熔池。偏转线圈控制焦点做X-Y坐标扫描运动，以实现整个断面的熔融。在完成一个断面熔融后，进行新粉层的铺放。如此层层打印，最终形成三维金属物体。

这种设备采用真空工作室，在零件打印前其真空压力值会控制在5e～4mbar以下。在准备

打印时，在工作室中会布置上隔离罩，其作用包括：①隔热作用。以打印Ti6Al4V为例，整个零件表面温度会在650～850℃，隔离罩可阻挡零件对工作室其他部件的热辐射，同时更易于零件表面温度的控制。②可减少粉末飞溅到工作室其他部件表面。当电子束碰到金属粉末时，只会造成少量的粉末飞溅至隔离罩内表面。

这种设备加工的零件相对激光聚焦加工方法，在后处理要求方面有其特点：①打印完毕后，整个打印件会被包埋在严实的粉末团块中，需用同种粉末作为介质，在专门的粉末回收设备中，通过压缩空气驱动喷向粉末团块，去除并回收打印件表面甚至孔隙中的绝大多数粉末；②对于疲劳强度要求相对不高的零件，无需热处理。这是因为电子束聚焦加工时整个零件表面控制在较高的温度上，因此热应力较少；③去支撑相对容易，因为零件加工时热应力小，因此支撑强度可设置成较弱的水平，通常可用专用工具去除支撑。

EBM设备采用的粉末直径较大，一般为45～105μm，因此，加工效率高。

（二）选择性激光熔融技术（selective laser melting，SLM）

其工作原理见图7-55。高温焦点的能量来源于激光束，通过计算机控制的振镜做X-Y坐

标扫描运动。

以德国EOS M290金属3D打印机为例，这是一种用于生产高品质金属零件的增材制造设备，打印零件的体积为250 mm×250 mm×325 mm，适用于小批量生产模具、金属零部件和骨科植入物。

打印机系统配备400W光纤激光器，扫描速度可达7 m/s，精度可达6 μm，粉末层厚可在20~100 μm间调整，制造速度为5~20 cm³/h，可使用氮气及氩气两种保护气体。当打印钛与钛合金时充填氩气，当打印模具钢或钴铬钼合金时采用氮气。当使用氮气时，其设备内部自带氮气发生器。由于可使用两种保护气体，该设备能够兼容打印不锈钢、铝合金、钛合金、镍合金、模具刚等多种金属材料。其成型仓中安装一个照相系统，检测每一层粉末铺粉状态及烧结情况，并拍摄。

打印机配有碳纤维毛刷刮刀、高速钢刮刀和陶瓷刮刀，以适应不同的材料和不同构造模型的打印工作。设备同时带有升级的高效烟尘循环过滤系统。

SLM金属3D打印机粉末直径比较细小，为20~53 μm，因此，特别适合口腔科植入物和带有微孔结构的多孔类骨科植入物打印。

图7-53为对同一种多孔设计，采用EBM和SLM两种设备打印结果的细观结构放大图，可见：EBM打印的结构粗大，相应的孔径变小，见图7-56A；SLM设备打印的结构细致，孔径比较大，见图7-56B。试验表明：EBM设备打印的最小设计孔径为200 μm；SLM设备打印的最小孔径为300 μm，低于该数值，多孔结构内部的粉末将不易清洗去除。如果采用正交、可透亮的孔架结构，粉末清除效果较好。

SLM工艺采用快速熔化金属粉末并快速冷却凝固的技术，得到非平衡态过饱和固溶体及均匀细小的金相组织，而EBM工艺则在高温制造结束后将试件慢慢冷却。相对来说，EBM打印件打印后热处理比较简单，SLM打印件需要严格的打印后处理。

三、个体定制骨科植入物制造过程的质量监控

（一）个体定制植入物产品加工质量的监控

个体定制植入物产品只生产一件，而且随即植入患者体内，相关主管部门无法用传统"飞检"的方法突临现场抽样进行质量检测和监控。现实又不可能要求企业每一件个体化植入物都生产两件，留存一件备检。这给主管部门对个体定制植入物的生产监控带来一定的困难。

企业对个体化植入物自身首先应该有一个

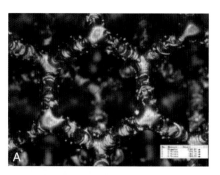
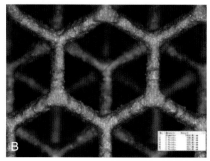

图7-56　EBM与SLM打印结果的比较

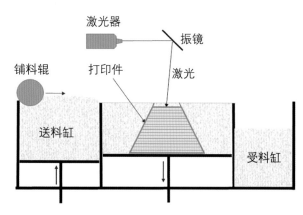

图7-55　SLM金属3D打印技术原理

严格的质量控制体系，做到每一个制造环节都有质量控制措施和检测记录。图7-57是一个使用看板管理的案例。该企业针对个体化产品生产特点，实行"订单拉动、看板管理、全程跟踪、立档备查"的质量监控模式。这里：当来自客户的个体定制产品商务订单生成后，运营部首先形成一个任务主看板，明确客户信息和订单要求；然后，按业务流程将看板下传到设计部门，设计部门按主看板要求完成设计后，在看板后续文档中详细记录设计结果、产品的三维数字模型及电子文档，随同主看板下传到加工部门；加工部门按主看板及设计结果，进行加工准备，生成数控加工文件，完成加工后，详细填写加工信息，如加工设备、数控加工指令电子文档等，随同上述看板文本下传至检验部门；检验部门根据主看板和设计要求，对生产部门送交的产品完成检验后，如果合格，则填写详细的检测报告，形成文档，合成

上述看板文件，一起反馈至运营主管部门，安排出库发货事宜，并将整个看板文件返回运营部，归入档案。所有档案都具有电子文本和纸质文本。

这一案例具有如下特点：①企业个体化产品的生产流程每一步都具有可追溯性。考虑到个体定制骨科植入物生产的风险性，这种产品质量可追溯体系，不仅能够保证产品的质量，而且在随后可能遇到的纠纷中是企业自我保护的重要依据。②由于看板记录了个体化产品生产过程中所有的信息，特别是保存了所有数控加工过程的代码，因此，主管部门可以随时调取某一产品的文档，在监控状态下，由企业按照原有的数控加工代码，在原有的设备上，重复制造该产品，提交主管部门检测。由于今天的个体定制植入物都是由数控设备加工，通过原加工代码再现当时的产品制造过程，重复性是得以保证的。

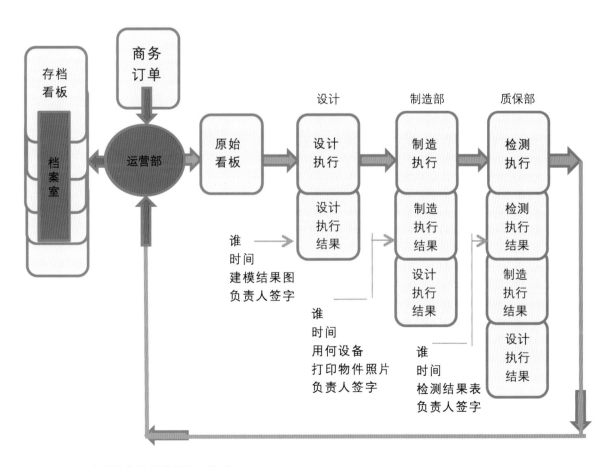

图7-57　个体化产品的质量保证体系

（二）个体化植入物产品材质监控

骨科植入物材质是质量监控的重要内容。对于个体定制产品，在制造过程中同时留取试样是必需的步骤。一般采用两种方法：

1. 与制造产品同时制作样块

在进行金属件打印时，在同一工作室内，同时打印一个样块，并在样块表面标记有加工批号，如图7-58所示。

样块的作用：①每次产品生产完成后，都需要对其进行质量检查，其中一项是使用硬度计测量产品的硬度。由于硬度计在使用时会在被测量的物体表面留下一个小坑，为避免在产品表面留下痕迹，因此检测工作转移到在样块上进行。②当客户后续对产品质量提出异议时，可以通过对该样块进行必要的检测来应对。

2. 制作与留取"样尾"模式

图7-59A为某企业3D打印接骨板的案例。在植入物设计时有意识设计一个"样尾"。然后，将"样尾"折断，对断口拍照，如图7-59B所示。将样尾、断口照片与加工档案（如看板）一起存档，以被事后追溯检查。

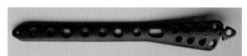

图7-59 个体化植入物材质的"样尾"监控模式

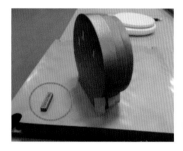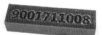

图7-58 与3D打印件同时打印的材料备检样块

第四节　金属3D打印骨科植入物的关键技术

一、金属3D打印骨科植入物

目前，全世界金属3D打印技术真正规模化成功用于临床治疗的领域主要在骨科与口腔科。一批基于3D打印技术的定制化截骨导板、骨科植入物、种植牙等已经获得CE与FDA批准，被用于临床。在2015-2016年，全球几大著名骨科医疗器械制造商 Zimmer、Smith&Nephew、Stryker、强生DePuy陆续推出了3D打印骨科植入物产品，这些产品经过多年的研发与验证，获得了FDA的批准，并正式进入到医疗市场。截至2016年10月，FDA已批准了85个3D打印植入物。获得FDA批准的3D打印植入物生产厂商主要包括两类群体：一类是Stryker、强生DePuy等骨科医疗器械巨头；另一类是专注于提供骨科植入物3D打印解决方案的企业。如图7-60A所示为Stryker公司的3D打印人工膝关节和椎间融合器产品；图7-60B所示Smith&Nephew公司的3D打印髋臼杯产品；图7-60C和D所示Lima和Adler公司的3D打印人工髋关节产品；图7-60E和F所示4WEB Medical和RENOVIS公司的3D打印椎间融合器产品。2016年AAOS（美国骨科医师年会）上，全球骨科领先的企业均已开展3D打印制造骨科医疗器械，并不断有新产品用于临床，足以显见3D打印在未来骨科中的地位。SmarTech预测，2016年，全球3D打印医疗市场规模达12.29亿美元，其中3D打印植入物市场规模8.23

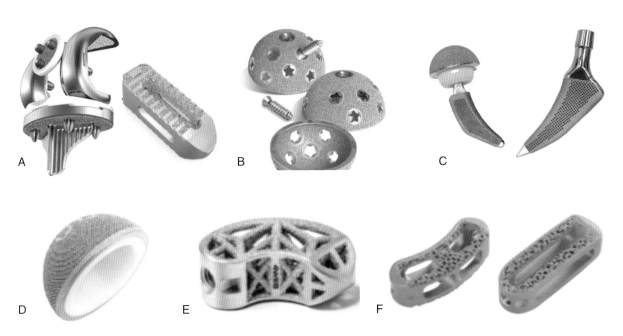

图7-60　3D打印骨科植入物产品

亿美元。2024年，3D打印医疗市场规模将达96.39亿美元，其中3D打印骨科植入物市场规模达81.2亿。3D打印植入物是3D打印技术在医疗行业中市场规模最大的应用。

　　金属3D打印在骨科领域最重要、最有价值的应用方向是研制金属植入物和个性化假体。骨科常用的金属材料Ti6Al4V，钴铬合金及不锈钢均可被用于3D打印制造。电子束、激光束等高能3D打印设备的精确度与效率可满足制造小型部件及规模化生产的需要。3D打印在计算机辅助设计下，能快速制造形状复杂的植入物，同时，可以制造结构可控的微观孔隙。这些微孔结构不仅可以降低植入物的结构刚度，减少应力遮挡；还可以引导骨长入，促进植入物与宿主骨之间形成有效骨整合。这一独特优势使其在骨科植入物研制方面充满前景。也是上述一些全球著名企业热衷于开发3D打印骨科植入物的重要原因。

　　中国骨科无论在患者数量、手术例数以及手术技术方面并不落后于西方发达国家，但在骨科医疗器械，特别是骨科植入物方面则相对比较落后。3D打印技术的出现，给中国骨科研发自主创新的医疗器械、赶上西方发达国家一个机会。值得欣喜的是，2015年起，CFDA连续批准了3D打印髋关节等四个骨科植入物产品，开始在临床规模化应用。图7-61为北京大学第三医院和北京爱康宜诚医疗器材有限公司合作开发的人工椎体、椎间融合器和髋臼杯3种3D打印骨科植入物产品，皆已获得CFDA产品注册证，在临床应用中显示出良好的效果。随着3D打印金属骨科植入物的一个个成功上市，国内越来越多的医疗机构、科研单位、医疗器械生产企业开始投入到3D打印应用研究中。

二、多孔结构的类型与特点

　　打印多孔结构是金属3D打印的核心优势。

　　多孔结构具有低刚度和允许骨长入的特性。多孔结构通常可分为规则均质多孔结构和梯度多孔结构，以及根据真实骨骼三维孔隙结构模型反求获得的仿生多孔结构。规则均质多孔结构的设计可先建立单元结构模型，然后采用整列的方法，将单元结构在X、Y、Z三个方向进行整列，获得规则均质的三维多孔结构模型。不同的单元结构类型，可构建出不同的三维多孔结构模型，如图7-62所示。通过改变单元结构的基本尺寸，如：杆的截面尺寸和长度，可调控三维多孔结构模型的孔隙率。

人体骨骼分为皮质骨和松质骨，皮质骨孔隙率低，松质骨孔隙率高，根据人体骨骼这一特征可构建梯度多孔结构模型，如图7-63所示为模仿长干骨结构特征的梯度多孔结构模型。通过逐步改变单元结构尺寸亦可获得渐变梯度多孔结构模型，如图7-64所示。

多孔结构虽然具有低刚度和允许骨长入的优点，但完全多孔结构会导致其机械强度的降低，为了保持多孔结构的低刚度优势，并提高其机械强度，通常可以通过降低其孔隙率来

实现。但孔隙率的降低会给骨长入带来不利影响，因此，需要建立最佳的孔隙率和多孔结构力学性能平衡点。降低多孔结构孔隙率的方法有两种，一是增大杆的截面尺寸和长度，二是在多孔结构中设计力学承载结构。如图7-52所示，为仿钻石分子结构的三维多孔结构模型，其中图7-65A所示单元结构的杆径为0.2 mm，长0.5 mm，设计孔隙率为81.8%；图7-62B所示为杆径0.4 mm，长0.8 mm，设计孔隙率为73.3%；图7-65C所示为杆径0.2 mm，长0.5 mm，结合力学承载结构的模型，设计孔隙率为74.3%。

图7-66A和图7-66B分别为EBM和SLM工艺制作的多孔钛实物样件，所用CAD数据为同一个钻石分子结构模型，图7-66C和D为多孔钛微

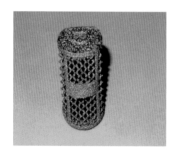
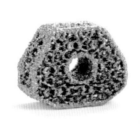
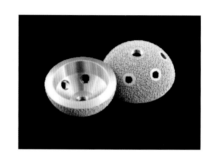

图7-61　北京爱康宜诚医疗器材有限公司的3D打印植入物产品

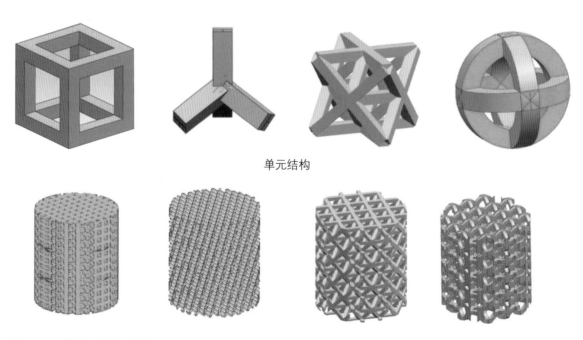

单元结构

图7-62　均质三维多孔结构CAD模型

观孔隙结构光学显微镜和扫描电镜（scanning electron microscope，SEM）照片。可见，SLM工艺制作精度相对较高。

三、多孔结构的力学性能

采用MTS公司的MTS-810设备测试室温条件下3D打印多孔钛样件的力学性能，每组测试3个试件。压缩试验加载速率设定为0.5 mm/min。根据应力应变曲线计算多孔钛合金支架的压缩屈服强度、弹性模量。在应力—应变曲线的初

始部分（小应变阶段），作为合理的近似，许多材料都服从胡克定律。于是应力与应变成正比，比例常数即弹性模量或杨氏模量，记作E。屈服应力是试样产生塑性变形所需的应力。因为往往很难精确确定开始产生塑性变形时的应力值，故通常将产生特定量永久应变时（通常0.2%）的应力为屈服应力。多孔钛合金支架的最大抗压强度σ max由公式7-2计算：

$$\sigma_{max} = \frac{P_{max}}{A_0} \qquad （7-2）$$

其中：

P_{max}为最大载荷；

A_0为试件的原始截面面积。

通过压缩试验，对比分析SLM技术和EBM技术制造的钻石分子结构多孔钛支架的力学性能。所有钻石分子结构的多孔钛支架压力测试的结果和实测孔隙率计算结果如表7-1，7-2所示。表中实测孔隙率、抗压强度和弹性模量均为3个平行样品支架的数据平均值。由于EBM工艺制造精度有限，因此无法打印出与设计特征

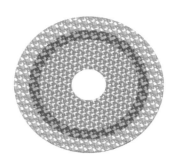

图7-63　仿长干骨结构特征的梯度多孔结构模型

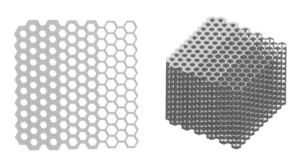

图7-64　渐变梯度多孔结构模型

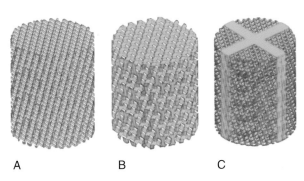

图7-65　不同孔隙率的钻石分子结构三维孔隙模型

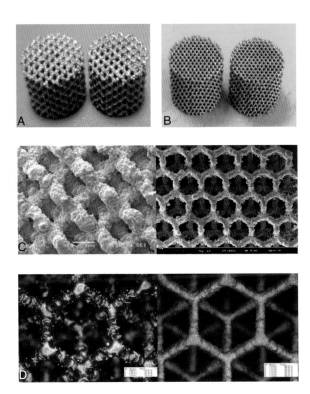

图7-66　3D打印多孔钛实物及微观孔隙

相近的杆径为0.2 mm的试件。

测试结果表明，孔隙率对力学性能有直接的影响，在相同的制备工艺和成型条件的前提下，孔隙率越大，机械强度越小。孔隙率取决于杆件尺寸，所以杆件尺寸对力学性能有间接的影响。比较表7-1，7-2中以SLM工艺和EBM工艺制作的相同杆件尺寸多孔钛样件，SLM工艺制造的多孔钛机械强度显著高于EBM工艺制造的多孔钛机械强度。如图7-67所示为两种工艺制造的试件4-8-8的应力应变曲线，其中粗实线为SLM工艺制造的，细实线为EBM工艺制造的。

采用Instron E10000电子疲劳试验机测试试样动态压—压疲劳力学性能，测试参数如下：载荷波形是正弦波形，载荷比是0.1，加载频率是5Hz，试验周期300万次，加载试块材料是聚缩醛块，测试环境为常温常压。样件是利用图7-65所示CAD模型，通过SLM工艺打印制作的

表7-1 SLM工艺制造多孔钛

试件名称	设计孔隙率（%）	实测孔隙率（%）	抗压强度（Mpa）	弹性模量（Gpa）
2-5-4	80.3	63.3 ± 1	158.1 ± 6	2.9 ± 0.53
4-8-8	73.3	67.9 ± 0.4	180 ± 0.5	4.23 ± 0.37
4-9-6	74.4	67.5 ± 0.9	161.6 ± 7.5	3.12 ± 0.49
4-10-10	81.5	76.4 ± 0.1	99.7 ± 7	2.43 ± 0.52
6-12-12	73.4	69.9 ± 0.2	157.3 ± 2.8	4.22 ± 0.72
6-12-8	68.8	65.8 ± 1.1	192.6 ± 9.5	3.32 ± 0.15
8-16-16	74.4	72.8 ± 1.2	130.5 ± 0.4	2.5 ± 0.06

表7-2 EBM工艺制造多孔钛

试件名称	设计孔隙率（%）	实测孔隙率（%）	抗压强度（Mpa）	弹性模量（Gpa）
2-5-4	80.3	37.3 ± 0.9	-	-
4-8-8	73.3	64.9 ± 5.3	96.9 ± 3.5	2.83 ± 0.07
4-9-6	74.4	70.7 ± 0.2	84.3 ± 13	2.21 ± 0.16
4-10-10	81.5	78.3 ± 0.1	39.5 ± 3.5	1.44 ± 0.1
6-12-12	73.4	68.3 ± 0.4	55.3 ± 7.2	1.77 ± 0.31
6-12-8	68.8	77.7 ± 2.9	57.2 ± 1.4	2.01 ± 0.03
8-16-16	74.4	83.8 ± 0.2	66.5 ± 16.5	2.46 ± 0.49

多孔钛样件，如图7-68所示。多孔钛疲劳力学性能测试结果如表7-3所示。

从测试结果可以看出，第一种多孔钛样件，杆径小、孔隙率高，抗疲劳性能很差：在160/1600N载荷下，只承受1.3万多次应力循环；在80/800N载荷条件下，只承受1.6万多次应力循环，样件出现沿45°方向整体结构断裂，如图7-69A所示。第二种样件，杆径增大，孔隙率降低，抗疲劳性能提高：样件在140/1400 N的载荷条件下，能承受约55万次的应力循环，此时出现整体结构沿45度方向的断裂破坏，如图7-69B所示；在100/1000 N载荷下，承受300万

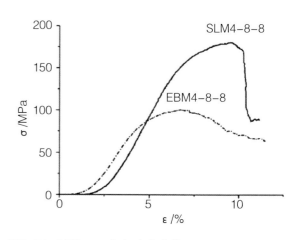

图7-67 试件4-8-8应力-应变曲线

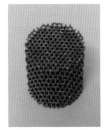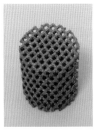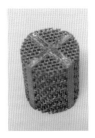

图7-68　用于疲劳力学性能测试的多孔钛样件

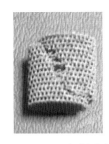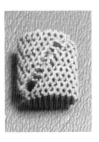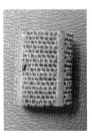

图7-69　疲劳测试失效后的多孔钛样件

次应力循环而未破坏。而第三种样件，一切与第一种样件相同，因有力学承载结构，孔隙率降低至与第二种样件相近，在150/1500N载荷条件下，能经受住超过300万次的应力循环，只是力学承载结构出现局部断裂，如图7-69C所示；在100/1000N载荷条件下，样件可达到300万次应力循环整体结构依然完好。这些结果表明，力学承载结构会略微降低多孔钛的孔隙率，但能显著提升其疲劳力学性能。

表7-3　多孔钛疲劳力学测试结果

样件	载荷/N	循环次数/次	结果
1	160/1600	13767	失效
	80/800	165541	失效
	65/650	452592	失效
	58/580	3000000	未失效
2	220/2200	85560	失效
	180/1800	269287	失效
	140/1400	549662	失效
	100/1000	3000000	未失效
3	300/3000	273982	失效
	200/2000	1709568	失效
	150/1500	3000000	失效（支撑断裂）
	100/1000	3000000	未失效

四、多孔结构的清洗除粉问题

在多孔结构设计中，打印完成后孔隙内多余粉末的排除问题是重要的考虑因素。

多孔类植入物3D打印完成后，需要清除孔隙内残留的粉体材料。通常先采用高压气体将孔隙内残留的粉体清除，然后进行超声清洗。为了检验这样的后处理工艺能否有效清除孔隙内残留的粉体，作者与瑞士KKS公司合作开展

了深入的研究。设计了钻石分子结构和立方体结构两种孔隙结构模型，其中钻石分子结构包括5种不同的孔径，分别是400、600、800、1000和1200μm，立方体结构包括3种孔径，分别是600、800和1200μm。多孔模型外形为直径10 mm，高10 mm圆柱体和10 mm×10 mm×10 mm的立方体。分别利用SLM技术和EBM技术打印制作所设计的多孔钛样件，设备分别是德国Concept Laser公司的M2和瑞典Arcam公司的A1。如果设计孔径过小，如小于300μm，则打印结果与设计特征会出现较大差异，即相对误差较大，且大多数学者认为，孔径大于300μm才利于体内新骨的长入，因此，没有必要研究孔径300μm以下的多孔模型残留粉体的清除。此外，由于EBM技术制造精度较低，孔径400μm的多孔钛样件与设计特征相差甚远，未进行破坏和相关残留粉体的检测。从用高压气体吹多孔钛样件孔隙内残留粉体的过程可以看出，孔径越小，吹粉工艺进行越困难，所需时间越多。孔隙结构对吹粉也有一定的影响，当孔的连通方向一致时，吹粉相对容易，因此，立方体孔隙结构内残留粉体比钻石分子结构孔隙内的残留粉体更容易吹掉。称量多孔钛样件，反复吹粉后若无质量（精确到毫克）上的变化，则视为吹粉工艺完成，进入超声清洗环节。超声清洗后，检测多孔钛孔隙内粉体残留情况的具体方法是：先利用力学试验机将多孔钛样件压缩破坏，然后将破坏后的样件碾成更小的碎片，搜集破坏过程中脱落出来的粉末与碎片，用光学显微镜进行观测。研究发现，样件破碎后在显微镜中可观察到大型碎块、未完全熔融形貌粉体以及未清洗出孔隙的自由粉体。后者在显微镜下呈完整的微球状态。局部熔融粉体应是破

坏试验过程中从多孔钛本体上脱落下来的。其中EBM多孔钛样件破碎后的残留粉体如图7-70A所示，从图中可以看出，这些残留粉体基本是粒径为45～100μm，多个球形粉相互粘连在一起。图7-70B所示为SLM多孔钛样件破碎后的残留粉体形貌，与EBM多孔钛残留粉体类似，只是粉体粒径更小。

考虑到3D打印个体化Ti6Al4V植入物正逐渐应用于临床骨修复治疗，为判明残余在多孔结构孔洞内的钛合金粉末在人体内析出后对人体的影响，作者进行了颗粒的动物体内试验。

在临床治疗中，颗粒粒径在1～10μm的金属植入物磨损颗粒将诱导无菌性炎症的产生，并引起骨溶解。因此，我们将磨损颗粒与打印用Ti6Al4V粉末颗粒的生物安全性进行了对比考察。考察对象为具有不同粒径尺寸的EBM和SLM制造方法常用原料颗粒，以及使用一次回收颗粒，以磨损钛颗粒作为阳性对照。

首先，我们通过扫描电子显微镜对颗粒形貌进行了观察，从结果来看（图7-71），磨损颗粒具有典型的不规则外形，粒径大小在（2.62±1.25）μm。打印颗粒都具有规则的球形外形和光滑的表面。取自常州华森三维打印研究院的SLM法3D打印设备指定用颗粒（后简称华森颗粒）粒径大小在（26.15±4.59）μm，一次打印回收颗粒（后简称华森回收颗粒）粒径在（23.97±6.78）μm，其中较小颗粒和较大颗粒较未使用过的颗粒所占比例更多。取自德国EOS公司的SLM法3D打印设备用颗粒（后简称EOS颗粒）粒径大小在（35.44±3.96）μm。取自瑞典Arcam公司的EBM法3D打印设备用颗粒（后简称Arcam颗粒）粒径在（58.93±7.59）μm。

我们将等质量颗粒重悬于生理盐水并植入小鼠颅骨表面数周，以注射生理盐水作为阴性对照组，植入3周后取出颅骨，通过对颅骨micro-CT扫描并三维重建（图7-72），观察图中方框部位颗粒对骨组织的作用。并进行数据统计（图7-73）。

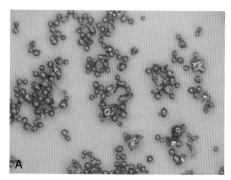
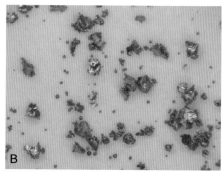

图7-70 多孔钛样件破碎后的残留粉体

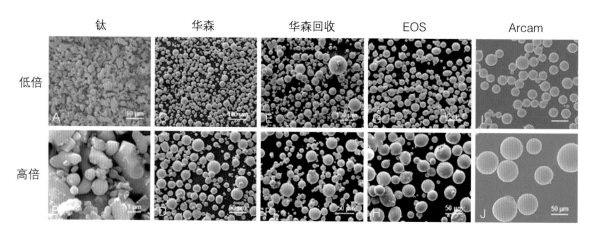

图7-71 颗粒的扫描电镜图
A. 5 000× 钛颗粒。B. 40 000× 钛颗粒。C. 500× 和D. 1 000× 华森颗粒。E. 500× 华森回收颗粒。F. 1 000× 华森回收颗粒。G. 500× EOS颗粒。H. 1 000× EOS颗粒。I. 500× Arcam颗粒。J. 1 000× Arcam颗粒

研究发现：正常注入生理盐水，颅骨表面光滑无损伤；磨损钛颗粒引起了严重的骨缺失；打印粉材虽然严重程度低于磨损钛颗粒组，依然将引发炎症反应，刺激炎症因子分泌，促进破骨细胞形成并导致骨溶解。打印颗粒中，具有较小粒径的华森颗粒使骨组织上产生较多的孔隙，回收颗粒产生更多的孔隙，另外，具有较大粒径的Arcam颗粒也更会引发骨缺失；相比而言，EOS颗粒产生的骨缺失最少。与此同时，使用高浓度颗粒情况，损伤愈显严

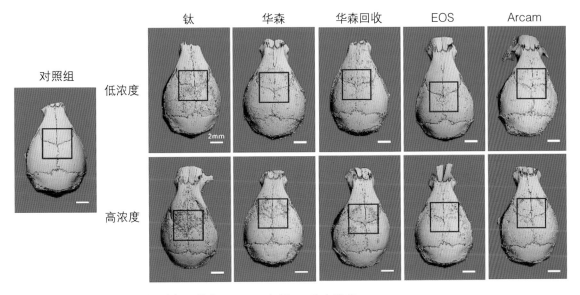

图7-72　小鼠（C57BL/6）颅骨各组样本Micro-CT扫描3D重建模型

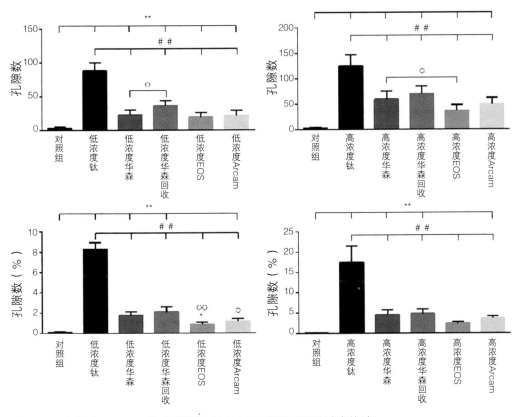

图7-73　各样本Micro-CT重建黑框特定区域中孔隙数量和孔隙率统计

(*P < 0.05, **P < 0.01 vs. 对照组；##P < 0.01 vs. 磨损钛颗粒组；○P < 0.05, ○○P < 0.01 vs. 华森颗粒组)

重。根据这一现象，我们又对组织内炎症因子分泌情况，颗粒在体外对巨噬细胞和单核细胞的作用进行进一步研究。最终一系列实验都显示了一致的颗粒粒径尺寸和浓度相关性：①粒径在20μm和60μm左右的颗粒，更有可能激发炎症反应，刺激巨噬细胞分泌炎症因子TNF-α和IL-1β，促进单核细胞向破骨细胞分化，进而导致骨溶解的发生。此外，回收粉末由于在该粒径范围内颗粒多，可能将会有更强烈的作用。②颗粒的这一粒径相关的作用，随着浓度升高更进一步增强。

综上所述，原料颗粒的选择以及植入体后处理过程都是我们需要重点关注的环节。

五、金属3D打印个体定制骨科植入物的设计

金属3D打印技术在骨科植入物领域的应用优势十分显著。3D打印技术不仅能方便地制造出植入物的复杂外形，还可以制造出可控多孔结构，用以降低植入物结构刚度，消除应力遮挡，以及引导骨长入，形成有效骨整合。

图7-71用个性化人工椎体设计案例阐述典型的设计工作流程。

1. 根据脊柱肿瘤患者的CT数据，利用三维建模软件重建了患者肿瘤部位椎体三维模型（图7-74A）。医生在与患者沟通后，决定将人工椎体与前路固定钢板组合为一体，实现手术质量与可操作性的优化提升。

2. 根据解剖形态个体匹配的设计要求，初步设计出人工椎体外形轮廓（图7-74B）。

3. 在此基础上进行力学承载结构的设计。这里椎体载荷设计成完全由一系列立柱承受（图7-74C）。用有限元分析软件Ansys分析所设计的力学承载结构在椎体正常服役条件下的应力应变分布，针对应力应变分布不合理的部位进行结构优化，使其满足人体正常活动时的力学承载要求，图7-74D所示为优化后的力学承载结构在负载人体上半身正常体重时的应力应变云图，从中可见，人工椎体力学承载结构的最大应力为20.3 MPa，最大应变为3.5μm。

4. 然后在承载立柱之间填充多孔结构，将多孔结构与优化后的力学承载结构组合成一体，形成一个完整的个体化多孔结构人工椎体CAD模型（图7-74E）。

5. 将力学承载结构CAD数据和多孔结构CAD数据分别输出为两个独立的STL文件。进行3D打印制作时采用两组不同的打印工艺参数进行一体化打印制作。因为不同的打印工艺参数对成形件的最小特征和力学性能有较大影响，为了使成形后多孔结构特征与设计特征一致，并使力学承载结构具有最佳力学性能，因此，需要采用两组不同的打印参数进行一体化打印制作，获得多孔结构与力学性能最佳的个性化多孔钛人工椎体（图7-74F）。

图7-75为临床植入手术后的X线片。

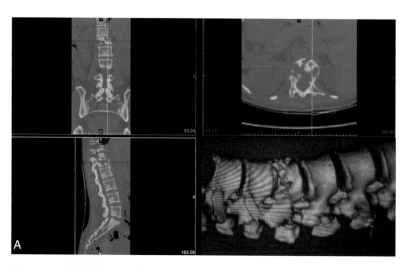

图7-74 个体定制颈椎修复体的设计流程

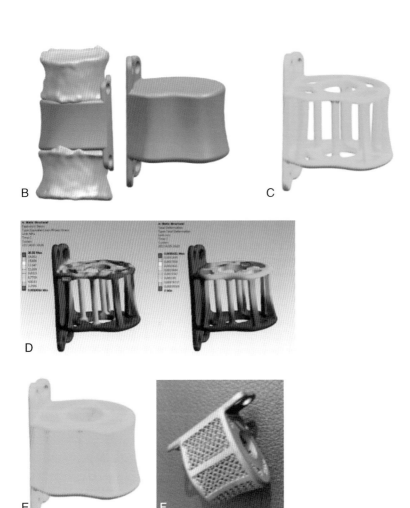

图7-74（续）

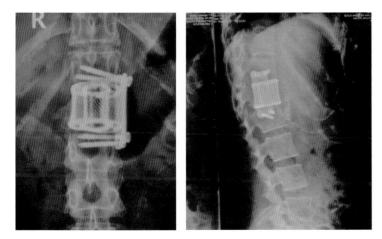

图7-75　个体化人工椎体临床应用

第五节　国内外个体定制骨科植入物的相关标准

个体定制骨科植入物设计制造必须遵循常规骨科植入物的相关标准与法规，我国在这方面已经制订了比较完整的GB和YY标准体系，必要时可直接查阅相关文献。本节主要讨论个体定制骨科植入物的相关标准和法规。

一、美国定制类医疗器械的标准与法规

美国从20世纪30年代末开始对医疗器械进行立法，是世界上较早开展医疗器械监管的国家之一，其医疗器械监管的要求和经验一直是各国医疗器械监管部门的重要参考依据。目前，我国监管部门正在研究制定个体定制类医疗器械的政策法规，确保该类产品在全生命周期内的安全、有效和质量可控。同时，通过政策扶持，引导我国医疗器械领域的创新研发，促进行业健康发展。美国的经验具有重要的参考意义。

（一）美国医疗器械的审批制度
美国将医疗器械按风险程度分为三类。

1. Ⅰ类器械

是指具有较低风险的产品，如压舌板、一般外科手术工具等。对其仅需要满足医疗器械基本的质量管理体系要求、企业登记和依法标签等一般控制要求即可，豁免上市前的许可或批准。我国现行制度与之类似。

2. 510（K）制度

对于具有中等到较高风险的第Ⅱ类医疗器械，如输液器、内镜等产品，美国FDA通过一般控制和特殊控制（即须符合性能标准）来降低产品的风险，申请人需要将申报产品与已上市产品进行实质性等同比较，以获得上市前通告，即通过510（K）体系审批。

3. PMA制度

对于具有较高临床风险，或是用于维持生命

的第Ⅲ类器械，如心脏起搏器、乳房植入假体等产品，FDA实行严格的上市前审批制度，申请人需要提交包括理化性能、机械性能、生物相容性、动物实验等内容的临床前研究资料，以及人体临床试验研究数据，证明产品的安全和有效。

510（K）和PMA制度是常规医疗器械的两种常用审批模式。

（二）定制类医疗器械定义
在美国，将定制类器械（customized device）泛指具有"个体化设计"和"定制式生产"特点的医疗器械，包括：定制器械（custom device）、和患者匹配器械（patient-matched device or patient specific device）两种类型。FDA分别采用不同的模式进行监管。其中，患者匹配器械遵循上述常规医疗器械的监管模式，而定制器械则根据特定要求，采用简化的监管模式。

1. 定制器械

FDA于1976年颁布的《联邦食品、药品和化妆品法案》（以下简称"食药化法"）修订案，首次提出了定制器械。2012年《食品和药品监管安全和创新法案》中补充增加了对于定制器械临床使用和上市后管理的限定，完善了监管要求。2014年9月，FDA正式发布《定制器械豁免》（Custom Device Exemption）指南文件，详细解读了定制器械的法规条款和相关要求。

FDA在定制器械豁免指南中特别指出，只有同时满足食药化法第520（b）条款各项要求时，医疗器械才可以被认定为定制器械。具体包括：①根据一名临床医生的书面要求而生产加工；②上市前审批可豁免第514条款和第515条款相关要求；③不是市场流通器械；④产品设计应满足独特的病理解剖和生理条件，且境内尚无用于治疗该疾病（情况）的器械；⑤产品用以满足

临床医生特殊的操作需要，或为由临床医生提出预期用于一名患者；⑥可由部件组装而成，也可以是特别加工处理制成的；⑦可能具有与已上市器械相同的标准化的设计特征、化学等材料组成以及生产加工方式；⑧仅用于治疗非常罕见的疾病情况，例如预期适用人数少，不足以开展临床试验的情形；⑨年生产数量不得超过5件；⑩生产企业应按规定进行生产，并每年向FDA提交上一年度报告。

这里提供两个案例帮助加深对美国定制器械定义的理解。

案例一：一名身高2.18 m的患者，因颈神经根病变，需行人工颈椎间盘置换。但是由于该患者的骨骼尺寸超常，市售人工颈椎间盘产品的规格尺寸无法满足需要。同时，这类患者群体数量过少，无法开展支持PMA批准的临床试验。在这种情况下，可以为该患者提供定制器械进行手术治疗。

案例二：一名患者植入A公司的全膝关节产品后需要进行翻修手术，更换部分关节假体部件。但是，准备进行翻修手术的医生没有使用过A公司产品，希望使用B公司的定制关节假体部件替代A公司的现有产品。由于不符合定制器械法规中"境内尚无用于治疗该疾病（情形）的器械"的条款，该医生申请的定制器械将不被允许。

在美国，定制器械可以豁免510（K）和PMA审批时的具体要求，这是由其设计生产和临床应用特点决定的。但作为医疗器械产品，定制器械仍要满足质量管理体系基本要求，包括企业登记和器械列名、设计控制、医疗器械不良事件上报等。同时，定制器械的标签应明示以下内容：①产品为定制器械的声明；②提出书面要求的医生姓名；③定制器械预期使用的患者（如适用）信息；④适应证；⑤是否为灭菌包装；⑥器械组成信息（材料、结构等）；⑦储存条件。

虽然定制器械上市前审批要求相比常规医疗器械而言较低，但FDA也明确了详细的上市后监管要求，其中最重要的是生产企业应提交每个定制器械的年度报告。根据定制器械的预期使用人员（即患者或医生），生产企业应撰写相应的年度报告。其中，为了满足患者特殊病理解剖和生理状况而设计的定制器械，如植入假体，其年度报告中应包括：①逐一说明该定制器械是否符合美国食药化法第520（b）款中每项要求；②对所有定制器械运输、使用、退回和销毁的情况进行概述或总结；③定制器械及其配件、患者和医生的具体信息。如果是为了满足医生特殊手术操作而设计的定制器械，如手术工具，还应补充说明定制器械如何满足医生特殊操作需要。

2. 患者匹配器械

《定制器械豁免》指南文件中对患者匹配器械进行了描述，即：批准一个规格范围的产品，其适用人群是可进行临床研究的患者群体。

患者匹配器械采用与常规医疗器械相同的监管模式，可以通过510（K）或PMA批准上市。FDA一般会在其上市证明文件中明确产品特征，在产品名称中加入"患者匹配"的字样，或在其性能结构描述中明确其具有"匹配患者"的特性。

对于患者匹配器械，FDA仅批准产品的规格尺寸范围，而不是常规医疗器械所具有的设计定型的规格尺寸。医生应根据患者匹配器械的批准范围开具处方，并交由生产企业完成生产加工过程。

根据FDA公布信息，目前已批准的患者匹配器械主要包括骨科手术导板、骨科关节置换假体、颞下颌关节假体、齿科基桩等，这些产品均获得510（K）批准上市，通过与参照器械进行比较，证明申报产品与已上市产品实质性等同。其中，参照器械可以是已上市的其他患者匹配器械，也可以是规格尺寸定型的常规器械；既可以是通过传统工艺生产的医疗器械，也可以是用新工艺（如3D打印）加工而成的产品。参比项目主要是产品的预期用途、适应证、设计和材料等，并不体现加工工艺。

3. 人道主义用器械

FDA于1990年《医疗器械安全法案》中提出人道主义用器械（humanitarian use device）的认定条件和审批模式，鼓励企业研发用于治疗或诊断罕见病的人道主义用器械。

人道主义用器械应同时满足如下条件：①用

于治疗或诊断患病率极低的疾病,该疾病每年在美国的影响人数少于4 000人;②尚无其他已上市器械能够治疗该疾病;③使用该器械不会给患者带来严重的、不合理的风险;④可能给患者带来的益处超过疾病或损伤的风险。

人道主义用器械的上市批准需要经过两个程序:①首先应通过FDA的认定,确认其属于人道主义用器械;②然后提交上市申请,经FDA综合评估后获得批准。

人道主义用器械也可豁免常规器械产品需符合的PMA或510(K)相关要求。但是,对于已批准上市的人道主义用器械,若后续有等效的器械产品通过 PMA或510(K)批准上市,FDA将取消该器械的人道主义用器械批准。

此外,人道主义用器械只能在机构审查委员会(IRB)授权的机构使用,并定期向IRB和FDA 提交记录报告,说明器械的临床使用的相关信息。

虽然人道主义用器械与定制类器械相比,都仅适用于小部分患者(群体)。但是,定制类器械关注个体间解剖结构和生理状况的差异,每个产品的最终规格尺寸不同;而某个适应证下特定患者人群适用的人道主义用器械的规格尺寸可能是相同的。

表7-4给出了定制器械、患者匹配器械与人道主义用器械在适用人群、适应证、使用限定、规格尺寸、加工工艺、审批要求、上市后监管等7个方面的分析和比较。

表7-4 定制器械、患者匹配器械与人道主义用器械比较

项目	定制类医疗器械		人道主义用器械
	定制器械	患者匹配器械	
适用人群	一名医生或一名患者	一名患者	罕见病患者人群
适用情形	用于患者独特生理状况或病理解剖或医生的特殊操作要求	无限定	罕见病
使用限定	境内无替代器械	无限定	境内无替代器械
生产工艺	传统生产工艺或新兴生产工艺(如3D 打印)		
规格尺寸	唯一的规格尺寸,每个产品不相同	规格尺寸范围,每年产品不相同	设计定型的、明确的规格尺寸,产品可能相同
审批要求	定制器械审批要求	510(K)或PMA 要求	人道主义用器械审批要求
上市后监管	每个产品的年生产量不定超过 5 件,且需每年向 FDA 提交年度报告	510(K)或PMA 要求	定期向 IRB 提交产品使用记录和报告

定制器械和患者匹配器械虽然都具有“定制式”的特点,但FDA监管的侧重点不同,分别侧重上市后监管和上市前批准。因为:①定制器械适用于具有特殊解剖结构的患者,其产品设计特征不是极限尺寸,就是很罕见的结构形状,通过与具有常规尺寸和结构形状的已上市器械进行实质性等同,并不能证明申报产品的安全和有效性;同时,定制器械的预期患者人群数量太少,不足以通过临床试验验证产品的安全和有效性。因此,传统的510(K)和PMA审批模式都不适用于定制器械。所以,1976年医疗器械法规修订时,FDA另行制定了定制器械的监管要求,将常规器械适用的严格的上市前审批制度转为更适合定制器械的严格的上市后监管要求,体现了FDA“最小负担”原则。②患者匹配器械随着近几年3D打印技术

在医疗器械领域的应用和流行,普通患者人群不满足于 “削足适履”式的治疗方式,而转向“量体裁衣”式的个性化医疗。FDA逐渐从常规医疗器械中衍生出患者匹配器械这一类产品,保证产品在适用于常规患者人群范围内有一定的个性化应用,所以患者匹配器械仍可采用实质性等同比较或临床试验验证的数据支持上市前审批。

相比常规器械,定制类器械研发设计环节很大程度上依赖于患者影像数据的处理与建模质量,以及医生在定制类器械设计环节的关键作用。只有临床医生、工程技术人员和生产加工人员共同合作,才能实现定制类产品的预期目标,这就在定制类器械的质量管理体系引入了新的风险点。在美国,定制器械的生命周期是从临床医生出具包括详细设计特征的书面处

方后开始的。作为风险控制的一部分，需要对医生能力进行要求、对其行为进行规范。

4.美国3D打印器械的监管模式

个体化植入物是植入物的一种形式，3D打印是植入物制造工艺中的一种手段。个体化植入物过去普遍采用数控切削加工手段制造。今天，3D打印技术无疑将有力地推进个体化植入物制造手段的进步，从而有力地推进个体化植入物的临床应用。但是，二者之间没有必然的联系。这里所讨论的与个体化植入物相关的政策法规，针对的是个体化植入物本身。FDA并没有为3D打印器械另行制定相应的监管要求，依然要求通过510（K）或PMA批准上市。因为，FDA风险分类的依据是产品预期用途，而非产品生产加工方式。根据FDA目前公布的信息，已有近百个标准化、系列化3D打印医疗器械产品获得批准，包括气管夹板、颅骨板、髋关节假体、脊柱椎间融合器和齿科/骨科重建产品等，均通过510（K）申请上市。无论常规医疗器械、患者匹配器械都可以通过3D打印加工获得。

如采用3D打印工艺生产个体化医疗器械，根据FDA2016年新发布的《增材制造医疗器械技术考量》指南文件，生产企业需要针对3D打印所引入的包括原材料控制、3D打印机参数设置、产品性能验证等多个环节的风险进行评估，制定标准化操作程序与检测方案等。

二、日本关于定制医疗器械的标准法规

长期以来，日本国家代表性产业主要在汽车工业、电子工业等领域。随着这两大产业的优势地位逐渐衰落，日本开始寻找新的产业发展路径，发展健康产业是一个选择，包括骨科植入物制造业。日本凭借自己在制造业领域的强大优势，提出不走世界常规骨科植入物产品发展的老路，而是大力发展定制型假体，并采取了一系列的措施，分别由经济产业省和厚生劳动省发布。

（一）有关定制型关节假体的开发准则（经济产业省发布）

日本经济产业省发布了三个有关定制型关节假体的开发准则，从内容来看，属于在标准假体产品设计基础上的患者匹配改造。其内容包括：高生物相容性（定制型）人工髋关节假体的开发准则、高生物相容性（定制型）人工膝关节假体的开发准则、高生物相容性（定制型）人工足关节假体的开发准则。

在这些准则中提出，伴随需要使用人工假体患者人数的急剧增长，由于人体骨骼形状存在个体差异，对尽可能与每位患者骨骼构造以及症状等相匹配的定制型产品开发需求应运而生。通过巧妙运用定制型产品，实现尽可能保存患者骨组织的治疗、提升假体固定力度以及匹配性、提高使用寿命、实现低侵袭性手术、实现尽快康复等目标，对患者而言将增加很多的利好。

以定制型人工髋关节开发准则为例，文件包含多项内容：适用范围、引用规格、术语及定义、定制型人工髋关节假体的种类、可制造的条件、产品制造的流程、机械试验等。主要用于指导对标准产品进行局部变形的个体化设计。

表7-5为准则给出的可定制化内容。

1.准则列出从事定制型植入物制造厂商应满足的条件

（1）具有制造常规植入物的认可及制造销售的实绩。

（2）拥有可以通过与医师密切合作，结合每位患者的骨骼构造以及症状等，制造定制型产品的技术。

（3）拥有可进行定制型产品力学安全性（机械性质）的验证（确认）以及检查品质的技术。

（4）拥有可以在所需期限内制造定制型产品的技术。

2.准则列出定制型髋关节的适应证

（1）先天异常：①骨骼、关节的先天异常；②骨骼、关节的发育异常；③先天性骨骼系统疾病；④代谢性骨骼疾病等。

表7-5　人工髋关节定制化项目

髋臼部件	股骨柄
< 髋臼杯（窝）> ·形状改造(为了与宿主骨形状相匹配而进行的局部体积增加、边缘支撑性改善、厚度增加、直径优化、骨接触面曲率优化，以及表面处理区域的优化) ·螺钉孔位置、数量以及孔形状的优化 ·长钉、短钉及 FIN 的位置以及数量的优化 < 无骨水泥聚乙烯内衬 > ·聚乙烯内衬的形状改造（边缘部形状、聚乙烯形状的优化） < 骨水泥聚乙烯髋臼窝 > ·聚乙烯髋臼窝的形状改造（边缘部等的形状优化）	< 近端部位 > 无骨水泥固定的关节柄 ·形状改造（为了与骨头形状相容而进行的近端外侧、内侧、前后局部形状的优化，以及肩部形状的优化） ·为了与宿主骨形状相容而进行的局部参数优化 股骨颈长度、颈干角以及前倾角的优化 ·骨水泥固定关节柄形状改造（为了与宿主骨形状匹配，近端外侧、内侧、前、后面局部形状的优化，以及肩部形状的优化）。 ·表面处理的施加（骨水泥固定所需的范围优化） 股骨颈长、颈干角以及前倾角的优化 < 远端部位 > 无骨水泥的生物型固定关节柄 ·形状改造（为了与宿主骨形状相容而进行的远端部位的长度、横向尺寸的增加以及曲率的优化） ·表面处理的施加（骨诱导、骨传导所需要的表面涂层范围的优化） ·柄的横向止挡螺丝孔的优化 骨水泥固定关节柄 ·形状改造(为了与宿主骨形状相容而进行的远端部位的长度、横向尺寸的增加以及弯曲形状的优化） < 关节柄施加负荷的部位所需的高生物相容性、高耐久性方面的优化 > ·确保力学安全性（担保其具有现有产品已经获得认可范围的安全性）

（2）外伤：①骨折（畸形愈合等）；②关节内骨折。

（3）骨、关节疾病：①感染症状（重度骨缺失等）；②风湿性关节炎（残毁性关节炎型等）；③变形性关节症；④骨质疏松症；⑤骨肿瘤；⑥其他。

（4）再次手术：①先行截骨手术后的再次手术；②人工关节假体再置换。

图7-76与图7-77是准则给出的定制型人工髋臼和关节柄变形设计案例。

准则对所列出的定制化内容的安全性有一个分析。由于是局部性质改造，在大多数情况下、在指定的范围内，准则认为是不影响安全性的。但是，对于认为具有安全隐患的修改，还是建议做进一步分析并给出一系列附件，指导相应的分析工作，见表7-6。

在定制型人工膝关节的开发准则中，给出了同样的定制化的项目以及力学安全性的思考表格，见表7-7。

（二）关于下一代医疗器械、再生医疗等产品的评价指标（日本厚生劳动省发布）

日本厚生劳动省在下发的"关于下一代医疗器械·再生医疗等产品评价指标的通知"中，先后发布了关于3D打印植入物、定制型人工髋关节及膝关节的评价指标。

1. 应用3D打印技术的整形外科用植入物相关评价指标

文件肯定了3D打印技术对定制型植入物的巨大推动作用，指出制定评价指标的目的是为了帮助产品的快速上市。

（1）评价指标提出了对3D打印骨科植入物的评价要求。

1）质量管理上的关注点，包括：原材料；原材料的再利用次数；制造时可能产生组分变动和内部缺陷；打印参数：制造方法（机器、型号）、预加热温度范围、光斑直径、扫描速度、层厚间隔、扫描间隔；成型条件；制造装置的规格式样；形状的再现性。

2）最终产品无临床评价时的关注点，包

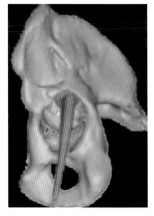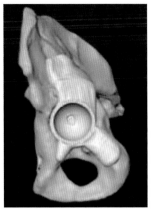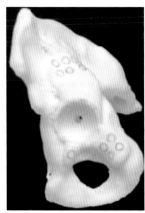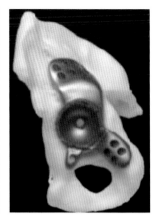

图7-76　定制型人工髋臼设计

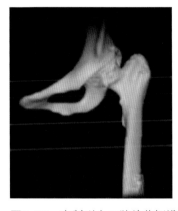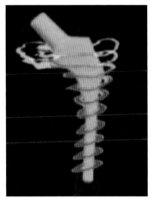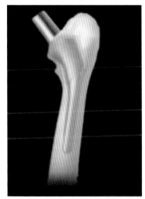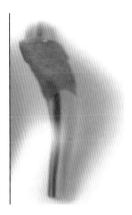

图7-77　定制型人工髋关节柄设计案例

括：物理、化学特性；打印方向的各向异性；表面粗糙度；与现有产品的同等性能评价（化学成分、机械性质、疲劳、耐腐蚀性特性、溶出特性）；当含有影响物理特性的制造工序（如灭菌等）时，对过程完成后的材料评价；形状精度；生物安全性；机械安全性；安定性和耐久性；涂层的评价；动物试验。

3）最终产品经临床评价时的关注点。通过非临床试验（包括动物试验），不能解决特殊内部或表面处理的有效性和安全性评价时，必须进行临床试验。

（2）评价指标针对3D打印技术提出了评价时的关注点。

1）SLM金属打印：有必要对造型物中的金属氧化度进行评价。与EBM打印不同，有粉末高温度，暴露于大气的情况，所以对再利用粉末的含氧量有必要进行充分的控制。另外，对

粉末的管理方法、库存状况、再利用状况等须加以规定。

2）EBM金属打印：电子束打印技术，由于进行预加热（700~1000℃）后进行熔融打印，造成Z轴方向（电子光束方向）组织不同。为此，成型后组织均一化热处理（因材料而异）就成为必要。因此，力学方面的评价应考虑在成型后，经过热处理后才实施。

3）树脂材料打印：树脂3D打印技术，有采用光固化性树脂的打印方法（光成型法、喷墨式等）、采用粉末树脂材料的打印方法（激光烧结等）、采用树脂线材热溶解打印法等，有必要根据各自的特性进行评价。

另外，针对不同打印工艺产生的关注点有：光固化所用的催化剂多带有致癌等细胞毒性，为评价这些成分的析出，有必要进行致癌性、遗传毒性相关的评价试验。

表7-6　人工髋关节定制化的项目以及力学安全性的思考

定制化的项目	关于强度的思考
髋臼部件 <髋臼杯（窝）> 形状改造（为了与宿主骨形状相匹配而进行的局部体积增加、边缘支撑性改善、厚度增加、直径优化、骨接触面曲率优化，以及表面处理区域的优化） ·螺钉孔位置、数量以及孔形状的优化 ·长钉、短钉及FIN的位置以及数量的优化 <无骨水泥聚乙烯内衬> ·聚乙烯内衬的形状改造（边缘部形状、聚乙烯内衬形状的优化） ·聚乙烯髋臼窝的形状改造（边缘部等的形状优化）	·由于髋臼杯的截面面积增加，不会造成强度降低。如果有因形状变更而产生应力集中以及强度降低的风险时，请参考附属文件D做探讨 ·多孔已被认可，并且厚度为5 mm左右的半球状，压缩强度高，不会造成强度的降低 ·长钉、短钉、FIN的强度已经在现有产品上得到证实，通过优化位置和数量可以提高固定性，不会造成强度降低。 ·如果有因形状变更而产生应力集中以及强度降低的风险时请参考附属文件D做探讨 ·这是为了提升固定性以及支撑性的改造，亦超过最小厚度，不会造成强度降低。 ·提升了固定的可靠性，不会造成强度的降低
股骨柄 <近端部位> 无骨水泥固定的关节柄 ·形状改造（为了与骨头形状相容而进行的近端外侧、内侧、前后局部形状的优化，以及肩部形状的优化） ·为了与宿主骨形状相容而进行的局部参数优化股骨颈长度、颈干角以及前倾角的优化	·为了与宿主骨形状匹配而进行的形状改造，会使截面系数Z增加，所以不会造成强度降低 ·如果产生必须减小形状的情况以及强度降低的风险时，请参考附属文件E，从材料的疲劳强度和截面形状来探讨力学强度 ·固定性增加，制造技术亦有保证，不会造成强度降低。如果产生强度降低的风险时，请参考附属文件E来探讨
·股骨颈长度、颈干角以及前倾角的优化 骨水泥固定柄 ·骨水泥固定关节柄形状改造（为了与宿主骨形状匹配，近端外侧、内侧、前、后面局部形状的优化，以及肩部形状的优化） ·表面处理区域的改造（骨水泥固定所需的范围优化） ·股骨颈长、颈干角以及前倾角的优化 <远端部位>无骨水泥的生物型固定关节柄 ·形状改造（为了与宿主骨形状相容而进行的远端部位的长度、横向尺寸的增加以及曲率的优化） ·表面处理区域的改造（骨诱导、骨传导所需要的表面涂层范围的优化） ·柄的横向止挡螺丝孔的优化	·随着股骨颈长、颈长角以及前倾角的变化，柄臂S的变化（σS）较小，不会造成强度的降低。优化对减少应力集中的效果，整体来说力学强度增大。如果产生强度降低的风险时，请参考附属文件E来探讨 ·截面系数Z增加，所以不会造成强度降低。如果产生必须减小形状的情况以及强度降低的风险时，请参考附属文件E等，从材料的疲劳强度和截面形状来探讨力学强度 ·固定性增加，制造技术亦有保证，不会造成强度降低。如果产生强度降低风险时，请参考附属文件E来探讨 ·曲率的优化对应力集中的影响、R/d(100～300)较大，不会造成强度降低（请参照附属文件E） ·横向止挡螺丝孔的优化对减少应力集中的效果大
骨水泥固定关节柄 ·形状改造（为了与宿主骨形状相容而进行的远端部位的长度、横向尺寸的增加以及弯曲形状的优化） <关节柄施加负荷的部位所需的高人体相容性、高耐久性方面的优化> ·确保力学安全性（担保其具有现有产品已经获得认可范围的安全性）	·固定性、支撑性提升，远端部位长度的优化不会造成强度降低。此外，远端部位直径的增加导致截面系数Z增加，不会造成强度降低。曲率的优化对应力集中的影响、R/d（100～300）较大，不会造成强度降低（请参照附属文件）制造流程及品质有保证，不会造成强度降低

　　光固化系树脂材料具有耐冲击性与耐光性很弱的问题，因此，应注意强度的担保和产品的库存方法。

　　当具有导致材料残留的可能性、如支撑时，应给出支撑材料的消除程序，并确认可以充分去除。

2. 整形外科用定制人工髋关节相关评价指标文件指出了评价的关注点

　　（1）定制型人工髋关节的设计：制造销售业者应按照医师开具的定制要求说明书，在批准的范围内完成定制型人工髋关节设计。

　　（2）制造销售业者应保管的资料。制造销售业者在制造定制型人工关节、向提出定制要求说明书的医生交付产品时，应保管好以下资料：①提出定制要求说明书的医生；②医师开具的定制要求说明书（包括患者骨骼病损区形状的数据）；③可以确认设计符合宿主骨形状数据的资料；④对设计阶段或最终产品，医生确认产品的形状符合定制要求说明书的证明资料。

表7-7　人工膝关节定制化项目及力学安全性方面的考量

定制化的项目	力学安全性方面的考量
1. 股骨部件 股骨部件的形状改善（通过针对骨缺损的附加构造对部件形状进行部分改造以达到与骨骼形状的完美结合，其中不含关节滑动面的形状变量） 与骨骼接触面的形状改善	
①与骨骼接触面（前方、前方法兰、后方、近端形状）的最大优化 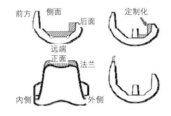	提高固定性，Metal Augmentor 效果已得到验证，力学性能更加稳定
②髓内钉（长度、直径、形状）的最优化 	Metal Augmentor 效果已得到认可、结构整体化、力学性能更加稳定
③股骨钉（长度、直径、数量、形状、位置）的最优化 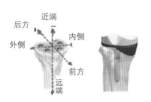	固定性提升，力学性能更加稳定
④非骨水泥固定型（直接固定型）关节面的表面处理范围最优化	确保骨长入充分，力学性能更加稳定
2. 胫骨部件与骨骼接触面的形状改善	
①与骨骼接触面（前方、后方、内侧、外侧、远端）的最优化 	提高固定性，Metal Augmentor 效果已得到验证，力学性能更加稳定
②髓内钉（长度、直径、形状）的最优化 	Metal Augmentro 效果已得到认可、结构整体化、力学性能更加稳定
③胫骨钉、Fin（长度、直径、数量、形状、位置）的最优化	固定性提升，力学性能更加稳定
④螺杆孔（位置、数量）的最优化	固定性提升，减少临床上问题的出现
⑤非骨水泥固定型（直接固定型）关节面的表面处理范围最优化	确保骨长入充分，力学性能更加稳定
⑥聚乙烯垫的最优化 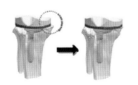	聚乙烯的形状调整（根据胫骨部件的形状及组合方式进行最优化调整）
3. 髌骨部件 与骨骼接触面形状（厚度、髌骨钉数、髌骨钉位置）的最优化	不改动滑动面的形状，所以不会产生力学方面的问题
4. 金属填充部件 ①与骨骼接触面形状的最优化 ②非骨水泥固定型（直接固定型）关节面的表面面处理范围最优化	确保骨长入充分，力学性能更加稳定

注：Hinge型人工膝关节股骨部件、胫骨部件及髌骨部件的定制

（3）有效性评价：制造销售业者在医师开具的定制要求说明书基础上完成定制型人工关节制作、应用于临床时，术前与术后均应在取得医生的合作前提下，对设计的定制型人工关节与患者的宿主骨形状进行比较研究，并对临床有效性作出评价。

（4）售后调查：制造销售业者，在取得医生的合作，将定制型人工髋关节用于临床后，应收集其评价以及不良信息等，根据需要，对许可申请事项作局部变更，完善安全对策等措施。

（5）使用中的关注点：应做以下记载：①定制型人工关节只有在医生判断相比于现有产品不能获得足够的治疗效果、或使用现有产品能获得更大的治疗效果的情况下，才使用定制型产品。②应就定制型人工髋关节的必要性和临床效果向每位患者说明，并取得同意。③使用定制型人工关节时主治医生应事先完成定制要求说明书。④医生应向制造销售业者提供清晰说明采用定制型关节为必要的定制要求说明书。⑤医生在使用定制型人工关节之前、设计阶段及最终阶段，确认该定制型人工髋关节符合定制要求说明书的要求。⑥为应对出现因产品的不良和术中临床上出现问题，导致定制型人工髋关节不能使用的情况，医生应预先考虑采用现有成品做应对的手术计划对策，并付诸实施。⑦医生应就临床的有效性做出评价，收集不良信息等，迅速向制造销售业者报告。⑧定制型人工关节是为适应每位患者而设计的，因此，当没有使用时，不应挪用给其他的患者。⑨医生应与诊疗记录等有关患者记录一起，妥善保管定制要求说明书。

日本厚生劳动省还发布了"整形外科用定制人工膝关节相关评价指标"，基本精神与定制型人工髋关节评价标准相同。

三、国内外有关增材制造的相关标准

有关3D打印（增材制造）的标准是最基本的标准，在从事医学3D打印、特别是金属骨科植入物3D打印时，首先应该遵循这些标准，见表7-8。表7-9列出了国外增材制造的相关标准。

四、我国关于个体化骨科植入物的标准法规

我国目前在个体化骨科植入物方面制定了两个文件：《定制式医疗器械监督管理规定（试行）》《定制式增材制造医疗器械注册技术审查指导原则》

这两个文件针对定制式医疗器械这一个大的产品群，定制式骨科植入物属于其中的一类。

（一）《定制式医疗器械监督管理规定（试行）》（以下简称"管理规定"）

1. 定义"定制式医疗器械"

管理规定对我国"定制式医疗器械"做出了定义：定制式医疗器械是指为满足指定患者的罕见或特殊病损情况。在我国已上市产品无法满足临床需求的情况下，由医疗器械生产企业，基于医疗机构特殊临床需求而设计和生产用于指定患者的预期能提高诊疗效果的个性化医疗器械。

管理规定在附则中对患者匹配型医疗器械也做出了定义：患者匹配医疗器械是指医疗器械生产企业在标准化医疗器械产品生产制造基础上，基于临床需求，按照验证确认的工艺设计和制造的、用于指定患者的个性化医疗器械。

管理规定明确：本规定所指的定制式医疗器械不包含定制式义齿或患者匹配医疗器械。患者匹配医疗器械应当按照《医疗器械注册管理办法》《体外诊断试剂注册管理办法》的规定进行注册或者备案，注册申请/备案提交的产品规格型号应包括所有可能生产的尺寸范围。

因此，该管理规定仅针对本书所说的特殊定制型骨科植入物，但厘清了我国对个体定制型植入物的管理政策。

2. 特殊定制式医疗器械在我国采取备案制

管理规定明确我国特殊定制式医疗器械采用备案制，即对这类器械从上市前审批改为上市后监管。

管理规定明确：医疗器械生产企业在生产销售定制式医疗器械前应向所在地（进口产品

为代理人所在地）省、自治区、直辖市药品监督管理部门备案。备案资料符合要求的，省、自治区、直辖市药品监督管理部门当场予以备案，给予备案凭证。及时在本局政务网站上公告，向国家药品监督管理部门报告，并通报使用医疗机构所在地省、自治区、直辖市药品监督管理部门和卫生行政部门。

相同适用范围、作用机制和基本结构的定制式医疗器械构成一个备案单元。

未经备案或备案已注销的，生产企业不得生产提供，医疗机构不得使用。

3. 关于特殊定制式医疗器械生产企业

从事特殊定制式医疗器械生产企业应具备以下条件：①具备定制式医疗器械研制能力和

表7-8　国内增材制造有关标准

标准号	标准名称
GB 20775-2006	熔融沉积快速成型机床安全防护技术要求
GB T 20318-2006	熔融沉积快速成型机床参数
GB T20317-2006	熔融沉积快速成型机床精度检验

表7-9　国外增材制造有关标准

标准号	标准名称	标准名称译文
ASTM F2792-12a	standard terminology for additive manufacturing technologies	增材制造技术标准术语
ASTM F2924-14	standard specification for additive manufacturing Titanium-6 Aluminum-4 Vanadium with powder bed fusion	粉床熔融增材制造 Ti-6Al-4V 的标准规范
ASTM F2971-13	standard practice for reporting data for test specimens prepared by additive manufacturing	增材制造制备的试样报告数据标准规程
ASTM F3001-14	standard specification for additive manufacturing Titanium-6 Aluminum-4 Vanadium ELI(Extra Low Interstitial) with Powder bed fusion	粉床熔融增材制造 Ti-6Al-4V（超低间隙）的标准规范
ASTM F3049-14	standard guide for characterizing properties of metal powders used for additive manufacturing processes	增材制造工艺用金属粉末性能表征标准指南
ASTM F3055-14a	standard specification for additive manufacturing Nickel Alloy(UNS N07718)with powder bed fusion	粉床熔融增材制造镍合金（UNS N07718）的标准规范
ASTM F3091/F3091M-14	standard specification for powder bed fusion of plastic materials	塑料材料粉床熔融标准规范
ISO 17296-2-2015	additive manufacturing-general principles-part 2 overview of process categories and feedstock	增材制造技术—总则—第2部分：工艺类别和原料概述
ISO 17296-3-2014	additive manufacturing-general principles-part 3-main characteristics and corresponding test methods	增材制造技术—总则—第3部分：主要特点和有关试验方法
ISO 17296-4-2014	additive manufacturing-general principles-part 4 overview of data processing	增材制造技术—总则—第4部分：数据处理概述
ISO/ASTM 52900：2015(ASTM F2792)	additive manufacturing-general principles-terminology	增材制造技术—总则—术语
ISO/ASTM 52915-2016	standard specification for additive manufacturing file format(AMF) version 1.2	增材制造文件格式（AMF）1.2 版标准规范
ISO/ASTM 52921-2013	standard terminology for additive manufacturing-coordinate systems and test methodologies	增材制造标准术语—坐标系和试验方法

研究基础，并符合相应的质量管理体系；②有定制式医疗器械研制、生产所需的专业技术人员；③有相同类型的依据标准规格生产的医疗器械注册证及相应的生产许可证，境外生产企业应提交注册地或生产地址所在国家（地区）医疗器械主管部门出具的企业资格证明文件；④有相同类型的依据标准规格制造的医疗器械生产能力和生产经验。

4. 关于使用定制式医疗器械的医疗机构

使用定制式医疗器械的医疗机构应具备以下条件：①三级甲等医院或同等水平医疗机构，诊疗科目与使用的定制式医疗器械相适应；②有在医疗机构注册的、能够使用定制式医疗器械的医生；③具备使用同类已上市产品的经验，已开展同种疾病研究和治疗，临床专业水平国内先进。

5. 关于备案资料

定制式医疗器械的备案资料包括：定制式医疗器械备案表；备案人资料；生产使用定制式医疗器械必要性的说明；符合定制式医疗器械的说明，包括患者病损特殊性、定制式医疗器械特点、预期提高疗效等说明；定制式医疗器械研制资料，包括制作订单、产品设计要求、产品组成清单、产品验收标准，以及相关设计制造验证确认、风险分析等资料；医疗机构资料，包括医疗机构资质证明、专业科室、主诊医师专业能力等；临床使用方案（包括患者救治预案）；伦理委员会意见；生产企业与医疗机构的协议；符合性声明，包括备案人声明遵守相关法规要求，以及声明提交资料真实。

6. 关于定制式医疗器械的设计生产

管理规定对定制式医疗器械的设计生产做出了一系列的规定。

（1）关于定制协议：医疗机构应当与生产企业签订协议，授权生产使用定制式医疗器械的具体人员，明确定制式医疗器械在制作订单、产品设计要求、产品验收标准、产品验收清单、成品交付等方面的具体内容，并明确双方权利、义务和责任。制作订单应当列入协议。

（2）关于制作订单：定制式医疗器械应当由医疗机构与生产企业达成一致后填写书面订单，订单应载明以下内容：生产企业信息；医疗机构信息；患者信息；定制需求，包括：定制医疗器械临床数据（影像数据、检查数据、病损部位、病损模型等）、医疗目的和定制医疗器械要求说明等；采用定制式医疗器械原因的声明；授权主治医师和企业联系人签字及签字日期。

（3）关于医工交互：在保护患者隐私的情况下，定制式医疗器械生产企业可以通过互联网技术等手段将病例情况、产品设计等信息延伸到医疗机构。

（4）关于企业质量管理体系特殊要求：定制式医疗器械研制、生产除符合医疗器械质量管理规范及体系要求外，还应满足其特殊要求，包括：对参与产品设计制造的医务人员和工程人员应有明确的分工和清晰的职责界限；设计开发过程中的"制作订单"应能够较全面地、完整地反映所要设计的定制式医疗器械的参数特点；"制作订单"形式应当包括纸质订单，可以包括影像数据资料等；用于数据处理或采集数据（影像资料）转化用的软件应当经过验证和确认，并应选取最极端情况测试所有文件转化过程；定制式医疗器械应经过必要的设计验证，设计验证可以采用多种模式，如制作试样、设计评价、3D计算机模拟（有限元分析等）、临床对比等，企业应当在包括设计和开发在内的产品实现全过程中，制订风险管理的要求并形成文件，保持相关记录；需经过医工交互平台进行数据传递时，医工交互平台应经过必要的验证，防止信息丢失；定制式医疗器械设计和生产过程中，如果存在设计更改，必须经过相关的验证和确认，保留设计更改记录，并告知医疗机构定制器械需求提出者并经过其确认，确认记录需进行保存。在质量控制方面，生产企业应当规定定制式医疗器械产品的放行程序、条件和批准要求。生产企业应当建立每一件定制式医疗器械产品的唯一标识，并确保信息具有可追溯性。

（5）关于标签说明书：定制式医疗器械的说明书和标签原则上应当符合《医疗器械说明书和标签管理规定》的要求。

说明书至少应当特别标明以下事项：注明"定制式医疗器械"；可以识别定制式医疗器

械的唯一识别编号（识别号）；患者姓名以及该定制式医疗器械是某个患者专用的声明；医院名称，以及开具设计制作订单的医师姓名；产品特性和特定用途；已满足的定制要求；使用方法及相关注意事项。

标签至少应当特别标明以下事项：注明"定制式医疗器械"；可以识别定制式医疗器械的唯一识别编号（识别号）；患者姓名；医院名称，以及开具设计制作订单的主诊医师姓名。

（6）关于年度报告：每年1月底前，备案人应向所在地省、自治区、直辖市药品监督管理部门报告上一年度定制式医疗器械的生产和使用年度报告。

7. 关于定制式医疗器械的使用

管理规定对定制式医疗器械的使用制定了一系列的条例。

（1）关于验收：医疗机构应当建立定制式医疗器械查验记录制度，按照协议和确认的制作订单、设计要求、产品验收标准、产品验收清单验收定制式医疗器械，符合要求的，签字确认，做好交付记录并保存。

（2）关于患者知情同意书：医疗机构使用前应向患者或者其监护人告知使用定制式医疗器械的原因、产品备案情况和使用风险，并签署知情同意书。

（3）关于产品的可追溯性：医疗机构应将定制式医疗器械的制作订单，产品验收、调改、使用、退回等信息以及与使用质量安全密切相关的必要信息妥善保存，确保信息具有可追溯性，并在病历中记录定制式医疗器械产品名称和唯一识别编号。

（4）关于不良事件监测：定制式医疗器械生产企业和医疗机构应当对定制式医疗器械开展监测，发现可疑不良事件应及时向生产企业反馈，并向所在地省、自治区、直辖市药品监督管理部门报告。

（5）关于应急预案：医疗机构应制定完善的安全防范措施和风险控制计划，发生严重不良事件等紧急情况时，立即启动应急预案，采取防范控制措施，及时处置。

（6）关于停止使用的处置：定制式医疗器械使用过程中出现如下情况，医疗机构应当停

止使用，并应会同医疗器械生产企业开展调查分析，进行风险收益评估，采取必要风险控制措施，并及时向所在地省、自治区、直辖市药品监督管理部门报告。如：相关医疗技术被卫生行政部门废除或者禁止使用；使用定制式医疗器械的主要专业技术人员或者关键设备、设施及其他辅助条件发生变化，不能正常使用；发生与定制式医疗器械直接相关的严重不良事件；定制式医疗器械存在产品质量和安全隐患，或者使用效果不确切；定制式医疗器械存在伦理缺陷；或是市场出现批准上市可替代医疗器械等。必要时，医疗器械生产企业应注销备案。

8. 关于定制式医疗器械的监督管理

管理规定对定制式医疗器械的管理层次做出了明确的分工。

（1）省局及以下监督：省、自治区、直辖市药品监督管理部门应当定期对定制式医疗器械生产企业开展监督检查，县级以上药品监督管理部门应当定期对使用定制式医疗器械医疗机构开展检查。

（2）地市局监督：县级以上市场监督行政管理部门应当定期对定制式医疗器械使用医疗机构开展检查，如发现不符合规定的应责令停止使用，并及时向省、自治区、直辖市药品监督管理部门报告。

（3）国家局监督：国家药品监督管理部门如发现可能引起重大安全隐患而未及时处理的，可责成省、自治区、直辖市药品监督管理部门中止定制式医疗器械生产和使用。

管理规定对违规情况给出了具体的处理方式：医疗器械生产企业未取得备案凭证，或备案凭证失效后生产的；提供虚假资料或者采取其他欺骗手段取得定制式医疗器械生产使用备案的，将由省、自治区、直辖市药品监督管理部门责令停止生产，向社会公告，并纳入企业诚信档案，同时通报相关使用医疗机构所在地省、自治区、直辖市药品监督管理部门；医疗机构违规使用未经备案或备案失效定制式医疗器械的，由县级以上药品监督行政管理部门按照《医疗器械监督管理条例》做出相关规定处理。

（二）《定制式增材制造医疗器械注册技术审查指导原则》（以下简称"指导原则"）

3D打印的学名为增材制造，指采用材料叠加的方式制造物品，以区别传统切削加工减材制造模式。其实，增材制造领域不止3D打印一项技术，如建筑业、纺织业。

定制式医疗器械管理规定中不涉及制造方式，但3D打印确实为个体化骨科植入物的制造提供了有力的技术支撑，成为重要的制造模式，同时也带来新的监管问题。

指导原则用于指导采用3D打印工艺制作的个体化骨科植入物，包括标准调改型、患者匹配型和特殊定制型三类个体化、定制型骨科植入物。

指导原则为采用增材制造模式的个体化医疗器械产品申请人在进行注册申报时提供技术指导，同时也为食品药品监督管理部门对注册申报资料的审评提供技术参考。是对申请人和审查人员的指导性文件，不作为法规强制执行。

指导原则给出了采用增材制造的定制式医疗器械产品注册申报资料的一般要求，申请人应依据具体产品的特性对注册申报资料的内容进行充实和细化。

1. 指导原则适用范围

指导原则适用于：由临床医生提出，定制式设计，适用于特殊病损情况和/或适配特殊解剖结构，并通过增材制造工艺实现的医疗器械，以解决现有标准化医疗器械难以解决的临床需要或更好地满足特殊临床需求。

指导原则涵盖骨、关节、牙齿无源植入性医疗器械，不涵盖含有药物成分、细胞、组织等生物活性物质的生物3D打印等特殊设计的医疗器械。

2. 增材制造关键要素的验证和确认

指导原则对增材制造关键要素的验证和确认提出了指导性意见。

（1）软件的验证：申请人须论证从患者影像数据采集、处理至三维建模全过程中所用软件的兼容性、数据转换正确性和完整性。应选取最差情况测试所有文件转换过程，确保预期性能。应当明确所使用软件名称和版本号。

当采用增材制造方式生产医疗器械产品时，会使用一些专门的设计、生产关键软件，申请人应定期对其有效性进行确认。当这些软件需要更新、升级时，也必须进行再次确认。

（2）设备硬件的验证（安装验证IQ、操作验证OQ、运行验证PQ及年度设备稳定性验证）：首先须明确3D打印工艺参数，包括：环境温度、压力、湿度、气体成分、气体流型等；能量传送系统工作功率、打印速率、打印途径、总能量密度、焦点/喷嘴直径等；器械或组件在打印空间中的放置位置、打印方向、打印层厚、器械间距、打印支撑物的位置、类型和数量等。

应结合产品的性能要求和预期用途，明确上述指标和参数并论证其合理性。应选取最差情况测试，确保预期性能。

（3）设备程序确认（年度加工程序验证）。

（4）增材制造工艺的验证和确认：包括设备稳定性验证、轻量化加工工艺验证、粉末去除工艺验证、产品摆放对产品质量的影响研究等。

（5）原材料验证：内容包括原材料和加工助剂、添加剂、交联剂的初始状态，包括材料或化学信息；材料通用名称、化学名称、商品名称、材料供应商，以及材料参数和包含测试方法的材料分析证书；原材料化学成分的检验方法；粉末形貌、粉末粒径及其分布，以及流动性、封装密度等。应建立原材料的验收规则。

增材制造过程中，初始材料可能发生重大的物理和/或化学改变。因此，应检测打印前后材料物理和化学参数的变化，评估对于最终产品的影响和化学成分控制措施。

对于部分可回收、再利用的打印原材料，应明确打印环境（热、氧气、湿度、紫外线等）对材料的化学成分和物理性能（粉末流动性、粒径等）的影响，论证工艺稳定性和临床可接受性，确定重复使用的次数以及新旧粉（非回收料）的混合比例。制定对材料回收和再使用的要求并验证，建立材料回收、再利用标准操作流程。

（6）后处理方法以及验证：后处理可能包括热等静压、热处理、支撑物或残留粉末去除、表面处理工艺、终加工等。应评估后处理工艺对材料和最终产品的安全、有效性的影响。

（7）半成品和最终产品的测试：定制式增材制造医疗器械半成品和最终产品应考虑进行下列测试：产品材料的化学成分和力学性能测试，如内部质量、显微组织、基材的抗拉强度、延伸强度与伸长率等；产品表面质量、尺寸及产品尺寸精度；特殊结构的形貌及要求，如多孔结构的孔径、丝径、孔隙率等；产品的功能性评价，如抗压能力、抗拉能力、抗扭转能力、抗侧弯能力等有限元分析；产品的功能性测试：如产品的静态轴向压缩刚度、静态轴向压缩最大载荷、静态轴向剪切最大载荷、动态轴向压缩强度、动态轴向剪切强度、静态扭转最大扭矩、动态扭转性能评价、静态轴向压缩沉陷刚度、动态疲劳等，这些分析应与产品预期使用部位和预期用途相适宜；产品的清洗及无菌检测；产品与所提供3D打印骨骼模型之间的匹配性及可用性评价。

参考文献

1. 中华人民共和国医药行业标准 无源外科植入物通用要求(YY/T 6040-2016/ISO 14630, 2012) 国家食品药品监督管理总局 2016-07-29发布 2017-06-01实施

2. 尹庆水, 章芸, 王成焘, 等. 临床数字骨科学. 北京: 人民军医出版社, 2011

3. 付军, 郭征, 范宏斌, 等. 应用3D打印假体重建下肢肿瘤性长节段骨缺损. 中华骨科杂志, 2017, 37(7): 433-440.

4. 金涛, 陈建良, 童水光. 逆向工程技术研究进展. 中国机械工程, 2012, 13: 1430-1436.

5. 孙进, 李耀明. 逆向工程的关键技术及其研究. 航空精密制造技术, 2007, 43: 5-7.

6. 张瑞, 李建华. 逆向工程的关键技术及其最新发展. 中国重型装备, 2008, 1: 45-48.

7. 黄卫东, 彭小冬. 基于三坐标测量机的复杂曲面的逆向工程技术与实践. 机电技术, 2004, 2: 22-25.

8. 毛方儒, 王磊. 三维激光扫描测量技术. 宇航计测技术, 2005, 25(2): 1-6.

9. 田里, 刁常宇. 一种结构光三维扫描仪系统自动标定法. 计算机应用与软件, 2011, 28: 98-100.

10. 胡寅. 三维扫描仪与逆向工程关键技术研究. 武汉:华中科技大学, 2005, 25:1-6.

11. 蔡宽. 基于点云的三维重建技术研究. 哈尔滨:哈尔滨工业大学, 2010.

12. 鞠华. 逆向工程中自由曲面的数据处理与误差补偿研究. 杭州:浙江大学, 2003.

13. 王成焘, 葛世荣, 靳忠民, 等. 骨科植入物工程学. 上海:上海交通大学出版社, 2016, 11:10-18.

14. Li C, Jiang C, Peng M, et al. Proinflammatory and osteolysis-inducing effects of 3D printing Ti6Al4V particles in vitro and in vivo. Rsc Advances, 2018, 8(4):2229-2239.

15. 闵玥, 刘斌. 美国定制类医疗器械监管模式介绍与思考. 中国医疗器械杂志, 2017, 41(1):43-47

16. 日本経済産業省, 体内埋め込み型材料分野高生体適合性(カスタムメイド) 人工股関節の開発ガイドライン2012, 平成24年8月

17. 日本経済産業省, 体内埋め込み型材料分野高生体適合性(カスタムメイド) 人工膝関節の開発ガイドライン2012, 平成25年3月

18. 日本経済産業省, 体内埋め込み型材料分野高生体適合性(カスタムメイド) 人工足関節の開発ガイドライン2015(手引き), 平成27年3月

19. 日本厚生労働省, 次世代医療機器・再生医療等製品評価指標の公表について(別紙3) 三次元積層技術を活用した整形外科用インプラントに関する評価指標, 薬食機参発1912第2号, 平成26年9月12日

20. 日本厚生労働省, 次世代医療機器評価指標の公表について(別添2) 整形外科用カスタムメイド人工股関節に関する評価指標, 薬食機発1207第1号, 平成23年12月7日

21. 日本厚生労働省, 次世代医療機器評価指標の公表について(別添1) 整形外科用カスタムメイド人工膝関節に関する評価指標, 薬食機発1120第5号, 平成24年11月20日

第八章 组织工程与骨科生物3D打印

组织工程与生物3D打印的目标都是制造具有生命的人造组织器官，包括骨科中的人工骨和人工软骨。组织工程由三大要素组成：种子细胞、支架和生长因子，其中支架主要依靠可降解生物材料3D打印技术实现。今天，国内外广泛研究利用细胞直接3D打印人体组织的技术，是个体化植入物未来的发展方向。

本章在介绍组织工程概念的基础上，重点阐述组织工程支架的设计与打印技术，以及骨组织和软骨组织工程；在介绍生物3D打印的基础上，重点阐述骨与软骨的3D打印技术。它们是今天的基础医学研究，明天的临床治疗模式。

第一节 组织工程基本原理及其应用

一、组织工程的简介

组织工程兴起于20世纪80年代。1984年著名美籍华裔学者冯元祯（Y. C. Feng）教授首次提出了组织工程（tissue engineering）的概念。随后，1987年美国国家科学基金会正式确定组织工程这一概念名称，并首次建立了组织工程学这门新学科。组织工程的定义是应用工程科学和生命科学的原理及方法，从根本上了解正常与病理组织的结构功能关系，从而研究开发用于恢复、维持或提高受损伤组织和器官功能的生物学替代物。它的出现标志着医学将走出器官移植的范畴，步入制造组织和器官的新时代。

组织工程的基本原理和方法是将种子细胞进行体外培养、扩增，再与具有优良生物相容性和可被机体降解吸收的生物材料复合，然后将细胞—生物材料复合物植入人体组织、器官的病损部位。在机体中，作为细胞生长的支架材料逐渐被降解吸收，同时细胞不断增殖、分化，形成新的并且其形态、功能方面与相应组织、器官一致的组织，从而修复病变、缺损的组织器官，重建其生理功能。其核心就是建立由细胞与生物材料构成的三维空间复合体，这与传统的二维结构有着本质的区别。而且，生物材料支架的三维空间结构可为细胞提供了获取营养、气体交换、排泄废物和生长代谢的场所，在降解前三维组织形成提供了临时的力学支撑，同时也是构建新的具有形态和功能的组织器官的模板基础。

组织工程是一个交叉学科，它综合了细胞生物学、工程科学、材料科学和外科学的知识，是在细胞和组织水平上操作的生物工程。其主要目的是克服组织供体的匮乏以及供体和受体之间的免疫排斥风险，这为解决组织器官移植的难题提供了新的途径。针对组织器官的损伤修复和功能重建，组织工程显示出若干优势：第一，使用组织工程植入物不需要经历多次手术（如金属替代物），可形成具有生命力的活体组织，对缺损组织在形态、结构和功能上进行重建，达到永久性替代和修复，由此对患者而言提高恢复时间、减少费用支出以及降低感染甚至失败风险；第二，通过体外扩增培养达到所需的细胞数量，即使用最少的细胞量实现较大组织缺损的修复；第三，可根据缺损组织的情况构建特定形状的植入物，具有较好的形态匹配性，达到完美的形态修复，另外植入物能够与周围组织进行整合，二者之间无缝过渡。

从20世纪80年代初组织工程概念的提出，到近年来组织工程技术在临床应用的初步成功，组织工程发展迅猛，在许多方面取得了大量的研究成果和重大进展，成为解决组织损伤修复和功能重建的有效途径之一。到目前为止，组织工程仍然主要采用以下三种策略：①细胞体系。如造血干细胞移植、脂肪间充质干细胞移植；还有体外培养形成干细胞层，再移植入体内修复受损组织。②生物材料体系。比如一些无机材料，通过生物整合达到修复的目的，如生物陶瓷材料、珊瑚和乌贼骨，其组成成分与骨矿物相似，具有骨传导性、良好的生物相容性和生物活性，植入后可与机体骨直接融合并逐渐被骨组织吸收。③细胞与生物材料的复合体系。将获取的特定细胞，经体外扩增后种植到多孔的支架材料上，将细胞—支架复合物回植到体内，进行组织重建。

二、组织工程的三要素

在组织工程中，种子细胞、支架材料和信号分子并称为组织工程的三要素（图8-1）。

（一）种子细胞

种子细胞是为支架材料提供生命源泉、并能形成组织的功能细胞。种子细胞是组织工程研究中的重要组成部分。理想的组织工程种子

细胞应具备以下特性：①取材便捷，对机体的损伤少；②具有较强的体外增殖传代能力，并保持特定生物学活性；③植入体内后能耐受机体免疫，安全性好，具有高质量修复效果。

1. 种子细胞的来源与分类

目前，种子细胞根据来源区分，可分为自体细胞、同源异体细胞和异种细胞，其来源广泛，但各有优缺点（表8-1）。

种子细胞根据应用可分为干细胞和非干细胞。相比其他一些细胞，干细胞是最重要的组织工程种子细胞，被认为是最有希望的种子细胞来源。另外，干细胞按照所处发育阶段分为胚胎干细胞和成体干细胞（表8-2）。

2. 种子细胞在组织工程支架中的负载方法

在组织工程中，种子细胞通常种植在预先制备好的多孔支架上，再体外培养一段时间后植入机体内。细胞的这种负载方法操作简单，种植的细胞存活率高。种子细胞的另一种负载方法是在支架制备过程中将细胞进行复合，需

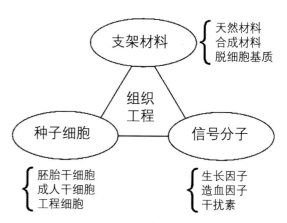

图8-1 组织工程的三要素

表8-1 组织工程种子细胞比较（一）

来源	细胞类型	优点	缺点
自体	自体细胞	患者自身的细胞，不会发生免疫排斥	需要临时采集，会给患者造成创伤和痛苦；不适合自身干细胞或基因有缺陷的患者，不适合传染病患者
同种异体	同种异体基因细胞	细胞来自别人，可以是事先制备好的	可能发生免疫排斥反应
异种	异种异基因细胞	来自不同的物种	需要抗免疫排斥反应，有动物病毒传染风险

要将细胞包裹在材料内部，这种方法有利于保护细胞免受免疫系统的影响。通常，在材料发生凝胶化之前将细胞与材料混合。所以，包裹细胞的材料及凝胶化过程应该是无毒性的，不影响细胞的活力。通过这种方式，包裹细胞后的材料可以是球形或纤维的形式。

（二）支架材料

在组织器官重建时，组织工程支架是种子细胞赖以生存和依附的物质基础。因此，支架材料的主要作用体现在以下几方面。①为种植的细胞提供生长的特异三维环境和空间结构，有利于细胞的黏附、增殖以及分化，并为细胞提供特殊的结合位点，诱发相应的生物反应，同时作为连接细胞和组织的桥梁，引导组织向特定形态生长，实现组织的重建。②作为生物活性因子（如生长因子）的载体，在植入体内缺损部分后，能够使其缓慢释放并发挥生物学功能，促进组织再生。③作为细胞的活动场所，能够储藏和运输营养物质和氧化等，并排泄代谢废物。④具有一定的力学性能，在植入初期提供较好地力学支持，在组织生长过程中逐渐被降解和替代，且可调节细胞生理功能，进行免疫保护。

因此在组织工程中，支架材料成为决定组织器官修复成败的关键因素之一。组织工程的支架材料根据需要重建的组织不同，其成分、结构存在差异，制备支架所使用的材料有所差别，现有组织工程支架的制备材料分为（表8-3）：天然有机材料、人工合成有机材料、无机材料。

1.天然有机材料

天然有机材料主要来源于动物或植物，具备良好的生物相容性、低抗原性、生物可降

表8-2　组织工程种子细胞比较（二）

细胞种类	类型	分离获取	特性	存在问题
胚胎干细胞	—	可以从早期胚胎桑椹胚或胚泡内细胞团的原始胚细胞中分离获得	属于全能干细胞；具有与早期胚胎细胞相似的形态特征和很强的分化能力	诱导分化不成熟；存在免疫原性；有形成畸胎瘤的倾向；受到伦理道德方面观念的制约
成体干细胞	造血干细胞、骨髓干细胞、神经干细胞、脂肪干细胞、皮肤干细胞、胰腺干细胞、眼角膜缘干细胞等	密度梯度离心法、贴壁筛选法、流式细胞仪分离法、单克隆抗体免疫分离法等	具有高度更新和多向分化能力；不存在伦理争议以及发育分化条件相对简单	含量少、特异性标志不清楚；生长较为缓慢，扩增困难
其他细胞	内皮细胞、上皮细胞、成纤维细胞、骨细胞、成骨细胞、角质细胞、脂肪细胞、肌腱细胞等	将特定组织从机体中取出，再经各种酶、螯合剂或机械方法处理获得单细胞	细胞已分化	分裂能力有限

表8-3　组织工程支架材料及应用

类型		应用
天然有机材料	胶原、明胶、壳聚糖、透明质酸、藻酸盐、纤维素、脱细胞基质等	骨、软骨、血管、皮肤等的再生
人工合成有机材料	聚乙烯醇、聚羟基乙酸、聚乳酸、聚乙醇酸、聚己内酯、聚乳酸——羟基乙酸共聚物等	骨、软骨、血管、皮肤、骨骼肌、神经导管等的再生
无机材料	磷酸三钙、羟基磷灰石、生物陶瓷、生物玻璃	骨再生

解性和生物可吸收性，具有细胞识别信号，有利于细胞的附着和增殖，而且对细胞的分化和组织的形成具有一定的促进作用。比如，胶原是一种纤维蛋白，在动物体内的含量非常丰富，植入人体只引起轻微的炎性反应和异物反应，而由其研制的人工皮肤等产品已通过美国食品药品监督管理局（FDA）认证用于临床。但是，这些材料制备的组织工程支架力学性能差，缺乏足够的机械强度。

2. 人工合成有机材料

人工合成有机材料同样具有较好的生物相容性和生物降解性，并且易于塑型。它们的降解速率和机械性能可以调节，并能按照设计要求加工成特定形状，易构建高孔隙率的三维支架，可进行大规模生产。缺点是材料本身对细胞的亲和力弱，亲水性较差，缺少细胞外基质中的各种生物信号而影响到细胞的附着。针对这些问题，研究者通过在材料表面引入活性基团来改善其亲水性及促进细胞的黏附和增殖，也可通过加入生长因子等提高材料的生物活性。

3. 无机材料

无机材料因其具有较高的压缩强度、较好的耐磨性和化学稳定性，是制备骨组织修复支架的常用材料。磷酸钙、羟基磷灰石等无机材料与天然骨组织的无机成分一致，具有良好的生物相容性和生物活性，在植入体内一段时间后可以发生降解，最终被新生骨组织吸收和替代。但是这些材料存在多孔体强度较差、脆性大、抗疲劳强度低等缺点，也不易加工成型，往往需要与其他有机高分子材料复合使用。

4. 复合材料

顾名思义，复合材料是有两种或两种以上的材料组成。这是由于单一组分的材料存在自身的缺陷，难以满足组织修复的要求，而复合材料可以综合多种材料的优势，进一步改善支架材料的性能或生物活性。包括天然材料和人工合成材料的复合以及天然材料与无机材料和人工合成材料与无机材料的复合，这样可以在材料的机械性能、降解速率、亲水性能、超微结构等方面得以控制。

（三）信号分子

1. 信号分子的种类

组织工程涉及的信号分子种类繁多、功能各异，主要有：①各种生长因子。如转化生长因子、表皮生长因子、成纤维细胞生长因子、血小板源性生长因子、胰岛素样生长因子、血管内皮生长因子；②造血因子类：包括促红细胞生成素和集落刺激因子；③肿瘤坏死因子；④干扰素；⑤小分子药物；如地塞米松、洛伐他汀、辛伐他汀、二磷酸盐。以生长因子为例，针对组织工程不同的应用方向，采用的生长因子也通常不同（表8-4）。

2. 生长因子的固载与释放

在组织工程中，生长因子以不同固定方式与生物材料整合在一起，以此防止其被快速降解以及失活。这就延长了生长因子的半衰期，从而维持其生物活性，促进组织修复。目前，生长因子主要通过两种固定方式使其固定在生物材料上（图8-2），分别是非共价固定和共价固定。

表8-4　组织工程中使用的生长因子

组织/器官	生长因子
骨组织	骨形态发生蛋白、血管内皮生长因子、成纤维细胞生长因子、转化生长因子-b
皮肤	血管内皮细胞生长因子、表皮细胞生长因子、角质细胞生长因子
血管	血管内皮生长因子、成纤维细胞生长因子
肝	肝细胞生长因子
神经	神经生长因子

生长因子的非共价固定包括物理包裹、物理吸附和离子络合，可以实现生长因子的局部释放。物理吸附是固定生长因子最简单的一种方法，通常是将生长因子与材料混合使其吸附在材料表面，或是在制备过程中混合使生长因子分散在三维支架基质内。然而，这种固定方式可能由于扩散驱动的原因导致起始时发生突释。这样对生长因子而言，就更适合于初始的短期作用。不过，生长因子也可以通过与材料之间的亲和作用减少扩散，包括静电作用、氢键、范德华力以及疏水作用。

当需要生长因子长期发挥作用时，共价固定法就更适宜采用了。一般这种方法不太常用，因为对生长因子的受体结合、络合物形成和内化有负面影响。因此在这种情况下，使用的分子连接物应该能为生长因子与受体之间的相互作用提供一定的灵活性和合适的取向，比如含有双官能团的连接物。

生长因子的释放动力学受到多种因素的影响（图8-2），如蛋白的负载量、蛋白的脱附和扩散、载体的降解以及各种刺激条件。反过来，我们可以利用这些性质来实现生长因子的控制释放。

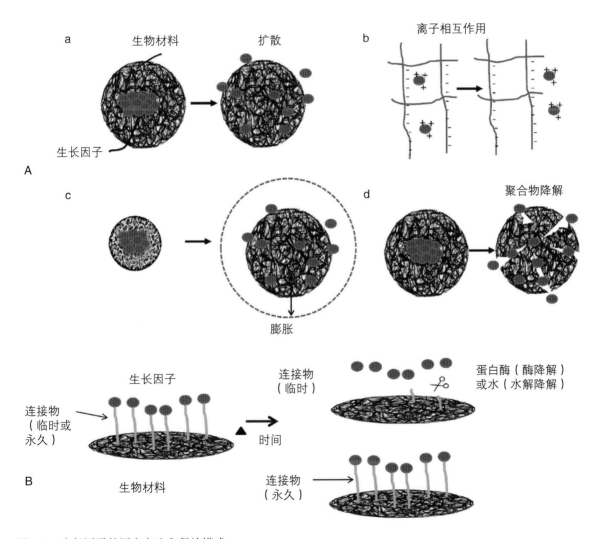

图8-2 生长因子的固定方法和释放模式
A.生长因子的非共价固定和相关的释放模式：a.生长因子的物理包裹和扩散释放；b.电荷相互作用的控制释放；c.膨胀依赖性的释放；d.聚合物降解的控制释放。B.生长因子的共价固定和相关的释放模式

三、组织工程的要求

从 20 世纪 80 年代初提出将细胞植入可降解生物材料上以构建组织的设想，到近年来应用组织工程技术修复临床缺损的成功，组织工程技术已被证实是解决组织创伤修复、功能重建的有效途径之一。然而，要将这一技术应用到临床治疗仍然面临诸多挑战。

（一）组织工程对材料的要求

组织工程支架作为一种植入物，在临床应用中对其有特殊要求。理想的组织工程支架材料应当满足以下要求：①组织相容性好，无排斥反应；②生物可降解性、降解可调性及降解无毒性；③易于塑型；④易于消毒；⑤易于保存；⑥适于细胞生长的材料标准。

（二）组织工程对种子细胞的要求

种子细胞是组织工程中用于重建新生组织的原动力。将少量细胞培养、扩增种植于生物材料上形成具有一定结构和功能的组织是组织工程的重要一环。基于临床使用考虑，种子细胞应具有以下特点：①取材方法简单，损伤小；②种子细胞体外增殖能力要强并能定向分化；③种子细胞要能适应材料和受区环境；④种子细胞要易于基因修饰。

（三）组织工程对生长因子的要求

生长因子具有诱导和刺激细胞增殖、分化等生物学作用，并改变细胞产物的合成而作用于组织形成的过程，是组织工程的重要影响因素之一，因此在组织工程中有广泛的应用前景。但目前对生长因子的使用仍存在一些问题。第一，生长因子的生产成本过高，导致价格昂贵，因此亟须研发成本低、流程简单、产量高的产业化生产技术。第二，如何维持生长因子的生物活性、有效浓度和作用时间，即在组织工程支架植入机体后生长因子能够按需释放，满足组织修复的特定需求，所以需要建立完善的缓释系统。

四、组织工程的应用

随着近 30 年的飞速发展，目前组织工程已经进入了其发展的最为重要的阶段，即组织工程的研究成果正在走向临床应用。到目前为止，组织工程已经在骨、软骨、皮肤、血管、肝、肾、神经、肌腱、胰腺等领域的研究获得了许多令人瞩目的成果，下面着重介绍一下骨组织工程的研究进展。

（一）骨组织工程支架材料

支架材料在组织工程骨的构建中作为细胞外基质的替代物，发挥着引导细胞生长与分化、营养物质与氧气的传输以及血管长入的重要作用，同时也承担着细胞迁移生长形成立体组织的模板作用。用于制备骨支架的材料应具有良好的生物相容性、生物降解性，而理想的骨支架应具备适宜的机械强度（松质骨的抗压强度：$2 \sim 20$ mPa；皮质骨的抗压强度：$100 \sim 200$ mPa）、三维贯通的多孔结构（孔径：至少 $100 \mu m$）。

目前，在骨组织工程中研究较多的支架材料主要有天然材料、人工合成材料、无机材料以及复合材料。天然材料有胶原、壳聚糖、藻酸盐、纤维蛋白等，具有良好的生物相容性，是较为理想的细胞外基质替代材料。人工合成材料有聚乳酸、聚羟基乙酸及其共聚物等，具有良好的可塑性且降解速率可控。无机材料有生物活性玻璃、磷酸三钙、羟基磷灰石等，具有良好的生物相容性和骨传导性。由于单一类型的支架材料都存在各自的缺陷，不能满足骨缺损修复的要求，因此结合不同类型材料的优势用于开发骨组织工程支架被认为是较为理想的选择。常用的复合材料有天然材料与无机材料的复合（胶原/羟基磷灰石、壳聚糖/羟基磷灰石）、人工合成材料与无机材料的复合（聚乳酸/磷酸三钙、聚乳酸—羟基乙酸共聚物/羟基磷灰石）以及无机材料与无机材料的复合（磷酸三钙/羟基磷灰石）。

（二）骨组织工程构建技术

在骨组织工程中，当支架材料制备完成以及种子细胞获取后，如何高效将其复合构建组织工程骨是骨组织工程走向临床应用必须解决的问题。目前采用的构建策略主要有两种：①体内组织工程技术：即把生物体作为生物反应器，将携载生长因子或复合细胞的多孔支架直接植入体内，在体构建组织工程骨或进行骨缺损原位修复。②体外组织工程技术：利用体外细胞培养技术，将复合生长因子和种子细胞的多孔支架在体外预先培育，形成工程化骨组织，然后植入体内进行骨组织修复。

在体外组织工程构建中，静态培养是以往常用的方法，即将种子细胞直接种植在支架上。由于制备的支架通常具有多孔结构，细胞种植后在重力作用下沉积在支架表面和孔洞中。在开始培养时氧气和营养物质均匀地分布在整个支架，细胞以相同的速度在整个支架上生长。然而，在接下来的培养过程中，营养物质、氧气、二氧化碳的交换和废物的代谢更新变慢，部分细胞就可能发生死亡。此外，该方法需要较长的体外培养周期，所以难以做到组织工程骨规模化生产。为了模拟生物体内的组织微环境，研究者们开发了动态培养系统，即生物反应器。它能提供体内组织生长所需的动态环境，给予细胞应力刺激，增强支架材料内细胞之间的空间接触，同时加强支架内部营养物质的运输及代谢。特别是流动灌注生物反应器的应用，能够实现在体外直接培育大块组织工程骨。这预示着生物反应器在组织构建过程中良好的应用前景。

（三）骨组织工程支架的临床应用

在过去的十几年里，骨组织工程一直在寻求通过添加多能干细胞（人骨髓间充质干细胞、脂肪干细胞）或生长因子设计生物仿生支架实现骨组织再生修复。然而，只有少量的生物仿生产品已经批准用于临床试验，也有应用于常规临床应用的骨缺损修复产品（表8-5）。这些临床试验显示，载有多能干细胞的构建体对于大段骨缺损和骨不连治疗表现出良好的疗效。典型的临床案例如表8-6所示，这些案例显示生物仿生支架比传统植入物的优势更大。

表8-5　用于骨修复的组织工程产品

产品	管理状态	描述	材料	使用	形态
Xelma（墨尼克）	2005 欧盟	海藻酸丙二酯载体内含细胞外基质蛋白（釉原蛋白）	可吸收；动物源；植物源或细菌源	下肢溃疡	凝胶
INFUSE Bone Graft（美敦力）	2002	LT-CAGE 腰椎锥形融合器内含载重组人骨形态发生蛋白-7牛I型胶原海绵	合成；可吸收；动物源；生长因子	脊柱融合	固体
OP-1（史赛克）	2001	含重组人骨形态发生蛋白-7的牛I型胶原	可吸收；动物源；生长因子	骨损伤	糊状
PuraMatrix（3-D Matrix）	临床前	由合成的16个氨基酸多肽形成的纳米纤维	可吸收；动物源	牙骨缺损	凝胶
Vitoss Scaffold FOAM（奥索维塔）	2004	b-磷酸三钙和牛I型胶原组成的多孔泡沫	合成；可吸收；动物源	骨损伤	泡沫
Bioset IC（Pioneer surgical）	2008	含牛骨片/人脱钙骨基质的I型胶原	合成；动物源；人源	骨损伤	糊状

（续表）

产品	管理状态	描述	材料	使用	形态
FortrOss （Pioneer surgical）	2008	羟基磷灰石纳米晶体和猪胶原—右旋糖酐共聚物	合成；可吸收；动物源；植物或细菌源	骨损伤	糊状
Regenafil （Regeneration Technologies/Exatech）	2005	含人矿化骨基质的猪明胶	可吸收；动物源；人源	骨损伤	糊状
GEM 21S （BioMimetic Therapeutics）	2005	b-磷酸三钙粒子和人重组血小板源性生长因子-BB	合成；可吸收；生长因子	牙骨/牙龈缺损	糊状
BCT001 （Bioceramic Therapeutics）	临床前	锶释放的生物活性玻璃	合成；可吸收	骨缺损	颗粒，糊状

表8-6 组织工程骨产品的代表性临床试验

骨缺损和骨不连	数量	结果
胫骨骨不连	20	注射未经加工的骨髓。在平均 6 ~ 8（±1.25）个月后，20 个病例中有 18 个治愈
下颌骨缺损	1	使用含 7 mg 骨形态发生蛋白-7 的 20 mL 骨髓悬浮液，背阔肌内异位骨诱导形成下颌骨的替换物
胫骨骨不连	60	4 个月矿化骨痂和数量之间呈正相关
胫骨高位截骨的患者	33	冻干的骨片加入血小板凝胶或者加入结合骨髓基质细胞的血小板凝胶明显增加类骨质形成量
下肢骨缺损，首次和修正全髋关节置换和骨折	125	相比传统的骨移植，使用由自体骨髓细胞和工业生产的同种异体骨组成的复合移植物进行骨移植是一个好的选择
全髋关节置换修正术中髋臼缺损	78	使用冷冻骨库中未辐照的同种异体移植物或者冷冻干燥且辐照的同种异体移植物进行打压植骨后在功能上没有差异
骨缺损： 37 个髋关节股骨头坏死 32 个其他股骨头坏死 12 个假关节 20 个其他缺损	101	没有对照组，2 ~ 24 个月随访的安全和监测研究显示使用骨髓穿刺浓缩物悬浮液或者基质介导使用是安全的
骨缺损	39	骨髓穿刺浓缩物结合胶原基质（n=12）或者结合羟基磷灰石（n=27）比羟基磷灰石组显示更好的结果
长骨骨不连	3	在术后的 2 个月，骨髓间充质干细胞在大孔羟基磷灰石支架体外扩增后移植显示丰富的骨痂形成
长骨牵张成骨	20	相比治疗不加细胞的对照组，扩增培养的骨髓细胞和富血小板血浆治疗长骨的牵张成骨问题显示明显更高的愈合效果
长骨牵张成骨	46	相比不加细胞的治疗方法，扩增培养的骨髓细胞和富血小板血浆治疗长骨的牵张成骨问题能够加速骨愈合并且并发症更少

第二节　骨组织工程基本方法

一、传统组织工程方法

（一）骨组织工程支架的要求

感染、创伤和肿瘤等因素导致的大段骨缺损的修复，是骨科临床面临的一大难题。传统的自体骨移植仍然是骨缺损治疗的金标准，但存在供体骨有限、潜在的供区感染及二手手术等缺点，极大地限制了它们的广泛应用，难以满足庞大的临床需求。异体骨移植也是常用治疗骨缺损的一种方法，但是异体骨移植存在移植免疫排斥、感染和传播疾病等风险，从而影响植骨效果，也不能解决大段骨缺损的问题。骨组织工程的出现为骨缺损的修复带来了曙光，组织工程骨可以避免上述提及的风险，是良好的骨科植入物，是目前公认用于大段骨缺损治疗的理想方法。

骨组织工程的基本方法是将体外扩增培养的干细胞种植在人工或天然的细胞外基质载体上，再移植到生物体内相应的缺损部位，最终新生的骨组织取代基质材料，达到缺损骨结构和功能的修复。骨组织工程支架与传统的支架相比，不仅能够填充机体内的缺损部位，而且能够促进骨组织的形成和再生。支架材料作为细胞外基质的替代物，对引导细胞生长、血管长入及营养物质输送发挥重要作用。因此，理想的骨组织工程支架材料应满足以下几个方面的要求。

1. 生物相容性

支架材料具有良好的生物相容性，能够很好地整合到宿主组织内，不会诱发免疫反应；除满足生物医用材料的一般要求外，材料的降解产物能被细胞代谢，不会产生毒害作用，也利于种子细胞的生长和分化。

2. 多孔结构

完全连通的三维多孔结构，具有较大面积和体积比，允许细胞向内生长和在多孔结构内的精确分布，促进新血管的形成，能够维持营养物质和氧气的进入以及代谢产物的排出。

3. 孔的尺寸

为了平衡细胞、组织和血管向支架内部生长与力学性能的要求，$200 \sim 900\,\mu m$这个范围的孔尺寸广被认同。

4. 生物降解性

支架材料具有良好的生物降解性，其降解速率应与组织的生长速率相适应，在机体内完成支架作用后能被完全降解，不对骨组织的修复进程产生影响。

5. 骨引导活性

骨诱导性和骨传导性是骨组织工程材料首要考虑的因素，良好的骨诱导性能够募集干细胞或成骨细胞到骨愈合位点，并刺激其成骨分化。

6. 力学性能

具有一定的机械强度，能够为新生组织提供支撑作用，并保持一定时间直至新生组织具有自身生物力学特性。

7. 可塑性

基质材料具有良好的可塑性，能够按需加工成各种适合骨缺损部位的形状。

8. 易消毒性

制备的骨组织工程支架方便消毒和灭菌，能够达到临床使用的标准。

（二）传统骨组织工程支架的制备方法

组织工程发展至今，已经形成多种构建三维支架的制备方法。其中，适用于制备骨组织工程支架的方法有：溶剂浇铸/粒子沥滤法、热致相分离/冷冻干燥法、气体发泡法、静电纺丝法以及3D打印技术等。

1. 溶剂浇铸/粒子沥滤法

溶剂浇铸/粒子沥滤法是将聚合物溶于含有分散均匀的盐颗粒的溶剂中，搅拌均匀，然后在模具中成型，待溶剂挥发完全后，盐颗粒均匀分散于复合物中，再将聚合物基质放入水中，沥滤盐颗粒，最后得到高度多孔且均匀的三维支架。支架孔的尺寸和孔隙率由盐颗粒的尺寸和含量决定，因此可以制备出不同孔径大小和不同孔隙率的三维支架。制备出的支架其孔隙率可高达90%以上，孔径大小可达500μm。Taherkhani等利用氯化钠作为致孔剂制备出孔结构分布均匀且孔相互连通的聚己内酯/淀粉纳米复合支架，当氯化钠颗粒加入量由50%增加到90%，其孔隙率由（50.58±1.46）%增大到（92.13±2.12）%，但是复合支架的压缩强度由（13.68±1.39）mPa下降到（0.67±0.09）mPa。所以，这种技术的优势是支架的孔径可以通过控制致孔剂的尺寸来调整，同样其力学性能也可相应控制。然而，采用这种技术制备支架通常需要使用到有毒的有机溶剂，因而需要反复清洗制备的支架来确保完全去除溶剂以减少细胞死亡。

2. 热致相分离/冷冻干燥法

相分离法一般和冷冻干燥法结合起来，通常需要经历5步过程，包括聚合物溶解、相分离和凝胶化、溶剂萃取、冷冻以及冷冻干燥。该方法首先将聚合物在较高温度下溶解，再转移到低温环境，溶液温度下降导致均一的聚合物溶液发生相分离，使其中一相富含聚合物基质，然后萃取溶剂，再冷冻、冻干获得多孔的聚合物支架。Whang等采用热致相分离法制备的PLGA支架其孔隙率范围为91%～95%，平均孔径范围为13～35μm。另外，Liu等利用不同尺寸大小的石蜡微球作为致孔剂，通过热致相分离法制备了具有纳米纤维且多孔结构的明胶支架，孔隙率超过96%，而孔的尺寸由石蜡微球尺寸来控制。此技术的优点是形成了良好的内部连通网络结构，孔隙率高，而且通过改变制备过程中的工艺参数就能够控制孔的尺寸和形态。但是，残留的溶剂对细胞有害，支架的力学性能差。有研究表发现，通过添加其他无机成分可大大提高支架的力学性能。

3. 气体发泡法

在高压条件下，使聚合物支架中充满发泡剂，如：二氧化碳和氮气。当发泡剂的压力降低，导致聚合物中气体溶解度减少，这样聚合物内形成气泡并变大。通过这种技术，

制备的聚合物支架为多孔结构，孔径范围为100～500μm。Kim等使用气体发泡的聚氨酯作为模板制备了多孔的双相磷酸钙支架，体内外实验结果表明制备的双相磷酸钙支架具有良好的生物相容性，能够应用于骨再生。这项技术的最大优势是采用了相对惰性的发泡剂，而没有涉及有毒的溶剂。然而，据报道，使用该技术制备的支架只有10%～30%的孔道连通性，这就限制了支架内细胞的迁移。

4. 静电纺丝法

静电纺丝技术的原理是在电场力的作用下聚合物溶液克服表面张力，从针头中喷射出一股细流，细流在喷射过程中溶剂蒸发，最终落在接收板上，形成直径从纳米到微米级的聚合物纤维。在静电纺丝过程中，受到许多因素影响，包括聚合物性质、溶剂性质、溶液流速、电压、接收距离以及聚合物溶度等等。目前，利用静电纺技术将许多天然高分子聚合物和人工合成聚合物加工成纳米纤维并用于组织工程领域的研究已广泛报道。然而，这种技术通常制备出的是二维的纤维毡，而骨组织工程需要较大的三维支架，因此如何制备出复杂的具有三维多孔结构的支架仍是一个很大的挑战。近年来，研究者尝试将静电纺丝法和冷冻干燥法结合起来制备多孔的纳米纤维支架，取得了较大的成功，但仍然存在一些不足之处，如力学性能较差、孔尺寸难以控制等。

5. 3D打印技术

3D打印技术也称为添加制造，其工作原理是基于离散、堆积成型理论结合计算机辅助设计或计算机断层扫描等数据，通过材料的精确逐层3D堆积，快速地制作形状复杂的三维实体。这种技术的主要优势有：①构建速度快：能够快速地制造生物组织/器官。②高精度：该技术可以精确控制墨水的喷射位置和墨水的量，有利于显微结构的建立。③可以按需制造出符合个体需求的单个器官或组织，真正实现医学的个性化需求。目前可用作骨组织工程支架制作的3D打印技术主要包括熔融沉积成型、立体光刻技术、选区激光烧结及生物3D打印技术等。除了生物3D打印技术，其他技术用于制备骨组织支架的优缺点如表8-7所示。

表8-7　不同3D打印技术的比较

技术	分辨率（μm）	孔径（μm）	孔隙率(%)	优点	缺点
熔融沉积成型	100～150	100～2000	<80	良好的机械完整性；不需要溶剂和支撑结构	材料暴露高温下；小孔径支架不易制备
立体光刻技术	14～150	20～1000	<90	复杂的内部特征	只适合光敏聚合物；有毒的光敏树脂；存在收缩问题；需要支撑结构
选区激光烧结	50～1000	30～2500	<40	不需要溶剂；操作快速；不需要支撑结构；不需要后处理	费用高；表面粉末加工；难以去除块状粉末；涉及高温；分辨率依赖于激光束直径

二、生物3D打印

（一）生物3D打印的简介

虽然应用传统组织工程方法制备骨修复支架取得一定成效，但在支架的力学强度、三维结构、支架个性化方面不尽人意，通过3D打印技术开发骨组织工程支架的方法有望解决这些问题。

生物3D打印（3D bioprinting）指的是使用生物材料并复合细胞、生长因子等活性成分，逐层打印以构建出具有目标器官的外形和微观结构的活体支架。以此植入体内以达到修复和替代体内病变的组织或器官的目的。用于生物打印机的墨水称为"生物墨水"，其成分主要有基质材料、种子细胞、生长因子和营养物质等。生物3D打印的典型过程如图8-3所示，主要分为六大步骤。第一，通过X线、CT和磁共振等扫描技术精确地获取患者受损组织/器官区域的医学影像资料，以此引导生物打印组织的设计。第二，利用采集的影像数据进行计算机模拟设计，其中结合生物模拟、组织自组装及迷你组织模块单独和联合运用的设计方法。第三，根据所需打印组织的形态和功能特性，选择合适的生物材料，包括人工合成聚合物、天然聚合物和脱细胞的细胞外基质。第四，细胞的选择同样需要根据所需打印组织的形态和功能特性来确定，可以是来源于自体或同种异体的细胞。第五，利用生物打印系统将生物材料、细胞、生长因子等组分整合并打印出所需的组织/器官，可使用的生物打印机有喷墨式生物打印机、微挤压式生物打印机或激光辅助生物打印机。第六，将打印出的组织/器官植入患者体内以替换病损组织，有些组织在植入机体前可能需要在生物反应器中放置一段时间，进行特定的成熟化。

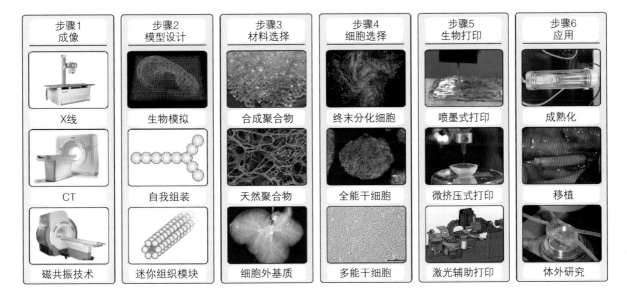

图8-3　生物3D打印的过程

（二）生物3D打印的基本方法

相比其他组织工程学的体外构建技术，生物3D打印因其能够快速构建出复杂结构的组织，已经迅速成为一种强有力的组织构建技术。常用的生物3D打印技术包括喷墨式打印、微挤压式打印和激光辅助打印（图8-4），这些打印技术性能比较如表8-8所示。

1. 喷墨式打印

喷墨式打印的原理是通过温控的喷墨式打印机加热喷头，管口产生脉冲气压使得生物材料液滴滴落成型。其优点为打印速度快、成本低、应用广泛，但在打印过程中会使细胞与生物材料承受热与机械应力，并且其喷头易被堵塞、液滴方向性不明显、液滴大小不均匀等。

2. 微挤压式打印

微挤压式打印是使用气动或者机械（图8-5）（活塞或螺旋）驱动系统挤出连续的含有材料和细胞的小球。这种技术的主要优势是能够沉积非常高密度的细胞。但是，微挤压式打印的细胞成活率比喷墨式打印低，细胞成活率为40%~86%，并且挤压压力越大或者喷头尺寸越小其细胞成活率越低。微挤压沉积导致细胞成活率的降低很可能是由黏性流体中的剪切应力造成的。尽管可以使用更低的压力和更大尺寸的喷头来维持细胞的成活率，但这也会影响打印的分辨率和打印速度。对于用户而言，提高打印分辨率和打印速度仍是微挤压式打印技术面临的一大挑战。

3. 激光辅助打印

激光辅助生物打印的工作原理是利用激光聚焦十一种吸收底物，吸收性底物通过吸收激光产生一个高压液泡，为带有细胞的材料提供驱动力将其挤压出去。其优点是喷头为开放式，不存在喷头堵塞的问题，同时对细胞伤害小，细胞存活率高达95%以上，缺点为价格较高，限制了其临床应用。

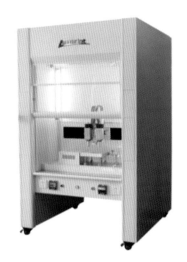

图8-5 螺杆挤出式生物3D打印机

喷墨式打印机   微挤压式打印机

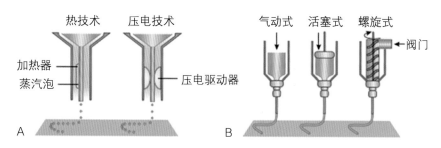

激光辅助式打印机

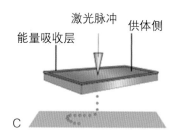

图8-4 喷墨生物打印、微量挤出生物打印及激光辅助生物打印的组成

表8-8　不同类型生物3D打印机性能的比较

性能	生物打印机类型		
	喷墨式	微挤压式	激光辅助
材料黏性	3.5 ~ 12 mPa/s	30 ~ >6×10^7 mPa/s	1 ~ 300 mPa/s
成型方法	化学、光交联	化学、光交联，温度	化学、光交联
准备时间	低	低到中	中到高
打印速度	快（1 ~ 1000滴/s）	慢（10 ~ 50μm/s）	中到快（200 ~ 1600 mm/s）
打印分辨率	<1 ~ >300 pl/滴	5μm ~ 毫米宽	微观尺度，50μm宽
细胞存活率	>85%	40% ~ 80%	>95%
细胞密度	低，<10^{6}个/mL	高，细胞团	中，10^{8}个/mL
打印损耗	低	中	高

第三节　骨科生物3D打印技术

3D打印技术，又称快速成型或增材制造，最先是由Charles W. Hull于1986年提出的。其主要原理是，以数字模型数据为基础，运用可粘合材料，通过逐层打印的方式来制造物体模型，即通过逐层叠加材料来组成3D实体模型。3D打印集成了包括计算机辅助设计和计算机辅助制造（CAD/CAM）、数控技术、激光技术、高分子材料成型技术、三维CT技术等多重技术，发展迅速，越来越为人们所关注。

其中，生物3D打印技术更是将3D打印体系从基本的工业领域衍生到了生物分子和医药领域，致力于修复人体受损组织和治疗疑难疾病。生物3D打印的整个系统主要包含以下3点：①1∶1的实体模型；②无生物活性的材料；③具有生物活性的组织细胞及完整生命功能的器官。生物3D打印技术发展无比迅猛：2003年还仍主要进行单一细胞的打印研究，到了2009年则实现多细胞的打印；生物3D打印更有目标是，于2020年致力实现器官的打印。生物3D打印技术，是以计算机三维模型为基础，通过软件分层离散和数控成型的方法，以活细胞、生物活性因子及生物材料为基本成型单元，设计具有生物活性的人工器官、植入物或细胞的三维结构。其过程常包含以下几个步骤：将不同的细胞堆积在指定位置，提供支撑基质或者支架，生化因子来控制生物学行为，通过3D打印

技术可实现以上三要素的同步控制。生物3D打印技术的打印原理与常规3D打印没有区别，都是通过逐层打印的方式实现，其本质区别就是，生物3D打印能同时实现支架材料、种子细胞及生长因子于一体，专门致力于治愈和修复病变或受损组织。生物3D打印，简要说来，就是指应用于生物医学研究领域的3D打印，即通过软件分层离散和数控成型的方法，用3D打印技术成型生物材料，特别是细胞等材料的方法。生物3D打印技术目前虽然无法真正意义上实现生物打印器官的临床应用，但已经在包括基于细胞的传感器旧、药物/毒性试验筛选、器官或是肿瘤模型等几方面实现了应用。尽管生物3D打印距离真正临床应用仍有一段距离，但就目前研究的发展趋势，以及各个研究学者不断开始尝试新型个体化支架材料的打印的现状而言，具有较好的临床前景，并将会在不久的未来逐渐实现真正的临床应用。

生物3D打印技术在骨科的应用是最多的，尤其是在骨科临床上的实际应用。这是因为人体骨骼形态不规则，个体形态差异较大，需要个性化定制人工骨骼以满足在临床实际应用中的广泛需求。在骨科临床应用领域主要包括：①仿生模型制造，手术导板、假肢设计；②个性化植入物制造，组织工程支架制造。对比传统的骨科治疗方法，骨生物3D打印更具有优

越性。最初治疗骨损伤是通过自体骨移植的手段，这是最原始且创伤性最大的一种方法。随后，人工关节等医疗植入体的问世和发展，从根本上改变了对慢性终末期疾病的治疗窘境。但是植入物大多只满足短期要求，由于其植入长期后的易失效性、供体器官来源有限及后续的免疫抑制等问题，都无法满足真正植入材料的需求。由此，研究者将重点转到了组织工程及再生医学技术上。自1987年"组织工程"概念提出后，骨科研究领域的科学家们就将其与骨修复相结合，寄希望于通过提取自体组织为细胞源，结合生长因子及活性支架材料，在设计组织工程草图的前提下实现器官再造，即是依据组织工程理念制备骨组织工程复合假体。但通过常规方法合成的支架材料无法同时装载种子细胞和生长因子，这导致骨组织工程符合假体的研究走到了一个瓶颈。而生物3D打印的出现恰好解决了这个疑难。

生物3D打印构建骨组织工程假体时，先通过软件模拟出最终材料形状，再同时将细胞与成型材料混合形成生物墨水，通过特定程序控制支架的三维立体结构，最后通过打印嘴将材料打印出来并成型。除了在构建骨组织工程假体方面有优势之外，生物3D打印技术对模型建立的精度把握也很准确，例如，在颅骨修补方面，生物3D打印与传统方法相比，制备出来的假体能更精确地匹配患者的缺损部位。当然，生物3D打印技术也存在许多亟待完善的问题。生物3D打印技术本身对打印材料要求高，需要打印时材料立即成型，且其在骨科植入物中应用还不成熟，即使最为成熟的EBM技术中电子束与粉末之间的相互作用、变形及残余应力控制、表面粗糙度、内部结构缺陷的控制等关键技术问题和稳定性仍然需要提高。

骨生物3D打印可简单地分为图像数据采集部件、打印机部件及材料存放部件，如下将详细介绍骨生物3D打印体系的图像数据采集系统和打印系统。

信息收集是骨生物3D打印最开始的一步，其收集图像信息主要是为后续打印阶段提供一个指引作用。

医学成像技术是组织工程师用来提供有关3D结构和信息的不可缺少的工具在细胞，组织，器官和生物体水平上起作用。这些技术包括大多数非侵入性成像模式，最多通常是计算机断层扫描（CT）和磁共振成像（MRI）。计算机辅助设计和计算机辅助制造（CAD-CAM）工具（图8-6）和数学建模也是如此用于收集和数字化组织的复杂层析和建筑信息。

用于诊断和介入手术的CT成像是基于不同

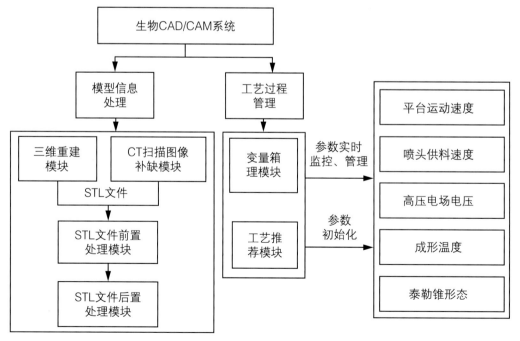

图8-6　生物3D打印CAD-CAM系统的软件组成

的X射线的可变吸收组织。X射线源围绕物体旋转，并作为X射线束穿透身体，传感器测量发射光束强度和角度，并记录数据作为汇编代表组织体积（体素）的像素。这个成像形态产生紧密间隔的组织结构的轴向切片表面渲染和立体光刻编辑完全描述组织的体积。

第二种方法，MRI也可以提供高空间分辨率软组织，具有增加对比度分辨率的优点，其中对于彼此靠近的软组织成像是有用的，不暴露于电离辐射。 MRI使用核磁共振：强磁场会导致核的一小部分被成像的组织与磁场对准。核能量状态的变化产生射频信号，其可以用接收器线圈测量。生物学的对比使用造影剂可以大大增加结构作为钡扫描的钡或碘，氧化铁、钆或金属蛋白用于MRI扫描。这些药物会衰减X射线或增强通常使用的磁共振信号突出结构，如血管，否则将是很难从周围环境中划定出来。

一旦从这些成像获取原始成像数据模态，数据必须使用断层扫描重建进行处理，以产生2D截面图像。3D解剖可以生成表示已进行进一步分析或修改。这个过程被描述为"解剖解剖学"转化为"合成解剖学"。一种生成方法器官或组织架构的基于计算机的3D模型是使用CAD-CAM和数学建模技术。3D解剖学表现产生器官解剖学的视图保留可用于音量的图像体素信息渲染，体积表示和3D图像表示。重建的图像或模型可以以多种方式查看，包括作为轮廓堆叠，作为线框模型，阴影模型或具有可变照明，透明度和反射率的固体模型。

如果目的是产生成像的精确再现器官或组织，2D横截面或3D表示直接用于生物打印应用。或者，直接拷贝患者自身的器官可能不合适（由于疾病或损伤），或者在大规模生产中可能不是经济上可行的。在这些情况下，基于计算机的模型可能完全或部分有助于解剖结构设计，分析和模拟。此外，计算机建模可以帮助预测机械和生物化学性质的制造组织结构。至日期，CT和MRI数据最常用于再生药物提供组织尺寸的具体测量帮助生物打印结构的设计。

Bioscaffolder是一个模块化的3D生物打印平台，提供微尺度的复杂材料打印。它具有多达四个独立的轴，标准单元采用气动挤压机来打印高黏/糊状材料，可选的功能配置包括一个低黏性材料的控制单元，压电分配阀，和注射器挤出机。

目前最常用的3D打印程序是：首先进行螺旋CT扫描得到Dicom文件，用计算机辅助设计（computer-aided design，CAD）软件——Mimics进行三维重建和设计，将重建结果以STL格式文件输入到3D打印机，按照设计图，逐层精确制造出每一层面后叠加起来，从而得到想要的实物模型。

利用CT图像和3D打印技术可使人体三维数字模型转换为医学实体模型。多层螺旋 CT 图像具有空间分辨率高、各向同性等优点，非常适合作为3D打印数据源。而且它的数据正是以DICOM格式存储的。它涵盖了投影数据采集、数据校正和三维图像重建等过程，最终得到被扫描物的图像。而3D打印的标准输入是以三角网格表示的物体 STL 模型。从三维重建图像到最终的待打印STL模型，其中涉及的数据处理和格式转换过程正是两种技术结合的关键。从CT扫描数据到制造出实体医学模型，三维数据的采集是模型制作的第一步。目前常用的方式有软件设计、光学扫描、机械式扫描和放射学扫描4种方式。

CT扫描可以构建完整的人体内部三维模型，并通过灰度值区分骨骼和软组织。早期的人体器官和骨骼模型大多依赖手工制作，随着技术的发展，使用3D打印机制作医学实体模型成为现实。通过CT扫描可以获取患病部位的医学图像。现行的64层螺旋CT与传统的CT相比，在技术上的改进主要有：①以高空间分辨力为基础的纵轴覆盖范围大幅增加，可以同时采集64层亚毫米层厚的图像，旋转1周的覆盖范围最长接近40 mm；②时间分辨力的提高，每周旋转时间缩短至0.33 s；③现实意义上的各向同性扫描。

CT图像最终以不同的灰度来反映器官和组织对X射线的吸收程度。黑影表示低吸收区，即低密度区；白影表示高吸收区，即高密度区，如人体骨骼。CT扫描数据的精度决定了后续处理以及3D打印医学实体模型的精度，理论上前者的精度比后者高。因此，为提高3D打印医学实体模型的精度，关键在于选择合理的CT扫描参数。

Mimics是Materialise公司的交互式的医学影像控制系统。它是一套高度整合而且易用的3D图像生成及编辑处理软件，能输入各种扫描的数据（如CT、MRI），建立3D模型进行编辑，然后输出通用的计算机辅助设计（CAD）、有限元分析（FEA），快速成型（RP）格式，可以在PC机上进行大规模数据交换处理，是连接断层扫描图片与快速成型制造的桥梁，实现骨骼模型的三维模型显示，对数字图像要进行一些修改，首先进行灰度图像的二值化处理，关键在于如何将实际中相连接的骨骼准确分离出来。

第四节　骨科生物3D打印的支架材料

人体骨骼分为很多类别，若按骨骼对力学性能要求来分类，则可分为非承重骨和承重骨两类。现阶段，对人体内的非承重骨替代材料的研究已经十分深入，并且取得了显著进步，而承重骨的研究方面则难度要大很多。人体自然承重骨本身具有的多级孔隙结构的特点，此结构有利于细胞黏附和血管生长等。由此，理想的承重骨支架材料需要具备3D空间上的高度多孔结构。

支架材料是组织工程材料的最基本组成，作为再生的模板和基材，细胞获取营养、生长代谢的场所，支架材料不仅为细胞和组织生长提供了适宜的环境，为细胞的增殖提供了赖以附着的物质基础，还能调控和诱导细胞与组织的分化，形成新的功能性组织、器官。

骨科生物3D打印的支架材料，其结构形貌、力学强度、生物学性能对组织工程骨修复具有很大的影响。组织工程支架材料本身具有一些基本的要求：①最重要的就是具有良好的生物相容性，不能在植入体内后引起免疫反应或炎症；②支架结构应该为三维网状结构，既有利于细胞种植、迁移的多孔网状结构，也同时利于营养物质和新陈代谢的代谢产物的运输；③具有较强的力学性能，以保护支架材料内种子细胞免受损伤；④具有可降解能力，且最好是其降解速率与细胞外基质的再生速率相近，降解后的产物对人体无害并可通过正常代谢途径代谢出体外；⑤具有良好的微观生理环境，具有良好的表面活性，在能与种子细胞黏附的同时，有助于引导种子细胞按一定方向排列、分布，从而引导细胞外基质的排列与分布位置；⑥材料本身易于加工、消毒、灭菌，且方便储存。

骨科生物3D打印常用的材料可分为：金属及合金材料、人工合成无机材料、天然高分子和合成高分子材料及复合材料。其中，人工合成无机材料，例如羟基磷灰石和磷酸三钙等；天然高分子材料，例如壳聚糖、胶原蛋白、明胶、藻酸盐和丝素蛋白等；人工合成高分子材料，例如聚乳酸（PLA）、聚乙醇酸和聚乳酸—羟基乙酸共聚物（PLGA）等。下面将分别详细介绍各种材料的性质特点、优势和缺点。

天然材料来源广泛，组织相容性好，降解产物无毒，但其降解速度不易控制，力学强度不足；人工合成高分子材料有较好的力学强度，但其亲水性差，易导致无菌性炎症；人工合成无机材料组织相容性好，体内易降解，但其脆性较大。

一、打印用人工合成无机材料

人工合成无机材料包括羟基磷灰石、磷酸三钙及无定型磷酸钙（图8-7）等。

羟基磷灰石，又称羟磷灰石，碱式磷酸钙，是钙磷灰石 $[Ca_5(PO_4)_3(OH)]$ 的自然矿物化。但是经常被写成 $[Ca_{10}(PO_4)_6(OH)_2]$ 的

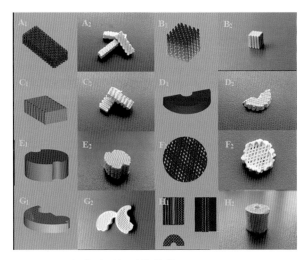

图8-7　3D打印磷酸钙骨修复体

形式以突出它是由两部分组成的：羟基与磷灰石。OH-基能被氟化物、氯化物和碳酸根离子代替，生成氟基磷灰石或氯基磷灰石，其中的钙离子可以被多种金属离子通过发生离子交换反应代替，形成对应金属离子的M磷灰石（M代表取代钙离子的金属离子）。羟基磷灰石（HAP）是脊椎动物骨骼和牙齿的主要无机组成成分，人的牙釉质中羟基磷灰石的含量约96Wt.%（92Vol.%），骨头中也约占到69Wt.%。羟基磷灰石具有优良的生物相容性和生物活性。

磷酸三钙具有良好的生物相容性、生物活性以及生物降解性，是理想的人体硬组织修复和替代材料，在生物医学工程学领域一直受到人们的密切关注。医学上通常使用的是磷酸三钙的一种特殊形态——β-磷酸三钙。β-磷酸三钙主要是由钙、磷组成，其成分与骨基质的无机成分相似，与骨结合好。动物或人体细胞可以在β-磷酸三钙材料上正常生长、分化和繁殖。通过大量实验研究证明：β-磷酸三钙对骨髓造血机能无不良反应，无排异反应，无急性毒性反应，不致癌变，无过敏现象。因此，β-磷酸三钙可广泛应用于关节与脊柱融合、四肢创伤、口腔颌面的外科、心血管外科，以及填补牙周的空洞等方面。

二、打印用高分子材料

高分子材料主要分为天然高分子材料和合成高分子材料。

天然支架材料，主要包括了胶原、糖胺聚糖、壳聚糖、藻酸盐等。此类支架材料最显著的优点就是具有良好的组织相容性和血液相容性，拥有利于细胞附着、促进细胞增殖分化的能力，且具有一定降解性能，降解产物无毒性；但同时也存在着力学性能不高、无法给种子细胞提供稳定支撑的缺点。

胶原（collagen）作为人体内含量最为丰富的蛋白，占蛋白总数的30%，且以细胞外基质含量最高。Ⅰ型胶原主要存在于皮肤、骨和肌腱中，较容易提取，且此类胶原本身就具有很好的交联性能。Ⅱ型胶原是关节软骨中的主要胶原，是由三条 α_1（Ⅱ）链构成的同质三聚体，较Ⅰ型胶原而言，其来源较少且本身交联性能较差。

壳聚糖（chitosan）又称为脱乙酰几丁质、聚氨基葡萄糖，分子结构类似于GAG，主要结构单元为葡糖胺。

合成高分子类支架材料：目前用于构建合成支架的材料主要包括聚乳酸、聚羟基乙酸、聚氨酯等。聚乳酸的聚合物有较好的机械性能，降解速率易于调解，进入人体后可被降解成乳酸单体，最终被分解为二氧化碳和水排出体外。聚羟基乙酸进入体内后可逐步降解为羟基乙酸，作为机体正常代谢中间产物，参加体内代谢。

三、打印用复合材料

此类支架一般定义为由两种或两种以上的天然支架材料或合成支架材料相互复合而成，主要可以是天然材料之间、合成材料之间及天然—合成材料之间的复合。由此制备出来的复合材料具有更为优良的性能，如可控的力学性能及降解速率、稳定的多孔网状结构、更好的组织细胞黏附作用等。天然材料复合典型例子有胶原/糖胺聚糖、胶原/壳聚糖等复合支架，合成材料复合有聚乳酸/羟基乙酸、PGA/羟基磷灰石等复合支架。

多种不同特性和不同功能材料的复合打印技术有待突破，特别是在骨科器械领域需求尤为明显，例如金属与陶瓷的复合打印、金属或陶瓷与高分子材料的复合打印，软硬组织的复合打印，不同功能的活性组织在细胞级别的打印等；PLA-HA复合材料是骨组织工程中常用的生物支架材料。是一种具备优良生物相容性、较高力学强度和生物降解性的聚合物，其强度和刚度同时也具有可衰减性，然而它的生物活性较弱。具备良好的生物相容性和骨传导性，能为骨细胞黏附生长提供良好环境，有助于新骨的形成和生长，同时可提高材料韧性，满足一定的力学强度要求，但由于缺乏足够的强度和疲劳承受能力，不适合作为结构材料使用。以PLA为基质、HA为生物加强相，通过3D打印技术制备的PLA-HA复合支架材料具有良

好的生物相容性、合适的强度和韧性，是一种较理想的新型支架材料。

多种不同特性和不同功能材料的复合打印技术有待突破，特别是在骨科器械领域需求尤为明显，例如金属与陶瓷的复合打印、金属或陶瓷与高分子材料的复合打印，软硬组织的复合打印，不同功能的活性组织在细胞级别的打印等。Ding等利用该技术实现骨软骨双相支架的打印，再生骨、软骨组织生物力学性能与正常状态接近，且骨软骨界面整合良好。Ciocca等利用3D打印技术制造个体化羟基磷灰石支架来替代羊下颌骨髁突，取得较满意效果。Lee等以聚己酸内酯及壳聚糖为原材料，通过3D打印技术构建个体化髁突支架，取得理想效果。

第五节　骨科生物3D打印的种子细胞及生长因子

种子细胞，顾名思义，其定义可以理解为用于修复目的缺损或病变组织或器官的组织工程细胞源。正如组织工程理念所述，种子细胞是组织工程中三大要素之一，是组织工程复合假体发挥更强生物学效应的关键因素。如果将组织工程支架材料比作一栋房子，那种子细胞则是住在这房子里的人，再加上房屋内的装潢（即生长因子），既可构成一户完整的家（即建出一个组织工程复合假体）。

对于骨科研究而言，现今种子细胞的研究热点主要包括：成骨潜能、体外扩增能力、细胞寿命及可供转基因性等。近年来国内外学者主要致力于对骨膜细胞、骨髓间充质干细胞、成纤维细胞及胚胎干细胞等的研究并取得了一定成果。但是上述细胞作为种子细胞，由于存在组织来源有限、取材时组织损伤或伦理学问题，限制了其在骨组织工程中的应用。

然而，3D打印材料仍存在诸如3D打印材料后期成骨性能、降解速度及生物力学性能有待研究；改良其孔径及孔隙率能否进一步促进骨组织新生；植入体内的3D打印复合材料与新生

血管的具体关系；随着3D打印技术第三阶段的到来，能否实现与种子细胞的同步打印，促进组织工程新领域的扩展等问题。相信不久的将来，这些问题都会得到解决。

一、种子细胞的选择

在生物3D打印中，正确的种子细胞选择对组织或器官的重建至关重要。生物3D打印的种子细胞筛选具有一定要求。首先，生物3D打印所选用的细胞必须满足理想的种子细胞应具备的要求，例如取材容易，对机体损伤小，体外培养时增殖力强、易稳定表达成骨细胞表型，植入体内后能耐受机体免疫，继续快速产生成骨活动，且无致瘤性等特点。第二，生物3D打印所选用的细胞在增殖生长后必须具有足够且适当的数量，若是细胞增殖能力有限，细胞数量过少，则无法给骨组织提供足够的生长效力来重建组织；若细胞数量过多，则会导致增生或细胞凋亡，二者均不利于组织重建。第三，生物3D打印种子细胞的筛选主要是根据治疗部位来决定，不同细胞作用与不同组织及器官。

目前应用于骨组织工程研究的种子细胞主要有间充质干细胞（mesenchymal stem cells，MSCs）、成骨细胞、胚胎干细胞（embryonic stem cells，ESC）、诱导多能干细胞（induced-pluripotent stem cells，iPSCs）、血管内皮细胞、脂肪来源干细胞等。

所有的种子细胞都具有各自的特点，对于组织工程骨的形成都发挥着非常重要的作用。种子细胞促进组织工程骨形成的关键在于其分化形成成骨细胞和新生血管间充质干细胞来源广泛，骨髓组织、脂肪组织、外周血、脐带血和羊水中均可提取到MSC，MSC可以分化成多种细胞，如骨细胞、脂肪组织和软骨，在机体受伤时，MSC可以通过血液循环迁移到受损部位进行损伤的修复。

1. 间充质干细胞

主要来源于发育早期的中胚层和外胚层，本身具有高度增殖和多向分化的能力，能在一定的诱导作用下分化成为受损软骨区域所需的软骨细胞，因此，MSCs也是软骨组织工程修复术中优先选择的种子细胞。除了以上优点外，MSCs也存在部分仍未解决的疑难问题，如MSCs现今没有固定统一的体外培养方法，诱导MSCs细胞定向分化的机制仍未明确，提取MSCs的纯度还仍待提高等。

2. 胚胎干细胞

胚胎干细胞属于组织工程中的新型种子细胞，是胚胎发育早期（囊胚期）的内细胞团中未分化的细胞，属于全能干细胞，具有高度增殖分化能力，是组织工程重建组织、器官工程中优先考虑的种子细胞。在软骨组织工程中胚胎干细胞的研究还处在初级阶段，因而也存在部分疑问，如ESCs的分化调控机制仍未十分明确。

根据提取来源不同可以分为自体细胞和异体细胞。其中，自体细胞作为本体细胞源有低免疫原性的优势，但也存在来源有限等缺点；而异体细胞满足来源较广泛的条件，但却存在一定免疫原性和病毒传递的风险。

二、生长因子的选择

骨组织的再生过程是一个连续的、多阶段的，由多种细胞参与、受多种细胞因子调控的过程。目前，发现和研究较多的骨诱导因子是骨形态发生蛋白（BMP）、转化生长因子-β（TGF-β）、血小板衍生生长因子（PDGF）、成纤维细胞生长因子（FGF）、类胰岛素生长因子（IGF）等，主要的血管诱导因子是血管内皮生长因子（VEGF）。骨的生成通过这些生长因子的联合作用，诱导未分化的间充质干细胞进行迁移、分化、成熟以及完成矿化，最终形成新骨。因此，这些生长因子也成为骨科生物3D打印常常使用的一些生长因子。在所有的促成骨性生长因子中，BMP被认为是最有效的成骨诱导生长因子，属于TGF-β超家族。特别是已经商品化的重组人骨形态发生蛋白-2（rhBMP-2），被证明具有强大的体内成骨诱导能力，不仅在科学研究中被广泛采用，也被FDA批准可用于临床上骨损伤的治疗。例如：Li等提出利用3D打印技术构建一种介孔硅/磷酸钙骨水泥（MS/CPC）的新型复合支架，该支架具有介孔和大孔结构，这样的多级结构不仅可以延长负载的rhBMP-2的释放时间，也有利于植入体内后的组织长入。从支架释放的硅离子有效刺激新血管的形成，rhBMP-2的释放诱导新骨的生成，二者共同作用促进骨组织再生（图8-8）。此外，VEGF由于可直接作用于内皮细胞，促进内皮细胞增殖，诱导血管新生，常被添加到支架材料中，使支架材料具有促血管生成的效果。如：Kaigler等将VEGF装载到胶原中，发现装载有VEGF的胶原支架能够显著性地促进大鼠颅骨缺损处新生血管的形成，最终促进骨修复。

三、生长因子的负载方法

生长因子作为细胞的重要调节因子，在组织修复过程中具有重要的作用。而生长因子在溶液中的活性半衰期短，易因环境温度、pH变化以及酶的作用而失活。近年来，围绕生长因子活性保护难题，随着组织工程的发展形成了共价接枝、微载体化（微粒、微凝胶）和肝素化保护等方法。

但是在生物3D打印中，生长因子的负载

方法受制于打印材料的成型技术。在热塑型的打印材料中，如聚己内酯（PCL）的打印温度在80℃左右，而聚乳酸（PLA）的打印温度在180～220℃，由于在打印过程中需要保持较高的温度，难以维持生物因子的生物活性，因此使用这些材料制备支架的时候就需要将3D支架先打印出来，然后利用支架材料的结构特征、表面性质等负载生长因子。而对于水凝胶类支架或含有凝胶成分的支架可以在制备过程中加入生长因子，或者将生长因子混于凝胶溶液或包裹在凝胶微球内部。例如，Du等利用胶原微纤维吸附改造的BMP-2蛋白，再与细胞和甲基丙烯酰胺改性明胶一起3D打印，在打印过程中进行光交联得到最终的3D支架（图8-9）。Poldervaart等利用制得的明胶微粒负载BMP-2，然后与海藻酸一起打印，通过氯化钙交联得到成型的3D支架（图8-10）。BMP-2从制备的水凝胶体系中的释放时间可达3周，体内外实验显示构建的BMP-2负载体系能够诱导骨髓基质干细胞的成骨分化和异位骨生成。

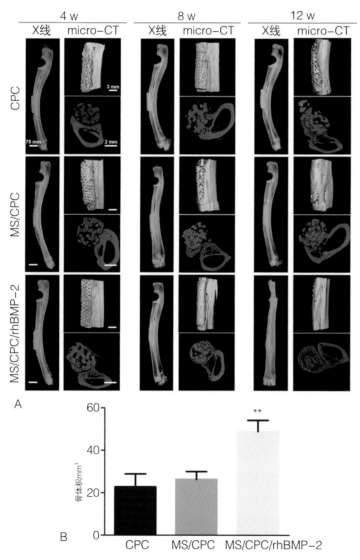

图8-8　MS和rhBMP-2对成骨作用的影响
A. X-射线成像。B. 新生骨的骨体积

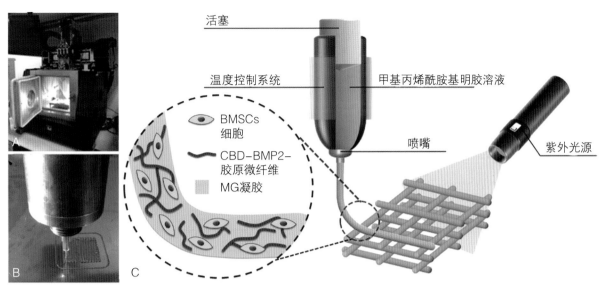

图8-9 使用定制打印机制备3D支架
A.3D打印机配备制冷系统。B.打印喷头。C.打印过程和光交联过程的示意图

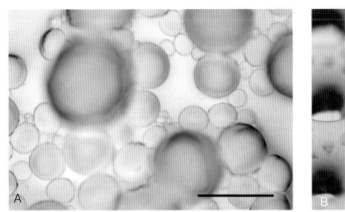
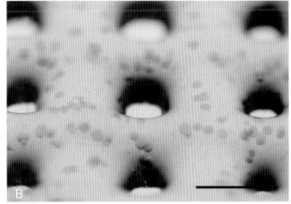

图8-10 3D打印的明胶微粒
A.明胶微粒。B.明胶微粒在3D打印的海藻酸里

第六节 生物3D打印的伦理问题和发展重点

一、生物3D打印的伦理问题

3D打印是目前最具创新性的技术之一，正在革新医疗技术行业。然而，除了技术问题，伦理、政策、法规方面的问题也不容忽视。本文介绍了3D生物打印的重要组成部分和研究进展，希望将受众与科技人员联系起来，从科学家到商人，工程师到临床医师。在此基础上，

这项技术的应用还需要"完整"政策方法，一个有效的方式可能是设置一个多学科国际专家小组就政策框架开展，研究内容包括"硬"3D生物打印的"软"影响，如相关的伦理挑战，专利以及有效的控制措施，以防止滥用；建立国家级别小组评估风险—利益分析，考虑人口的文化和宗教观点和其他法律和社会方面，可能是一个很好的起点。

二、生物3D打印的发展重点

在近几年，科研人员不仅研发了不同的3D生物打印技术，也从功能性组织、器官单元制造到药物筛选模型构建方面发现了3D生物打印改变组织工程未来的可能性。通过打印负载细胞的生物材料可以制造含个性化结构和组分的仿生单元，例如血管、心脏、肾脏、软骨和皮肤等。每个组织都高度复杂，可能需要结合不同的打印技术和生物墨水来构建实现仿生各向异性和功能性。虽然进展如此迅速，制造功能化组织并应用于临床仍需时日，许多方面还存在难点需要攻克，事项需要注意，主要有以下几方面。

1. 计算机仿真和数学模型用于研究并预测组织长合情况可能能够帮助优化设计过程，但是目前缺少关注。

2. 很多发表的研究使用的是永生化，抗打印过程压力的细胞。然而，用于再生组织需尽可能使用原代细胞。

3. 打印后细胞活性、表型和功能需要长期观察，目前许多研究为短期（1天～2周）。

4. 打印符合人体需求的大尺度组织仍然限于现有打印技术的速度慢、精度低的缺点难以实现。需研发新的打印技术，如生物友好型光敏打印技术。

5. 保持人尺度3D组织结构中的细胞活性和营养传输仍然是个挑战，合适的后处理技术如灌流生物反应器需要研发。

6. 研发仿生组织细胞外基质的生物墨水是生物打印中的一个重要环节。然而，现有可负载细胞用的打印凝胶种类有限，需要进一步研发具有力学性能和流变性能可调的新型功能性生物墨水。

7. 深入理解细胞与生物墨水的相互作用，3D打印组织在形成过程中的分子通路能够更好地将具有生物安全性的生物打印组织用于人体。

8. 通过智能水凝胶（温度敏感，pH敏感，光，电或磁敏感）的使用，4D打印是一个将来的发展方向. 智能凝胶制备的仿生结构能够更好地根据应用需求改变形状和功能。

参考文献

1. Langer R. Tissue engineering. Science, 1993, 260(5110): 920-926.

2. 高春华, 黄新友. 组织工程与生物材料. 生物医学工程学进展, 2003, 24(4): 46-49.

3. 王佃亮. 组织工程的诞生与发展——组织工程连载之一. 中国生物工程杂志, 2014, 34(5): 122-129.

4. Holzwarth J M, Ma P X. Biomimetic nanofibrous scaffolds for bone tissue engineering. Biomaterials, 2011, 32(36): 9622-9.

5. Schwartz S D, Hubschman J P, Heilwell G, et al. Embryonic stem cell trials for macular degeneration: a preliminary report. Lancet, 2012, 379(9817): 713-720.

6. Dong J, Uemura T, Shirasaki Y, et al. Promotion of bone formation using highly pure porous beta-TCP combined with bone marrow-derived osteoprogenitor cells. Biomaterials, 2002, 23(23): 4493-4502.

7. 裴国献, 金丹. 骨组织工程研究进展. 中华创伤骨科杂志, 2004, 6(1): 38-42.

8. 王佃亮. 种子细胞——组织工程连载之三. 中国生物工程杂志, 2014, 34(7): 108-113.

9. Loh Q L, Choong C. Three-dimensional scaffolds for tissue engineering applications: role of porosity and pore size. Tissue Eng Part B Rev, 2013, 19(6): 485-502.

10. 黄明华, 陈庆华, 刘美红,等. 组织工程支架材料研究进展及发展趋势. 材料导报, 2006, 20(f11):365-368.

11. 邱建辉, 彭东亮, 史廷春,等. 组织工程支架. 新医学, 2009, 40(2):121-124.

12. Mikos A G, Temenoff J S. Formation of highly porous biodegradable scaffolds for

tissue engineering. Foreign Medical Sciences Biomedical Engineering, 2001, 3(2):23-24.

13. 董茂盛, 王佃亮. 生物支架材料——组织工程连载之二. 中国生物工程杂志, 2014, 34(6):122-127.

14. Biondi M, Ungaro F, Quaglia F, et al. Controlled drug delivery in tissue engineering ☆. Advanced Drug Delivery Reviews, 2008, 60(2):229-242.

15. Chen R, Wang J, Liu C. Biomaterials Act as Enhancers of Growth Factors in Bone Regeneration. Advanced Functional Materials, 2016, 26(48):138-140.

16. Nguyen M K, Alsberg E. Bioactive factor delivery strategies from engineered polymer hydrogels for therapeutic medicine. Progress in Polymer Science, 2014, 39(7):1236.

17. Bose S, Roy M, Bandyopadhyay A. Recent advances in bone tissue engineering scaffolds. Trends in Biotechnology, 2012, 30(10):546-54.

18. Yoshida T, Kikuchi M, Koyama Y, et al. Osteogenic activity of MG63 cells on bone-like hydroxyapatite/collagen nanocomposite sponges. Journal of Materials Science Materials in Medicine, 2010, 21(4):1263-1272.

19. Wang Y, Wang K, Li X, et al. 3D fabrication and characterization of phosphoric acid scaffold with a HA / β -TCP weight ratio of 60:40 for bone tissue engineering applications. Plos One, 2017, 12(4):e0174870.

20. Place E S, Evans N D, Stevens M M. Complexity in biomaterials for tissue engineering. Nature Materials, 2009, 8(6):457-470.

21. Place E S, Evans N D, Stevens M M. Complexity in biomaterials for tissue engineering. Nature Materials, 2009, 8(6):457-470.

22. Salgado A J, Coutinho O P, Reis R L. Bone tissue engineering:state of the art and future trends. Macromolecular Bioscience, 2010, 4(8):743-765.

23. Polak J M, Hench L L, Kemp P. Future Strategies for Tissue and Organ Replacement. Imperial College Press, 2002.

24. Bajaj P, Schweller R M, Khademhosseini A, et al. 3D Biofabrication Strategies for Tissue Engineering and Regenerative Medicine. Annual Review of Biomedical Engineering, 2014, 16(16):247.

25. Holzwarth J M, Ma P X. Biomimetic nanofibrous scaffolds for bone tissue engineering. Biomaterials, 2011, 32(36):9622-9.

26. Taherkhani S, Moztarzadeh F. Fabrication of a poly(-caprolactone)/starch nanocomposite scaffold with a solvent-casting/salt-leaching technique for bone tissue engineering applications. Journal of Applied Polymer Science, 2016, 133(23):n/a-n/a.

27. Whang K, Thomas C H, Healy K E, et al. A novel method to fabricate bioabsorbable scaffolds. Polymer, 2015, 36(4):837-842.

28. Liu X, Ma P X. Phase separation, pore structure, and properties of nanofibrous gelatin scaffolds. Biomaterials, 2009, 30(25):4094.

29. Lei B, Shin K H, Noh D Y, et al. Nanofibrous gelatin–silica hybrid scaffolds mimicking the native extracellular matrix (ECM) using thermally induced phase separation. Journal of Materials Chemistry, 2012, 22(28):14133-14140.

30. Kim H J, Park I K, Kim J H, et al. Erratum to:Gas foaming fabrication of porous biphasic calcium phosphate for bone regeneration. Tissue Engineering & Regenerative Medicine, 2012, 9(4):232-232.

31. Mooney D J, Baldwin D F, Suh N P, et al. Novel approach to fabricate porous sponges of poly(D, L-lactic-co-glycolic acid) without the use of organic solvents. Biomaterials, 1996, 17(14):1417-22.

32. Xu T, Miszuk J M, Zhao Y, et al. Electrospun Polycaprolactone 3D Nanofibrous Scaffold with Interconnected and Hierarchically Structured Pores for Bone Tissue Engineering. Advanced Healthcare Materials, 2015, 4(15):2238.

33. Chen W, Chen S, Morsi Y, et al. Superabsorbent 3D scaffold based on electrospun nanofibers

for cartilage tissue engineering. Acs Applied Materials & Interfaces, 2016, 8(37):24415.

34. 石静, 钟玉敏. 组织工程中3D生物打印技术的应用. 中国组织工程研究, 2014, 18(2):271-276.

35. Kalyani S, Dhiman N, Laha A, et al. Three-Dimensional Bioprinting for Bone Tissue Regeneration. Current Opinion in Biomedical Engineering, 2017.

36. 金嘉长, 王扬, 马维虎, 等. 3D生物打印技术在组织工程支架构建与再生中的应用进展. 航天医学与医学工程, 2016, 29(6):462-468.

37. Murphy S V, Atala A. 3D bioprinting of tissues and organs. Nature Biotechnology, 2014, 32(8):773-785.

38. Wu C H, Wang K L, Lu T M. Perplexing epigastric pain-coincident myocardial infarction and acute pancreatitis. Intern Med, 2010, 49(2):149-153.

39. Smith C M, Stone A L, Parkhill R L, et al. Three-dimensional bioassembly tool for generating viable tissue-engineered constructs. Tissue Engineering, 2004, 10(10):1566-1576.

40. Chang R, Nam J, Sun W. Effects of dispensing pressure and nozzle diameter on cell survival from solid freeform fabrication-based direct cell writing. Tissue Eng Part A, 2008, 14(1):41-48.

41. Kretlow JD, Mikos AG. Review:Mineralization of synthetic polymer scaffolds for bone tissue engineering. Tissue Eng. 2007, 13(5):927-938.

42. Constantz BR, Ison IC, Fulmer MT et al. Skeletal repair by in situ formation of the mineral phase of bone. Science. 1995, 267(5205):1796.

43. Liu DM, Troczynski T, Tseng WJ. Water-based sol-gel synthesis of hydroxyapatite:Process development. Biomaterials, 2001, 22(13):1721-1730.

44. 戴红莲, 闫玉华, 等. α-TCP/TTCP骨水泥的降解性能研究. 硅酸盐通报, 2001, 4:9-13.

45. Jin R, Moreira L T, Dijkstra P J, et al. Injectable chitosan-based hydrogels for cartilage tissue engineering. Biomaterials, 2009, 30(13):2544-2551.

46. Ferri J M, Jordá J, Montanes N, et al. Manufacturing and characterization of poly(lactic acid) composites with hydroxyapatite. Journal of Thermoplastic Composite Materials, 2017:089270571772901:4

47. Ding C, Qiao Z, Jiang W, et al. Regeneration of a goat femoral head using a tissue-specific, biphasic scaffold fabricated with CAD/CAM technology. Biomaterials, 2013, 34(28):6706-16.

48. Ciocca L, De C F, Fantini M, et al. CAD/CAM and rapid prototyped scaffold construction for bone regenerative medicine and surgical transfer of virtual planning:a pilot study. Computerized Medical Imaging & Graphics, 2009, 33(1):58-62.

49. Lee J Y, Choi B, Wu B, et al. Customized biomimetic scaffolds created by indirect three-dimensional printing for tissue engineering. Biofabrication, 2013, 5(4):045003.

50. Stevens M M, George J H. Exploring and engineering the cell surface interface. Science, 2011, 100(3):1135-1138.

51. Croteau S, Rauch F, Silvestri A, Hamdy RC. Bone morphogenetic proteins in orthopedics:from basic science to clinical practice. Orthopedics, 1999, 22(7):686-695.

52. Boerckel J D, Kolambkar Y M, Dupont K M, et al. Effects of protein dose and delivery system on BMP-mediated bone regeneration. Biomaterials, 2011, 32(22):5241-5251.

53. Li C, Jiang C, Deng Y, et al. RhBMP-2 loaded 3D-printed mesoporous silica /calcium phosphate cement porous scaffolds with enhanced vascularization and osteogenesis properties. Scientific Reports, 2017, 7:41331.

54. Hankenson K D, Gagne K, Shaughnessy M. Extracellular signaling molecules to promote fracture healing and bone regeneration. Advanced Drug Delivery Reviews, 2015, 94:3-12.

55. Kaigler D, Silva E A, Mooney D J. Guided bone regeneration using injectable vascular

endothelial growth factor delivery gel. Journal of Periodontology, 2013, 84(2):230-238.

56. Miyagi Y, Chiu L L, Cimini M, et al. Biodegradable collagen patch with covalently immobilized VEGF for myocardial repair. Biomaterials, 2011, 32(5):1280.

57. Shen Y H, Shoichet M S, Radisic M. Vascular endothelial growth factor immobilized in collagen scaffold promotes penetration and proliferation of endothelial cells. Acta Biomaterialia, 2008, 4(3):477-489.

58. Kolambkar Y M, Dupont K M, Boerckel J D, et al. An alginate-based hybrid system for growth factor delivery in the functional repair of large bone defects. Biomaterials, 2011, 32(1):65-74.

59. Lim J J, Hammoudi T M, Bratt-Leal A M, et al. Development of nano- and microscale chondroitin sulfate particles for controlled growth factor delivery. Acta Biomaterialia, 2011, 7(3):986-995.

60. Du M, Chen B, Meng Q, et al. 3D bioprinting of BMSC-laden methacrylamide gelatin scaffolds with CBD-BMP2-collagen microfibers. Biofabrication, 2015, 7(4):1-10.

61. Poldervaart M T, Wang H, Stok J V D, et al. Sustained Release of BMP-2 in Bioprinted Alginate for Osteogenicity in Mice and Rats. Plos One, 2013, 8(8):726.

62. Vijayavenkataraman S, Wei-Cheng Y , Lu W F, et al. 3D bioprinting of tissues and organs for regenerative medicine. Advanced Drug Delivery Reviews, 2018, (8):865-868.

基于医学图像的手术导航技术已成为数字骨科的重要组成部分。利用计算机虚拟手术规划设计的精确的手术，需要在手术室精确地实施。通过红外光学、电磁或超声定位技术，可以跟踪患者手术部位和手术器械的空间位置，并将其映射为导航设备屏幕中患者手术部位三维图像与虚拟手术器械之间的关系，引导医生按规划进行精准手术，成为实现骨科手术精准化的重要手段。

本章在介绍今天空间定位技术的基础上，重点阐述临床中主要应用的红外光学定位技术；导航软件的组成及其性能；术中配准技术；手术工具的标定技术；骨科临床使用的基于骨骼特征点、基于C形臂X线影像和基于患者手术部位三维组织模型的三种导航技术；特别是将个体化植入物精准植入的创新导航技术，为骨科各领域导航技术的应用提供共性知识平台。

第一节　手术导航系统综述

一、手术导航国内外研究现状

手术导航技术的最早应用是1907年Horsley和Clarke在小动物身上的实验研究。由于利用体外解剖标志位置来确定体内位置，精度较差，不能应用于人体手术。直到1947年，Spiegal和Wycis采用一种被称作"气脑造影术"的图像技术给软组织标志予以空间定位，才首次开创了导航系统在人体手术中的应用。这期间，瑞典的Leksell和Riechert，法国的Talaiach也发展了各自的基于投影影像技术的定位系统。20世纪50年代至60年代，导航系统开始广泛应用于丘脑切开手术中，但这一时期的导航系统都是基于平面影像。CT技术的出现和发展，使得三维空间定位成为可能，为导航系统的发展提供了广阔的空间。1986至1987年间，Watanabe、Roberts及Basel工作组几乎同时开发出第一台应用于神经外科手术的CT交互式导航系统，其中，Watanabe和Basel工作组是用机械臂进行跟踪，而Roberts则采用超声的方法。之后近30年来，美国、德国、瑞士、法国、加拿大、日本等国家的政府、公司和研究机构投巨资从事计算机辅助手术相关领域的研究，各种导航系统相继问世，有的已经实现了商业化，并逐渐应用于临床。表9-1列出了国外手术导航系统的主要公司及产品应用领域。

在国内，深圳安科高技术股份有限公司于2000年成功开发出国内第一台神经外科手术导航系统——ASA-610V系统，随后开发的ASA-630V手术导航系统主要用于基于C形臂X线机的髓内钉骨科手术，该系统可自动校正X线图像形变,快速进行系统的自动定标，通过测量工具可选择入点、钻孔方向、螺钉深度、长度及位置等，引导医生进行手术。其他国产手术导航系统（如图9-1所示）包括：上海英迈吉东影图像设备有限公司的Angelplan—CAS1000系统（用于神经外科）、北京新博医疗技术有限公司的IGS-MF系统（用于穿刺活检、冷冻消

表9-1 国外手术导航系统的主要公司及产品应用领域

公司名称	系统名称	应用领域
Aesculap	OrthoPilot	膝关节、髋关节
Biomedicom	FRACAS	长骨断裂
BrainLAB	VectorVision Fluoro VectorVision Hip VectorVision Knee	脊柱 髋关节 膝关节
Cbyon	Cbyon Suite	脊柱
Medivision	Medivision System	脊柱、膝关节、髋关节、创伤等
Medtronic	ION	神经外科手术、基于荧光透视的脊柱手术
Ohio Medical	Mayfield/ Acciss System	脊柱
ORTHOsoft	Navitrack System	各类骨科手术
Radionics	Optical Tracking System	基于荧光透视的脊柱手术
SNN	SNN Fluoro 2.0	脊柱
Stryker Leibinger	Stryker Navigation System	神经外科、脊柱、创伤、膝关节及其他骨科手术
VTI	FluoroTrack InstaTrak3500	脊柱手术 HipNav 系统用于髋关节置换
Z-KAT	Voyager 2001	脊柱及其他骨科手术

融、粒子植入治疗等临床手术）、复旦大学宋志坚教授团队开发的excelim-04系统（用于神经外科）、上海交通大学王成焘教授团队开发的JiuxinNavi系统（用于颅颌面外科与骨科等）。

北京航空航天大学机器人研究所与海军总医院神经外科中心合作研制了机器人辅助神经外科手术系统。它采用PUMA262标准工业机器人，术前对CT图像进行3D重建，经过术中与术前坐标空间转换，再经过机器人控制，将探针指向穿刺靶点。这项研究虽然也涉及了导航技术，但主要是机器人技术的应用。上海交通大学庄天戈教授所领导的医学图像研究室对手术导航相关图形图像技术及定位跟踪硬件设备进行了研究或开发。费保蔚给出了基于CT/MRI/DSA图像的立体定位算法和图像配准方法，利用DSA进行了无框架立体定位的研究，经过人的颅骨实验定位精度达到2.0mm。秦斌杰对术前三维多模医学图像配准进行了研究，应用基于体素灰度的配准方法，设计完成了多分辨率配准三维多模医学图像的工具——MedReg。孙九爱对被动式多眼定位器进行了研究，将整个系统的精度分为立体定位精度和配准精度，并总结了影响临床精度的可能误差源。

二、骨科手术导航系统的主要模式

与神经外科手术相比，骨关节外科手术有其自身的特点与需求。为适应骨关节外科手术而开发的导航系统主要存在以下三种模式：

· 基于CT/MRI断层图像的手术导航系统
· 基于X线透视图像的手术导航系统
· 无影像手术导航系统

基于CT医学断层图像的手术导航系统是在对CT图像进行三维可视化的基础上进行的。其最大的优越性在于：可以由CT图像获得解剖组织丰富的三维信息，从而加以充分利用。该类导航是最早开展研究的骨科手术导航系统，典型的系统有Digioia等开发的HipNav髋关节手术导航系统，Langlotz等开发的脊柱手术导航系统。近年来，随着骨科手术导航研究的不断深入，MRI等其他医学断层图像也开始被使用来用于识别患骨周围重要软组织，因此我们将这类导航统称为基于CT/MRI断层图像的手术导航系统。尽管这种类型的导航系统仍然是未来的主要发展方向，在临床上也积累了许多成功的案例，但也存在一些缺陷，主要包括：术前的CT三维重建模型与术中患骨解剖结构之间的配准精度有待提高、CT扫描增加了患者的经济负

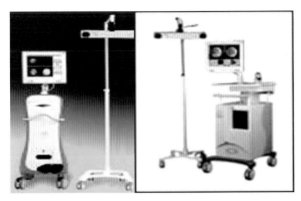

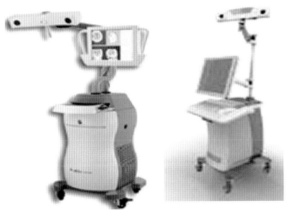

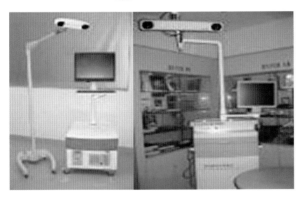

图9-1　我国研制的手术导航系统

担等。

　　基于C形臂X线透视的导航系统及其临床应用是最近几年来发展起来的。相对于基于CT的导航系统，它省去了术前的手术计划以及较为烦琐的术前——术中配准过程。在术中，通过光学定位系统以及C形臂成像系统，可以实时获得患者的X线图像、手术工具、C形臂之间的空间位置关系；通过实时的体视化技术，可以预先模拟手术器械在X线投射图像中的行进路线，从而直观、形象地帮助医生完成手术工具的精确定位和导向。典型的系统有Medtronic推出的Stealthstation脊柱手术导航系统，BrainLab推出的VectorVision手术导航系统（如图9-2所示），Z-Kat推出的Voyager手术导航系统。该类系统的关键技术包括：对传统的C形臂成像系统进行标定、对输出的二维X线失真图像进行校正，以及手术实体在二维X线图像中的实时可视化等。其适用范围较为有限，主要适用于手术规划相对简单、对三维可视化功能要求不要的场合，如：椎弓根钉植入等脊柱手术等。

　　人们从临床应用方便及实时性强等角度考虑，又采取了一种新型的手术导航技术，即无需任何解剖图像信息，只需术中通过光学定位跟踪器实时提取患骨的解剖结构，我们定义该类型系统为无影像手术导航，这种类型的导航系统仅适用于那些解剖结构暴露充分的手术，典型的是全膝置换手术。该系统既不需要术前CT扫描，也不需要术中X线或超声波图像，只需医生在术中用探针点取解剖结构的特征点即可。1995年Dessenne等最早将该技术应用在前十字交叉韧带重建手术，取得了满意的手术效果，随后该技术又不断得到拓展和发展，应用到全膝置换手术中。最近，研究人员又为该系统提供了全膝置换的软组织平衡及韧带功能重建的手术模拟和评价等功能。最后的患骨切削和韧带修复过程都是在导航系统的辅助下由医生完成手术操作。目前研制的无影像手术导航系统主要有瑞士STRATEC Medical推出的Medivision骨科导航系统，德国BRAUN（蛇牌公司）推出的OrthoPilot膝关节手术导航系统（如图9-3所示）等。

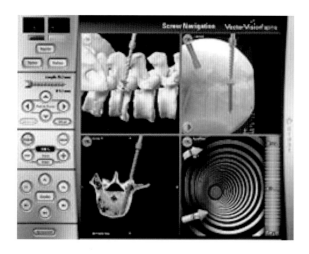
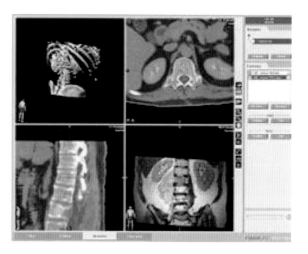

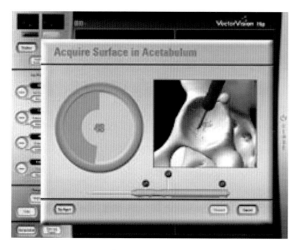
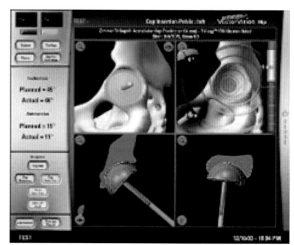

图9-2　BrainLab的脊柱手术导航系统和全髋关节置换手术导航系统

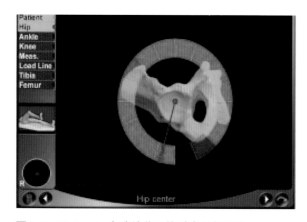
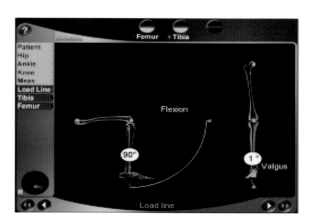

图9-3　Orthopilot全膝关节置换手术导航系统

第二节　手术导航关键技术

一、光学定位跟踪系统

在手术导航各种定位跟踪技术中，光学定位法因其精度高、可靠性好而成为目前手术导航系统中的主流定位方法。加拿大NDI（Northern Digital Inc.）公司是全世界空间测量设备设计和制造领域的权威厂商，其生产的Polaris混合式光学定位跟踪仪（如图9-4所示）专为医学领域应用而开发，许多著名医疗器械厂商推出的手术导航系统中都采用了该设备，得到了计算机辅助手术研究领域的广泛认同。Polaris定位跟踪系统的核心设备是位置传感器(Position Sensor/Localizer)和跟踪工具（Sensing Tool）。

位置传感器由一组装有红外线滤波片的CCD摄像头构成，摄像头周围有一圈红外线发射器。摄像头的个数是位置传感器最根本的特性，二摄像头传感器（2-Camera Sensor，2CS）的CCD摄像头采用的是二维阵列的CCD晶片，每一个摄像头在工作时均会产生一幅二维图像，显示测量空间中的点状红外能量（IR energy）。该点与相应摄像头中心的连线表示了红外能量在摄像头坐标系中的位置和方向。位置传感器与跟踪工具之间存在某种能量交换，通过换算可以得到跟踪工具的空间位置。为了用跟踪工具表征测量目标在位置传感器中的坐标信息，需要将跟踪工具与测量目标设计成一体，如此便可以通过跟踪工具的空间位置以及二者之间的坐标变换关系求得测量目标的空间位置。

跟踪工具由跟踪标记(Tracker/Marker)装在刚性框架（参考架）上而构成，用于定义跟踪工具的参考坐标系信息，因而跟踪标记数量必须大于3。根据跟踪工具是否有源（如图9-5所示），将其分为主动式光学定位器和被动式光学定位器。最终，Polaris定位跟踪系统API接口程序将跟踪工具的空间位置和姿态矩阵以7个元素（$a_0, a_1, a_2, a_3, a_4, a_5, a_6$)的形式（前4个元素表示单位四元数，后3个元素表示位移量，如图9-6所示）实时输出，表示参考坐标系在世界坐标系下的刚体变换。

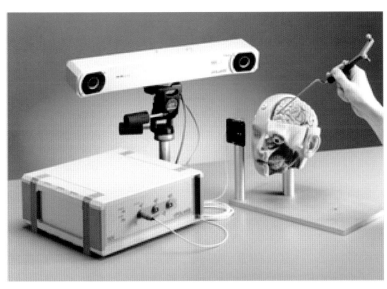
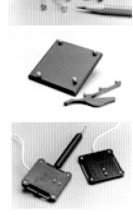

图9-4　手术导航系统中所用的光学定位跟踪系统

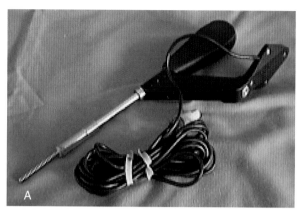
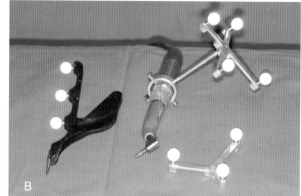

图9-5 有源工具和无源工具
A.有源工具。B.无源工具

NDI Port A: NDI	S/N:1998-01-26-0001 Typ...		

图9-6 四元数坐标变换表示法

二、手术器械的几何建模与标定

为了实时跟踪手术器械的运动，并在屏幕上显示，即实现手术器械的可视化，需要首先在术前构建这些手术器械的实体几何模型，并标定手术器械相对于定位跟踪参考架的位置与方向，然后进行定位跟踪精度测试分析，以便在手术导航过程中调用该模型。

（一）手术器械几何建模

手术器械实体几何模型的构建方法可分为CAD造型法和反求构建法。前者是根据已知的或经测量的手术器械几何尺寸信息直接构建其三维几何模型，后者则是利用各种数字化技术及逆向工程技术进行手术器械几何建模。

CAD造型法：如果手术器械外形构造简单，且其外形几何尺寸信息已知，或者通过简单的测量就可获得，则可以采用CAD造型法构建模型。CAD造型法主要有：参数化形状表示法、扫描表示法、构造实体几何法和单元分解法等。参数化形状表示法是对一个已有形体的几何变换，从而定义一个新形体，这种变换仅影响几何形状而不影响形体的拓扑关系。扫描表示法通过沿某一轨迹移动一个点、一条曲线、一个平面或曲面的方法来构建模型，该方法使用简单，对于等截面形体或回转体造型较为有效。构造实体几何（CSG）法是指将预先定义的较简单实体通过布尔算子组合成复杂形状实体的方法。单元分解法，设想将一个普通物体分解成许多块，使分解出的每一块都比原来物体更易于描述，这个过程就是单元分解。单元分解法常用于结构分析，是建立有限元模型的基础。

目前，各种三维实体造型系统都已得到了广泛的应用，我们根据已知的手术器械几何尺寸信息，用CSG法在Unigraphics三维造型软件系统下构建出其实体模型，如图9-7所示。

反求构建法：对于那些缺少几何尺寸信息并且其外部形状比较复杂，不易对其进行精确测量的手术器械，可采用反求技术来实现这些手术器械的实体几何造型。反求技术的设计概念是指基于一个可以获得的实物模型，利用各

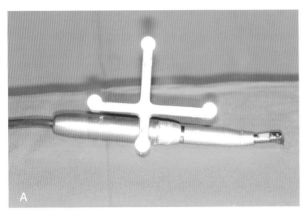
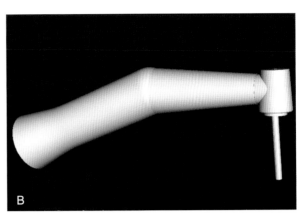

图9-7 CAD造型法构建手术器械模型
A.手术器械实物。B.手术器械CAD模型

种数字化技术来构造其CAD实体模型，其关键技术包括实物的数字化、三维模型重建、数字化制造、逆向工程集成系统等。

实物的数字化是指通过特定的测量设备和测量方法获取零件表面离散点的几何坐标数据。目前的三维数字化方法，根据测量探头或传感器是否和实物接触，可分为接触式和非接触式两类。三坐标测量机（Coordinate measuring machine，CMM）是广泛采用的接触式测量设备，它具有测量精度高、适应性强的优点，但一般而言，接触式测头测量效率低，而且对一些软质表面无法进行测量，数据需进行测头半径补偿。非接触式方法是随着近年来光电技术与计算机技术的广泛应用而发展起来的，如激光测量、计算机图形图像学、CT扫描以及MRI断层扫描技术等。根据测量原理的不同，分为光学测量、超声波测量、电磁测量等方式，其中光学测量方法较为成熟。用光学方法进行测量时，对被测物体的表面提出了一定的要求，因而不适于表面反光或全黑的物体。非接触测量法一般具有较高的测量速度与效率，且不会划伤被测零件。三维模型重建是反求技术的关键，根据实物外形的数字化信息，可以将测量得到的数据点分成两类：有序点和无序点（散乱点），从而形成不同的模型重建技术。目前较成熟的方法是通过重构外形曲面来实现实物重建。

手术器械的反求构建法是指针对现有的手术器械，利用3D数字化测量仪准确、快速地取得手术器械的点云图像，随后经过点的处理、曲线的构建，以及曲面的构建、编辑、修改之后，生成手术器械的CAD模型，从而完成手术器械的实体几何构建。

无论是通过接触法还是非接触法来获取数据，由于测量工具及测量方式的限制，都不可避免地在真实数据点中混有不合理的噪音点，在进行实体重构之前，要对点云数据进行判断并去除这些噪音点，以保证结果的准确性和精确性。过滤噪音点是反求技术中数据处理的基础。我们采用中国航空精密机械研究所生产的IOTA0101DH/T-P型三坐标测量仪获得手术器械表面点的几何坐标数据（测量精度为4μm），选用Imageware公司的Surfacer软件进行反求构建。首先对这些表面离散点进行判断和预处理，然后应用计算机辅助几何设计的有关技术，根据每个曲面的特性，进行点→面→体或点→线→面→体的处理，从而构造出手术器械的CAD模型。在点、曲线、曲面的处理过程中，可以用Surface提供了各种诊断方法来保证精度（可达0.25 mm），重建得到的手术器械实体模型如图9-8A所示。最后再将该实体模型转化为STL表面模型格式，如图9-8B所示，以便手术导航系统导入使用。

（二）手术器械与参考架之间相对位置关系的标定

由于Polaris光学定位仪只能对带有反光小球的参考架进行跟踪，而我们实际需要的跟踪目标是手术器械的运动，因此，需建立手术器械相对于参考架之间的位置关系。为了计算方便，一般将手术器械实物坐标系$O_1X_1Y_1Z_1$的原点O_1置于末端尖点（钻尖）的位置，而定位跟踪参考架设计坐标系$O_2X_2Y_2Z_2$的原点O_2一般在参考架的中心（图9-9），使两坐标系的坐标轴方向一致，则需确定二者之间的偏离关系（TipOffset值，亦即测量钻尖O_1相对于坐标系$O_2X_2Y_2Z_2$的位置坐标），才能正确跟踪手术器械的运动。

如采用游标卡尺、角度尺等机械测量工具进行接触式手工测量，由于O_2的坐标位置难以精确定位，将对测量精度造成极大影响，且该方法操作复杂，费时费力。为此，我们有效利

用NDI Polaris光学定位仪进行如下的非接触式光学测量方法，该方法测量精确，操作简易，在很大程度上提高了手术器械的定位跟踪精度。

将手术器械钻尖O_1置于一刚性表面上，手持带有定位跟踪参考架的手术器械，缓慢绕O_1旋转1～2min（旋转过程中，O_1不得出现滑移），使Polaris光学定位仪收集大约500帧的参考架刚体的空间变换矩阵数据，即可求得O_1相对于坐标系$O_2X_2Y_2Z_2$的位置坐标。其原理如下：

设 $X = (x \quad y \quad z)^T$ 为O_1在坐标系$O_2X_2Y_2Z_2$的位置坐标

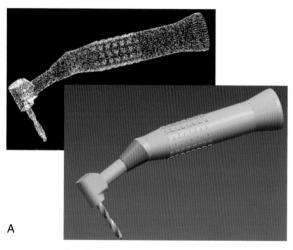
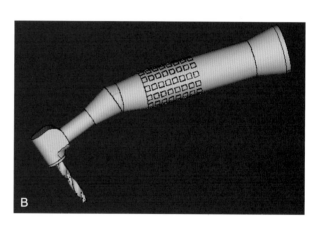

图9-8 反求法构建手术器械模型
A. 手术器械实体模型。B. 手术器械STL模型

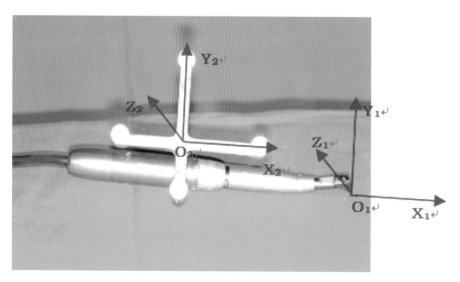

图9-9 手术器械标定坐标系的设置

$X_w = (x_w \quad y_w \quad z_w)^T$ 为 O_1 在世界坐标系下的位置坐标

收集第 n 帧数据时，设 R_n 为坐标系 $O_2X_2Y_2Z_2$ 在世界坐标系下的旋转矩阵，T_n 为位移矩阵

则：$X_w = R_nX + T_n$ （9–1）

即：$R_1X + T_1 = R_2X + T_2 = ... = R_nX + T_n$ （9–2）

解得：

$X = (R_1 - R_2)^{-1}(T_2 - T_1) = ... = (R_{n-1} - R_n)^{-1}(T_n - T_{n-1})$ （9–3）

于是，可求得 $n–1$ 个X值数据，计算其平均值即为 O_1 在坐标系 $O_2X_2Y_2Z_2$ 的位置坐标，亦即 TipOffset 值。

三、术中配准技术

所谓术中配准，是指导航系统通过在虚拟坐标系（手术前，获取的CT、MRI等单模/多模医学影像经过医学影像处理后，在计算机图像空间形成的坐标系）与现实坐标系，即世界坐标系（手术中，整个导航系统的定位装置和手术区域解剖结构的实际空间位置构建成的坐标系）、或患者参考坐标系（手术中，由固连于患者的导航定位装置构建成的坐标系）之间建立准确的对应关系，使其能将跟踪到手术器械和患者的运动正确实时反映在计算机屏幕上。

我们采用加拿大NDI公司生产的Polaris混合式光学定位仪作为定位跟踪设备，可在手术导航系统中用探针工具测得实际的基准点在现实坐标系下的坐标（图9–10）。其原理如下：

首先，建立如图9–11所示的坐标系。设坐标系 XYZ 为世界坐标系，坐标系 $X_0Y_0Z_0$ 为虚拟坐标系，参考坐标系1 $X_1Y_1Z_1$ 为患者坐标系，参考坐标系2 $X_2Y_2Z_2$ 为取点探针确定的坐标系，参考坐标系3 $X_3Y_3Z_3$ 为手术器械确定的坐标系，$A1(R_1, T_1)$、$A2(R_2, T_2)$、$A3(R_3, T_3)$ 分别为将参考坐标系1、2、3转换为世界坐标系 XYZ 的变换矩阵（其中 R_1、R_2、R_3 为旋转矩阵，T_1、T_2、T_3 为位移矩阵），$A0(R_0, T_0)$、$A10(R_{10}, T_{10})$ 分别为将世界坐标系、参考坐标系1转换为虚拟坐标系 XYZ 的配准变换矩阵（其中 R_0、R_{10} 为旋转矩阵，T_0、T_{10} 为位移矩阵）。于是，根据空间坐标变换原理，有：

（一）世界坐标系下基准点坐标的获取

设 $X = (x \quad y \quad z)^T$ 为基准点在世界坐标系下的位置坐标

$X_2 = (x_2 \quad y_2 \quad z_2)^T$ 为基准点在参考坐标系2下的位置坐标

则 $X = R_2X_2 + T_2$ （9–4）

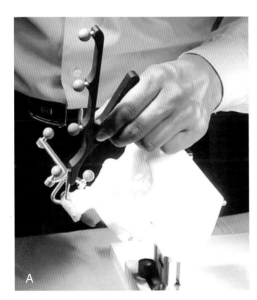

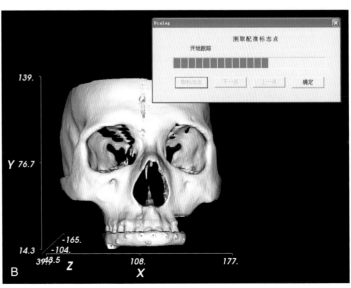

图9–10 现实坐标系下基准点坐标的获取
A.用探针工具选取基准点。B.取点过程中计算机屏幕显示

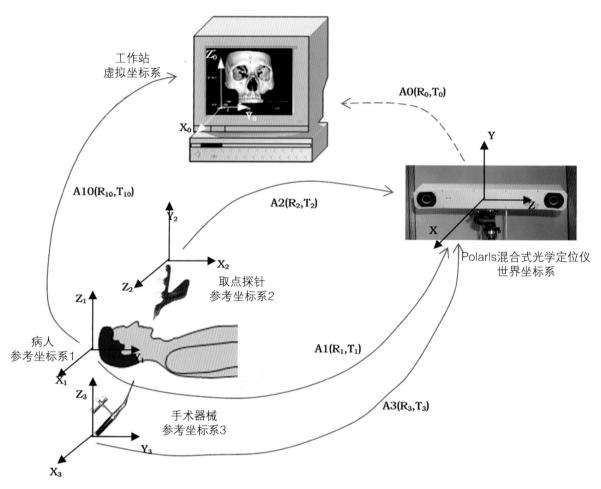

图9-11 手术导航系统坐标系的建立

（二）患者坐标系下基准点坐标的获取

$X_1 = (x_1 \quad y_1 \quad z_1)^T$ 为基准点在参考坐标系1（患者坐标系）下的位置坐标

则 $X = R_1 X_1 + T_1$ （9-5）

联立（4-5）、（4-6）两式，有：

$R_2 X_2 + T_2 = R_1 X_1 + T_1$ （9-6）

解得：$X_1 = R_1^{-1}(R_2 X_2 + T_2 - T_1)$ （9-7）

在Polaris定位系统API接口程序中，用7个元素$(a_0, a_1, a_2, a_3, a_4, a_5, a_6)$表示在该系统中跟踪到的参考坐标系的刚体变换，这7个元素可由Polaris光学定位仪跟踪探针工具上的被动反光小球而实时测得，其中，前4个元素表示单位四元数，即：$a = a_0 + a_1\overset{v}{i} + a_2\overset{v}{j} + a_3\overset{v}{k}$，其对应旋转矩阵$R$为：

$$R = \begin{bmatrix} a_0^2 + a_1^2 - a_2^2 - a_3^2 & 2(a_1 a_2 - a_0 a_3) \\ 2(a_1 a_2 + a_0 a_3) & a_0^2 + a_2^2 - a_1^2 - a_3^2 \\ 2(a_1 a_3 - a_0 a_2) & 2(a_2 a_3 + a_0 a_1) \end{bmatrix}$$

$$\begin{matrix} 2(a_1 a_3 + a_0 a_2) \\ 2(a_2 a_3 + a_0 a_1) \\ a_0^2 + a_3^2 - a_1^2 - a_2^2 \end{matrix}$$

（9-8）

后3个元素表示位移量，即位移矩阵T为：

$T = (a_4 \quad a_5 \quad a_6)^T$ （9-9）

这样，R_1、R_2、T_1、T_2都已知，而基准点在参考坐标系2下的位置坐标X_2（即为探针尖点在参考坐标系2下的坐标，如参考坐标系2的坐标原点选择为探针尖点，则 $X_2 = (0 \quad 0 \quad 0)^T$ ）也已知，故将上述结果分别代入（10-4）、（10-7）两式，即可求得基准点在现实坐标系下的位置坐标。如 $X_2 = (0 \quad 0 \quad 0)^T$，则：

$X = T_2$，$X_1 = R_1^{-1}(T_2 - T_1)$。

四、配准算法

分别得到基准点相对于虚拟坐标系与现实坐标系下的坐标后，我们采用ICP算法（Iterative Closest Point algorithm）作为配准算法，完成配准功能。ICP算法是一种基于轮廓特征的配准方法，最初由Besl和Mckey提出，是目前最为成功和经常被采用的算法。

设用户手工点取得基准点相对于虚拟坐标系下的坐标，形成一组点集 $P=\{Pi, i=0，1，2，\cdots，k\}$；而在术中可通过上节的算法得到基准点在现实坐标系下的坐标，形成另一组点集 $U=\{Ui, i=0，1，2，\cdots，n\}$。其中，$U$ 与 P 元素间不必存在一一对应关系，元素数目亦不必相同，设k≥n。配准过程就是求取两个坐标系间的旋转和平移变换矩阵，使得来自 U 与 P 的同源点间距离最小。

为此，首先考虑具有相同元素数目且元素间存在一一对应关系的两个点集 $X=\{Xi, i=0，1，2，\cdots，n\}$ 与 $U=\{Ui, i=0，1，2，\cdots，n\}$ 的特殊情况。

其配准的目标表达式为：

$$\min_{R,T} \sum \left\| X_i - (RU_i + T) \right\|^2 \qquad (9-11)$$

其中，R 是 3×3 的旋转矩阵，T 是 3×1 的平移矩阵。

为使计算简单，可用单位四元数表示旋转：

$$a = a_0 + a_1 i + a_2 j + a_3 k \qquad (9-12)$$

则对应的旋转矩阵为：

$$R = \begin{bmatrix} a_0^2 + a_1^2 - a_2^2 - a_3^2 & 2(a_1 a_2 - a_0 a_3) \\ 2(a_1 a_2 + a_0 a_3) & a_0^2 + a_2^2 - a_1^2 - a_3^2 \\ 2(a_1 a_3 - a_0 a_2) & 2(a_2 a_3 + a_0 a_1) \end{bmatrix}$$

$$\begin{matrix} 2(a_1 a_3 + a_0 a_2) \\ 2(a_2 a_3 + a_0 a_1) \\ a_0^2 + a_3^2 - a_1^2 - a_2^2 \end{matrix}$$

$$(9-13)$$

引入向量 $q = [q_T, q_R]$ 替换 R，T，其中 q_T 表示带有三个参数的平移向量，q_R 表示带有四个参数的旋转向量四元数。

估计值 q 包含最小函数

$$f(q) = \frac{1}{n} \sum_{i=0}^{n-1} \left\| x_i - R(q_R)u_i - q_T \right\|^2 \qquad (9-14)$$

其中 $R(q_R)$ 表示四元数 q_R 对应的旋转矩阵。

两个点集的重心为：

$$\mu_x = \frac{1}{n} \sum_{i=0}^{n-1} x_i \quad 和 \quad \mu_u = \frac{1}{n} \sum_{i=0}^{n-1} u_i \qquad (9-15)$$

两个点集的协方差矩阵 C：

$$C = \sum_{i=0}^{n-1} (u_i - x_i)(u_i - x_i)^T = \sum_{i=0}^{n-1} u_i x_i - \mu_u \mu_x$$

$$(9-16)$$

令 $trace(C)$ 表示 C 的迹，即矩阵对角线的和。定义对称矩阵 E：

$$E = \begin{bmatrix} trace(C) & c_{12} - c_{21} & c_{20} - c_{02} \\ * & 2c_{00} - trace(C) & c_{01} + c_{10} \\ * & * & 2c_{11} - trace(C) \\ * & * & * \end{bmatrix}$$

$$\begin{matrix} c_{01} - c_{10} \\ c_{02} + c_{20} \\ c_{12} + c_{21} \\ 2c_{22} - trace(C) \end{matrix}$$

$$(9-17)$$

用Jacobi方法计算矩阵 E 的特征值和特征向量，其中最大特征值所对应的特征向量，可使目标函数达到最小，即为旋转向量 q_R，于是平移向量 q_T 为：

$$q_T = \mu_x - R(q_R)\mu_u \qquad (9\text{-}18)$$

向量 $q = [q_T, q_R]$ 即为所求的配准变换。

然后，考虑一般情况，即点集 U 与 P 之间的配准。算法如下：

1.计算最近点，即对于集合 U 中的每一点，在集合 P 中都找出距该点最近的对应点，设集合 P 中的由这些对应点组成新点集为 $Q=\{Qi, i=0, 1, 2, \cdots, n\}$。

2.计算配准，即用上文所述的方法进行点集 U 与 Q 之间的配准运算，得到配准变换向量 $q = [q_T, q_R]$。

3.计算坐标变换，即对于集合 U，用配准变换向量 $q = [q_T, q_R]$ 进行坐标变换，得到新的点集 U_1。

4.计算均方根误差，如小于预设的极限值 ε，则结束，否则，以点集 U_1 替换 U，重复上述步骤。

全部算法可在 Microsoft Visual Studio 及 VTK 下编程实现。

五、偏移量及偏离角度计算

在手术导航过程中，为了给临床医生以更精确的量化信息指导，需要计算手术器械实际前行路线与手术规划路线的偏移量及偏离角度，如该值超过预设值，则提示报警信息。

假定由手术器械轴线以及规划种植体轴线确定的两条直线如图9-12所示，所谓偏移量，即两直线间的最小距离，为此，可用如下参数方程表示：

$$\begin{cases} \breve{P}(s) = \breve{P}_0 + s\breve{V}_P \\ \breve{Q}(t) = \breve{Q}_0 + t\breve{V}_Q \end{cases} \qquad (9\text{-}19)$$

其中，s 和 t 可取任意实数。从直线 $\breve{P}(s)$ 上的一点到直线 $\breve{Q}(t)$ 上的一点的距离的平方可以表示为参数为 s 和 t 的函数

$$\begin{aligned} f(s,t) &= \left\|\breve{P}(s) - \breve{Q}(t)\right\|^2 = \breve{P}(s)^2 + \breve{Q}(t)^2 - 2\breve{P}(s)\cdot\breve{Q}(t) = (\breve{P}_0 + s\breve{V}_P)^2 + (\breve{Q}_0 + t\breve{V}_Q)^2 \\ &- 2\breve{P}_0\cdot\breve{Q}_0 - 2s\breve{V}_P\cdot\breve{Q}_0 - 2t\breve{V}_Q\cdot\breve{P}_0 - 2st\breve{V}_P\cdot\breve{V}_Q = \breve{P}_0^2 + s^2\breve{V}_P^2 + 2s\breve{P}_0\cdot\breve{V}_P + \breve{Q}_0^2 \\ &+ t^2\breve{V}_Q^2 + 2t\breve{Q}_0\cdot\breve{V}_Q - 2\breve{P}_0\cdot\breve{Q}_0 - 2s\breve{V}_P\cdot\breve{Q}_0 - 2t\breve{V}_Q\cdot\breve{P}_0 - 2st\breve{V}_P\cdot\breve{V}_Q \end{aligned}$$

$$(9\text{-}20)$$

分别求函数 f 关于 s 和 t 的偏导数，并使偏导数为零，这样就可以求得 f 的最小值为：

$$\frac{\partial f}{\partial s} = 2s\breve{V}_P^2 + 2\breve{P}_0\cdot\breve{V}_P - 2\breve{V}_P\cdot\breve{Q}_0 - 2t\breve{V}_P\cdot\breve{V}_Q = 0 \qquad (9\text{-}21)$$

$$\frac{\partial f}{\partial t} = 2t\breve{V}_Q^2 + 2\breve{Q}_0\cdot\breve{V}_Q - 2\breve{V}_Q\cdot\breve{P}_0 - 2s\breve{V}_P\cdot\breve{V}_Q = 0 \qquad (9\text{-}22)$$

将上式表示为下面的矩阵形式：

$$\begin{bmatrix} \breve{V}_P^2 & -\breve{V}_P\cdot\breve{V}_Q \\ -\breve{V}_P\cdot\breve{V}_Q & \breve{V}_Q^2 \end{bmatrix} \begin{bmatrix} s \\ t \end{bmatrix} = \begin{bmatrix} (\breve{Q}_0 - \breve{P}_0)\cdot\breve{V}_P \\ (\breve{P}_0 - \breve{Q}_0)\cdot\breve{V}_Q \end{bmatrix} \qquad (9\text{-}23)$$

解关于 s 和 t 的方程，可得：

$$\begin{bmatrix} s \\ t \end{bmatrix} = \begin{bmatrix} \breve{V}_P^2 & -\breve{V}_P\cdot\breve{V}_Q \\ -\breve{V}_P\cdot\breve{V}_Q & \breve{V}_Q^2 \end{bmatrix}^{-1} \begin{bmatrix} (\breve{Q}_0 - \breve{P}_0)\cdot\breve{V}_P \\ (\breve{P}_0 - \breve{Q}_0)\cdot\breve{V}_Q \end{bmatrix} = \frac{1}{\breve{V}_P^2\breve{V}_Q^2 - (\breve{V}_P\cdot\breve{V}_Q)^2} \begin{bmatrix} \breve{V}_Q^2 & \breve{V}_P\cdot\breve{V}_Q \\ \breve{V}_P\cdot\breve{V}_Q & \breve{V}_P^2 \end{bmatrix} \begin{bmatrix} (\breve{Q}_0 - \breve{P}_0)\cdot\breve{V}_P \\ (\breve{P}_0 - \breve{Q}_0)\cdot\breve{V}_Q \end{bmatrix} \qquad (9\text{-}24)$$

将s和t的值代入函数f，然后再开方，即可得到两直线间距离，即为偏移量。在实际应用中，可将方向向量$\overset{\vee}{V}_P$和$\overset{\vee}{V}_Q$表示为单位向量，则有$\overset{\vee}{V}_P{}^2 = 1, \overset{\vee}{V}_Q{}^2 = 1$，从而进一步简化(9-24)式。

如$\overset{\vee}{V}_P{}^2\overset{\vee}{V}_Q{}^2 - (\overset{\vee}{V}_P \cdot \overset{\vee}{V}_Q)^2 = 0$，则两直线平行，此时，偏移量为任意直线上一点到另一条直线的距离，计算公式为：

$$f = \sqrt{(\overset{\vee}{Q}_0 - \overset{\vee}{P}_0)^2 - \left[\frac{(\overset{\vee}{Q}_0 - \overset{\vee}{P}_0) \cdot \overset{\vee}{V}_P}{|\overset{\vee}{V}_P|}\right]^2} \qquad (9-25)$$

手术器械前行路线的偏离角度即为两直线间的夹角，计算公式为：

$$\theta = arccos\left(\frac{\overset{\vee}{V}_P \cdot \overset{\vee}{V}_Q}{|\overset{\vee}{V}_P| \cdot |\overset{\vee}{V}_Q|}\right) \qquad (9-26)$$

我们在导航程序模块中预设一阈值，如实时计算的偏移量或偏离角度超过预设值，则提示报警信息。

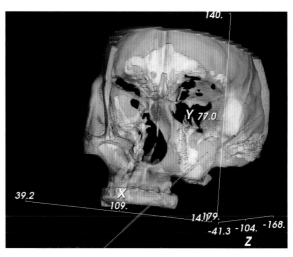

图9-12　偏移量及偏离角度计算

第三节　手术导航系统构建、临床应用及精度分析

一、手术导航系统构建与实现

我们设计的手术导航系统结构框图如图9-13所示：首先根据术前患者医学影像资料进行计算机辅助手术规划，然后系统将利用术中定位跟踪系统完成自动配准功能，以便在虚拟坐标系（亦即图像坐标系）与现实坐标系之间建立准确的对应关系，从而将手术器械和患者的运动正确实时反映在计算机屏幕上，在手术进行过程中，系统将指导临床医生在2D/3D交互

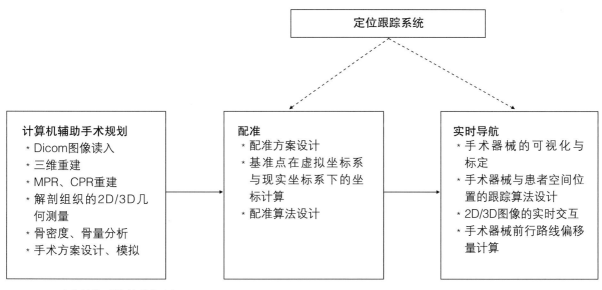

图9-13　手术导航系统结构框图

实时导航环境下，按照预先设置的手术路径进行手术，同时，还将实时计算手术器械实际前行路线与手术规划路线的偏移量及偏离角度，与重要解剖结构（神经、大血管、眼眶等）之间的距离等参数值，以便给临床医生更精确的量化信息指导。

我们采用"基于患者坐标系与虚拟坐标系配准的跟踪"算法，实现实时跟踪功能，即：在整个手术导航过程，尽管患者实际空间位置不断发生改变，但在计算机屏幕上显示的患者模型始终不动，而只改变了手术器械模型位置，其与患者模型的实际空间关系保持相对一致（手术导航系统坐标系建立见图9-11所示）。为此，首先根据钛钉基准点分别在患者坐标系与虚拟图像坐标系的坐标，进行配准运算，求取两个坐标系间的旋转变换矩阵R10和平移变换矩阵T10，然后将R10与T10作用于患者、以及手术器械实物在世界坐标系下的旋转矩阵R1、R3与位移矩阵T1、T3，求得手术器械

三维模型的转移矩阵，即：

$$X0 = (A10)(A1)^{-1}A3X3 = \begin{bmatrix} R_{10} & T_{10} \\ 0 & 1 \end{bmatrix}\begin{bmatrix} R_1 & T_1 \\ 0 & 1 \end{bmatrix}^{-1}\begin{bmatrix} R_3 & T_3 \\ 0 & 1 \end{bmatrix}X3 =$$

$$X3 = \begin{bmatrix} R_{10}R_1^{-1}R_3 & R_{10}R_1^{-1}(T_3 - T_1) + T_{10} \\ 0 & 1 \end{bmatrix}X3$$

根据转移矩阵

$$\begin{bmatrix} R_{10}R_1^{-1}R_3 & R_{10}R_1^{-1}(T_3 - T_1) + T_{10} \\ 0 & 1 \end{bmatrix}$$ 实时改变

手术器械模型位置，即可跟踪手术器械的运动。

最终设计的手术导航系统工作流程图如图9-14所示。我们以Microsoft Visual Studio为编程语言，以VTK为图形工具包，集成了配准与实时跟踪等算法与模块，并根据临床需求，开发了JuxinNavi手术导航系统软件。该系统易操作、人机交互性强、界面友好、具有较强的可扩展性（图9-15）。

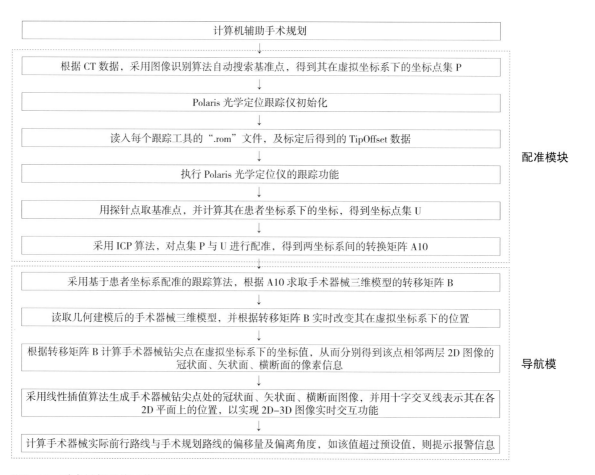

图9-14 手术导航系统工作流程图

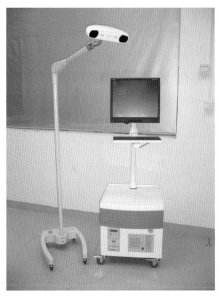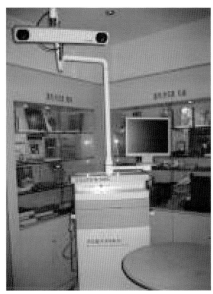

图9-15　自主开发的手术导航仪JuxinNavi
A.口腔颌面外科手术导航仪。B.骨科手术导航仪

二、手术导航系统的临床应用

下面介绍JuxinNavi系统针对一例肿瘤切除后上颌骨缺损患者进行颧种植手术导航操作的临床应用情况。患者基本资料如表9-2所示。术前在患者腭骨不同方位处打上若干钛螺钉作为配准基准点（共有8个配准基准点），应用GE螺旋CT扫描设备（LightSpeed，140KV/250 mA）对患者头颅进行扫描，CT数据层间距为0.625 mm，共160层，每层分辨率为512×512，像素大小为0.488 mm×0.488 mm。原始CT数据导入手术规划软件，首先进行三维重建，其次在CT横断面上手工描绘出沿颧弓弧线走行的样条曲线，得到序列全景片图像与垂直于该弧线的横断面cross-section图像，然后在此2D/3D交互的4视图环境下进行手术方案设计。治疗小组医生进行专题讨论，设计以下手术基本方案：对于该上颌骨缺损患者，采用同期两侧各植入2枚颧种植体，穿过颧骨，最大限度利用患者的骨量，确保植入种植体的全部钻孔方向与位置避开了上颌窦、眼眶、鼻腔等重要解剖结构，并根据种植体间距的临床要求和最佳理论分布系统设计种植体的规格与方向位置，其中右侧缺损上颌骨上部拟植入的颧种植体的直径为4.0 mm，长度为45.0 mm；下部颧种植体直径为4.0 mm，长度为35.0 mm；左侧上

颌骨上部拟植入的颧种植体的直径为4.5 mm，长度为50.0 mm；下部颧种植体直径为4.5 mm，长度为45.0 mm（图9-16）。

在手术前一天对全部手术器械、跟踪头架工具、定位小球、探针等进行消毒处理，并将带有Polaris光学定位跟踪仪的导航设备在临床手术室中安放调整就绪。手术当天，患者处于全麻醉状态，首先由医生完成系列手术前期操作，然后医生在患者头部安装跟踪头架工具（如图9-17所示，头架的底座由三枚扎入患者眉弓及颅骨的钢针支撑，以保证在手术过程中，跟踪工具与患者头部之间不会发生偏移），用探针工具点取患者腭骨上8个作为配准基准点的钛螺钉十字交叉点（图9-18A），随后，JuxinNavi系统完成自动配准过程。配准结束后，计算机屏幕上将显示配准误差，如误差超过1mm，将重新配准，以确保导航精度。临床医生亦可目测配准效果，方法如下：将探针再次点取某一配准基准点，如计算机屏幕上探针模型的针尖也移至对应的基准点（图9-18B中红色小点），表明配准精度良好。配准误差满足要求后，即可进行实时导航，计算机屏幕上将实时跟踪显示种植钻头的位置与方向。首先，医生在JuxinNavi系统的引导下用预备圆钻针制备种植窝洞起始位置（图9-19），随后，

医生换上种植钻针，按术前规划路径全程制备整个种植孔洞（图9-20），如在此过程中，钻头前行路线与术前规划路径的偏移量或偏移角度超过规定的阈值时，系统将自动报警（此时，图9-19所示左侧的工具条显示为红色），提示医生调整钻针的位置与方向，以确保手术过程按照术前规划的方案进行。最终，种植孔洞制备完成后，顺利植入4枚颧种植体（如图9-21所示），种植体方向和位置理想，保护了颧骨附近的重要解剖结构。

表9-2　上颌骨缺损患者基本资料

病例	性别	年龄	诊　断	拟修复方法
1	男	43	右侧上颌骨缺损	同期两侧各植入2枚颧种植体，最大限度利用骨量，确保种植体间的最小间距，保护重要解剖结构

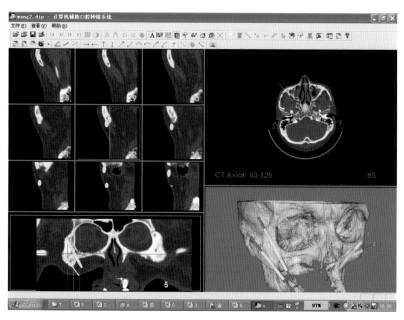

图9-16　术前规划

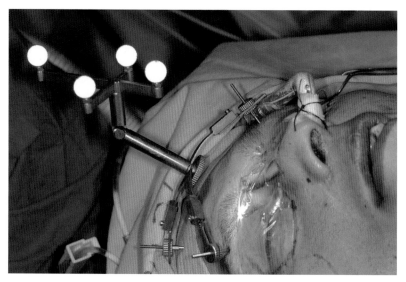

图9-17　自主研发的跟踪头架工具

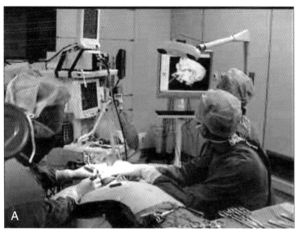
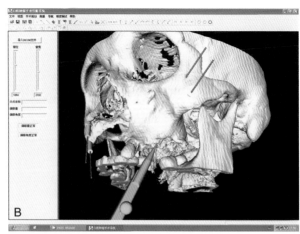

图9-18　配准操作
A.配准基准点选取操作。B.检测配准效果

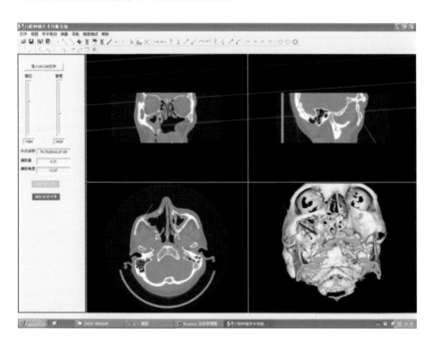

图9-19　在JuxinNavi系统的引导下用预备圆钻针制备种植窝洞起始位置

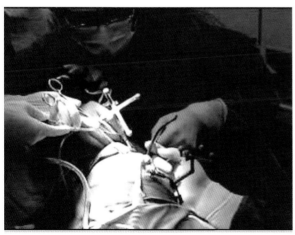
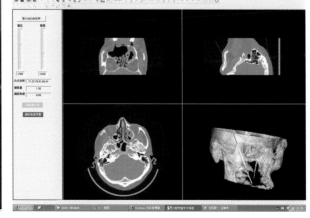

图9-20　手术导航操作与屏幕显示

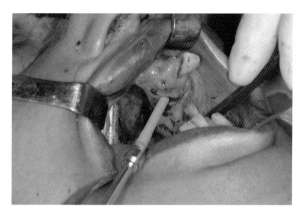

图9-21　植入颧种植体

三、手术导航系统总体精度分析

　　我们将手术导航中的误差源分为系统误差与偶然误差，系统误差包括CT数据的分辨率与扫描层厚、几何建模与配准算法的精度、定位跟踪仪的精度等，偶然误差包括配准基准点选取的精度、跟踪工具制作与标定的精度、临床医生的操作水平与对系统的熟悉程度等人为因素。为了对手术导航精度进行分析，一般定义以下三种误差：基准点定位误差（fiducial localization error，FLE），即在配准过程中，在现实坐标系和虚拟坐标系下分别选取基准点中心的误差之和；基准点配准误差（fiducial

registration error，FRE），即配准后，全部基准点反映在虚拟坐标系下的距离偏差的均方根误差；目标点配准误差（target registration error，TRE），即配准后的导航过程中，目标点在虚拟坐标系下与其在导航过程中显示的对应点的距离偏差。相较于FRE，因为TRE是一个综合性手术导航精度指标，对于临床医生而言，TRE显得更为直观，更具有临床应用意义。

　　我们已经对手术导航系统的FRE与TRE进行了检测。为此，本项目制作了一个标准的有机玻璃导航精度检测块（如图9-22所示），其尺寸为300 mm×250 mm×25 mm，上面均匀分布有36个直径为6 mm的孔，孔中插入直径相同的尼龙棒（其中6个尼龙棒作为配准标志点，另外30个尼龙棒作为目标点），高出玻璃板表面2 mm。

　　首先，我们对带有尼龙棒的精度检测块进行CT扫描，三维重建后再用导航软件读入检测块的三维几何模型，用鼠标分别点取计算机屏幕中校准块的配准基准点与目标点，记录其坐标数据（表9-3A，表9-4B），然后用探针点取实际的配准基准点，用配准跟踪算法计算其在参考坐标系下坐标数据并记录（表9-3B），并执行导航软件的配准功能。配准后，用探针点取实际的目标点（图9-23），系统将计算其在虚拟坐标系

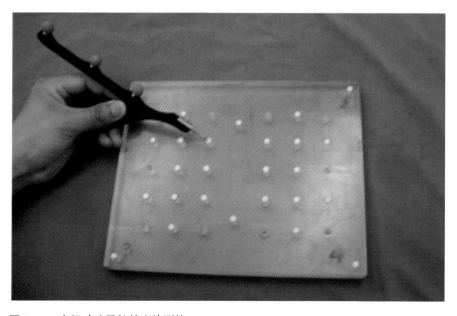

图9-22　有机玻璃导航精度检测块

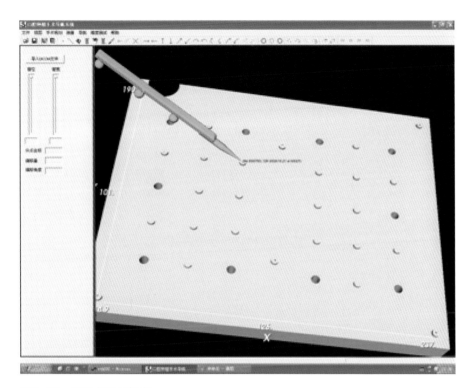

图9-23 探针点取目标点

下的坐标（表5-4A），该组坐标与以前用鼠标点取的数据进行比较，就可以计算TRE。

实验结果如下：

导航软件求得的配准变换矩阵，为：

$$R = \begin{pmatrix} -0.7065 & -0.5842 & 0.3995 \\ 0.6968 & -0.67290 & 0.24831 \\ 0.1237 & 0.4538 & 0.8825 \end{pmatrix}$$

$$T = \begin{pmatrix} 1037.0260 \\ 452.5907 \\ 1730.7830 \end{pmatrix}$$

根据FRE定义，有：

$$FRE = \sqrt{\frac{1}{N}\sum_{i=1}^{N}\|RU_i + T - P_i\|^2}$$，代入数值，可

得：FRE=0.69 mm。而 $TRE = \sqrt{\frac{1}{N}\sum_{i=1}^{N}\|Q_i - P_i\|^2}$，

可得TRE=1.12 mm，即为手术导航系统的综合精度，该精度基本上可以满足临床要求。

表9-3 配准基准点坐标数据

序号	X(mm)	Y(mm)	Z(mm)
1	9.912447	190.3449	21.50587
2	239.8735	189.7086	21.50547
3	9.704423	10.38461	21.50278
4	239.948	10.0073	21.50797
5	125.1948	50.12486	21.50417
6	124.9199	150.4869	21.5051

A. 虚拟坐标系下坐标数据

序号	X(mm)	Y(mm)	Z(mm)
1	332.079	1.221051	−1984.16
2	168.5734	−133.885	−1891.96
3	206.6391	122.0571	−2028.96
4	42.74562	−11.9636	−1936.85
5	151.7046	27.87592	−1972.05
6	222.2202	−39.1994	−1947.6

B. 参考坐标系下坐标数据

表9-4　目标点坐标数据

序号	X(mm)	Y(mm)	Z(mm)
1	65.03	160.156	20.9034
2	184.867	160.039	20.7114
3	33.9891	130.505	20.7655
4	64.4114	129.84	20.8544
5	94.7021	129.782	20.7482
6	155.075	129.675	20.7657
7	184.535	129.691	20.6524
8	214.527	129.575	20.631

A. 导航时测得的坐标数据

序号	X(mm)	Y(mm)	Z(mm)
1	65.0396	160.171	21.5101
2	185.093	159.829	21.5099
3	35.1546	130.375	21.5154
4	65.3372	130.145	21.5153
5	95.3973	130.216	21.5152
6	155.152	130.075	21.5149
7	184.544	130.439	21.5148
8	214.656	130.812	21.5147

B. 虚拟坐标系下坐标数据

参考文献

1. 王成焘, 陈晓军, 钱理为. 数字医学与计算机辅助手术. 中国医疗器械杂志, 2007, 31(5): 313-323.
2. 李华才. 开创数字医学研究与实践新纪元. 中国数字医学, 2008, 3(5): 1.
3. http://www.brainlab.com/
4. http://www.medtronic.com/
5. http://www.stryker.com/en-us/Divisions/Navigation/index.html
6. http://www.gehealthcare.com/usen/specialty/physician_office/ent/products/ent_instatrak3500.html
7. http://www.ivs-technology.de/en/products.php
8. http://cn.anketech.com/PROANDSOL/product/detail/100000054019726.html
9. http://eastimage.en.ecplaza.net/
10. http://www.symbowmed.com/cn/about/? 14.html
11. http://www.digi-medical.com.cn/pro.asp?id=5&cid=86&klid=158
12. Cleary K, Peters TM. Image-guided interventions:technology review and clinical applications. Annu Rev Biomed Eng. 2010, 12:119-142.
13. 栗威, 赵劲民. 计算机辅助骨科手术在创伤骨科的应用. 中国修复重建外科杂志, 2008, 22(1):44-47.
14. 肖德明. 计算机辅助骨科导航技术面临的主要问题. 中华创伤骨科杂志, 2005, 7(7):617-619.
15. Xiaojun Chen, Lu Xu, Huixiang Wang, et al. Development of a surgical navigation system based on 3D Slicer for intraoperative implant placement surgery. Medical Engineering & Physics, 2017, 41:81-89
16. Xiaojun Chen, Lu Xu, Yiping Wang, et al. Image-guided installation of 3D-printed patient-specific implant and its application in pelvic tumor resection and reconstruction surgery. Computer Methods and Programs in Biomedicine, 2016, 125:66-78.
17. Xiaojun Chen, Lu Xu, Wei Wang, et al. Computer-aided design and manufacturing of surgical templates and their clinical applications:a review. Expert Review of Medical Devices, 2016, 13(9):853-864.
18. Xiaojun Chen, Lu Xu, Yi Sun, et al. A review of computer-aided oral and maxillofacial surgery:planning, simulation and navigation. Expert Review of Medical Devices, 2016, 13(11):1043-1051.
19. Huixiang Wang, Fang Wang, Anthony Peng Yew Leong, et al. Precision insertion of percutaneous sacroiliac screws using a novel augmented reality-based navigation system:a pilot study. International Orthopaedics, 2016, 40(9):1941-1947.

20. Xiaojun Chen, Lu Xu, Yiping Wang, et al. Development of a surgical navigation system based on augmented reality using an optical see-through head-mounted display. Journal of Biomedical Informatics, 2015, 55:124-131.

21. Xiangsen Zeng, Chentao Wang, Hai Zhou, et al. Low-dose Three-dimensional Reconstruction of Femur with Unit Free-Form Deformation. Medical Physics, 2014, 41(8):81911.

22. Xiaojun Chen, Jan Egger. Development of an open source software module for enhanced visualization during MR-guided interstitial gynecologic brachytherapy. SpringerPlus, 2014, 3:167.

23. Xiaojun Chen, Yiqun Wu, Chengtao Wang. Application of a surgical navigation system in rehabilitation of maxillary defects using zygoma implants:Report of one case. The International Journal of Oral & Maxillofacial Implants, 2011, 26(5):29-34.

24. Xiaojun Chen, Yanping Lin, Chengtao Wang, et al. A surgical navigation system for oral and maxillofacial surgery and its application in the treatment of old zygomatic fractures. The International Journal of Medical Robotics and Computer Assisted Surgery, 2011, 7(1):42-50.

25. Yanping Lin, Xiaojun Chen, Ming Ye, et al. A pilot application of image-guided navigation system in mandibular angle reduction surgery. Journal of Plastic, Reconstructive & Aesthetic Surgery, 2010, 63(7):593-596.

26. Xiaojun Chen, Ye Ming, Lin Yanping, et al. Image guided oral implantology and its application in the placement of zygoma implants. Computer Methods and Programs in Biomedicine, 2009, 93(2):162-173.

27. Xiaojun Chen, Lin Yanping, Wu Yiqun, et al. Real-time motion tracking in image-guided oral implantology. The International Journal of Medical Robotics and Computer Assisted Surgery, 2008, 4(4):339-347.

28. Xiaojun Chen, Lin Yanping, Wu Yiqun, et al. Computer-aided oral implantology:methods and applications. Journal of Medical Engineering & Technology, 2007, 31(6):459-467.

29. Yan Shiju, Xiaojun Chen, Chengtao Wang, et al. A Target-Orientated Marker Image Binarization Method for Orthopaedic Surgical Navigation System. Journal of Shanghai Jiao Tong University, 2007, 12(1):18-22.

第十章

虚拟/增强现实技术基本原理与医学应用

虚拟技术包括虚拟现实（VR）与增强现实（AR）两大内容，它的核心是计算机中创建的虚拟世界与现实世界的交互，发展趋势是相关软件和硬件更加全面丰富，用户体验感更加自然真实。虚拟技术在骨科的应用，使得计算机中的虚拟手术规划与手术室中的实际手术操作更加深入地融合，具有显著的临床意义和大量的研究课题。

本章在介绍这两大内容基本原理的基础上，重点阐述基于虚拟现实与力反馈技术相结合的虚拟手术培训系统；增强现实与传统手术导航技术相结合的增强现实导航技术；VR/AR在骨科手术规划中的应用；并对VR/AR技术在数字骨科中的应用前景作一展望。

第一节　虚拟/增强现实技术概述

一、虚拟现实与增强现实的概念

虚拟现实技术（virtual reality，VR）是指采用计算机技术为核心的现代高科技手段生成一种虚拟环境，用户借助一些特殊的输入输出设备，与这种虚拟环境进行自然地交互，实时感知和操作虚拟环境中的各种对象，通过视觉、触觉、听觉和嗅觉等感官的模拟，获得如同身临其境般的感受。

虚拟现实技术的历史可以追溯到20世纪60年代。1962年，美国的Morton Heilig研制了一套具有虚拟现实思想的装置，叫作sensorama simulator的摩托车仿真器。它具有三维显示及立体声效果，能让人沉浸于虚拟摩托车上的骑行体验，感受声响、风吹、震动和布鲁克林马路的味道。1965年，美国计算机图形学科学家Ivan Sutherland教授在*Proceedings of IFIP Congress*上发表了*The Ultimate Display*论文，提出了一种感觉真实、交互真实的人机协作新理论，并于1968年组织开发了第一个计算机图形驱动的头盔显示器（head mounted display，HMD）及头部位置跟踪系统。这一发明成为虚拟现实技术发

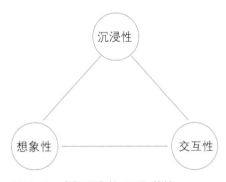

图10-1　虚拟现实的"3I"特性

展史上一个重要的里程碑，Ivay Sutherland也被称为"虚拟现实技术之父"。基于前期所取得的一系列成就，美国VPL Research公司的Jaron Lanier在1989年正式提出了"Virtual Reality"一词，并把虚拟现实技术作为商品，推动了VR技术的应用和发展。

沉浸性（Immersion）、交互性（Interaction）和想象性（Imagination），是虚拟现实的三大特性，即VR技术的"3I"特征。如图10-1所示。

沉浸性是虚拟现实系统最基本的特征，指让用户沉浸于虚拟的世界之中，获得与真实世

界相同或相似的感受，并产生"身临其境"的感受。交互性是指用户通过硬件和软件设备进行人机交互，包括用户对虚拟环境的可操作程度和从虚拟环境中得到反馈的自然程度。想象性是指虚拟现实系统具有广阔的想象空间，可拓宽人类的认知范围。部分类型的虚拟现实设备如图10-2所示。

增强现实（augmented reality，AR）相对于虚拟现实有了更进一步的发展。它不仅利用虚拟现实技术来模拟、仿真现实世界，而且利用它来增强参与者对真实环境的感受，也就是增强在现实中无法或不方便获得的感受。增强现实在虚拟现实与真实世界之间的沟壑上架起了一座桥梁，它的应用潜力是非常巨大的。例如，可以利用叠加在周围环境上的图形信息和文字信息，指导操作者对设备进行操作、维护或修理，而不需要操作者去实时查阅手册，甚至不需要操作者具有工作经验；在医学研究与解剖教学方面，通过增强现实技术能够直接在解剖组织模型上叠加对应的文字、声音和动画等信息，可以增进学生的理性认识和感性认识，缩短学习曲线，提高学习效率；在进行微创手术的时候，可以将通过术前影像重建的患者内部人体组织结构叠加在真实的患者身上，这样可以在微小的创口下透过皮肤看到人体内部的结构，在减小对患者创伤的同时，丰富了手术医生的视野，有利于提高手术的成功率。增强现实在尖端武器和飞行器的研发、数据模型的可视化、虚拟训练、娱乐与艺术等各个领域都具有广泛的应用。

常见的增强现实系统主要包括基于台式图形显示器的系统、基于单眼显示器的系统、基

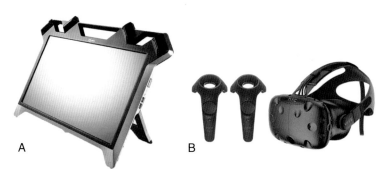
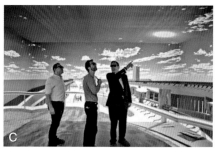

图10-2　部分类型的虚拟现实设备
A.桌面式虚拟现实设备。B.沉浸式虚拟现实头盔（HMD）。C.洞穴式虚拟现实设备（CAVE）

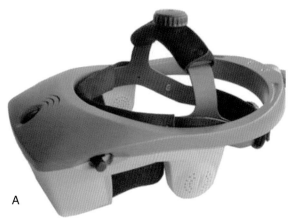
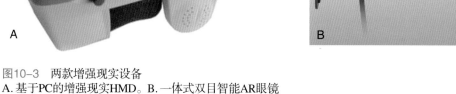

图10-3　两款增强现实设备
A.基于PC的增强现实HMD。B.一体式双目智能AR眼镜

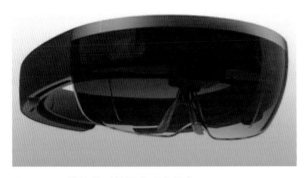

图10-4 微软公司的混合现实设备HoloLens

于光学透视式头盔显示器的系统，以及基于视频穿透式的头盔显示器系统。图10-3所示分别为基于PC的增强现实HMD和一体式的双目智能AR眼镜。

最近几年随着美国微软（Microsoft）公司HoloLens产品的问世，一个全新的概念——混合现实（mixed reality，MR）被提出并逐渐受到关注。混合现实是指将真实世界和虚拟世界混合在一起，来产生新的可视化环境，环境中同时包含了物理实体与虚拟信息，并且必须是"实时的"。乍一看混合现实的定义与增强现实很相似，二者都是把计算机所生成的虚拟对象融合到真实的环境之中，为虚拟世界和现实世界建立桥梁，但是混合现实比增强现实的融合程度更高、虚实结合得更逼真，更加符合现实世界的自然规律。例如混合现实系统中能实现虚拟物体与真实世界的遮挡关系；虚拟物体的位置不随用户的移动而改变；用户能从360°全方位查看虚拟物体等。图10-4所示是微软公司的MR产品HoloLens。

2014年Facebook以20亿美元的价格收购虚拟现实公司Oculus，掀起了虚拟现实研究的热潮。国内外各大公司如微软、Google、三星、索尼、HTC、联想等纷纷布局虚拟现实产业，开展VR、AR、MR技术相关的软硬件研究；更有一大批的创业团队如洪水般地涌入其中。据不完全统计，2016年底，中国的虚拟现实技术公司已超过2000家，其业务范围覆盖军事、医疗、游戏、工业、教育、文化等各个方面。

二、虚拟现实的系统组成

一个典型的虚拟现实系统主要由主机系统、输入输出设备和软件系统组成。

主机系统是虚拟现实系统的心脏，它负责整个虚拟世界的渲染计算、用户与虚拟世界的实时交互计算等任务。一个具有高度沉浸感的虚拟世界通常是很复杂的，实时渲染所需要的计算量也是巨大的，因此对计算性能的要求非常高，通常都采用高性能图形工作站。现在市面上也出现了以智能手机作为主机系统的VR手机盒子，以及将主机系统与VR显示器集成为一体的VR一体机，这两类设备的计算能力有限，渲染效果、体验程度也都比不上配备了高性能图形工作站的VR设备。

交互性是虚拟现实系统三大特性之一。用户要以一种自然的方式与虚拟世界进行交互，通过特定的输入设备对虚拟环境进行操作，同时虚拟环境通过特定的输出设备给予响应和反馈。传统的鼠标、键盘和计算机显示器无法实现这个目标，需要采用特殊的交互设备。目前，常用的输入设备包括数据手套、数据衣、运动手柄等，输出设备包括头盔、3D显示器、力反馈设备等。

任何一个虚拟现实系统都离不开软件系统的支持。在构建虚拟世界的场景时，需要用到Photoshop、AutoCAD等二维软件和建筑制图软件进行图像处理，3Dmax、Maya等三维软件进行三维建模，Audition、Premiere等软件进行视音频素材的编辑。此外，还需要Unity、UE4等专业的虚拟现实引擎来完成虚拟现实环境中的模型组装、热点控制、运动模式设立和声音生成等工作。

三、虚拟现实的输入输出设备

据统计，人类的感知系统有60%以上的信息通过视觉获得，约20%通过听觉获得，还有20%通过力触觉、嗅觉、味觉、手势以及面部的表情获得。而虚拟现实系统的输入输出硬件设备系统就是要实现和满足人们对获得各种信息的渠道要求，实现自然交互模式的全覆盖

（终极目标）。在当前科技水平下，这些硬件设备主要包括视觉显示设备、听觉感知设备、运动捕捉设备、人机交互设备等。

（一）视觉显示设备

根据产品形态，视觉显示系统主要分为头盔显示器（head mounted display，HMD）、双目全方位显示器（binocular omni-orientation monitor，BOOM）、3D眼镜显示系统、洞穴式虚拟现实系统（cave automatic virtual environment，CAVE）等几类。

HMD是虚拟现实系统中普遍采用的立体显示设备，通常被固定在用户的头部。一般HMD都设计了左右眼眶密封圈，它将用户的左右眼视线完全封闭隔离起来，使得左右眼只能看到各自所对应的虚拟图像，也避免了外部现实世界的干扰，从而能营造一种较高的沉浸感。此外，HMD一般都有头部追踪的功能，配有定位装置，能够实时监测出头部的位置和姿态。根据这些数据，HMD配套的计算单元能实时计算和渲染当前位姿所对应的虚拟场景，并通过两个CRT或LCD显示屏对用户进行显示，保证了运动与视觉的匹配。当前，HMD的产品形态主要分为基于手机的HMD、一体式的HMD和基于PC的HMD三种。

BOOM是一种耦联头部的立体显示设备，类似于使用望远镜。它把两个独立的CRT显示器捆绑在一起，由两个相互垂直的机械臂支撑，这不仅让用户可以在半径大约2m的球面空间内用手自由地操纵显示器的位置，而且完全不用承担两个显示器的重量，这点是HMD所无法胜任的。此外，在机械臂的每个节点处都装有位置传感器，通过计算节点角度的变化来实现对BOOM的位置及方向的跟踪，系统延迟较小，且不受磁场和超声波背景噪声的影响，能实现实时的观测和交互。而且BOOM采用的是CRT显示器，与HMD相比图像分辨率更高，且更柔和。但是沉浸感稍差，且屏幕离眼睛太近会对用户造成不适感。此外，由于机械臂的约束，用户的活动范围受到限制，无法达到HMD的自由行动程度。

3D眼镜显示系统主要由立体图像显示器和3D眼镜构成，一般都为桌面式，工作原理为10.1.4中所介绍的分时显示技术或分光显示技术。即由主机系统分别产生左右眼两幅具有轻微偏差的图像，用户佩戴专业的分光过滤或分时过滤眼镜后，有选择性地让左眼图像只进入左眼，右眼图像只进入右眼，然后由人的视觉生理系统自动地将这两幅视差图像合成一个立体图像。3D眼镜类似于普通的近视眼镜，它不能完全地将人眼与外部世界相隔离，虚拟环境的图像会受到来自外部光线的干扰，因此，无法让用户感受到类似HMD的沉浸效果。但是，3D眼镜显示系统的这个特性也决定它能达到多个用户同时体验的效果。

CAVE是一种基于投影的沉浸式虚拟现实系统，其特点是分辨率高、沉浸感强、交互性好。CAVE投影系统一般是由3个或3个以上的硬质背景投影墙组成的，配合三维跟踪器和交互设备，用户可以在被投影墙包围的系统中近距离接触虚拟三维物体，或者随意漫游"真实"的虚拟环境，能达到身临其境的感觉。CAVE系统的另一个优势是可供多人同时参与到高分辨率的三维立体视听环境中，进行协同工作。CAVE系统可用于各种模拟、仿真和游戏，但其主要应用还是在科研方面的可视化应用上，如军事模拟，飞机、坦克、汽车等复杂装备的模拟装配、地质地形的勘探研究等。

（二）听觉感知设备

听觉信息是人类仅次于视觉信息的第二传感通道，它一方面接收用户与虚拟环境的语音输入，另一方面也生成虚拟环境的三维声音，对于提高VR系统的沉浸感有十分重要的作用。目前的听觉感知设备主要有固定式声音设备和耳机式声音设备两种。固定式声音设备即扬声器，声响大、允许多个用户同时听到声音，一般用在3D眼镜显示系统或CAVE系统；耳机式声音设备一般只能给单个用户使用，可移动性高，双声道，能够提供比扬声器更好的空间化的3D声场，沉浸感好，一般用在HMD或BOOM系统之中。

（三）运动捕捉设备

为了实现VR系统中人机之间的交互，必须实时跟踪、捕捉用户的头部、手、身体等部位的位置和姿态，准确地识别用户的动作信息，并将这些信息传输给主机系统，由主机系统进行计算并输出相应的视觉、听觉和触觉等反馈。

VR系统中用户位姿的捕捉和定位是由运动捕捉系统来实现的。一个典型的运动捕捉系统一般由传感器、信号捕捉设备、数据传输设备和数据处理设备组成。传感器一般与用户需要被跟踪的身体部位绑定在一起，它与信号捕捉设备配套使用，按照特定的原理可以获取用户的位置、姿态、速度等物理信息，并通过数据传输设备将这些信息传输给数据处理设备，进行数据的进一步修正和加工。

常用的运动捕捉设备主要包括光学式、电磁式和声学式，其他类型的跟踪器还包括机械式、视频式和惯性式等。几种捕捉方式在定位精度、实时性、便捷性、价格成本等方面各有优劣。

光学式动作捕捉是目前最常用的定位捕捉方法，它是通过光学感知来确定对象的实时位置和方向。常用的光源为红外线和激光，信号捕捉设备为对红外线或激光敏感的摄像机，而传感器一般为主动发光式的红外线发光二极管或被动反光式的Marker。

电磁式运动捕捉设备是基于电磁感应原理来实现的。它的传感器一般为绑在用户身上的电磁发射设备，信号捕捉设备为固定在空间多个不同方位的电磁接收器，接收器将接收到的磁场信号转换为电信号编码传送至数据处理设备计算得到跟踪对象的位置和姿态。

声学式运动捕捉设备一般采用的是超声波，根据3个不同超声波探测器接收到的超声波信号的时间差、相位差和声压差等信息，计算出被跟踪对象的位置和姿态。

（四）输入设备

交互性是虚拟现实系统的主要特性之一，为了达到良好的交互效果，人们开发了许多性能各异、形式多样、功能不同的输入设备。与传统的鼠标、键盘、游戏手柄等人机交互设备相比，对VR系统中的输入设备要求功能更丰富、操作更自然、交互更便捷。常用的VR输入设备有力矩球、数据手套、数据衣、触觉反馈设备和力觉反馈设备等。

力矩球又称为空间球（Space Ball），是一种可提供6自由度（X/Y/Z三个方向上的平移和旋转）的外部输入设备，可用来控制在虚拟空间中的漫游或控制场景中虚拟物体的空间位置及姿态。

数据手套是虚拟现实系统中最常用的交互工具。数据手套内部设置了由柔性电路板、力敏元件和弹性封装材料等构成的弯曲传感器，能够监测用户手部的动作，并驱动虚拟环境中的手来进行模拟。有的数据手套中还设置有力触觉反馈装置，能让用户产生"触碰"到虚拟物体的感觉。

数据衣的原理与数据手套相同，只不过将应用范围从手部拓展到全身。数据衣上的传感器比较多，覆盖人体的躯干和四肢，能够监测人体全身的动作。

触觉反馈是指来自皮肤表面敏感神经传感器的触感，包括接触表面的几何结构、表面硬度、表面光滑度和温度等信息；力反馈是指作用在肌肉、关节和肌腱上的力。比如用手拿起一个装着热水的杯子，触觉反馈能让我们感到杯子的光滑和坚硬程度、水的温度；而力反馈则让我们感受到杯子的重量。缺乏触力觉反馈的VR系统是不真实的，往往会导致用户身体部位与虚拟物体穿插而过的现象。常见的触觉反馈装置主要有气压式触觉手套和振动式触觉手套两种；常见的力反馈装置主要有力反馈手套、力反馈鼠标和力反馈操作杆等。

四、虚拟现实的关键技术

（一）立体显示技术

视觉是人类从外界获得信息的第一来源，在虚拟世界中的沉浸感也主要依赖于人类的视觉感知，因此三维立体视觉是虚拟现实技术的第一传感通道。人之所以能感受到立体视觉，是因为人类的双眼之间有大约6 cm的间隔，在观察同一物体的时候左右眼分别获取了物体不同角度的成像信息，左眼看到物体的左边稍多一些，右眼看到物体的右边稍多一些，因而形成了视觉上的差异，即双目视差（图10-5）。大脑会解读双眼的视差并借以判断物体远近从而产生立体视觉。

基于人眼双目视差的原理，三维立体显示最核心的问题就是需要分别为左右眼输送不同的图像。当前，3种主流的立体显示技术为分色显示、分光显示和分时显示。

分色显示的基本原理是通过佩戴专用的滤色眼镜，让某一部分颜色的光只进入左眼，另一部分颜色的光只进入右眼，即可实现双眼看到不同的图像。图10-6所示的这幅图实际上是由两张不同的图组成，分别做了红蓝渲染，当用户戴上红蓝眼镜时，红色镜片会过滤掉渲染了红色的图片，蓝色镜片会过滤掉渲染了蓝色的图片，双眼即看到了不同的图像。

分光显示利用了光的电磁波特性来实现。通过佩戴一副左右镜片具有不同偏振态的眼镜，让同步输出的不同偏振状态的图像分别进入左右眼，从而能实现双眼看到不同的图像。其原理如图10-7所示。

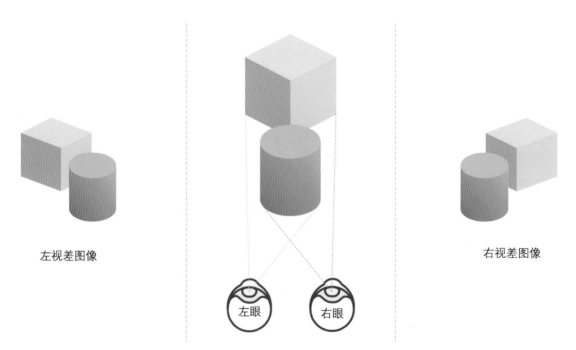

图10-5　人眼左右眼视差原理图

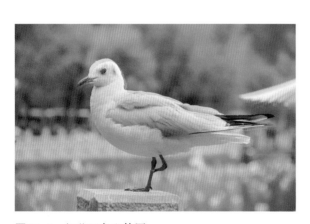

图10-6　红蓝双色立体图

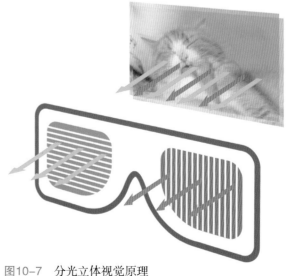

图10-7　分光立体视觉原理

分时显示则是以一种较高的刷新频率（一般120Hz）依次交替地为左右眼播放图像，这种效果通常是通过液晶快门眼镜来实现的。在某一时刻，左边的液晶镜片关闭右边的液晶镜片打开，右眼可观察到图像；下一时刻右边的液晶镜片关闭左边的液晶镜片打开，左眼可观察到图像，左右眼依次交替。由于人眼的视觉神经存在暂留现象，图像的刷新频率达到60帧时就感觉不到闪烁。因此在总的刷新频率达到120Hz时，能够让左右眼连续地观察到不同的图像从而产生立体视觉效果。

（二）三维建模技术

要让用户在虚拟现实的场景中产生一种身临其境的感觉，不仅要求虚拟环境中模型的外观逼真可信，部分对象还需要具有较为复杂的物理属性和良好的交互功能，符合现实环境中的自然规律。因此，一套好的虚拟环境模型是确保虚拟现实系统逼真程度的重要基础。目前，存在多种较为成熟的建模技术，但由于各种应用领域的特殊性，VR建模系统尚无统一的规范。例如临床医疗系统中的建模技术与游戏领域就存在着较大的区别。从另外一个角度，建模技术通常可分为：几何建模、物理建模和运动建模。几何建模是对物体几何信息的表示和处理，包括物体的几何形状以及物体的外观；物理建模是对一定几何形状的物体赋予特定的物理属性，如表面硬度、柔软度、粗糙度、黏性，重力、惯性等；运动建模则用于处理对物体的运动和行为的描述，如物体的位置变化、旋转、碰撞、伸缩等，即动画。

（三）人机自然交互技术

虚拟现实技术的研究目标是消除人所处的环境与计算机系统之间的界限，即在计算机系统提供的虚拟空间中，人可以使用眼睛、耳朵、皮肤、手势和语言等各种感觉器官直接与之发生交互，这就是虚拟环境下的自然交互技术。常用的交互技术包括手势识别技术、头部追踪技术、触觉力反馈技术、面部表情识别技术和眼球追踪技术等。手势识别技术是对用户手的位置、各手指之间的夹角，以及手的运动等进行捕捉和识别。目前，2种典型手势识别方法是基于机电传感器的数据手套和基于机器视觉的摄像机。头部追踪技术是对用户头部位置和姿态的识别跟踪，经过变换也就实现了对眼睛的跟踪，可用来模拟人在现实世界中通过偏转头部来调整视野。但是，头部追踪技术没法实现对眼球转动的跟踪，这是现阶段虚拟现实系统导致头晕的一个重要原因，也是虚拟现实行业一个亟须攻克的难题。面部表情识别技术是指计算机系统对人面部特征及表情的理解和识别的能力。由于人的面部表情复杂且多样，并且涉及生理学和心理学，表情识别具有较大的难度，目前的研究成果离人们的预期相差还比较远。

第二节　虚拟现实技术在骨科手术仿真培训中的应用

虚拟手术仿真培训是指利用虚拟现实技术，力反馈技术和三维立体视觉技术，构建一个集视觉、触觉和听觉等感官反馈为一体的手术仿真环境，供培训者对手术过程进行模拟和训练。利用虚拟手术培训系统，培训者可以在实际临床之前熟悉手术环境，了解具体的手术流程和操作规范，提高手术操作的熟练程度和灵活性。与传统的培训方式相比，虚拟培训系统能够缩短培训周期，降低培训费用，提高培训效率。

一、虚拟手术仿真培训的研究现状

传统的医学培训一般是采用现场观察以及动物或尸体实验等方法来进行的，这些方法都存在一些缺点。比如，动物的生理结构与人体存在着较大的差异，基于动物的手术培训难以实现对人体手术的真实模拟。尸体的数量则极其有限，又不能重复利用，价格成本往往也比较高，而且使用尸体还涉及伦理道德的问题。因此，传统的医学培训存在着较大的弊端。

虚拟现实技术在医学领域中的应用，为传统的医学手术培训提供了一个经济、有效的解决方案。虚拟手术培训主要具有以下几个方面的优势：①虚拟的解剖模型能够重复利用，而且培训者可以随时随地进行模拟培训，从而减少了对昂贵实验对象和实验场地的需求，可以大大降低培训成本，缩短培训周期。②通过制作医学手术数据库，培训者不仅可以参加常规手术案例的培训，还有机会接收罕见手术类型的培训。③利用网络技术，还能实现医学专家对培训者的远程指导和评估。

虚拟现实技术在医学中的应用最早由Satava等人于1994年提出，目的在于提高医生的解剖知识水平和手术操作技能。在1996年第四届医学虚拟现实会议上，Savata又提出了三代医学仿真系统框架的概念，即逐步实现几何特性仿真、物理特性仿真和生理特性仿真。随后，在世界范围内掀起了一股关于虚拟手术仿真培训的研究热潮。

在软组织器官，特别是在对腹腔镜和内镜手术中软组织切割和变形的模拟方面，国内外学者、机构和公司研究得比较多。法国INRIA研究机构是研究虚拟手术的先驱，该公司率先开发了基于有限元算法的、并带有触觉力反馈的虚拟肝脏切割系统。美国Delp等人在1997年采用可视人（Visible Human）数据集创造了一个符合解剖学与生理学特征的受伤腿部模型，并实现了在立体环境下的组织变形、切割、流血和止血等操作过程。斯坦福大学的Brown B等人建立了显微镜下1mm细小血管和神经缝合的虚拟手术立体显示系统，可实现血管的形变、切割、缝合操作的仿真训练。德国卡尔斯鲁厄研究中心研发了微创手术虚拟现实训练系统，能够实现抓取、夹持、切割、注射、缝合等多种操作，以及血管的跳动、流血、烟雾、蒸汽等特效的仿真。当前，国外已经存在的一些比较成熟的手术仿真训练系统有MIST-VR（Mentice，Sweden），LapSim（Surgical Science，Sweden），LAP Mentor（Simbionix，USA），ProMIS VR simulator（Haptica，Ireland），SIMENDO Laparoscopy（SIMENDO，Netherlands）等。

相比而言，我国在虚拟手术仿真培训方面的研究时间比较短，但是发展比较迅速，已经取得了一定的研究成果。目前主要有哈尔滨工业大学、浙江大学、上海交通大学、南方医科大学、清华大学等高校在从事这方面的研究工作。

哈尔滨工业大学的吴冬梅团队对腹腔镜机器人虚拟手术进行了研究。基于力反馈设备Omega.3，他们实现了对腹腔镜虚拟手术的运动仿真、软组织变形模拟和实时触觉力反馈。杜志江团队开发了腹腔镜虚拟切割变形仿真平台，能够实现对不同材质软组织的变形仿真，并完成了对胆囊组织的切割变形仿真实验。上海交通大学的夏福清开发了内镜虚拟手术中的缝合操作模块和深度训练模块。中南大学的涂帅则设计了一种用于模拟缝合线打结过程的虚拟培训系统。南方医科大学的朱新勇在所建立的肝脏虚拟手术仿真系统中，运用力反馈仪器PHANTOM实现了对肝脏组织的切割模拟。

然而，在对于骨组织的手术模拟和仿真方面，国内外只有少量学者进行了相关的研究。D.Morris开发了一套适用于颞骨手术培训的虚拟仿真系统。该系统集成了触觉、视觉和听觉等感官反馈，能够对一些简单的钻孔操作进行模拟和培训。Petersik等研究了一种基于多点碰撞检测的力触觉绘制算法。基于该算法，他们所开发的岩骨手术仿真系统在钻孔模拟时能够提供非常逼真的震动感。香港中文大学的王平安团队，对骨组织的圆钻磨削进行仿真模拟。Sohmura等开发了一套用于治疗下颌畸形的颅颌面手术仿真系统。通过一个力反馈设备，该系统能够对截骨、断骨和移骨等手术操作进行仿真。

总的来看，国内外在虚拟手术仿真培训方面已经开展了大量的研究工作，但是研究成果与真实的手术场景相比还存在着较大的差距，仍需要较为长期的发展。

二、碰撞检测技术

碰撞检测研究的是两个不可穿透的对象在空间区域的同一点处是否存在相交重叠的问题。碰撞检测是虚拟手术仿真培训中的关键技术之一，它对于检测虚拟手术器械与解剖模型之间是否发生重叠，并确定重叠的位置，计算碰撞反馈力，以及模拟碰撞后组织的变形等具有十分重要的意义。

（一）碰撞检测算法的分类

长期以来，研究人员在碰撞检测领域开展了大量的研究，提出了一些较为成熟的算法，并开发了相应的软件包。研究人员针对不同的研究对象，采用了不同的研究方法，也由此提出了多种多样的碰撞检测算法。各种算法都有其优缺点和适应范围，对这些算法的分类也是繁多复杂的。具体的分类方式有以下几种：

1.根据虚拟环境中对象的类型，可以将碰撞检测算法分为针对刚体的碰撞检测和针对软体的碰撞检测。其中，刚体的碰撞检测可以分为距离跟踪法、包围盒层次法和空间分解法三类。目前，软体的碰撞检测主要将刚体的碰撞检测算法加以改进，以适应软体自身形变的要求。

2.从时间域的角度，碰撞检测算法可以分为静态检测、离散检测和连续检测算法三大类。

3.从空间域的角度考虑，碰撞检测算法可以分为基于实体空间和基于图像空间的检测算法。

4.对于基于实体空间的碰撞检测算法而言，根据对象模型的不同可以分为空间剖分（space decomposition）方法和层次包围盒（hierarchical bounding）方法。两种方法均是通过力图减少需要相交测试的对象数目或基本几何元素的数目来提高检测效率的。其中，空间剖分法又包括均匀剖分、二叉树、k-d树和八叉树等剖分方法；层次包围盒算法又分为AABB（aligned axis bounding box）、OBB（oriented bounding Box）、k-Dops（discrete orientation polytope）和包围球等。

（二）层次包围盒

层次包围盒碰撞检测算法旨在用几何结构简单、体积略大于对象的规则几何体来包围具有复杂外形的对象，并通过循环迭代建立包围树以实现对物体形状的逼近。在所构造的包围树中，将包围整个对象的包围盒作为这棵树的根节点，树中每个父节点包围的几何单元是其左右子节点所包围的基元之和，组成虚拟对象的基本几何元素常为三角形或四面体。

利用层次包围盒算法对两虚拟对象的碰撞情况进行检测时，若其包围盒不相交，则其所包围的几何对象必不相交。当两包围盒相交时，就需要对其左右子节点包围盒做进一步的相交测试，直到达到叶节点。此时若叶结点也相交，则要判断其所包围的几何单元是否相交。当两对象不相交时，包围盒算法能够快速有效地排除不相交的节点，从而避免了冗余测试。然而，当虚拟对象发生碰撞时，就需要大量测试以判断碰撞的精确位置。

根据常用的层次包围盒的形状类型，可分为平行于坐标轴的包围盒（AABB）、球状包围盒（Sphere）、方向包围盒（OBB）和k-dop包围盒等。图10-8所示是各种包围盒的示意图。

AABB包围盒以各边平行于坐标系轴线的

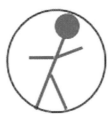 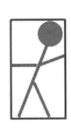 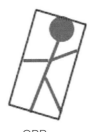 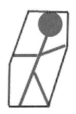

| 包围球 | AABB | OBB | k-dop |

图10-8 各种包围盒示意图

最小长方体对象来包裹对象。AABB的计算方法比较简单，只需确定对象的基本几何元素在虚拟空间X、Y、Z三个方向上的最大值和最小值即可。当对象发生平移或旋转时，AABB包围盒能够比较迅速地进行封信，因此也适用于易变性的对象。包围球用直径最小的球体包裹对象。与AABB包围盒一样，包围球具有结构方法简单，相交测试容易的优点。但同时，也存在包裹紧密性差、内部空隙大的缺点。关于包围球的实际应用比较少。OBB包围盒是一种比较著名的包围盒类型，对象的OBB是指包含该对象的边长方向任意的最小长方体。与AABB包围盒相比，OBB能够更加紧密地贴合目标对象，但同时它的相交测试也更加复杂，更新速度也更加迟缓。K-dop包围盒是指用k/2对平行平面而形成的一个封闭凸多面体来实现对目标对象的包裹。可以看出，k取值越大，则k-dop包围盒对目标对象的包裹程度就越紧密，创建的层次包围树所包含的节点也就越少，但同时包围盒之间的相交测试也越复杂。寻找一个合适的k值是k-dop包围盒的关键问题。

通常，评价一个包围盒的好坏主要有以下标准：包裹紧密性、相交检测速度以及更新速度。以上各种层次包围盒的检测方法各具优缺点，实际应用中可根据需要有针对性地选择应用。

（三）空间剖分法

空间剖分法是将整个虚拟空间均匀分解为多个大小相同的单元格，并对那些占据相同或相邻单元格的对象进行相交测试。一般来说，空间剖分法在每次碰撞检测时都需要确定每个模型所占有的空间单元。如果场景中不可动的模型很多，可以预先划分好空间单元格并确定每个模型所占的空间单元。当有模型发生运动时，只需要重新计算运动模型所占有的空间单元即可。空间剖分法中也采用层次树的方法进一步提高算法的速度，比较经典的有八叉树、BSP（binary space partitioning）树等。

传统的八叉树有空间非均匀网格剖分算法和层级边界盒算法。传统算法适合于静态场景；对于动态场景，采用较多的是基于面向对象的动态八叉树结构。八叉树的构造和碰撞检测策略是将对象表示为等体积的规则单元格组合。当对象检测到碰撞，则将其分解成8个等体积的单元格，否则不分解。以此循环递归，直到达到预先设定的阈值为止。

BSP树的原理很简单，用平面将对象所在的空间分割成两个子空间，这两个子空间又分别被另外的平面分割成更小的空间。直到最终分割的空间足够小达到预先设定的阈值为止。所有的切割平面按照层级关系构成了BSP树。BSP树与八叉树相比，其分割平面的位置和方向能够根据适合于对象的空间分布进行确定，而八叉树每次使用的是与笛卡尔坐标平面对齐的三个相互垂直的平面来进行分割，因此BSP树的分割更加有效。

三、组织变形仿真技术

组织的变形仿真是虚拟手术仿真培训中的一个重要环节，它的主要研究内容是根据组织的力学特性，模拟它在外力作用下所发生的位置和形状变化。虚拟环境中的组织模型所表现出来的力学性能与实际情况越接近，则仿真系统的真实感越强，对医生的培训效果也就越好。

人体组织既包括皮肤、肌肉、血管、脏器等软组织器官，也包括骨头等硬组织器官。它们的结构和组成成分不尽相同，所对应的生物力学特性也有所差异。骨组织硬度高，在外力作用下只存在移除或保持不变两种状态；而软组织柔软、易变形且具有弹性，在外力作用下会发生比较复杂的形态结构的变化。国内外学者对人体软组织的力学性能及变形仿真的研究比较多。根据研究数据显示，人体的软组织的力学特性包括：生物黏弹性、不均匀性和各向异性、可塑性、不可压缩性和非线性等。软组织力学性能的复杂导致建立一个完全符合真实情况的力学模型是非常困难的，在实际的虚拟手术仿真中，对软组织的建模往往会在一定假设的前提下进行简化，如假设软组织内部组织是连续的、软组织内各向同性、软组织符合线弹性、假设软组织发生的是局部变形等。在此基础之上，常用的软组织力学性能的模型为弹簧质点模型和有限元模型。

（一）弹簧质点模型

弹簧质点模型是由质点和弹簧所构成的一种物理模型，它将物体的质量离散到一个个质点，质点之间通过弹簧连接来表现物体的弹力、阻尼力等特性。当弹簧质点模型受到外力作用时，弹簧将根据外力的大小和方向而发生变形，同时拖动质点发生位移，借以模拟软组织在外力作用下的形变。

根据质点之间连接方式的不同，弹簧质点模型可分为三类：结构性弹簧，用于连接横向或纵向两相邻的质点，起到固定模型结构的作用；扭曲弹簧，又叫剪切弹簧，用于连接对角线上的相邻质点，起到防止模型扭曲变形的作用；拉伸性弹簧，也叫弯曲弹簧，用于连接横向或纵向相隔一个质点的两个质点，起到保证模型变形时的边缘光滑作用。如图10-9所示。

为了更加真实地模拟软组织变形过程中的迟滞和蠕变效应，往往还需要在弹簧质点模型中添加阻尼器，用于对质点能量的消耗，维持整个系统能力的稳定。在阻尼器的作用下，外力撤销后的弹簧质点模型最终会恢复原态，能模拟人体软组织模型在外力撤销后恢复原态的现象。带有阻尼器的弹簧质点模型如图10-10所示。

为了进一步提高仿真度，国内外学者在以上模型的基础上，又进行了修改完善。比如，引入体弹簧、添加虚拟绳、分段求解弹性系数和阻尼系数等。

整体而言，弹簧质点模型比较简单、计算量较小、计算速度快，能满足虚拟手术模拟对实时性的要求，但是这种模型的仿真精度有限，达不到高精度仿真的要求。

（二）有限元模型

有限元模型，是目前软组织形变仿真模拟中最成熟和应用最广泛的方法，它的基本思想是将连续的待求解区域离散化成有限单元的集合，将一个无穷自由度的问题转换成一个有限自由度的问题，通过各个单元上的近似解，构造总体方程，再结合一些边界条件，得到问题的最终解。有限元模型构造的基本步骤如下：

1. 离散化连续求解区域。将形变的求解区域离散成为若干独立的单元，如四面体单元、六面体单元等，单元之间只通过结点互联。

2. 单元分析。通过单元的内部坐标得到近似的插值函数，同时根据弹性力学中的最小势能原理，求解节点的应力和应变，得到单元的质量矩阵、刚度矩阵、阻尼矩阵以及载荷等。

3. 建立总体刚度矩阵。将单元矩阵整合成整体矩阵，形成总体质量矩阵、总体刚度矩阵、总体载荷等。

4. 设置边界条件。根据力的边界条件和位移的边界条件，选取插值函数，得到位移的方程组。

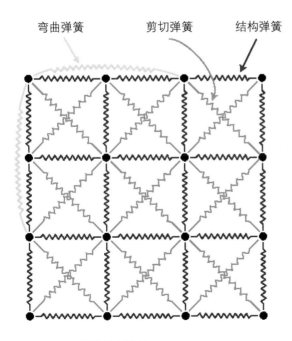

图10-9 弹簧质点模型

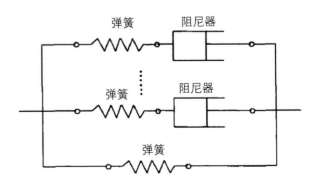

图10-10 带阻尼器的弹簧质点模型

5. 求解方程。求解位移方程，得到总体的应力分布和应变分布。

虚拟手术中的软组织形变模拟需要同时满足实时性和精确性。有限元模型的参数化特征，使得它能够精确模拟软组织的各种形态，仿真程度比较高。但是有限元模型巨大的计算量限制了它的计算速度，在实时性方面不如弹簧质点模型。当前，有限元模型的主要研究方向集中在提高计算速度之上。

在骨头等硬组织的变形仿真方面，法国科学家Bro-Nielsen最先将单元去除法应用于虚拟组织的切割、去除等操作。该方法的主要思想是通过将与手术工具进行交互的目标单元体（三角面片网格或者体素模型）去除，从而形成目标模型在该处的缺口效果，通过适当的去除单元体，能够仿真虚拟组织的切割操作。单元去除法无需增加新的单元体，也不用对相邻的单元体进行修改，因而不需要复杂的逻辑运算，仿真效率高。要形成逼真的切割仿真效果，一方面执行去除操作的单元体需要符合实际切割的逻辑顺序，另一方面切割切口的仿真逼真度与操作区域单元体密度有正相关关系，操作区域单元体如果比较稀疏那么将会使切口处出现锯齿现象。为了避免或减少锯齿现象，可对模型数据进行局部细分，得到更精细的单元体模型，以满足虚拟视觉效果的要求。

四、颅颌面虚拟手术仿真培训系统的实现

上海交通大学王成焘教授和陈晓军副教授团队在国家863重点项目"颅颌面外科精准治疗机器人系统"的子课题"颅颌面外科手术培训系统"的支持下，开发了一套针对颅颌面外科手术仿真的训练系统。这套系统利用沉浸式三维立体显示设备和力反馈设备，按照术前对手术路径的规划，实现了对颅颌面外科手术中常见的口腔黏膜切割、截骨、凿骨和钻骨等操作的仿真模拟，并对仿真效果进行了考核和评估。

（一）三维重建

颅颌面外科手术仿真训练系统的模型重建包括两个方面：人体颅颌面解剖模型的重建和手术器械的重建。

对于颅颌面模型的重建，是根据真实患者的CT和MRI影像数据，利用3Dslicer等专业的医学影像处理和三维重建软件，经过影像的融合配准和分析处理，分别进行上下颌骨组织、口腔黏膜和皮肤等软组织的三维重建。然后利用3Dmax等专业的图形渲染工具，对生成的三维模型添加纹理贴图和光照渲染。最终生成的颅颌面模型如图10-11所示。

手术工具模型的重建采用的是逆向工程技术。首先利用激光三维扫描仪对颅颌面外科手术中常用的手术工具，如来复锯、磨钻、定位器、钛板剪等进行扫描采样，获取手术工具外形的点云数据；然后利用德国Siemens PLM

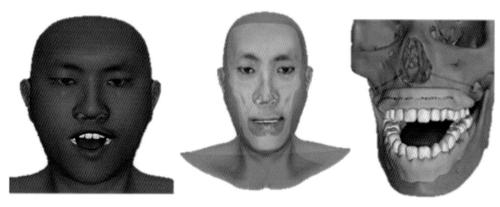

图10-11 三维重建的人体颅颌面组织模型

Software公司的Imageware软件对点云数据进行噪声去除，数据补全、精简、压缩和拼合之后，再进行三维建模和纹理贴图，构成手术工具的三维模型，如图10-12所示。

（二）手术路径规划

对于截骨，最关键的是要确定截骨面的位置和法向；而对于钻骨，确定孔的轴向和进给深度是至关重要的。在模拟之前，首先根据患者的病理特征，利用自主研发的手术规划软件系统，对骨组织的切割平面和钻孔轴线进行规划，如图10-13所示是对颅颌面外科手术中最常见的Le-fort I型截骨术的规划。然后，将规划路径上的骨组织与其余骨组织分离开，形成一块独立的骨组织模型。同时，按照最小单元粒度为0.5mm的体素模型对这部分骨组织进行剖分细化，形成一系列微小的骨组织单元。

（三）建立碰撞检测模型

截骨和钻孔操作的仿真模拟是以术前规划路径上的骨组织作为对象而展开实施的，因此碰撞检测主要发生在手术器械与规划路径上的骨组织之间。为了提高计算速度，系统采用了AABB包围盒的碰撞检测方案，同时为了进一步满足虚拟手术的实时性要求，将只为规划路径上的骨组织建立局部包围盒，如图10-14所示。这样，对于包围盒的构建过程，以及在骨组织被删除时所引起的包围盒更新过程都会得到简化。

对于手术工具，采用的是多点碰撞检测的模型，即使用一列沿刀刃方向均匀分布的标记点来代表手术工具与骨组织模型之间进行碰撞检测，如图10-15所示。

这样建立的碰撞检测模型的相交测试比较简单，只需检测手术工具标记点的X、Y、Z坐标是否落在骨组织模型包围盒的内部即可。

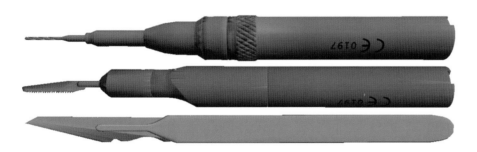

图10-12 三维重建的手术工具模型

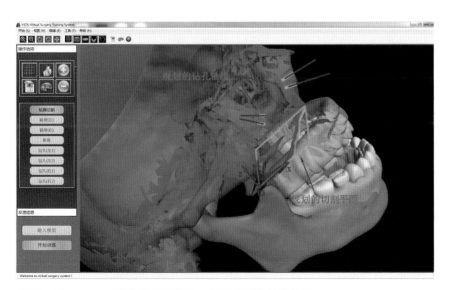

图10-13 Lefort-I型手术规划路径：切割平面和钻孔轴线

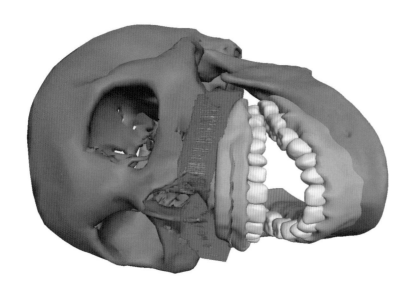

图10-14 切割平面上骨组织的AABB包围树

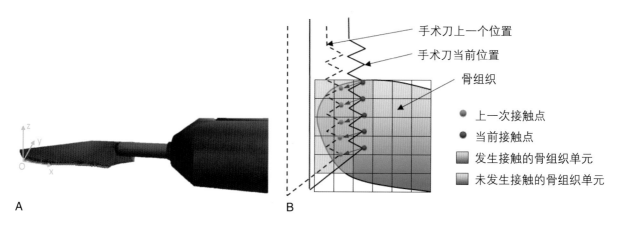

手术刀上一个位置

手术刀当前位置

骨组织

● 上一次接触点

● 当前接触点

▨ 发生接触的骨组织单元

▨ 未发生接触的骨组织单元

A   B

图10-15 手术工具的多点碰撞检测模型
A.手术锯表面检测点的分布。B.手术锯与骨组织单元碰撞检测示意图

当检测到某一标记点与模型的包围盒存在相交时，则进一步检测该点与子包围盒之间的相交情况，直到确定与该点产生接触的最小组织单元为止。在手术工具的所有标记点都完成了与骨组织模型之间的相交测试之后，系统将以这些标记点的共同作用效果来表示手术工具与骨组织之间的碰撞响应，按照下节将介绍的方法计算触觉反馈力，同时产生相应的组织变形，并分别通过力反馈设备和三维立体视觉设备传递给培训者，以实现对触觉和视觉的模拟。

（四）实时计算反馈力

骨组织的力学性能与骨密度、骨厚度等骨组织属性，以及手术操作的切割速度、深度和手术器械的微动频率等因素有关。仅仅通过理论计算很难建立骨组织力学仿真的物理模型，必须基于真实的数据来建立力反馈的函数方程。本系统采用了上海市第九人民医院口腔颌面外科通过真实尸体实验所构建的骨组织操作力与各参数之间的关系，作为本系统力学仿真的理论依据。

$$F = f(BoneDensity, Hardness, Depth, Speed, Frequency...) \tag{10-1}$$

在手术模拟过程中，系统会实时记录手术器械在虚拟空间中的位置和姿态，并根据器械在两种不同位姿之间进行转换所需消耗

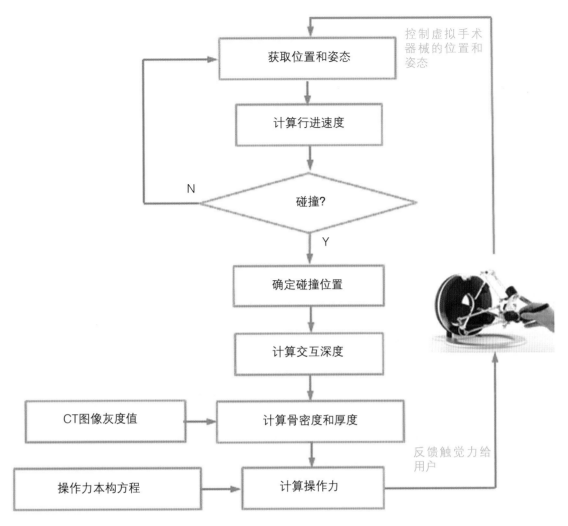

图10-16　反馈力计算流程

的时间，来计算力反馈设备终端的行进速度。同时，通过手术器械与颅颌面模型之间的多点相交测试，检测发生碰撞的骨组织单元位置，计算手术工具进入骨组织的深度；并借助二维CT图像中的灰度值，估计当前切割或钻削的骨组织密度和厚度。将上述这些参数代入到公式10-1中，即可计算当前手术操作所产生的理论反馈力。图10-16所示是反馈力的计算流程。

（五）骨组织的去除

采用去除法来模拟骨组织的去除。具体的实施流程如下：

1. 基于手术工具与骨组织模型之间的碰撞检测和反馈力计算结果，若工具与模型之间没有交互操作，则模型对象不发生改变，若工具与模型之间存在碰撞相交且反馈力大于预设阈值，则记录相应的被细化的体素模型，将其加入队列之中。

2. 对被记录的体素队列，将其贴图数据赋为（0，0，0），让其变为不可见，同时调用骨组织模型的AABB碰撞检测包围盒模型，将该体素的碰撞检测盒关闭，并对整体骨组织模型的碰撞检测盒进行更新，从而从视觉与力触觉两方面将体素删除。

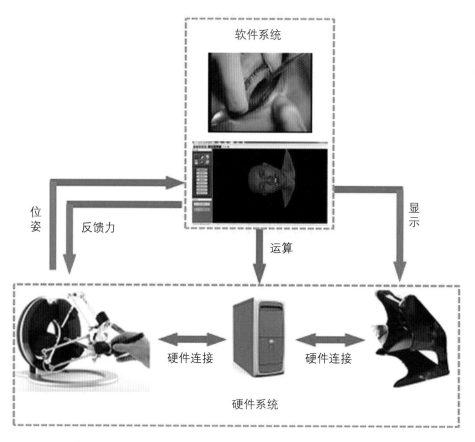

图10-17　颅颌面虚拟手术仿真培训系统结构图

（六）系统软硬件集成

在以上关键算法和技术的支持下，本系统由高精度力反馈仪（Omega.6，ForcecDimension Ltd，瑞士）、三维沉浸式视觉平台（Display300，SenseGraphics Ltd，瑞士）和高性能图形工作站（HP Z400 Workstation），以及仿真培训软件构成，系统结构如图10-17所示。

其中，Omega.6力反馈设备具有6个输入自由度（3平移+3旋转）和3个输出自由度（3个方向上的反馈力），移动精度和旋转精度能分别达到0.01mm和0.09deg，最大能提供12N的反馈力，操作空间能达到φ160×110mm的大小。利用Omega.6控制手术工具在虚拟场景中的平移和旋转，同时碰撞检测所生成的反馈力也通过Omega.6反馈给培训者，能够满足颅颌面虚拟手术仿真的基本需求。

仿真培训软件是在Windows7操作系统下，以Microsoft Visusal Studio 2008为集成开发环境，并结合OpenGL三维图形渲染库、Qt图形用户界面库和CHAI3D等软件工具，按照模块化、多线程的设计思想而开发的。其中CHAI3D支持对Omega系列力反馈设备的调用和驱动，内部集成了相关的API，提供了与力反馈仪器的通信接口。软件结构中的多模块主要包括模型重建和可视化模块、碰撞检测模块、组织变形模块和反馈力计算模块等；多线程主要包含触觉反馈线程和视觉反馈线程，其中触觉反馈线程为主线程，其更新频率能到1800Hz以上，视觉反馈线程为子线程，更新频率控制在35Hz左右。软件系统逻辑结构图如图10-18所示。

硬件系统与软件系统的协调搭配，确保了颅颌面虚拟手术仿真系统能够满足逼真的手术仿真模拟的要求。

（七）仿真效果的考核与评估

为了验证仿真训练系统的真实性和有效性，由40名颅颌面外科临床医生和相关领域的专家学者对系统进行了体验和评估。图10-19分别是国内医生专家和国外虚拟现实专家在体验颅颌面虚拟手术训练系统。

在试用和体验之后，从系统的使用方便性、虚拟视觉环境的逼真性、虚拟力反馈的逼真性，以及总体评价等几个方向模块对医生和专家学者进行了调查。其中，使用方便性模块又包括软件的易学程度、人机交互友好性、可操作性、软件稳定性等几个选项；虚拟视觉环境模块包括颅颌面骨组织和软组织建模的真实感、手术器械建模的真实感、手术视野的真实感等几个选项；虚拟力反馈模块包括力反馈的稳定性、实时性、真实性等几个选项。对各个

模块的反馈数据进行统计和归纳之后，得到了如表10-1和表10-2所示的调查结果。

从调查结果的统计和分析可以看出，大部分医生和学者对系统的功能和效果给予了肯定，认为该系统所提供的视觉仿真环境和触觉反馈感与真实临床比较接近，可以方便地进行学习和工作，能够为术前准备和新手培训起到良好的帮助作用。然而，也有部分医生和学者认为还存在一些不足，比如缺少对口腔黏膜软组织切割等操作的模拟以及对流血、冒烟等手术现象的仿真，需要进一步地改进和完善。

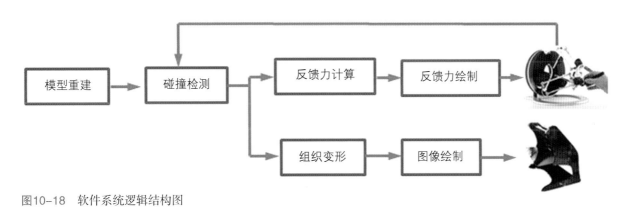

图10-18　软件系统逻辑结构图

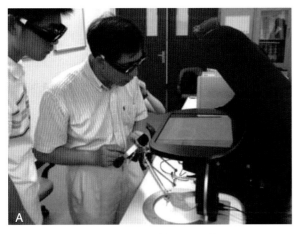
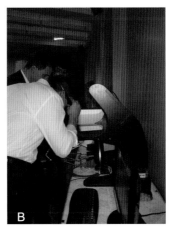

图10-19　专家学者对系统的体验与评估
A.国内医生对系统的体验和评估。B.国外专家对系统的体验和评估

表10-1　系统仿真逼真性和使用方便性统计表

问题模块 \ 评分等级	很好	较好	一般	较差	很差	合计
VR-CMFS 使用方便性	25	13	1	1	–	40
虚拟视觉环境的逼真性	19	18	3	–	–	40
虚拟反馈力的逼真性	13	20	7	–	–	40

表10-2　系统总体满意度统计表

项目＼百分数	100%	95%	90%	85%	80%	70%	60%	50%
总体满意程度	5%	45%	45%	-	5%	-	-	-

第三节　增强现实技术在骨科手术导航中的应用

一、增强现实手术导航系统的研究背景及现状

虽然计算机辅助手术导航系统的使用给外科手术带来了极大的便利，提高了手术精度和效率，但是由于导航界面与手术操作区域分离，外科医生在手术过程中不得不一边抬头查看计算机屏幕上虚拟的人体组织三维模型与手术工具，一边低头给患者实施手术，这就导致了医生需要不断地抬头和低头，增加了医生的疲劳程度，不符合人因工程的要求。而且手眼无法协调的问题也会显著降低手术操作的效率和准确性。

利用增强现实技术，借助特定的显示装置，将传统手术导航中显示在计算机屏幕上的虚拟人体组织模型与现实环境中的患者相匹配，并融合到患者身体相对应的部位。这样，医生在手术过程中直接通过显示装置即可同时看到实际的患者和虚拟的组织模型，不必再反复地抬头低头，能够有效解决手眼协调的问题；还能更进一步地增强手术视野，获得更多肉眼无法看到的患者内部器官和病变的信息。与传统的手术导航相比，基于增强现实的手术导航系统能更进一步地提高手术精度和效率。

一个简单的增强现实手术导航系统是由计算机、跟踪定位系统和特殊的显示装置构成。所谓的特殊显示装置，是指能将虚拟的人体组织信息与现实的患者和手术环境相融合的一套输出设备。常见的此类设备有透视式头盔显示器（HMD）、增强镜片、AR窗口、增强内镜、增强显示器、增强显微镜，以及各类手持式显示设备，如智能手机和平板电脑等。其中，用得最多的是透视式HMD，又分为视频透视式HMD和光学透视式HMD。

视频透视式HMD中一般都集成了摄像机，用来对真实世界进行同步拍摄，拍摄的信号被送入计算机，并与虚拟场景生成器生成的虚拟物体在计算机中相融合，达到虚实结合，然后输出至头盔显示器，该过程的执行原理如图10-20所示。光学穿透式HMD则利用部分透射的光学组合仪器，在将虚拟物体反射到用户眼睛的同时，也不妨碍用户透过仪器查看真实环境，于是虚拟物体信息和真实场景信息同时被用户获得，实现了增强现实的效果，其执行原理如图10-21所示。2013年Google发布的Google Glass，其本质是一套带有传感器和计算能力的视频穿透式增强现实HMD，而微软在2014年发布的HoloLens本质则是光学穿透式增强现实HMD。

基于增强现实手术导航的临床应用，国内外研究人员也开展了一定的研究。1992年，Bajuar等人提出基于视频透视式HMD的AR系统，该AR系统利用磁追踪系统来确定超声探针和HMD的位置，通过视频式HMD可以透视孕妇腹腔，观察孕妇子宫内胎儿的运动情况。美国约翰·霍普金斯大学的Gregory S. Fischer等人将基于投影的增强现实技术用于术中MRI图像引导的肿瘤穿刺活检手术，实现了2D多平面重建图像与真实患者之间的虚实结合。德国慕尼黑工业大学的CAMP实验室Nassir Navab等则发明了一种配备有视频摄像机的X线C形臂装置，将增强现实技术应用于足踝关节外科手术上，使得真实的手术现场和计算机产生的虚拟图像融为一体，产生犹如"透视眼"的效果。法国斯特拉

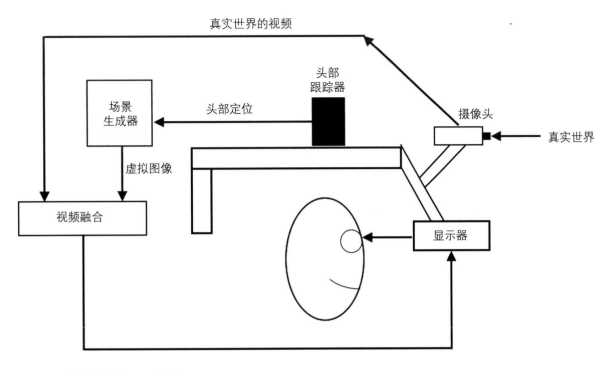

图10-20　视频穿透式HMD原理

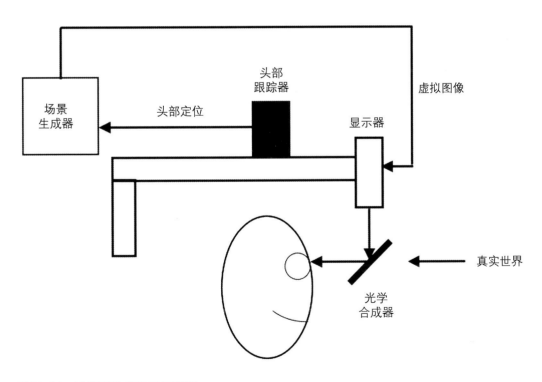

图10-21　光学穿透式HMD原理图

斯堡大学的IRCAD研究所的Jacques Marescaux等将视频穿透式增强现实技术应用于腹腔镜肿瘤切除术，使虚拟三维解剖组织图像与腹腔镜视频图像实时叠加在一起。2013年Abe等人将增强现实技术用于经皮穿刺椎体成形术，医生通过佩戴HMD可以直接观察到叠加在病人身上的术前规划好的穿刺针运动轨迹，并通过40例脊柱模型的穿刺实验炎症了该系统的可行性。

在国内，复旦大学的宋志坚教授团队以Ipad作为增强现实显示器与手术导航系统相结合，开发了增强现实的神经导航系统。该系统中，Ipad担当了"透视眼"和"放大镜"的功能，在Ipad屏幕上能同时显示三维重建的患者颅脑内部的肿瘤、血管、神经等模型及Ipad摄像头拍摄的真实患者，且二者的相对位置能达到实时精确匹配。该成果已在2013年中国国际工业博览会展示，获得较好反响。上海交通大学附属第九人民医院的柴刚、候亦康等报道了基于增强现实的下颌骨截骨手术导航系统的动物实验。上海交通大学陈晓军团队利用美国NVIS公司的nVsior ST60光学穿透式HMD，已初步开发了基于增强现实的术中导航系统，可将术前规划的虚拟三维数据、实时导航信息以及真实的场景在HMD前融为一体，实现了实时交互、三维匹配、虚实结合，目前已顺利完成模型实验与尸体实验，并将在不久用于临床实验。

在商业方面，国外已有公司形成了成熟的增强现实手术导航产品。德国Scopis公司利用微软的HoloLens开发的AR手术导航系统已经通过FDA的认证，并且在全球50多个国家完成了超过10000例手术。该系统主要应用在脊柱外科、神经外科和耳鼻喉科。以色列Augmedics公司和荷兰Philips公司也报道了类似的产品，主要应用在脊柱外科领域。目前获得这两家公司通过FDA认证的信息，估计正处于临床实验阶段。

二、增强现实手术导航的关键技术

增强现实手术导航将计算机生成的虚拟人体组织模型与现实患者和手术环境融合在一起，并对手术工具、患者及增强现实显示装置进行实时跟踪，确保术中虚实图像始终精确匹配。该过程的实现主要包括以下几个步骤：①通过空间配准算法获得虚拟人体组织模型同真实人体器官之间的变换关系；②通过目标跟踪技术确定增强现实显示装置在真实场景中的位置；③通过显示设备的标定，确定虚拟物体在增强现实显示设备上的最终位置，并通过显示设备将虚拟物体与真实场景相融合，供临床医生观察。

虚实空间配准技术已在第九章第二节的第三小节和第四小节中介绍详细介绍，增强现实显示装置的定位跟踪与导航系统中手术工具的跟踪原理相同，具体的实现方式和原理也已在第九章第二节的第一小节和第二小节中详细介绍。本小节将主要对增强现实显示设备的标定技术进行介绍。

显示设备的标定目的是计算从可以被跟踪的显示设备坐标系下到显示设备的显像平面上的投影变换，即确定三维现实空间中坐标为（x，y，z）的物体与其在二维显示平面上的坐标（u，v）之间的对应关系。这种对应关系是由显示设备所固有的成像几何模型所确定，对于不同的增强现实显示设备，这种成像的几何模型有所差异，但其基本原理都是相似的。以视频穿透式HMD为例，成像几何模型由摄像机的参数决定，包括内部参数和外部参数。其中，内部参数是指摄像机内部的几何和光学特性，包括镜头焦距、镜头畸变系数和扭曲因子等；外部参数是指摄像机在3D空间中的位置和姿态。对视频穿透式HMD的标定，即为求取这些内部和外部参数的过程。常用的标定算法是基于标定物的方法，如图10-22所示。

在HMD的顶端安装有能被导航系统跟踪的参考架，借此可确定HMD相对于三维空间的位置和姿态T_{HMD}；利用探针可获取标记物中一批特定参考点在三维空间中的坐标，进而可求取标记物相对于三维空间的位置和姿态T_{ref}；此外，可获取标记物在HMD显示平面上的位姿信息T_{scr}；那么，HMD相对于显示平面的投影变换T_{hts}有以下关系表达式：

即有：

$$T_{scr} = T_{hts}（T_{HMD}）^{-1}T_{ref} \quad （10-2）$$

$$T_{hts} = T_{scr}（T_{ref}）^{-1}T_{HMD} \quad （10-3）$$

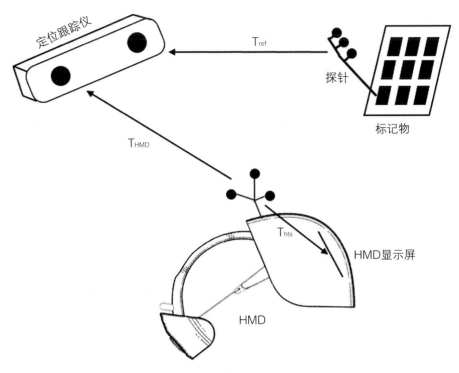

图10-22　基于标记物的HMD标定原理

三、增强现实骨科手术导航系统的实现

上海交通大学陈晓军教授团队在国家自然科学基金的资助下，以前期开发完成的骨科手术规划和手术导航系统为基础，利用美国NVIS公司的nVsior ST60增强现实头盔，开发了针对骨科的增强现实手术导航系统。该系统通过摄影测量标定算法，建立了三维真实场景到HMD的二维显示器上的坐标系变换，从而将术前规划的虚拟三维数据、实时导航信息以及真实的手术现场在手术医生佩戴的增强现实HMD前融为一体。虚拟图像与实体患者配准以后，头盔移动或实体患者移动时，通过在头盔与实体患者身上配置的感应元件，利用红外线摄像头与感应元件构成的追踪系统来实现实时虚拟图像与实体患者的追踪配准，达到虚拟图像与患者实际解剖结构在术者HMD中实时匹配。其中一个关键问题就是当患者实体与计算机屏幕中的虚拟术前规划的图像配准后，标定增强现实头盔与病人实体之间的位置关系，使得术中患者或头盔移动时，光学头盔中术前重建的三维虚拟图像（重要的解剖组织如血管、神经、软组织等）始终与患者实体配准融合。这一过程的实现原理如下：

首先，建立如图10-23所示的"基于增强现实的手术导航系统坐标系转换图"，其中包含了头盔参考架坐标系、NDI红外线光学追踪摄像头下的世界坐标系、计算机虚拟坐标系、与患者参考架坐标系。

假设：

R为计算机虚拟坐标系到患者参考架坐标系的初始转换矩阵。

A1和A2分别为增强现实头盔移动前和移动后头盔参考架坐标系到NDI追踪摄像头世界坐标系的转换矩阵。

A3和A4分别为患者移动前和移动后患者参考架坐标系到NDI追踪摄像头世界坐标系的转换矩阵。

B1为计算机虚拟模型在计算机虚拟坐标系下的矩阵。

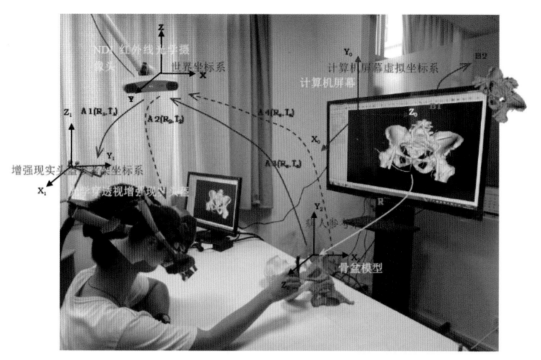

图10-23　基于增强现实的手术导航系统坐标系的建立

B2为计算机虚拟模型在计算机虚拟坐标系下的标定转换矩阵。

因为在患者或头盔移动前后，计算机虚拟图像上的任意一点的相对位置是相对不变的，设X为任意一点在计算机虚拟图像坐标系下的坐标。然后，X1为该点移动前在计算机屏幕坐标系下的坐标，X2为该点移动后在计算机屏幕坐标系下的坐标。公式（10-3）和（10-4）为该点坐标之间的转换关系：

$$RB_1X = X_1 \qquad (10-3)$$
$$RB_2X = X_2 \qquad (10-4)$$

为了使该点在头盔或患者移动前后，在患者参考架坐标系下的相对位置保持不变，设X3为该点移动前后在患者参考架坐标系下的坐标。公式（10-5）和（10-6）显示了移动前后的转换关系：

$$(A3)^{-1}A_1X_1 = X_3 \qquad (10-5)$$
$$(A4)^{-1}A_2X_2 = X_3 \qquad (10-6)$$

因此，根据公式（10-3）、（10-4）、（10-5）和（10-6）可得：

$$B_2 = [(A_4)^{-1}A_2R]^{-1}(A3)^{-1}A_1RB_1 \qquad (10-7)$$

因为A_1，A_2，A_3和A_4是NDI光学追踪系统通过参考架上的反光小球自动计算获得，R是通过点配准结合面配准计算获得的患者参考架坐标系与计算机虚拟坐标系之间的配准矩阵，B1为单位矩阵，所以根据公式（10-7）可以得到增强现实头盔的标定转换矩阵B2。

最终，在术中导航的过程中，增强现实头盔中虚拟图像的位置和方向将随着头盔或患者的移动而实时变化，并且始终也头盔中看到的真实的解剖组织相融合匹配。图10-24即为增强现实头盔中看到的实际场景。

改套系统已在尸体标本模型上进行了增强现实技术与三维导航结合下骶髂关节螺钉的置入试验。如图10-25所示，完成了盆腔重要的解剖组织（包括血管、膀胱等）的三维重建，通过标定、配准等过程，增强现实头盔（HMD）中的三维虚拟图像与患者实体相互融合匹配，并且随着术者的移动而实时交互变化，使得虚拟模型始终与实体解剖相匹配，从而使术者精确按照术前虚拟规划的路径植入螺钉并避免损伤周围重要的解剖组织。初步结果显示该系统具有较好的精确性、实时性、交互性及稳定性，且系统操作简单，学习曲线短，具有良好的临床实用性和应用前景。

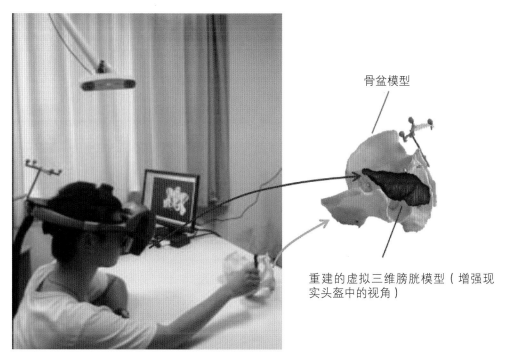

骨盆模型

重建的虚拟三维膀胱模型（增强现实头盔中的视角）

图10-24 在"基于增强现实的手术导航"环境下从HMD中看到的实际场景

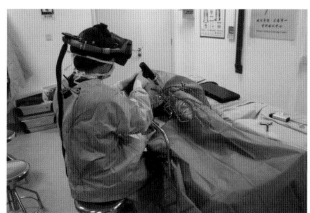
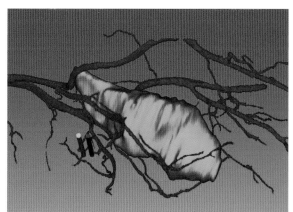

图10-25 增强现实三维导航下骶髂关节螺钉植入试验

第四节　虚拟/混合现实技术在骨科手术中的其他应用

一、虚拟现实技术在骨科手术规划中的应用

随着数字骨科学的蓬勃发展，计算机辅助手术规划已经广泛应用于创伤、关节、脊柱、骨肿瘤等各个骨科领域。计算机辅助手术规划能帮助骨科医生在术前通过患者的CT、MR、X线等医学影像数据，重建患者病灶的三维模型，并基于此对手术方案（包括手术方法、手术流程、手术切口与路径等）进行分析、讨论、设计和模拟，有利于医生为不同的患者合理、定量地制定个性化手术治疗方案。手术规划的结果可作为手术导航系统和手术机器人的输入，在实际手术中引导医生按照预先设计的方案执行；规划的结果也能通过3D打印技术打印出来，供医生进一步设计与规划。

目前，世界多数国家都在致力于开发手术规划系统，比较常见的有比利时Materialise公司的Mimics、美国Kitware公司的VolView、德国Visage影像公司的Amira、哈弗大学的3DSlicer、美国Able Software公司的3D MED、中国中科院自动化研究所的三维医学影像数据集成化平台（3DMed）、上海宝葫芦公司的外科手术模拟器、中南大学数字医疗与虚拟现实研究中心的E3D等。其中Mimics以功能全面、性能稳定、交互友好等原因受到了广大骨科医生的青睐，具有绝对领先的市场优势。不过随着本土手术规划软件的崛起，Mimics在各方面的优势都在逐渐缩小，甚至某些方面已经被本土软件所超越，比如在多块相连骨组织的自动分割方面，上海宝葫芦公司的外科手术模拟器则获得了骨科医生的一致认可。

虚拟现实技术与上述传统的计算机辅助手术规划系统相结合，将能更好地发挥在术前方案规划和设计过程中对医生的辅助作用。虚拟现实环境中具有深度信息，能提供3D立体视觉效果，使得各器官模型之间的层次感更加鲜明、相对位置关系能够更立体地呈现，有利于医生建立对整个病灶环境的认知，在设计手术方案时能更精确地定位病灶部位，进行测量、切割、镜像、拼接、添加植入物等操作，避免对周边重要神经、血管组织的伤害。并且通过与3D打印技术的结合，实现虚实互补，能弥补3D打印成本高、效率低、无法精确显示腔室和微小结构的缺点，形成一套完备的辅助手术规划方案。

目前，美国EchoPixel公司开发的True3D系统可进行虚拟环境下手术规划操作，功能包括三维可视化、平移、旋转、缩放、测量、断层剖切、二维图像与三维模型的融合显示等功能，应用范围主要包括放射科、心脏科、儿童心脏科和介入神经放射科等医学科室。据悉该系统已获得FDA的批准，下一步将争取在欧洲和亚洲拿到相关的医学许可。Surgical Theater公司的类似VR系统也获得了FDA的批准，主要用于神经外科相关疾病的诊断、规划和引导。国内也有公司在开展类似的研究工作，如上海交通大学与上海光韵达数字医疗科技有限公司正在联合开发针对骨科、肝胆外科和泌尿外科等科室应用的VR手术规划系统，能实现VR环境下的医学影像的分割、三维建模和可视化、镜像、断层剖切、切割、测量等功能，如图10-26所示是肝胆外科医生的试用场景。目前尚未获得该产品通过CFDA认证的信息报道。

关于传统手术规划系统的介绍可参考本书第三章第七节"基于医学三维模型的虚拟手术规划"。

二、混合现实技术在骨科手术临床辅助中的应用

混合现实的定义是将真实世界和虚拟世界

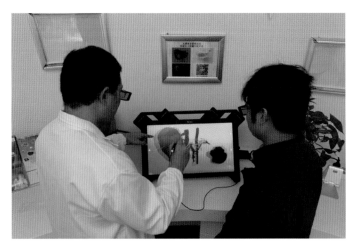

图10-26　光韵达数字医疗VR手术规划系统

混合在一起，来产生新的可视化环境，环境中同时包含了物理实体与虚拟信息，并且二者之间是"实时的"。与增强现实相比，混合现实的虚实融合程度更高，主要表现在两个方面：①在空间位置上，混合现实中的虚拟物体能够跟真实物体一样保持相对固定，不会随设备的移动而移动；②在光场成像上，混合现实中的数字光场技术导致虚拟物体的成像更真实，很难区分场景中的虚拟物体与真实物体。

基于混合现实技术所特有的优势，它正越来越被广大医生朋友所接受并在临床中应用。

将术前通过患者的CT、MR、X线片重建的三维病态模型与术中真实患者相匹配融合，用于术中帮助医生确定病灶位置和形态，提供更丰富的患者病灶信息，辅助医生确定手术方案并引导医生实施手术，是当前混合现实技术在临床中最主要的应用方向之一。

2017年9月，广东粤北人民医院骨科医生在混合现实技术的引导下对一位因摔倒导致右大腿股骨内髁骨折的70岁老年患者实施了经皮内固定手术，如图10-27所示。将通过患者术前CT图像重建出的三维模型导入混合现实眼镜，通过虚实配准和调节，术中医生能够看到虚拟的患者模型与患者肢体相重合。在虚拟模型的引导下，主刀医生依次完成了骨折定位、复位和固定，总耗时约30分钟。随后利用X线机摄片检验复位效果，结果显示复位完全，固定牢靠。

手术的成功证明了混合现实技术在临床应用中的价值，也预示着它的巨大潜力。但目前混合现实离大规模临床使用还有一定的距离，尚存在一些亟须解决的问题，比如虚实配准精度和稳定性不足，特别是手术中往往会发生患者的肢体移位和姿态改变，如何确保虚拟的模型能精确、实时地随着患者肢体的变化而变化也是一个很急迫的难点。

混合现实在临床中的另一个应用则是对手术方案的讨论会诊以及医患沟通，如图10-28所示。多个医生或患者家属同时佩戴混合现实眼镜，可共享同一幅呈现患者病灶部位的虚拟3D场景，并能围绕虚拟3D场景从不同角度全方位观察病灶，展示细节，有利于医生更深入地分析病情并制定手术方案，也有利于患者及家属充分认识现状，避免医患矛盾。与传统的二维影像相比，基于MR的3D场景更立体、清晰、直观；与3D打印模型相比，虚拟模型更经济实惠、方便快捷，且能提供的信息更丰富。

2017年6月，武汉协和医院为一名髋部骨折患者成功实施了世界首例混合现实技术引导的手术。多位医生佩戴混合现实眼镜，在"现实空间"中共享由术前CT重建的患者髋部虚拟3D模型，并能对其进行缩放、旋转、移动、改变透明度等操作，使得医生能根据需要全面了解患者病情的各种细节，有利于手术方案的制定，提高手术精准度和安全性。

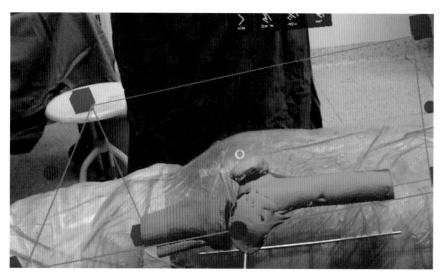

图10-27　MR引导下的经皮内固定手术

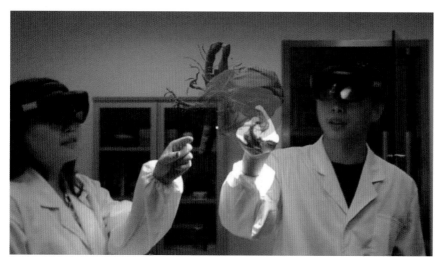

图10-28　MR环境下的手术方案讨论

参考文献

1. 喻晓和.虚拟现实技术基础教程.北京:清华大学出版社,2015.

2. 苗志宏;马金强.虚拟现实技术基础与应用.北京:清华大学出版社,2014.

3. 贺雪晨.虚拟现实技术应用教程.北京:清华大学出版社,2012.

4. 魏迎梅.虚拟现实技术.2版.北京:电子工业出版社,2005.

5. https://www.microsoft.com/en-us/hololens

6. 吴福乐.颅颌面外科虚拟培训与手术导航关键技术研究及应用系统开发.上海:上海交通大学,2014.

7. 王成焘、陈晓军、钱理为.数字医学与计算机辅助手术.中国医疗器械杂志,2007,31(5):313-323.

8. Wang P, Becker A A, Jones I A, et al. A virtual reality surgery simulation of cutting and retraction in neurosurgery with force-feedback. Computer methods and programs in biomedicine, 2006, 84(1): 11-18.

9. Pan JJ, Chang J, Yang X, et al. Graphic and haptic simulation system for virtual laparoscopic rectum surgery. Int J Med Robotics Comput Assist Surg 2011; 7(3): 304–317.

10. 潘义峰.碰撞检测及形变建模技术在虚拟手术仿真中的应用.苏州:苏州大学,2012.

11. 谢静茹.面向虚拟手术的碰撞检测和软组织仿真技术研究.西安:西北大学,2013.

12. 邢一思.虚拟手术仿真系统中碰撞检测的研究.南昌:南昌大学,2010.

13. 李艳波.虚拟手术中软组织建模与碰撞检测方法研究.哈尔滨:哈尔滨工程大学,2011.

14. 王琼、陈辉、王平安.虚拟骨科手术中触觉交互建模方法综述.集成技术,2013,2(6):89-93.

15. Yu D, Zheng X, Chen M, et al. Preliminarily measurement and analysis of sawing forces in fresh cadaver mandible using reciprocating saw for reality-based haptic feedback. J Craniofacial Surg 2012; 23(3):925–929.

16. 邓薇薇.手持式增强现实神经导航关键技术研究及其系统建立.上海:复旦大学,2014.

17. Fischer GS, Deguet A, Csoma C, Taylor RH, Fayad L, Carrino JA, Zinreich SJ, Fichtinger G. MRI image overlay:application to arthrography needle insertion. Comput Aided Surg., 2007, 12(1):2-14.

18. Navab N, Heining SM, Traub J.Camera augmented mobile C-arm (CAMC):calibration, accuracy study, and clinical applications. IEEE Trans Med Imaging., 2010, 29(7):1412-1423.

19. Marzano E, Piardi T, Soler L, Diana M, Mutter D, Marescaux J, Pessaux P. Augmented reality-guided artery-first pancreatico-duodenectomy. J Gastrointest Surg., 2013, 17(11):1980-1983.

20. Shen F, Chen B, Guo Q, Qi Y, Shen Y. Augmented reality patient-specific reconstruction plate design for pelvic and acetabular fracture surgery. Int J Comput Assist Radiol Surg., 2013, 8(2):169-179.

21. 侯亦康、朱明、柴刚等.增强现实导航下颌骨截骨术的实验研究.组织工程与重建外科杂志,2013,9(2):98-101.

22. http://navigation.scopis.com/

23. http://www.echopixeltech.com/

24. http://www.surgicaltheater.net

25. 代耀军、曹珺、何飞.骨科虚拟手术系统的研究现状与应用,中国组织工程研究与临床康复,2008,12(30):5957-5960.

第十一章　医用机器人

医用机器人是数字医学的重要组成部分，手术机器人、康复机器人和护理机器人将在数字医学中不断发展其应用领域，成为数字化医疗器械的重要组成部分，在数字骨科中同样如此。手术机器人将是今后实现精准手术的重要手段。手术机器人将使很多在X射线下操作的医生摆脱辐射的伤害。基于导航的手术机器人将帮助医生克服徒手定位和手抖动的弊病。康复机器人的出现将使康复治疗过程成为围手术期的重要组成部分。护理机器人将使护理工作科学化、精准化。

本章在介绍医用机器人类型、工作特点和发展现状的基础上，重点阐述医用机器人设计关键技术；工艺参数的选择；风险分析与安全性设计；以及骨科机器人的设计特点，并对骨科机器人的发展作一展望。

第一节　医用机器人概述

机器人这个概念给人以很多想象与期望，提到"机器人"，人们可能会想起各种科幻创作中的类人型机器人，也可能会想起工业机械臂，也可能有更多新奇的想法。机器人在众多行业领域中都有应用，其中一个重要的领域就是医用。医用机器人在20世纪80年代开始逐渐得到发展，在初期研究阶段，医用机器人都是直接在工业机器人上进行改装组合的，随着研究的不断成熟，医用机器人也越来越专业化。医用机器人学是一门跨学科的学科，包含有计算机科学、机械工程学、医学、数学、自动化等等多种学科，是机器人技术、计算机网络控制技术、数字图像处理技术、虚拟现实技术以及医学技术的结合。一般来讲，我们把用于医疗或者辅助医疗的机器人称之为医用机器人，可用于外科手术、医学培训、康复治疗以及残障人士辅具等，比如各种外科手术机器人、康复机器人、医用教学机器人、医护机器人等，涵盖的范围十分广泛。随着各种学科的发展，性能优越的新材料不断出现，计算机的发展使实时计算的能力不断提高，各种更加精确、更加迷你、性能更好的新型传感器以及驱动器被研制出来，医学影像技术也得到了不断发展，这些都在促进着医用机器人的发展。

一、医用机器人手术的优势

医用机器人的发展极大地促进了医学的进步，虽然目前仍有很多不足与不完善，但是大都是可以通过科学与技术的发展来解决的，医用机器人具有能够从根本上改变医学的潜力。如今，医用机器人也已经应用在医疗中的很多领域中，其中就包括外科手术。外科手术的起源也是很早，早在华佗时期，就已经出现了初期的手术，而随着时间的推移，科技也在不断进步，手术也在一直改进，除了医学上知识与经验的更新与改进，手术的辅助器械也在一直进步着，而医用机器人就是现阶段我们希望能够辅助甚至在某些操作中代替医生的器械。

要明白医用机器人在手术中的优势，首先我们需要分析医生的纯手工操作在手术中的缺陷以及不足。

（1）精力问题：作为人类，医生毕竟精力有限，无法长时间工作，或者长时间工作后，手术效果会受到影响。容易疲劳、分心、注意力不能集中等。

（2）稳定性问题：人类生理上一般都会有不同程度的震颤等不稳定现象，尤其是在处理微小物体或者精细操作时，震颤造成的影响非常大。所以当外科医生在进行精细手术时，如人工耳蜗的植入等手术，生理的震颤往往给手术带来很大的困难。

（3）尺寸问题：目前微创手术发展得很好也很迅速，微创手术最显著的特点就是手术切口小，而面对类似精细手术，医生的手部尺寸往往过大，不太适合甚至是不能完成某些操作。

（4）视野问题：如上一段所说的微创手术，其切口很小，光线很暗或者不能到达，医生的视野受到极大的限制，这个也对手术造成了很大的影响。

（5）工作环境问题：这里的工作环境包括两个含义，一个是医生的手术空间，比如磁共振设备下的穿刺，其手术空间十分狭小，医生手动操作有很大的局限性；另一个是手术室的工作环境，有很多手术是需要医学图像导航的，比如心血管或者脑血管的介入手术，一般都是采用X线照射，具有辐射性，医生需要穿戴厚重的铅衣工作，但即使如此，长时间在这种环境下工作也会对身体造成严重伤害。

除上述问题之外还有无菌消毒问题，人体的特殊性使医生不可能保证在手术状态下百分百无菌，那么在手术中，患者就有可能被感染，除此之外，医生也存在着被患者感染的可能性。而且现在计算机技术的发展日益先进，医生的处理或者决策速度也一定会被计算机所超越，甚至说现在某些方面，计算机已经超越。机械工程的发展以及控制技术的先进，使得机器人的精度已经远超人类，这在手术中具有极大的优势。

以上医生的手工操作在手术中的问题，医用机器人可以很好地解决。医用机器人可以进行重复工作，在正常寿命的前提下，其精力可以说是无限的，而且一致性很好，不会影响手术质量。在不影响其机器性能的前提下，其对工作环境也没有要求，医生远程操控机器人进行手术可以避免自己暴露在辐射的环境下。而且医用机器人的尺寸可以根据手术的需要有不同的设计，甚至有体内微型机器人，可以通过磁场驱动或者电机驱动等方式在人体内部进行精确修复与治疗。而且医用机器人的精确度高于人类，并且如果不是因为故障或者磨损，其精确度是不会变化的。而且由于机械结构的特性以及反馈的控制，医用机器人的稳定性远远高于人类，能够有效克服医生生理上的震颤和抖动。且由于医用机器人有更多杀菌消毒的方式。除此之外，医用机器人能够拓宽医生的视野，如目前已经得到普遍使用的内镜腹腔镜等，都很好地辅助了医生的手术工作，在疾病诊断上也得到了很广泛的应用，但目前来讲，在力反馈（包括触觉反馈）上仍有很大局限，远不如医生。而且医用机器人可以实现远程手术，早在2001年，一名医生就在美国纽约为一个身在法国的患者远程执行了手术，不过远程手术对通信的要求很高，而且还要防止网络攻击，不过这都是可以通过技术发展来解决的。医用机器人的速度和力度也都是可以根据手术需求进行设计的，而且由于医用机器人往往具有一个综合的计算机集成系统，所以其可以实现自动记录手术中的操作历史，一方面可以为日后的机器深度学习提供数据，另外也可以用于术后的检验，避免医患纠纷，而且还可以用于教学指导。

虽然目前来讲，医用机器人的研究仍不成熟，在临床上的应用仍十分有限，但是其具有根本性的优势，而目前的不足都是可以通过科技的发展来解决，所以在未来，医用机器人一定可以得到广泛应用。

二、医用手术机器人发展及趋势

市场的需要往往推动着科技的发展，医用手术机器人正逐渐成为商业上的焦点，吸引着越来越多的目光。医用手术机器人的研究已经有二十多年了，在1984年4月，纪念医学中心就执行了一台基于CT图像引导的机器人辅助脑活检手术，手术采用PUMA 200机械臂去放置探针，具有较高的精确度与准度。在1991年4月，英国伦敦出现了第一例机器人辅助完成的前列腺手术，在一定程度上，机器人（被称为Probot）自主完成了经尿道前列腺切除术。在1992年，一台Sankyo SeiKi的5轴SCARA机器人被用于执行髋关节成形术，这套医用机器人被称为Robodoc系统，在1998年得到了美国食品与药品监督管理局FDA的认证许可，迄今为止，这套医用机器人已经在美国、欧洲、日本、韩国等得到应用，已经帮助医生完成了超过24 000例的关节置换手术。在德国也研制出类似的系统，采用PUMA机器人，称为CASPAR系统，在2000年3月做了第一例关节置换手术，但是很可惜，这套系统在2004年之后就没再继续使用了。在这一阶段还出现了基于KUKA机器人的CyberKnife医用机器人，用于肿瘤患者的放疗。随后还出现了BRIGIT医用机器人等。目前发展较为先进的是达芬奇手术机器人系统，在1999年6月份研制出来，在2000年时获得美国食品与药品监督管理局FDA的认证许可，在全世界各地都得到了广泛的应用，主要是进行一些微创手术，但成本不菲。还有Sensei系统，主要是辅助进行血管介入医疗手术，减少医护人员在放射线下的暴露，在2007年5月得到了FDA的许可认证。除此之外还有TGS（RIO）、Zeus等系统。

随着医用机器人的不断发展，医用机器人辅助进行临床手术的案例也越来越多，就目前来讲，医用机器人主要有以下几个应用领域：①头和颈部的手术（比如颅面外科手术、神经外科手术、牙科手术等）；②胸腔和腹腔的无创以及微创手术（普通外科、心脏、心血管、泌尿外科、妇科手术等等）；③整形外科手术；④基于图像诊疗或者导航的介入手术；⑤放射性诊断与治疗手术；⑥远程手术。

在近些年，微型机器人的研究越来越多。如麻省理工的Origami bots微型机器人，通过磁场驱动，可以输送药物，或者移除体内某些病变或者异物，可以溶于丙酮溶液。2015年6月，David Gracias团队研制出Starfish bots海星机器人，体积只有1mm³，不长于500μm，微小的触手由磁性镍制成，能根据环境中的pH值、温度和酶含量开合极小的触手，也可以通过外部磁场进行运动控制，根据该微型机器人的特性，可以用于医学检查上，可达到微创甚至无创检查，主要可用于检查结肠癌。德国马克斯普朗克研究所的智能系统科学家团队于2014年底研究设计出一款名为mico-scalops的微型机器人，该机器人凭肉眼勉强可见，体积十分小巧，可以在血液、眼球液，以及其他体液中进行游动，通过外磁场对该微型机器人输入能量，可用来输送药物，甚至是携带某种微型工具修复损伤细胞，从而达到精确治疗。2017年1月，纽约市哥伦比亚大学生物医学工程教授Samuel Sia的实验室研究设计出一种能够植入人体的具有生物相容性的微型机械，该微型机械在植入人体后不仅能够定向地传送药物，并且药物的剂量也是可控的。该微型送药机器人与传统的化疗手段相比，在理论上其治疗精度更高，能够精确对肿瘤进行打击，效率高且对正常细胞损伤较小，降低了对整个人体的毒副作用。

因此医用机器人开始趋于小型化、低成本、专一化，会考虑通过遥控操作，或者自动导航，进行精确治疗。

第二节　骨科机器人的分类

骨科机器人从20世纪80年代发展至今，已有多款临床应用产品，比如国外的TSolution One机器人系统、Stryker Mako机器人系统和国内天智航的"天玑"骨科手术机器人系统。它们主要应用于髋关节、膝关节置换术以及脊柱、关节螺钉定位等场合。除了这些熟知的产品之外，还有许多其他骨科机器人也被研发出来或者正处于研发之中。它们的分类方法有两种：第一种按机器人系统的控制类型可分为被动式骨科机器人、全自动式骨科机器人和半自动式骨科机器人；第二种按机器人的用途主要分为关节外科骨科机器人和脊柱外科骨科机器人。

一、按控制类型分

（一）被动式骨科机器人

被动式骨科机器人是指在骨科手术过程中不发挥主动作用的机器人系统。它们通常只负责辅助医生执行手术的简单任务，比如夹持手术刀具等。2005年，C Plaskos和P Cinquin等人研发了一种用于微创全膝关节置换术的小体积紧凑式骨科机器人Praxiteles，用于引导医生利用刀具在膝关节上铣出一个预期平面。Praxiteles具有两个自由度，旋转轴相互平行。执行手术时，机器人直接安装在人骨上，可避免术中大腿的移动导致机器人和骨头相对位置的改变。

（二）全自动式骨科机器人

顾名思义，全自动式骨科机器人则在手术中发挥了更加主动的作用。一般而言，手术计划确定之后，全自动式骨科机器人将严格按照术前计划执行手术，比如自动执行切割或钻孔等操作。医生在术中的任务则仅仅是监视手术过程，处理意外情况的发生。

第一款应用于骨科手术的商业化机器人产品名为Robodoc的全自动式骨科机器人。除此之外，德国公司Orto MAQUET也研发了一款全自动式骨科机器人，称为"CASPAR"。它在瑞士六自由度工业机器人RX 90的基础上做了一些改进，从而变得更加安全可靠。CASPAR最初是于1997年用在髋关节手术上。1999年，它在全膝关节置换术假体的植入过程中也表现良好。2000年，德国的URS Ortho GmbH公司和KG公司从Orto MAQUET购买了CASPAR的所有权。基于CT术前扫描的"CASPAR"机器人辅助手术不仅要比传统手术更好，其精度甚至要比基于摄像机导航系统的手术还高。不幸的是，虽然CASPAR在欧洲有出色的临床效果和销量，但URS还是因缺乏盈利能力在2004进入了资产清算阶段。

虽然全自动式骨科机器人在手术中能承担更重要的角色，但是其缺陷也是不言而喻的。首先，其高级功能和安全措施必然会导致系统比被动式机器人复杂得多，因此成本也是非常巨大的。第二，手术计划一旦确定，自动式机器人将完全按照计划执行，医生在术中的参与程度低，缺乏灵巧性，难以被医生和患者接受。

（三）半自动式骨科机器人

半自动式骨科机器人是一类受手术医生直接操控的机器人。它们并非自动地完成手术过程，而只是充当一个"智能工具"的角色由医生自己执行手术。

Acrobot是一款早期的半自动式骨科机器人，和改装自工业机器人的骨科机器人系统例如Robodoc、CASPAR相比，Acrobot体积更小、功耗更低，更适用于手术室无菌拥挤的场合。在手术过程中，Acrobot骨科机器人和手术医生协同操作。医生利用出色的感知和判断力来引导机器人进行手术，在机器人的末端有一个具备力反馈的把手。Acrobot机器人系统提供高几何精度的同时增加了手术的安全性，因为它通过预先定义好的三维虚拟约束来避免医生切割到安全区域以外的部位。

在半自动式骨科机器人系统中，手术医生仍处于主导地位，这样既发挥了手术机器人高精度的优势又利用了人类医生处理复杂情况的先天优势。在保证精度的同时降低了机器人系统的复杂程度，也降低了研发和维护成本。除此之外，让医生而不是机器人来主导手术的方式也更容易被患者接受。因此这类机器人也被称之为由医生直接控制的智能工具，也是骨科机器人未来的发展趋势。

二、按用途分

（一）关节外科骨科机器人

关节外科（如髋关节、膝关节等）骨科机器人是目前研究最多的一类骨科机器人，也是商业化应用最早的骨科机器人。已经研发出的关节外科骨科机器人系统有TSolution One（原Robodoc）、Stryker Mako（原Mako RIO）、Acrobot和CASPAR等。

以膝关节为例，全膝关节置换手术是一种常见的通过植入假体修复膝盖骨表面损坏的骨科手术。手术的目的是减轻疼痛，恢复膝关节的正常功能。通常情况下，膝关节假体由三个部分组成：股骨，胫骨和髌骨。在一个成功的手术中，假体组件必须准确地放置在骨骼上，确保正确地对准肢体来使关节平滑地运动。此外，植入体必须具有较长的寿命。除了老年患者的退行性骨病，年轻患者由于运动损伤需要植入的假体对使用寿命就有更高的要求。假体对准不当会导致关节疼痛，并且加速了假体的磨损和松动，缩短了假体的使用寿命。

传统手术中，为了定位和切削准确，假体制造商提供切削工具，以及一系列特殊的指导。通常，一系列的平面切割（通常是胫骨上的一个平面和股骨上的五个平面）是由一个摆锯完成，而附加的定位孔是由钻头完成。即使熟练的外科医生使用最先进的刀具和夹具，要实现良好的配合和准确的植入体定位也是非常困难的。为了克服传统手术在精度方面的不足，膝关节置换术机器人被开发出来了，例如Acrobot和Stryker Mako（原Mako RIO）等。

（二）脊柱外科骨科机器人

脊柱外科机器人应用于脊柱手术。脊柱手术往往需要螺钉和其他硬件被放置到脊椎，而不损坏脊髓、神经和附近的血管，这对手术精度提出了很高的要求，脊柱外科机器人就是为了解决这一问题而研发出来的。

文献报道了一款脊柱外科机器人SpineAssist，用于准确放置植入体。其设计目的是提高精度，减少术中辐射剂量，使得手术成功率更高，降低并发症的风险。使用SpineAssist进行手术主要包括五个步骤：术前计划，在患者脊柱三维模型的基础上制定手术计划，包括针或钻头的朝向、深度和植入体的尺寸、位置等；术中机器人的安装，首先将射线可透的微创Hover-T框架固定在人骨上，再将SpineAssist机器人和Hover-T框架刚性连接；机器人配准，通过多个方向的CT图像来配准机器人坐标系和术前计划所在的坐标系；机器人定位，机器人可在Hover-T框架上移动至手术部位；最后机器人在手术医生的指导下执行手术。

第三节　医用机器人设计

一、临床手术特征下的机器人设计特点

医用机器人在手术领域的研究已经超过二十年了，尽管医用机器人的使用可以提升手术的精确度以及操作性，但是其临床的应用仍然十分有限，这其中最大的原因就在于临床手术的要求非常之多，临床手术特征下的医用机器人面临着一套独特的设计挑战，其必须满足小型化，安全性，无菌性和外界状况不断变化的要求，具有很大的挑战性。

（一）手术空间的局限

很多手术的工作空间十分狭小，比如最近发展很好的微创手术，其开刀创口甚至只有直径为几个厘米甚至几个毫米的孔洞，而需要在患者体内完成诸多复杂的手术操作，灵活度要求较高，以及血管介入手术等，都对手术空间具有极高的要求，这就对医用机器人的机构本身提出了较高的要求，需要结构紧凑即小型化，以及模块化，方便快速更换。一般较为常用的方式是采用蛇形机械臂，蛇形机械臂采用仿生原理，一般在医学上采用线驱动，在空间上具有多自由度，能够朝着各个方向进行弯曲，弯曲的程度随设计有不同，甚至可达到360°的弯曲，还可以进行旋转，能够在狭小受限的空间中完成复杂的动作，但其旋转或者弯曲的度数尚难以做到精确控制，一般是直接通过人的视觉观察进行操作，路径的自动规划尚具有一定的挑战性。

（二）手术环境的要求

手术室应设在容易保持安静、清洁的地方，手术过程要求严格无菌，否则就有可能对患者造成极大的伤害，这也就对医用机器人的杀菌消毒提出了要求，医用机器人必须要在无菌环境中工作。而医用机器人的清洁与消毒的难度也较高。常见的解决办法是将需要直接与患者进行接触的部分做成一次性设备，只需要经过一次消毒（一般这个消毒过程由制造商完成，消毒后直接封装好等待使用），用后直接废弃，但是成本也相应提高。也可以考虑设计可重复使用的设备，可能降低一些成本，但是其必须能够经受多种多次灭菌周期，而且需要能够在手术过程中可以清洗消毒，洗去血液或者其他组织碎片等等。最常见的方法是将医用机器人的末端执行器设计成可拆卸的以便消毒，以及考虑是否进行某种类型的封装，尽量避免复杂表面等难以进行彻底消毒的区域暴露，并覆盖一层防菌的薄膜等。

（三）设备的协同性要求

在手术中，医用机器人往往需要协同其他设备一起工作，比如基于MRI磁共振设备下的穿刺手术，就给医用机器人带来了独特的挑战。MRI通过对静磁场中的人体施加某种特定频率的射频脉冲，使人体中的氢质子受到激励而发生磁共振现象，其具有十分强大的磁场，所以很多传统的机器人组件都不可以使用，比如传统电机等铁磁性材料，只能采用非铁磁性材料的机构，超声波电机，液压马达或者气动装置等，而且其工作空间较为狭小，这就极大地限制了医用机器人的设计。除此之外，在与其他的一些设备进行协同时，医用机器人的运动和定位也极有可能受到一定的限制。

（四）手术的特异性

鉴于人体的复杂性，手术也相应地具有各种分类，而不同种类之间的手术差异可能非常之大，甚至同一类手术在操作的过程中也会因患者自身的情况产生较大的差异，并且还会根据医生操作习惯的不同产生不同的效果，所

以医用机器人的通用性较差，往往需要对特定的医疗需求进行特定的设计，而目前的医用机器人也确实大都不是通用型的，往往是只针对特定种类的手术，或者是针对具有某一类相似需求的手术。不过也有一些常见的通用基本架构，如机械臂等，只根据手术需求更换相应末端执行器。除机械结构之外，还需要进行工作空间和路径规划的分析，以完成满足各种手术的需求。

（五）手术的安全性

临床手术时，患者处于一个十分脆弱的状态，其安全性是必须保障的，因此必须要保证人与医用机器人的绝对安全。和工业机器人不同，工业机器人可以通过设置安全空间，并与人体保持距离的方式来保证安全，医用机器人需要和人体直接接触，而接触的部位往往还是手术的切口，所以需要制定医用机器人的安全性准则。需要设置很多保护措施，如机械限位结构、安全监控、多种感官的反馈措施等，还需要设置很多急停装置，以便手术时机器人出现不正常运动可迅速停止，医用机器人的速度以及力量都需要进行限制，以防给患者带来意外的伤害。需要建立一套安全性评估体系，以有效规范医用机器人的设计。

（六）人机之间的交互性

医用机器人与工业机器人的发展动机有着根本的差异，工业机器人主要功能是代替人执行工作环境恶劣、枯燥重复以及危险的工作，而医疗具有多样性与复杂性，需要经验丰富的医生对患者信息进行实时判断与处理，所以医用机器人往往是作为一种辅助工具，赋予医生高精度、高稳定性等能力，而很少被设计来取代医生。所以作为手术的主体，医生在手术中的作用是最为重要的，医用机器人的设计需最大限度地配合医生，考虑如何让医生能够省力方便而又有效地操控机器人，设计多种操作交互方式的人机协同手术系统，目前基于视觉的反馈研究较为成熟，力与触觉的反馈研究仍不完善，需要进一步发展。

目前而言，用于临床手术的医用机器人研究仍不成熟，在国际上相关类型产品仍十分稀少并且昂贵，而且往往系统十分庞大，为能够更广泛地在实际临床中得到应用，未来的医用机器人需要更加小型化、便携化，灵活性以及安全性也应逐步提高，这也需要多学科的共同努力。

二、医用机器人结构的设计

根据上一节即知，由于临床的特殊性，医用机器人的设计犹如"戴着脚镣跳舞"，具有非常多的限制条件与约束因素。一台医用机器人的结构设计需要考虑多个因素以及工艺参数，其设计过程也较为复杂。

医用机器人的基础是工业机器人，是由执行器、控制器、驱动器、检测传感装置以及一些根据特定任务设计的机构构成，具有很多种结构，在设计的过程中也要根据特定的需求选择相应的工艺参数。

医用机器人的总体结构有很多种，有笛卡尔坐标系机器人，圆柱坐标系机器人，球坐标系机器人，以及关节型机器人等，每种类型都有各自的优缺点，比如笛卡尔坐标系机器人结构简单，刚度好，各个方向上的运动是独立没有耦合的，其误差为定值，其运动的控制较为简单，但灵活性较差，占地面积较大。圆柱坐标系机器人通用性较强，结构紧凑，转动惯量较小，但工作范围较小。球坐标型机器人工作范围较大，占地面积较小，但是控制系统较为复杂。关节型机器人与人手臂的构造相似，其灵活性较高，空间的移动速度快，占地面积小而工作范围较大，但其误差为非定值，其运动也较难以计算。需要根据所进行任务的不同扬长避短，选择合适的总体结构。

医用机器人的自由度是一个很重要的参数，也就是机器人具有的能够独立于坐标轴运动的数目，一般不考虑末端执行器的自由度。在三维空间中确定一个物体的位姿需要至少6个自由度。在具体的应用中，机器人的自由度通常会根据实际需要进行选择，而不局限在6个自由度。比如一些电子产品的插装机器人，其自由度一般只有4个，从而便于编程，移动速度很快，但其功能的专一性也就很强。当机器人对灵活度要求很高时，一般还会设置冗余自由度，也就是超出6个自由度，这种系统往往没有唯一解，通常需要附加决策程序，也从而会耗费更多的计算时间，但是其灵活度较高。医用机器人往往需要较高的灵活度，保证在手术的过程中可以到达指定位置，甚至是避过一些障碍。

由于其任务的特殊性，医用机器人的精度要求也较高，在机器人领域，精度包含两个概念，定位精度和重复定位精度，定位精度是指机器人手部到达指定位置的精确程度。重复定位精度是指机器人重复定位手部于同一目标位置的能力，以实际位置值的分散程度来表示。在手术中，对设备的精度要求很高，因此一般来讲，医用机器人的精度都设计的较高，而影响机器人精度的因素在整个设计以及加工过程中都有所体现。

机器人的工作范围也叫工作区域，是机器人手臂末端能够到达的所有点的集合。其具有形状和大小两个特征，与机器人的设计结构和尺寸有关，在医用中往往工作范围的大小要求不是很高，对工作范围的形状具有一定的要求，避免到达死区。

医用机器人的负荷能力也是一个很重要的参数，指的是机器人能够在工作范围内的任意位置上承受的最大重量。对于医用机器人的设计，负荷能力也十分重要，因为一般来讲医用机器人的末端往往需要装载进行治疗或者诊断的一些设备，具有相当重量，因此机器人的负载能力也有一定要求。

除此之外还有最大工作速度驱动方式等等机器人设计参数，都需要根据具体医用需求做出相应选择。在设计的过程中，往往也有一定的原则遵循：

（1）最小运动惯量原则：减小运动惯量，有助于减少冲击和振动，增强运动平稳性，在医用中尤为重要。

（2）尺度规划优化原则：满足工作范围的前提下，选择较小的机械臂尺寸，有利于提高刚度，也能够减小运动惯量。

（3）材料选用原则：选用较高强度低密度的材料有助于减轻结构重量，也就减小了运动惯量，但同时也要考虑可加工性。

（4）刚度设计原则：在机器人设计中，刚度能够直接影响医用机器人的精度，合理分配力与力矩，就能够减少杆的弯曲变形，从而减少误差。

（5）工艺性原则：在机器人设计的过程中，要时刻考虑到加工工艺以及装配工艺是否能够同步跟上，尽量在优化结构设计的同时避免较高的工艺要求，以降低成本及保证机器人的性能。

（6）可靠性原则：机器人的系统较为庞大复杂，可靠性问题比较突出，需要通过各种评估方法提高机器人的可靠性，尤其是针对医用需求，这一问题更为尖锐。

在具体的设计过程中，往往会出现很多种设计方案，可以首先分析得到医疗任务的各种需求，并对不同需求进行重要性排列，对应于不同的功能实现，得到各个工艺参数的重要性排列，从而进行选择决策，优选最佳工艺参数。

三、医用机器人的安全性保障

如上所述，医用机器人在临床手术的使用过程中，安全性是一个最大的问题。因此在医用机器人的设计过程中，需经历风险分析、安全设计以及验证阶段。

虽发展动机不同，但是医用机器人与工业机器人仍具有相似性，传统工业机器人的一些安全性措施仍然可以应用于医用机器人上，比如避免执行器有不必要的速度与力，设置冗余安全保护，设置急停功能，设置检查点以及重启功能，非核心部件故障不影响整体功能等，但仍有很多局限。

风险分析主要是对目标手术进行分析，分析预期用途，预测可能出现的不正确或者不适当的使用方式，可能会影响医用机器人安全性的特征，寻找易于对患者或者医生造成伤害的因素，预测其可能会造成的伤害情况，在后期设计中尽量规避或者防范。

如前所述，在工业环境中，往往是通过人机隔离以提高机器人的安全性，但这个方法不适用于医用机器人。对于医用机器人来说，患者和医务人员都必须处于机器人的工作空间，而且，医用机器人的末端执行器往往具有一定的危险性，比如切割设备、激光烧灼设备、缝线设备等等，而一般患者是被麻醉的，无法主动规避风险。

医用机器人的风险分析也有一些常用的方法，比如故障模式影响分析（FMEA）和故障模式影响及危害性分析（FMECA）等，这两个分析模式都是自上而下，对潜在的机器人组件故障进行识别和跟踪，确定其对整个系统的影响，这两种方式是在危害发生之前主动地去分析故障带来的后果，在设计阶段的早期，进行危害的识别与控制。除此之外还有一种流行的方法是故障树分析（FTA），也是一种有效的分析模式，通常更加适用于分析危害背后的系统故障原因。

国际上很多国家为医用器械的风险管理做出了很多努力，也出台了很多相关标准以规范医用器械。在1997年，欧盟就发布了EN1441风险分析标准，随后在1998年，国际化标准组织（ISO）和国际电工委员会（IEC）合作发布了ISO14971-1:1998，这个标准也随着时间不断进行更改补充和完善。ISO14971是国际上得到普遍认可的通用的医用器械风险分析的国际化标准，也是全球医疗器械风险管理活动的准则。除了这个通用的国际标准之外，各个国家往往还有自己制定的相关标准，比如我们国家现行的条例就有《医疗器械监督管理条例》《医疗器械注册管理方法》等等。这些标准与条例也使医用机器人的风险分析有章可循，提供了风险分析的一些准则。但是仍不够完善，需要进一步补充与更新。

安全设计包括很多方面，如机电安全性、电气安全性、软件安全性等等，医用机器人的运动方式包括主动与被动，无论哪种方式都必须考虑安全性问题。一般我们会设置传感器进行位置或者位移、角度的监测，而且往往需要设置多个传感器以彼此验证，避免某个传感器的故障或者设计疏漏带来不准确的位置或者速度、位移反馈，造成意外的伤害。而且需要设置反馈控制，以提高精度与控制的稳定性。设置适量的急停装置，以避免机器人的不正常运动带来的伤害，同时还需要能够解锁急停，继续急停前的任务，以提高手术效率，以及减少误操作带来的时间浪费。同时在结构设计时需要考虑机械保护装置的设计，如限位装置、防护罩、过速保护装置等，以限制机器人的某些运动，防止飞出物对人体的伤害等。

在医用机器人设计成型后，需要进行大量的验证，以保证其安全性。通过各种手段（包括虚拟仿真）等对医用机器人进行观察、实验、测量，包括临床动物实验以及人体实验，得到所需要的客观证据，验证该机器人的安全性以及功能的实现能力。

医用机器人集成系统的验证是具有挑战性的，因为验证它的最终方式还是要在真正的患者人体上进行实验，而这种实验必须在系统十分完备后才可以进行，也因此就大大推迟了医用机器人的实验验证。一般在进行活体实验之前，需要通过计算机进行大量的仿真实验与模拟，结果可靠之后再进行活体实验。同时由于手术效果的影响因素很多，术后患者的康复表现难以同传统手术比较，难以量化评价，医用机器人在手术中的表现也就较难量化评估，也就降低了验证结果的可信度。不过也有一些标准可以进行量化验证，比如基准定位误差、配准误差等等。

第四节　医用机器人在骨科中的发展

20世纪60年代开始，随着数控机床技术、远程遥控技术、计算机科学、集成电路等基础科学技术的成熟，机器人学也迅速蓬勃发展起来，并广泛应用于汽车、金属成型、化学、电子和食品工业。到了21世纪，机器人的应用在广度和深度上正在经历一次重大变革。机器人科学的飞速发展，使得它突破了工业上的用途，并伸向了人类世界的各个领域，比如娱乐、服务、教育、医疗等行业。机器人在医疗领域的首次尝试发生在20世纪80年代中期，骨科手术机器人则是其中一个典型代表。

一、 医用机器人在骨科中的构建与实现

从工业制造中发展而来的机器人对处理人骨这样具有刚性的物体有着先天的优势。人骨很容易在CT和术中X射线下成像，并且医生也已经习惯了在影像的基础上完成手术计划。这两个特点使得骨科手术成为机器人在医学领域最早的应用之一。

几何精度在执行手术计划过程中显得十分重要，比如在关节置换术中，骨头成形形状的精确度是正确匹配的前提；在截骨术中骨头切割和放置的精度都非常关键；在脊柱手术中，需要在脊柱放置螺钉等硬物，同时必须保证不能损伤脊髓、神经和血管，否则会对患者造成不可挽回的伤害。处理相对静止的刚性人骨时，机器人能很好地发挥其精度高的优势，使上述问题解决得更加完美。此外还有一个不容忽视的问题，骨科手术需要耗费医生极大的体力和精力，而机器人的力量大且不知疲劳，能弥补人类医生的这些缺陷，增加了手术的安全性。

以关节置换术为例来阐述医用机器人在骨科中的构建和实现。首先，通过计算机辅助进行手术计划，医生基于术前CT影像选择期望的部位并交互式地确定植入部分的位置。在计算机辅助手术执行阶段，手术进行到患者即将接受植入时，机器人移动至手术台，并使患者的骨头与机器人的基准坐标相对静止，随后，机器人通过植入基准销或三维数字化仪来与CT影像进行配准。配准工作完成之后，才可进行手术。开始手术前，手术医生可手动引导机器人到达一个大概的起始位置，然后机器人在医生的监控下自动地通过高速旋转的切割刀将骨头成形至预期的形状。机器人在切割的过程中会监控切割力、骨头的变化和一些其他与安全相关的数据。一旦预期的形状被切割出来，那么接下来手术将以常规方式手动进行。

医用机器人一般至少有双重保障，骨科机器人也不例外。在手术过程中若出现异常，机器人控制程序可以随时暂停手术进程。此外，手术医生可以在任何情况下暂停机器人的操作。值得注意的是，手术机器人不仅要具备在突发情况下终止手术的能力，还必须具备恢复的能力。因此，骨科机器人会具备一系列的错误恢复程序，使得在机器人能在排查异常因素之后恢复运行或重新启动。

二、 医用机器人在骨科临床中的应用

人骨是一种刚性对象，有利于机器人发挥精度优势，同时骨科手术对精度要求很高，因此在所有手术当中，骨科恐怕是最适合应用机器人系统的科室。事实也正是如此，从20世纪90年代开始，许多商业骨科机器人系统如雨后春笋般出现。

Howard A. Paul和William L. Bargar在1986至1992年间研发出来的Robodoc是第一款应用于骨科手术的商业化医疗机器人，并由Integrated Surgical Systems公司在20世纪90年代初引进，被用于全髋关节置换术中股骨髓腔的准备工作。

Robodoc机器人本体是以工业SCARA（选择柔性装配机器人臂）为原型设计出来的。为了完成股骨髓腔的准备工作，Robodoc有一个额外的关节，并在机械臂末端配有高速铣削装置。除此之外，它还有许多安全保障措施，比如机械臂位置冗余监控、力度监控、骨头位置监控、运行测试以及术中定位销距检测等。手术的过程中，患者腿部必须与机器人的基准坐标保持相对固定，否则会因为骨头的移位而导致成形不够精确，甚至有可能发生意外。因此Robodoc机器人配有的骨头位置监控能保证在腿部发生运动时暂停程序运行，消除后续的不良影响。计算机辅助骨科手术计划系统Orthodoc是Robodoc的大脑，在手术计划阶段，将患者的CT扫描数据导入Orthodoc，构建出患者的股骨模型。系统会提供多种假体方案供医生选择，并能三维展示，让医生选出最佳方案。一旦手术方案确定，系统会生成切割路径方案。CT影像坐标系和机器人基准坐标系配准之后，Robodoc机器人将按照切割方案自动执行手术。

1994到1998年，Robodoc进行了第一次人体可行性试验（共100多例），结果表明：机器人进行的全髋关节置换术在精准度上要优于人手进行的手术，但是手术时间要长于人手进行的手术，从而也使术中流血量稍微增多。机器人手术时间长的原因是学习曲线以及术中腿移动造成的暂停耗时。第二次人体可行性实验旨在缩短手术时间和减少流血量，新技术的引入使得手术时间和流血量均减少了一半以上。1994年，德国安装了第一台Robodoc系统，随后四年，有超过30台系统在德国安装。截至2007年，在奥地利、法国、瑞士、日本、韩国及印度等国家有20台Robodoc系统。截至2012年，在全球范围内超过28 000例关节置换术使用了Robodoc机器人系统。

2014年，Robodoc机器人系统升级为TSolution One手术机器人系统，并在同年8月得到了全髋关节置换术的美国FDA许可。系统包含两大部分：TPLAN和TCAT，前者是一个3D术前计划工作站，后者是手术执行机器人。目前北京协和医院、解放军总医院和河南省人民医院均配有TSolution One手术机器人系统。

前文已经提到过，TSolution One机器人系统在手术过程中是全自动式的，一旦人骨与机器人基坐标系配准之后，人骨必须保持相对机器人基坐标系不动。它的这一特性也使机器人骨科手术与常规骨科手术产生了极大的区别，因为常规骨科手术中经常会为了更好的视角和评估植入假体的匹配性来移动患者的关节，而通常情况下，在TSolution One机器人骨科手术中这样的操作是不被允许的。这也从侧面反映了该机器人系统在执行手术时，医生的参与程度其实很有限，只能监视机器人切割，防止意外的发生。

除了全自动式的TSolution One机器人系统被商业化应用外，还有其他应用广泛的骨科手术机器人系统，比如Stryker 公司半自动的MAKO骨科手术机器人系统，主要有三款机器人：部分膝关节置换术机器人、全膝关节置换术机器人和全髋关节置换术机器人。据报道，解放军总医院利用Makoplasty全髋关节置换系统完成了国内首例机器人辅助下一期双侧单髁膝关节置换手术。

它是一种机器人臂交互式骨科手术系统，能实现微创骨科手术。骨头虽然是刚性的操作对象，但也被许多难以预测的软组织包围，而全自动手术机器人在术中几乎不能处理这样的环境，它们只能按照预先的手术安排进行。微创骨科手术能减少软组织创伤和术后疼痛，带来诸多好处。然而由于切口很小，医生需要经常改变腿的位置来更好地获取患者解剖信息，这使得全自动机器人例如TSolution One就很难处理微创骨科手术。而作为交互式力觉机器人，半自动的MAKO将人类处理复杂环境的先天优势和机器人的高精准度这两大优势相结合，让骨科手术更加安全精准。

MAKO的交互性体现在手术医生可以用手抓着机器人末端的切割刀具来进行切割，并具有力反馈。其力反馈的基本原理是：利用计算机生成一个虚拟环境来模拟刀具切割人骨，这个虚拟环境可以计算出虚拟刀具与虚拟人骨的交互作用力，并通过机械机构将这个力传递给医生，从而使医生真实地感受到手术过程中的力觉信息。在手术过程中，虚拟物体与真实物体配准后，当刀具超出了计划切割区域，手术医生能明显感受到机械系统的阻力，从而给手术医生提供了切割边界的指导信息，提高了手术的质量和效率。

另外，使用MAKO机器人进行手术时不要求骨头保持固定不动，因为该机器人有视觉系统，能捕捉骨头的运动，并将该运动自动补偿到计算机的虚拟环境系统中。MAKO机器人系统还允许在手术过程中对手术计划进行更改，这一特点对骨科手术十分有利，因为骨科手术经常会根据实际情况来调整手术计划。

国内，北京天智航技术有限公司开发的第三代"天玑"骨科手术机器人也于2016年获CFDA医疗器械产品注册许可证，目前该系统已经在北京积水潭医院等医院临床使用。"天玑"骨科手术机器人系统由机械臂主机、光学跟踪系统、主控台车构成，采用主动运动和被动运动结合模式，既保证了手术精度又提高了手术效率。"天玑"机器人系统应用范围广泛，包括：椎弓根螺钉内固定术及空心螺钉内固定术、经皮椎体成形术、髓内钉远端交锁螺钉锁定、骨盆髋臼骨折空心螺钉固定术、股骨颈骨折空心螺钉内固定术和肩肘腕膝踝关节内固定术等，是世界上第一台能够开展四肢、骨盆骨折以及脊柱全节段（颈椎、胸椎、腰椎、骶椎）手术的骨科机器人系统。

三、 医用机器人在骨科的总体评价

人骨具有良好的刚性并且在X射线和CT中显像明显，这两个显著的特点是人体其他器官不具备的。对于机器人辅助手术来说，刚性好意味着不易变形，患者术前和术中的解剖结构不会因为手术器械的触碰而变形失真，因此骨科手术有利于医用机器人发挥其高精准性的优势。另一方面，骨科手术通常又需要很高的精度来保证植入体和人体的配合。总而言之，人骨的特性使医用机器人精度得到很好的发挥，而高的精准度又恰恰是骨科手术所需求的，因此骨科手术对医用机器人有刚性需求。

骨科机器人的优势在于具有高几何精度、良好的稳定性和抗疲劳性，能抵抗辐射和感染。它的不足之处在于决策能力弱、灵敏性和手眼协调能力受限，因而被局限于简单的手术操作。此外，现阶段骨科机器人价格昂贵，系统复杂且很难排除故障。人类医生的优缺点与机器人相反，人类灵巧性好，适应性强，具有强大的手眼协调能力和处理复杂定性信息的决策能力，但是人类的局限性在于处理量化信息的能力不足，易受辐射影响和易感染细菌，并且生理极限之外的灵巧性差，容易颤抖和疲劳。因此将机器人和人类医生的优势相互补充是目前骨科机器人发展的主流方向，这样研发出来的受医生控制的机器人也更容易被患者和医生接受。

骨科机器人的临床应用目前主要集中在膝关节和髋关节的置换术以及脊柱和关节螺钉的定位上。这些为数不多的商业化产品意味着发展至今的骨科机器人技术虽然有了一定的基础，但也未完全成熟。

发展骨科手术机器人系统的最终目标是减少患者的发病率和死亡率、产生更好的临床功能效果、缩短患者康复时间。在实现目标的道路上，骨科机器人的发展必须解决一系列问题。其中尤为关键的就是成本效益比，成本效益比决定了骨科机器人能否被患者和医生所接受。改善成本效益比可以从降低成本和提高临床效益两方面入手。然而，骨科机器人处于研发起步阶段，设备定价必然会考虑高昂的研发成本。

另外，在骨科领域要考察新技术的成功或失败往往需要几十年的跟踪调查，骨科机器人可能有增长植入体寿命的潜力，但是需要很长时间来证明这一点。由于技术更新快，等待几十年时间来评估一款骨科机器人的临床效益是不可能的，通常可以寻找一个短期内能测量的替代参数来较为准确地预测产品长期的成功或失败。但不幸的是，目前在骨科手术中，尤其是在关节置换术中几乎没有被证实有效的短期替代参数。

总之，在目前的发展阶段，骨科手术机器人似乎提供了一定的好处。长期来看，这些好处是否会超过相关成本还有待研究。随着机器人技术的进步，未来的骨科手术机器人将朝着

体积更小，价格更便宜，操作更简单的方向发展，这有助于提高它们的临床效益，也有助于

医生患者接受机器人手术。

参考文献

1. Taylor R H. A perspective on medical robotics. Proceedings of the IEEE, 2006, 94(9): 1652-1664.

2. Gomes P. Surgical robotics: Reviewing the past, analysing the present, imagining the future. Robotics and Computer-Integrated Manufacturing, 2011, 27(2): 261-266.

3. MIT News Office. Centimeter-long origami robot. http://news.mit.edu/2015/centimeter-long-origami-robot-0612.

4. MIT News Office. Ingestible origami robot. http://news.mit.edu/2015/centimeter-long-origami-robot-0612

5. Celia Gorman. Miniature Robots Perform Surgery. http://spectrum.ieee.org/video/robotics/medical-robots/video-miniature-robots-perform-surgery.

6. Qiu T, Lee TC, Mark AG, et al. Swimming by reciprocal motion at low Reynolds number. Nature Communications, 2014, 5(5):5119-5119.

7. Sau Yin Chin, Yukkee Cheung Poh, Anne-Céline Kohler, et al. Additive manufacturing of hydrogel-based materials for next-generation implantable medical devices. Science Robotics, 2017, 2:6451.

8. Kazanzides P, Fichtinger G, Hager G D, et al. Surgical and interventional robotics-core concepts, technology, and design [Tutorial]. IEEE Robotics & Automation Magazine, 2008, 15(2):189.

9. Niku SB. Introduction to robotics: analysis, systems, applications. New Jersey: Prentice Hall, 2001.

10. 张素敏, 张亮. 国内外医疗器械风险管理现状分析. 中国医疗器械杂志, 2010, 34(6):442-444.

11. Fei B, Ng WS, Chauhan S, et al. The safety issues of medical robotics. Reliability Engineering & System Safety, 2001, 73(2):183-192.

12. Bargar, W L. Robots in orthopaedic surgery:Past, present, and future. Clinical Orthopaedics and Related Research, 2007, 463(463):31-36.

13. Devito DP, Kaplan L, Dietl R, et al. Clinical acceptance and accuracy assessment of spinal implants guided with SpineAssist surgical robot:retrospective study. Spine, 2010, 35(24):2109-2115.

14. Davies BL, Fm RYB, Barrett AR, et al. Robotic control in knee joint replacement surgery. Proceedings of the Institution of Mechanical Engineers Part H Journal of Engineering in Medicine, 2007, 221(1):71-80.

15. Baena FRY, Davies B. Robotic surgery:From autonomous systems to intelligent tools. Cambridge University Press, 2010.

16. Rosen J, Hannaford B, Satava RM. Surgical robotics:systems, applications and visions. Springer, 2011.

17. Jakopec M, Harris SJ, Rodriguez BF, et al. The first clinical application of a "hands-on" robotic knee surgery system. Computer Aided Surgery Official Journal of the International Society for Computer Aided Surgery, 2001, 6(6):329-339.

18. Sukovich W, Brink-Danan S. Hardenbrook M. Miniature robotic guidance for pedicle screw placement in posterior spinal fusion:early clinical experience with the SpineAssist. International Journal of Medical Robotics, 2006, 2(2):114-122.

19. Siciliano B, Khatib O. Springer Handbook of Robotics. Springer International Publishing, 2016.

第十二章　数字一体化手术室

手术室是骨科医生的工作室，随着数字骨科的发展，最终所有数据都要汇聚在手术室中进行深度融合。手术过程产生的大量信息将融入医院信息系统，和HIS/PACS信息一体化，实现全过程信息的集成。手术过程的视音频信息合成与示教传播，是临床教学的重要一环，特别是VR/AR技术的应用，将使这一环节提升到全新的技术层面。一个智能化手术室将使医生的手术过程和周边的医疗设备融为一体，实现手术过程的人—机—环境的一体化，医生将在一个数字环境中完成手术。

本章重点阐述数字化手术室（图12-1）的技术组成和功能；手术室与医院信息系统的信息合成；手术过程的视音频信息合成、局域网传播和远程传播；手术过程VR/AR信息采集与传播技术；手术室设备的信息合成与反馈控制，最后对未来智能化手术室技术发展作一展望。

第一节　手术室的历史及挑战

一、手术室的简史

1846年美国麻省总医院牙科医生WillianmT.G.Mortom，演示了在乙醚麻醉下实施的无痛拔牙手术，地点选在图书馆（图12-2），从此掀开了手术室的发展序幕。

第一代简易手术室（1846年），其特征是：蒸汽灭菌法的诞生，洗手法的建立，口罩的使用，手术衣和灭菌橡胶手套的使用。

第二代，分散式手术室（1937年），专门建造在非封闭建筑的手术室，有供暖、通风设施，使用消毒灭菌技术，手术感染率明显下降。

第三代，集中式手术室（1966年），建筑实施了分区保护，密闭的空调手术室的环境明显改善，手术后的感染在药物的控制下稳定地下降。

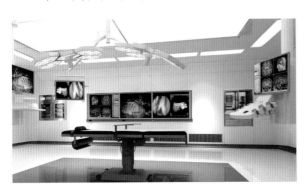

图12-1　数字一体化手术室

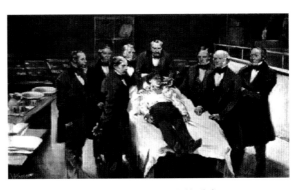

图12-2　WillianmT.G.Mortom医生的手术

第四代，洁净手术室，21世纪。最大的特征是具有空气净化层流系统，建筑上相对集中，但功能完全独立，既能普遍应对各类手术，又可以完成特殊的手术。

第五代，数字化时代，是随着数字化医疗、影像、通信网络，及医疗管理软件在手术室中的应用，逐渐发展起来，作为新事物，仍在不断地快速进化和发展，众说纷纭，没有统一的标准，本章也只是以现在的情况，斗胆做一个粗浅的介绍。

二、传统手术室的挑战

随着科技的发展，出现了大量新式医疗设备，帮助医护人员在手术中完成各种操作，如生命体征监控、生命支撑、微创技术、导航技术、机器人技术等等，特别是微创外科手术的发展，当代外科医生在如果不借助数字化设备，无法完成大多数种类的手术。

医生总是希望更多的先进设备可以进入手术室，厂商们研制了大量的手术室医疗设备，解决各种各样的问题，但这些设备越来越多，终于有一天，这些设备本身成了问题。

（一）手术室空间有限

手术室在完成建设后，是比较难以进行改造的，建造完成时规划的功能和安装的设备往往不具前瞻性，而近十几年的发展，医院对手术质量效率的不断追求，新型术式的推陈出新，导致手术室设备数量和种类快速膨胀。

设备众多，线路凌乱，手术室内部混乱不堪，各种设备相互干扰，原本为医生方便引入的设备，反而变成负担，医护人员需要同时管理很多设备，记录设备数据，并对其进行操作。

现场混乱，导致很多操作失误和设备故障，夸张的手术室，甚至医务人员无从下脚，见图12-3。

（二）设备数据难以管理

现代外科手术是一个复杂的系统工程，在装备全面数字化的今天，紧张的手术过程中，需要对术中数据进行生产、使用、储存、管理、分享。

手术排班、病患信息、消毒用品、麻醉信息、手术录像、设备状况、会诊信息等都需要在术中同时处理，医护人员工作量大，容易犯错。如何让医护人员的精力尽可能多地聚焦在手术中，提高手术的质量，似乎也成为一个课题。

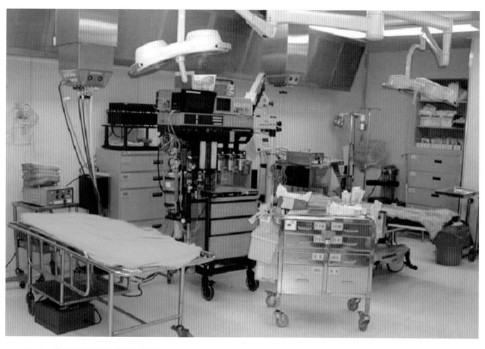

图12-3 紧张和杂乱的手术室

（三）手术的教学和观摩困难

外科手术是实践科学，合格外科医生的养成是一个漫长而昂贵的过程，除了理论学习，对手术的观摩意义重大。但是现实中，手术室是一个狭小的空间，其中装备着大量设备，可以容纳的人员有限。进入手术室需要更衣、消毒，手续烦琐，同时现代化手术室往往都是层流净化间，人员多了，对手术室环境的保持有一定风险。现代外科手术的微创化，大多数实际的手术操作场景，已无法用肉眼直接观察，微创系统的发展及网络的普及，为手术的远程转播提供了技术和物质条件。

（四）手术设备操作不便

手术室中设备在术前、术中、术后都需要进行调整和设置，比如手术的灯光模式、手术床的位置、无影灯的亮度和焦点、吊塔上设备和屏的调整、腔镜设备的增强模式的开启、冷光源的亮度、电设备的状态等等，都要根据手术的进程、医生的习惯、患者的情况进行调整，但是每个设备厂家的调整装置都是自带，非常不方便，手术护士需要到处走动，还会被其他设备遮挡，常常会出现问题。

第二节　数字化一体化手术室的功能

为了解决传统手术室的种种弊端，一些厂商开始尝试用新的方式来解决这些问题。其思路是，对手术室整体设计，数字化设备连入手术室控制系统，信息集中处理，设备集中控制，利用通讯网络使手术室可以同外界联络。

原来手术室建设，仅关注建筑、装修、净化、安全，新概念的数字一体化手术室解决方案，使手术室的定义发生了质的转变。手术室成为集数字化手术设备、监护麻醉设备、手术导航和机器人、附属设备、手术室信息管理、手术室环境为一体，通过网络平台连接和手术室控制系统进行管理的生态系统，开创了一个全新的产业，成为各路投资者竞相追捧的对象。

数字一体化手术室，是手术室历史上重要的里程碑。

一、数字一体化手术室的概念

由上论述可知，数字一体化手术室是一个的新生事物，涵盖的范围广，理想的解决方案需要强有力的组织或商业机构来实施，非常遗憾，由于牵扯的面太过宽泛，涉及行业、企业众多，力量分散，对于这个仍然在快速发展的行业来说，各种解决方案和新技术日新月异，概念一直在变化。

（一）当前流行概念

企业基于他们自己的技术或市场优势，提出新一代手术室的定义，主要分为两大类：

1.基于手术设备的数字化概念

由于微创和精准手术的发展，内镜手术设备及导航手术的快速普及，一些主流的内镜公司如卡尔史托斯、奥林巴斯等，率先提出数字化手术室的概念。微创手术，是指手术在不用开腹的情况下，由小切口（小于2cm）入路，特殊手术器械操作，手术操作空间图像，通过内镜摄像系统，传输到显示器显示，医生观察放大了数十倍的手术画面进行手术，这为手术图像的分享提供了可能。这些内镜公司基于自己的设备优势，开发了第一代数字化手术室系统，提供手术图像的示教、转播、手术设备控制等功能，典型的有卡尔史托斯的OR1系统、施乐辉的CONDOR系统、奥林巴斯的EndoALPHA系统等，为手术室的进步做出很大贡献。

但由于都是基于自己公司的产品，系统的

兼容性、扩展性很差，大量设备和管理系统无法连接，使用状态并不是非常理想。

2.基于手术室建设的一体化手术室概念

手术室的建造行业，也看好数字化手术室的概念和行业前景，纷纷投资开发了自己的手术室系统，比如我国的久信、日本美和等。

由于手术室建造业对手术室建设的统治地位，这些公司发展起来的系统在业界有大量的装机。他们由于没有自己的手术室设备，如内镜系统、灯塔床系统等资源，主推一体化概念，这些系统普遍提供一个整体控制系统，将空调、排班、灯光、视频、语音等资源进行整合，采用中央控制台进行控制，可以实现手术视频的示教转播、手术室视频和语音信息的切换、手术信息的集中储存和管理等等功能，他们和内镜厂家的数字化系统，形成互补又是竞争关系。

（二）数字一体化手术室

技术和市场的进一步发展，大家都认识到，理想手术室一直是一个不断发展的过程。依据现在情况，我们认为，将数字化和一体化进行有机结合，所谓数字一体化手术室，是现在业界和医院共同努力的目标。

理想的手术室应该是围绕病患、手术医护人员的，提供对患者信息、实时体征、医疗设备的控制、手术信息的管理、手术环境的控制、医院信息管理系统的利用、手术流程管理等设备和技术集合，在规划阶段就整体考虑，一体化设计，符合各种专业规范和人体工学要求。

由于技术的复杂性、商业的分割、标准的缺失，这样一个理想的手术室在现实中实施是非常困难的，市场上的产品往往都是提供部分的功能，亟须制定一个强有力的标准，打破各设备和技术的分割，真正实现手术室的数字一体化。

二、数字一体化手术室结构

数字一体化手术室按结构划分由一体化手术室本体、数字化平台软硬件、通信网络三大部分构成。

（一）手术环境保障

手术室本体提供手术环境保障，包括装修、空气净化、温湿度控制、无影灯、手术床、自动化吊塔、各种显示器、医用气体等，这些设备和线路在手术室设计之初就进行一体化规划，使各部分协调合理布局，设备管理有条不紊，按照逻辑关系正确连接。

（二）控制平台及手术室设备

数字化平台软硬件，作为手术室的神经中枢，通过通信协议连接各手术设备和手术室外设备，并同医院管理信息系统和医学图像系统连接，协调和管理手术室系统可利用的各种资源。

平台硬件设备和软件稳定性，厂商之间水平差距比较大，采用大厂的产品可靠性高很多。因为这些设备一旦出现故障，风险很大，过度节省成本要谨慎。

（三）通信网络及设备

网络有两个层次，首先是手术室内设备同管理系统的通讯，保证各设备的协调工作，各种流程管理信息的处理；另一个是手术室同外部环境的通讯连接，实现同医院其他系统，以及远程设备的通讯。由于手术室技术进步很快，对网络设备的消耗不断增加，建议在设计之初，对网络性能做适当前瞻性的预留，因为一旦建成，进行改造是很困难的。

手术室及外接设备品种繁多、标准不统一，设计、建造、维护非常困难，医院本身缺乏专业技术人才，由于网络及设备的多样性，性能、价格的差异很大，表现在手术室的实施过程中，没有统一验收方法，经常会产生很多争执和纠纷，是一个迫切需要解决的问题。

三、数字一体化手术室的功能模块

数字一体化手术室功能模块很多，可有如下图的划分，我们将其总结为四大类，包括洁净环境、基础设施、医务流程、管理业务，涉及手术室建设、使用、维护管理的方方面面，是一个以病患和医护为中心的生态系统，见图12-4。

（一）洁净环境

现代手术室的环境满足手术对消毒、灭菌、温度、湿度、灯光、净化气流组织等要求，还要符合各种标准规范，设备的预埋、线路的布设等美观合理，手术设备及各种辅助设备的摆放和配合，要符合人体工程学要求，全面考虑，体现一体化设计，参见图12-5，图12-6。

（二）基础设施及平台控制软件

手术室的基础设施和平台控制软件，构成整个手术室数字化系统的平台，将手术室中的各种设备及业务管理软件集合在一起，是手术室从传统的信息孤岛，变成一个集医疗设备、管理软件、外部信息系统的信息母舰，见图12-7。

手术室基础设施，体现在各设备的资源调配，大量数据、特别是高品质视频数据的高速无损传输，多元化、便捷、安全的操控平台，是数字化手术室系统质量好坏的物质基础,这些实体设备大致包括：①护士、医生电脑工作站设备；②各类医用显示器设备；③WIFI、RFID无线射频基站设计及部署；④数字化机柜及核心设备，这部分是手术室的大脑；⑤光纤、网

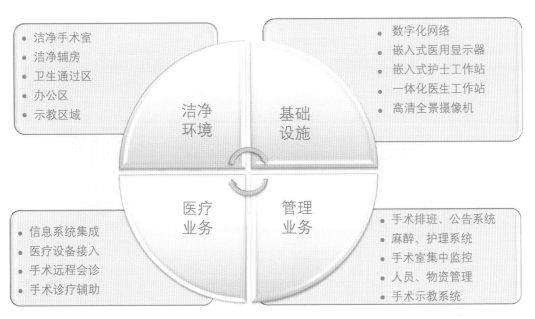

- 洁净手术室
- 洁净辅房
- 卫生通过区
- 办公区
- 示教区域

洁净环境

基础设施

- 数字化网络
- 嵌入式医用显示器
- 嵌入式护士工作站
- 一体化医生工作站
- 高清全景摄像机

医疗业务

管理业务

- 信息系统集成
- 医疗设备接入
- 手术远程会诊
- 手术诊疗辅助

- 手术排班、公告系统
- 麻醉、护理系统
- 手术室集中监控
- 人员、物资管理
- 手术示教系统

图12-4　手术室的功能模块

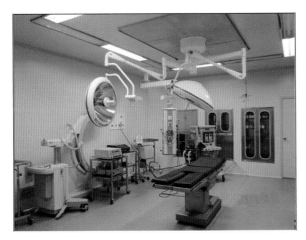

图12-5　传统手术室

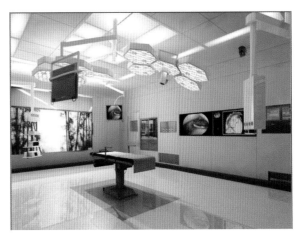

图12-6　一体化设计手术室

络及数据线路；⑥术中CT/MR/DSA等杂交手术室的特殊要求设备（图12-8）。

平台控制软件运行在手术室服务器中，是整个平台的神经中枢，通过控制协议和网络同手术室设备连接，读取设备发出的信息，向它们发出控制指令，实现手术室设备的总调度。作为医护人员直接面对的操作界面，不必再像传统手术室那样，要学习和掌握每种设备的操作，设备间的协调也由软件智能完成。

（三）医疗业务

医疗业务是数字化一体手术室的核心业务，包括信息系统的集成、医疗设备的接入、远程会诊、手术诊疗辅助，涉及专有技术及一些通用技术，医用业务一体化设计的水平高低，体现厂商在本领域的真实实力。由于客户需求的差异化，厂商方案的多样化，每间手术室的设计要经过大量的沟通和综合的考量。

医院信息系统和数学影像系统的接入，

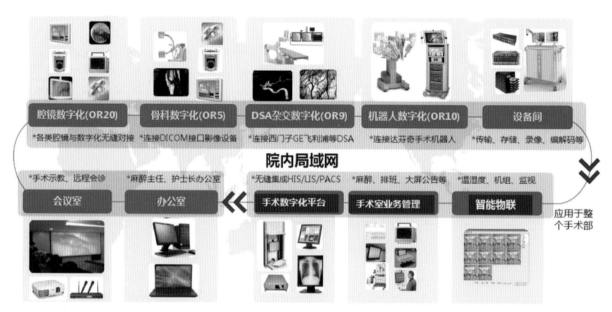

图12-7　手术室的设备连接图

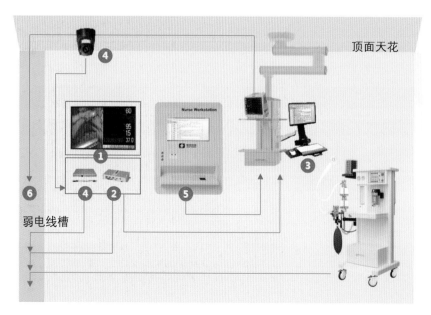

图12-8　数字化基础设备

实现患者的CT、MRI、超声等影像资料，基本资料，检验科的诊断分析信息等调入，并将它们显示在手术室的大屏幕上，使医生在手术过程中对患者情况准确把控，是很有意义的应用。但由于这些信息系统厂商规模小，市场占用率分散，对接入没有动力或压力，虽然有一些标准化的规范，但实际上很难做到无缝连接，成功案例不多，是手术室发展的一个障碍。

在综合性医院，院方希望手术室可以实现更多的功能，满足各种术式要求，从而提升手术室的利用效率；而在另外一些场合，大型复杂手术发展，希望手术室分工更细，更为专业，满足特定手术独特需求，见图12-9；这两个方向在设备的选择、子系统的搭配、软件的定制等等方面，考量是完全不同的，非常考验设计师们的功底。

根据手术大类的不同，下面对比较常见的专用手术室做个简介。

1.杂交数字化手术室

又称为复合手术室，镶嵌手术室，是将数字减影血管造影简称DSA系统，直接安装在手术室中，使外科医生在此手术室内，不仅可以进行常规手术，还可以直接进行血管造影，不间断地完成介入治疗。还可以与内科医生合作共同完成，完成开放手术与介入手术。杂交手术室，将先进的信息技术运用其中，在影像学信息的辅助下，使医生能够实时获得大量与患者相关的重要信息，大大提高了手术的效率和成功率，见图12-10。

2.骨科数字化手术室

骨科手术室提供了可靠的辐射防护，保护医护人员和病患安全。

治疗设备结合C臂机、床边X线机，将手术室拍到的图像，显示在各个位置的屏幕上，由医生对手术状况进行判断。某些先进的骨科手术室甚至安装术中CT，完成实时断层扫描，通过软件形成三维立体的影像，并现场修正手术规划方案，为选择手术入路、内固定等操作提供更精确的导航指引。

骨科手术室引入机器人，也是一个非常热门的话题，见图12-11。

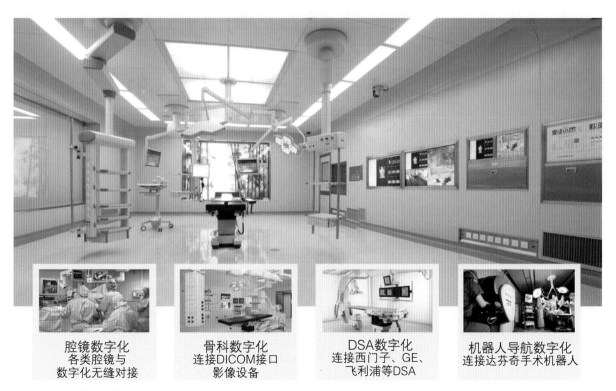

腔镜数字化	骨科数字化	DSA数字化	机器人导航数字化
各类腔镜与数字化无缝对接	连接DICOM接口影像设备	连接西门子、GE、飞利浦等DSA	连接达芬奇手术机器人

图12-9　各专业手术室

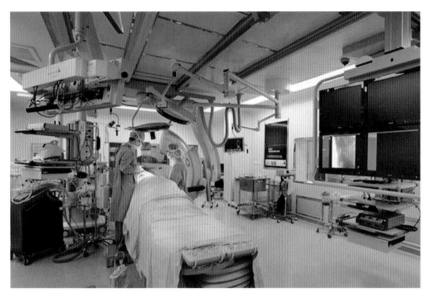

图12-10　DSA杂交数字化手术室

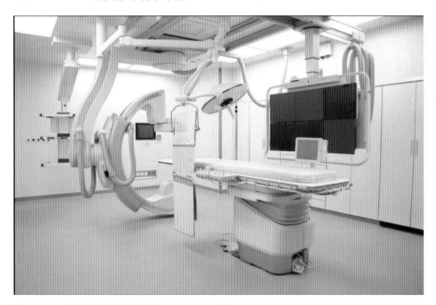

图12-11　骨科数字化手术室

3.腔镜数字化手术室

将内镜摄像主机、冷光源、气腹机、膨胀泵、电刀电凝、超声刀等微创设备整合，灯、塔、床、显示器、医用气体管路、电源线和数据线一体化设计安装，避免线路的交叉缠绕，空间上合理布局，调整灵活方便，满足术中医生多角度多层面观察图像的需求。

当手术需要时，能够从医院现有的PACS、HIS、LIS系统中调入患者的CT、MRI、超声等影像资料，基本资料，检验科的诊断分析信息

等。同时，手术过程中数字化记录的患者动态影像，并对这些信息进行合理地保存、归档。

同时内镜手术的转播需求大，远程传输要求通常是标准配置。

这个类型是数字一体化手术室里应用范围最广、数量最大的手术室，见图12-12。

4.导航数字化手术室

是以导航设备及微创设备作为核心，具有术前3D建模、术前规划，术中精确引导的功能，实现骨科及神经外科等科室的精确导航手

术，是专业手术室中比较新的类型。

久信医疗的导航数字化手术室，将导航的控制软件，集成到数字化平台中运行，导航摄像头安装在吊塔上，真正将规划、导航、影像支持，全部融入手术室服务器，大大减少了现场的设备摆放，真正实现医疗设备同手术室一体化设计，非常有特色，见图12-13。

5. 机器人数化手术室

手术机器人适用于骨科、胸外科、妇科、泌尿科及骨科等科室，由于体积庞大，需要对手术室的布局进行统一的设计，图12-14。

（四）管理业务

管理业务是由运行在手术室服务器中的管理软件及相关设备来完成，包括手术室排班和公告管理、手术流程管理、麻醉流程管理、院内通信系统等，不同于院内其他信息系统，专用于手术室。可以帮助院方更好地管理手术室，控制手术室各种运行、流程，保存记录制作管理报表，提高医院的管理效率并大大减轻了医护人员的事务处理的负担。

图12-15是一些主要的组成部分。

1. 手术室监控系统（图12-16）

实时监测手术室内的使用状况，收集各种

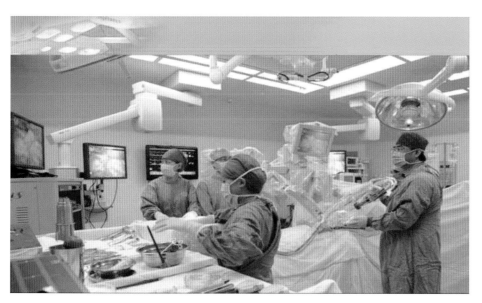

图12-12　腔镜数字数字化手术室

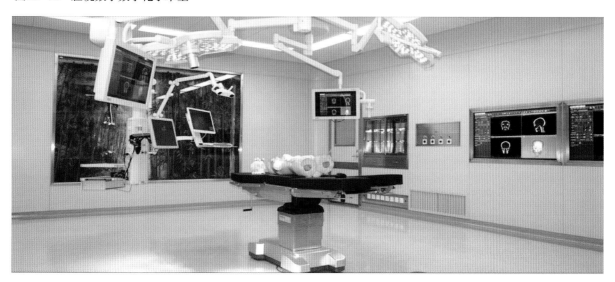

图12-13　导航数字化手术室

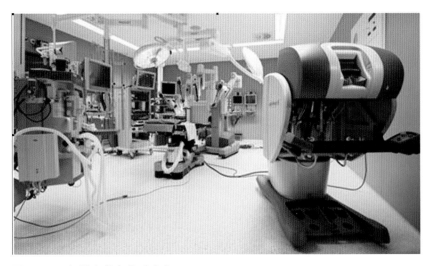

图12-14 机器人数字化手术室

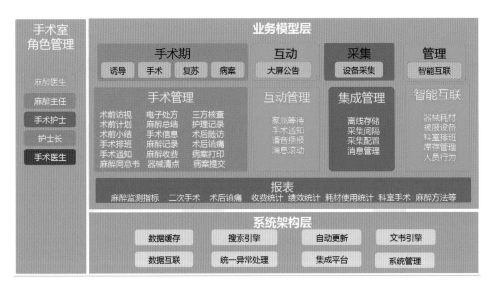

图12-15 手术室管理业务

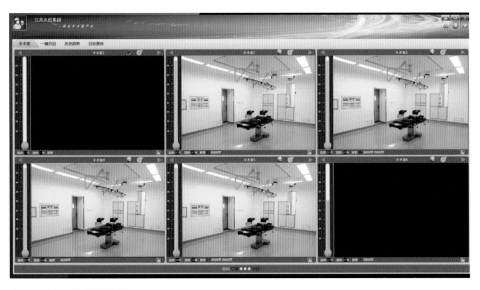

图12-16 手术室监控

手术室环境参数、各类医疗设备使用情况、手术开展情况，管理层可以同时看到各台手术的画面，并调用手术信息，同手术室中人员保持实时的沟通。

有些系统，可以提供手术室的使用情况分析，为手术室的效能优化提供数据支持。同时，也方便管理层对手术室发生的突发事件保持掌控，见图12-16。

2. 人员管理

采用芯片卡或物联网技术，监控患者及医护人员在手术区域的出入操作，甚至可以记录活动轨迹，为院方决策者制订更为有效的管理程序提供可靠的数据支持，典型的人员管理系统结构见图12-17。

3. 物资管理

手术室每天进出大量的物资包括手术器械、药品、消毒器具等，物资管理系统监控物料的来源、行走轨迹、使用状况、最后的处理状况，进行准确记录并制作报表，帮助医院管理者更好地对手术室的物料进行管理，见图12-18。

未来随着物联网的发展，物资管理可以做到全数字化、全流程、全追溯化，手术室物流和医院物流系统相连接，物资无人化管理，降低成本、提高效率及安全性。

4. 麻醉管理系统

实现了手术麻醉数据采集、显示、编辑、分析、传输和报告生成，以及依据相关信息产生的决策。系统通过信息集成平台的应用，将医疗现场的临床信息系统（CIS）与其他信息系统进行整合，进而实现信息共享及高效的信息应用，见图12-19，大大减轻了麻醉医生的工作量，减少人为错误。

所提供的接口，应能接入手术室和重症监护环境目前常用的各种医学设备，包括监护设备、呼吸机、麻醉剂、静脉输液泵、麻醉气体检测仪、连续心排量仪等。

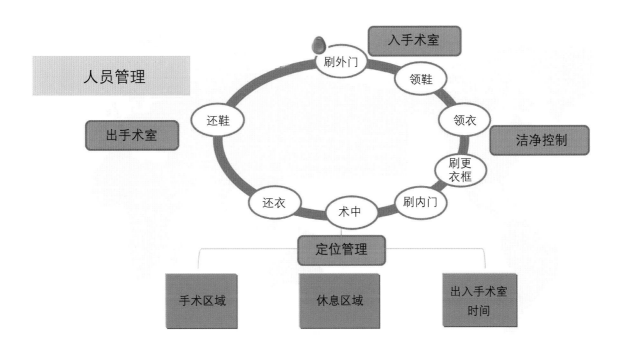

图12-17　人员管理系统结构

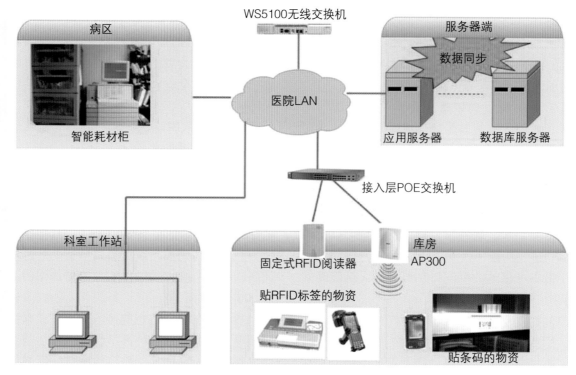

图12-18 物料管理

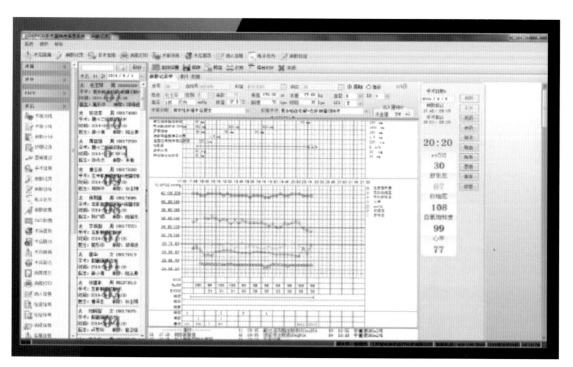

图12-19 久信手术麻醉系统界面

第三节 数字一体化手术室的主要子系统

一、手术室环境设施

包括通风、温湿度控制、灯光照明模式、特殊手术室辐射防护技术、气体供应、壁板模块组装拼接工艺，及保证洁净及空气新鲜的层流净化、去污排风系统。

这部分设施大多属于传统净化手术室范畴，设计师往往把手术室当成一个没有物品的空房间，但实际使用中，包含了大量的其他设备，这些设备会同环境设施发生相互作用，改变原来净化和气流计算的边界条件，所以一体化设计的重要课题就是，基于手术室安全和人体工程学，总体考虑手术室中人、医疗设备、手术室环境设备的相互配合，达到最佳效果，见图12-20。

二、数字化设备

数字化设备构成手术室运作的主体，用于监测手术的各种生命体征、执行手术的操作、确认手术效果，设备繁多，按大类分包括：①监测设备，心电图仪、心电监护仪、心电监护仪工作站、脑电图仪器、麻醉机工作站、眼电图仪、呼吸机、电图机、婴儿恒温箱、电磁图仪、脑磁图仪、运动心电图监测系统、数字电子血压计、多道生理记录仪等；②检测设备，包括C臂、X线机、床边X线机、数字减影血管造影仪DSA、数字化X线机、DR、彩超等；③诊疗设备，包括内镜主机、光源、气腹机、X线刀、ECT、血液透析机、伽马刀等；④手术设备，电刀工作站、超声刀工作站、等离子刀工作站、导航系统等。

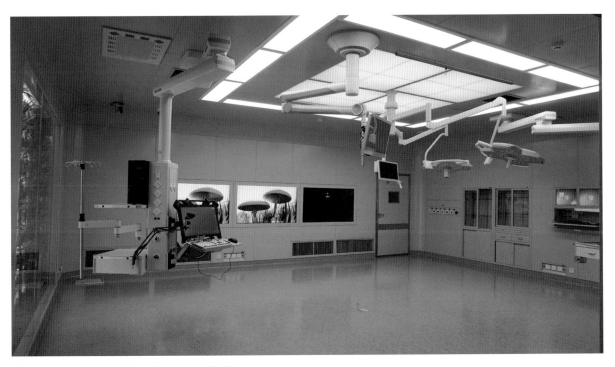

图12-20 久信医疗数字一体手术室（百级）

数字化设备是通过现代微电子技术、软件技术控制和运行的装备，可以实现数字化的控制、信息的存储和传输，通过网络控制协议同其他设备进行交流、沟通及远程操作。

只有医疗设备实现了数字化，数字化手术室的功能才可以发挥作用，虽然数字化设备发展迅速，但仍有部分还是模拟设备，使其成为信息孤岛。同时，在国家、行业层面，标准的制定和执行比市场滞后很多，设备厂家各自为政，制定自己的接口标准，基于商业考虑，通常不提供开放协议，导致现在的数字化手术室和多数设备，难以实现连接。行业内没有具备统治地位的龙头企业，制定默认的行业标准，满屋的数字化设备，大多还是一个个信息孤岛，值得行业及行业主管部门留意。

三、集中控制系统

集中控制系统是数字一体化手术室的核心子系统，通过网络设备将手术室中的数字化设备连接起来，实现统一的管理和控制。

（一）设备控制系统

如上列出的品种和数量众多的数字化设备，如果全部逐一进行开机、设置、调整、术前术中控制的操作，对手术护士和医生提出很高要求，要对每个设备的情况和使用规则非常熟悉，而且要时刻注意各设备的运行情况，加大了手术室工作人员的负担。大部分手术室都不是专用的，需要在不同术式之间转换，患者体位的变化、医生操作位置的改变，要求显示屏、吊塔可以灵活地转换，这些操作都需要控制系统对手术室的设备做统一的管理、控制和调配，见图12-21。

手术室控制系统可以控制的设备操作界面全部集成在一个平台上，医护人员可以操纵和管理系统下的所有设备，对设备间的协调、数据的留存等由系统在后台运行，实现手术室操作、管理的高效、便捷和安全。能够连入设备的种类多少，取决于手术室厂商的实力和行业影响力，差别很大，这是医院选择手术室供应商的重要考量。

对于连在系统上的全授权设备，系统可以在终控平台操作屏上，进行设备设置和调整，替代对设备的直接操作，提高了效率和可靠性，如下图对手术室床的调整可以直接在控制屏上完成，见图12-22。

对于无影灯、各种吊塔、手术床、监护仪、灯光等设备的控制管理，有些公司的手术室系统具备这些辅助设备的定制管理功能，可

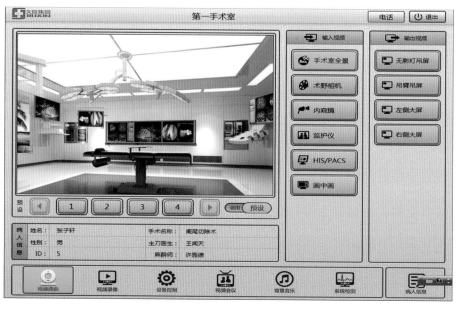

图12-21 操控平台软件界面

以将医生的各种习惯的调整参数进行存储，实现一键调整到位，非常人性化。

（二）操作屏

集中控制系统将各设备的控制权统一由系统调配，医护人员通过触摸屏控制和管理所有设备，术中不用在空间狭小的手术室内走来走去，可以集中精力在手术本身，触摸屏挂在吊塔，也可以设置在墙面上，甚至有些厂家采用一个移动的平板电脑对手术室进行管控，十分方便，见图12-23，图12-24。

（三）高清视频切换

内镜、高清摄像头、术中造影设备、PACS系统数据等，都会产生高清数据流，是术中最重要的数据资源，手术室内通常安装多个屏幕，方便医生在角度观察，网络示教和远程医疗也要共享这些数据，手术室视频切换矩阵设备成为数字化手术室的一个关键设备。

切换矩阵，按性能档次分为：①电信广播

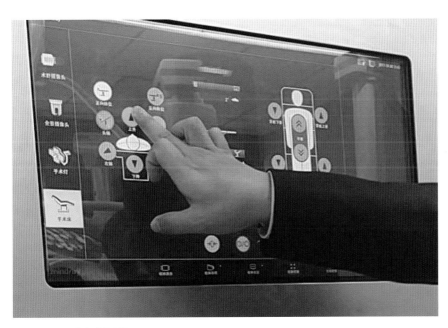

图12-22　手术床调整

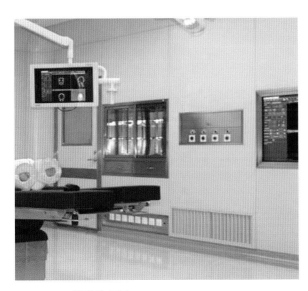

图12-23　吊塔控制屏

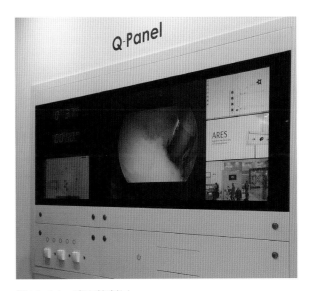

图12-24　墙面控制屏

级。切换的时候没有闪烁和雪花，很平稳，寿命长，几乎免维护；②专业矩阵。切换的时候稍微出现点黑屏，但也没有闪烁；③民用级。大多数会议室用中使用，切换的瞬间有闪烁的雪花和抖动，但切换完画面很稳定。他们之间价格相差甚远，在数字化手术室市场都有一定的份额，是影响手术室最终定价的重要设备，见图12-25，图12-26。

但随着摄像设备的全高清化、4K化、3D化及VR的发展，矩阵设备往往是影响这些技术推广的技术屏障。

（四）手术影像存档和管理系统

这个子系统的作用，包括对内镜摄像系统、术中影像管理系统、术野摄像装置等获取的影像和图片进行采集、测量、录像、归类、统计，对检查、检测、信息管理等各种类型自定义报告进行存储、检索、报表制作，见图12-27。

在手术过程中的影像需要保存，资料可以是动态的影像资料或者静态的图片，也可以是声音和文字，手术影像存档和管理系统，可以将资料以高质量的格式进行存储在DVD、CD、计算机硬盘和医院的服务器等各种的存储媒介上，并且可以在同一个显示屏上完成，不需要到另外单独的录像设备，还能实现多方拷贝及加密管理。

（五）视音频远程医疗和数字教学通信系统

现在微创手术和开放手术，需要将手术过程中图像、声音和各种仪器的状态，同步显示在各种显示器上，提供给医护人员使用。同时，现代手术室已不是一个与世隔绝的孤独的世界，手术过程中，实时传送这些信息，到院内或院外的任何地方，进行外科手术的教学、专家之间的学术交流和学术会议、远程专家手术指导，这些功能的实现大大方便了医生的培养，促进整体医疗水平的提高，非常有意义，成为数字一体化手术室的标准配置功能，见图12-28，图12-29。

其中视频和图片占用的信息最大，需要大量的网络带宽和硬盘存储空间，其关键技术是将视频等可视信息进行有效的压缩，实现高保真、高压缩比压缩和解压，维持图像质量，减少网络带宽的占用，其关键产品是网络视频服务器和网络视频远程医疗系统管理软件。高品质的压缩和解压是远端图像效果的关键，设备和算法各厂家相差很远，售价也相差数十倍，即使在高速网络建设快速发展的今天，仍然是一个发展日新月异的领域，见图12-30。

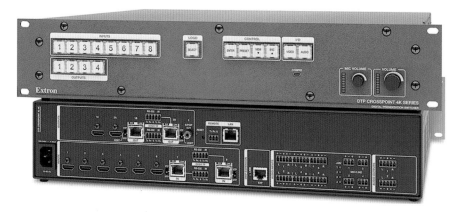

图12-25　Extron的4K光纤切换矩阵

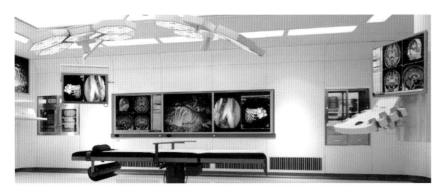

图12-26　手术室多源切换效果

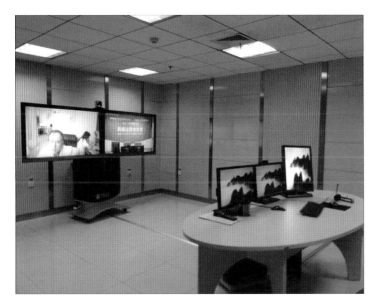

图12-27　数据处理工作站

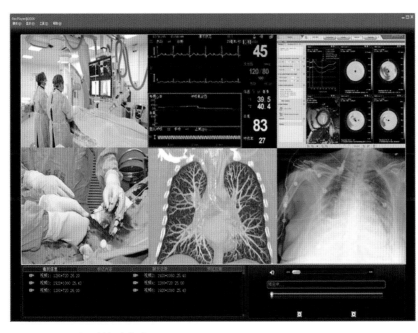

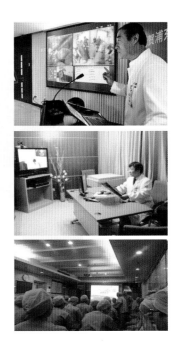

图12-28　远程示教及会诊

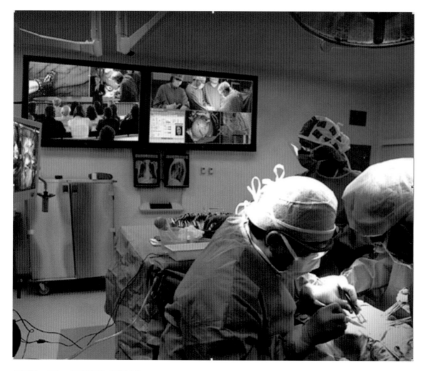

图12-29　远程手术转播

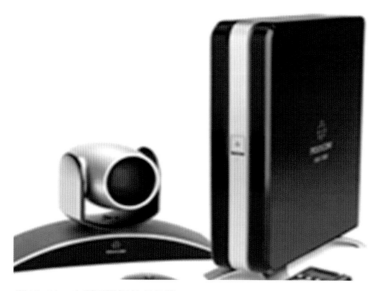

图12-30　宝利通视频处理组件

第四节　数字化手术室的未来

人的生命是世界上最宝贵的资源，对拯救生命场所的完美追求不会停歇，手术室永远是最新科技的试验田，是人、设备、技术、信息、环境的集合体，未来的任何发展，也不会脱离这个系统。预测一个快速发展的新事物，本身就是一件有风险的事情，参考现在科技发展的热门方向，也许可以窥见一些未来的端倪。

一、人工智能的应用

人工智能的发展方兴未艾，各种应用正逐步取得突破，人工智能在手术支持上的应用是值得期待的，如果手术室应用AI技术，我觉得有以下应用场合：①医护人员同手术室智能系统的交互应用，可以通过语音识别让手术室控制系统完成多设备的协同调整，调取所需手术支持信息。②对医护人员提出的术中疑难问题，通过系统专家库或云端资料库，进行智能分析，在争分夺秒的手术当中，迅速给出高质量建议，进一步降低手术风险。③通过对手术的监控，并对照大数据，对手术中出现的错误和不规范的流程及操作，提出警告。

二、3D医学影像的融合运用

将现代影像设备CT、MRI产生的数据创建成为三维模型并进行应用，是现在医疗应用研究的热点。对建立的3D模型进行渲染、分割、标定和染色，医生可以非常直观地进行观察和判断，还可以通过软件，进行术前规划和术中导航。然而对于事物繁忙的医生，要求他熟练地使用这些复杂的软件，的确有点困难。

我觉得未来的手术室系统，要开发基于人工智能下的医疗影像快速建模和处理功能，在最少人手干预的情况下，在手术室中呈现各种组织的实时3D模型，同导航定位、机器人系统快速连接，并在无人干预下进行精确配准，使外科医生对患者状况有全方位掌控，再配合VR技术，将会给外科手术带来新的篇章（图12-31）。

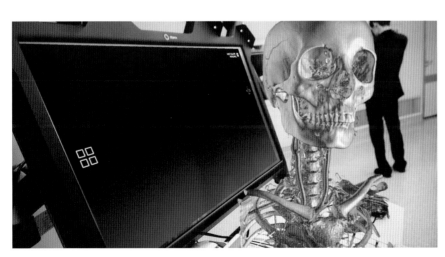

图12-31　久信联影合作开发手术室建模技术

三、远程手术

达芬奇手术机器人的开发初衷是想实现战场远程手术，但由于现实的技术条件，特别是实时通讯和控制技术，存在很大技术障碍，还不能实现这个目标。我们认为，借助高速网络、特别是量子通信网络的发展，也许可以在不久的将来，实现这一目标。

未来某天，一个经验丰富的医生在中国的手术室，通过远程网络，操作在地球另一端手术室中的机器人，进行一场外科手术；同时，世界各国医学院里的学生，在大屏幕前观摩学习手术的过程，想想这是何等温馨和震撼的画面。

参考文献

1. 于京杰, 马锡坤, 杨霜英, 等. 论数字化手术室建设, 中国医院建筑与装备, 2012, 4:128-130.
2. 陈妍妍, 笪泓, 张晓祥. 数字化手术室的开发和建设. 中国数字医学, 2008, 3(4) : 36-38.
3. 张益钊. 浅谈数字化手术室的视角管理系统设计和建设. 中国医院建筑与装备, 2008, 7:20-27.